U0230621

高等医药院校创新教材

供医学影像技术及相关专业使用

放射治疗技术

主　编　张晓康　周晓东

副主编　刘永胜　曹　琰　姚志峰

编　委　（按姓氏笔画排序）

王木生　江西卫生职业学院

白立克　辽宁省阜新矿业集团总医院

任金山　南阳医学高等专科学校

刘永胜　湖北省肿瘤医院

张晓康　辽东学院医学院

周玫娟　商丘医学高等专科学校

周晓东　襄阳职业技术学院

姚志峰　南京医科大学附属第二医院

曹　琰　山东医学高等专科学校

科学出版社

北　京

内 容 简 介

本书共九章。第一章概论，简要介绍了放射治疗技术的概念、研究内容及发展简史；第二章、第三章介绍了学习放射治疗技术的物理学和生物学基础；第四章介绍了目前常用的放射治疗设备；第五章、第六章对基本放射治疗技术和特殊照射技术作了重点阐述；第七章、第八章对放射治疗计划设计、执行及放射治疗质量的保证作了简要叙述；第九章重点介绍了临床常见放射治疗实例。本书在内容上注重与其他专业课程之间的紧密联系，使学生具备较为系统的、扎实的放射治疗技术基础理论和基本知识，具备较强的放射治疗技术基本技能，为学生毕业后从事临床放射治疗技术岗位奠定基础。

本书供医学影像技术及相关专业的学生使用。

图书在版编目（CIP）数据

放射治疗技术 / 张晓康，周晓东主编. —北京：科学出版社，2017.1
高等医药院校创新教材
ISBN 978-7-03-051025-9

Ⅰ.①放… Ⅱ.①张…②周… Ⅲ.①放射治疗学–医学院校–教材 Ⅳ.①R815

中国版本图书馆 CIP 数据核字（2016）第 294875 号

责任编辑：丁海燕 ／ 责任校对：李 影
责任印制：李 彤 ／ 封面设计：铭轩堂

科学出版社 出版
北京东黄城根北街 16 号
邮政编码：100717
http://www.sciencep.com

北京中科印刷有限公司 印刷
科学出版社发行 各地新华书店经销
*
2017 年 1 月第 一 版 开本：787×1092 1/16
2022 年 8 月第三次印刷 印张：23 1/2
字数：557 000

定价：69.80 元
（如有印装质量问题，我社负责调换）

前　言

  《放射治疗技术》是由科学出版社组织编写，供高职高专医学影像技术专业使用的教材。编者在参考其他同类教材的基础上，根据医学影像技术专业人才培养目标，结合教学实际和临床实践，以"必需、够用、实用"为原则取舍内容，删繁就简。全书整体上强调"三基"，即基础理论、基本知识和基本实践技能；体现"五性"，即思想性、科学性、先进性、启发性、适应性；以进一步突出医学影像技术专业的教育教学特点，使教材更加符合培养实用型人才的要求。

  本书共九章。第一章概论，简要介绍了放射治疗技术的概念、研究内容及发展简史；第二章、第三章介绍了学习放射治疗技术的物理学和生物学基础；第四章介绍了目前常用的放射治疗设备；第五章、第六章对基本放射治疗技术和特殊照射技术作了重点阐述；第七章、第八章对放射治疗计划设计、执行及放射治疗质量的保证作了简要叙述；第九章重点介绍了临床常见放射治疗实例。本书在内容上注重与其他专业课程之间的紧密联系，使学生具备较为系统的、扎实的放射治疗技术基础理论和基本知识，具备较强的放射治疗技术基本技能，为学生毕业后从事临床放射治疗技术岗位奠定基础。

  本书以医学影像技术专业高职高专教学为基础，是根据临床实际需要编写，可以作为在职培训教材和临床实践参考用书。本书参编者均来自经验丰富临床一线的放射治疗科医生、技师和从事多年放射治疗技术教学的老师。在整个编写过程中，科学出版社及编者所在的单位给予了多方面的关心、支持和帮助，在此一并致谢。同时，对于那些为本书提出许多宝贵意见和建议的专家、教师、医务工作者，以及为本书累积经验和提供参考的其他同类教材的编写人员，表示最诚挚的敬意和衷心的感谢。

  放射治疗技术的发展日新月异，由于编者经验和水平有限，书中不足之处在所难免，敬请读者批评指正，以便再版时修改。

张晓康　周晓东

2016 年 8 月

目　　录

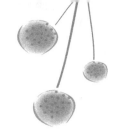

第一章 概　　论

第一节　放射治疗技术发展简史

一、放射治疗技术的概念与研究内容

放射治疗（简称放疗）技术是以放射物理学和放射生物学等知识为基础，以光子束、粒子束等放射线为能量源，以放射治疗计划为依据，通过放射治疗设备、技术手段和方法的综合应用与实施，对良恶性肿瘤等疾病进行治疗的一门临床学科。

放射治疗技术以放射物理学、放射生物学、放射剂量学、肿瘤学、医学影像学、计算机技术等学科的新理论、新技术成果的引入与转化，以放射治疗方式、方法、手段的改进与优化，以放射治疗疗效的提高作为自己的研究内容。

在医学临床上，放射治疗技术在对良恶性肿瘤等疾病进行治疗的过程中并不是孤立存在的。在学科上，它是伴随着放射治疗学的形成而形成并服务于放射治疗学的。在岗位上，它是与放射治疗医师、放射物理师协同工作的。在此过程中，放射治疗技术对放射治疗计划的执行实施是否正确、实施过程是否准确、实施技术是否精确，直接关系到放射治疗的最终疗效。

放射治疗技术可分为常规放射治疗技术、特殊放射治疗技术、模室技术和放射治疗的质量保证四个方面。

放射治疗技术与放射治疗学一样遵循最彻底地杀灭肿瘤组织、最大限度地保护正常组织和器官的结构与功能的总原则，以努力提高患者的长期生存率和改善生存质量为目的，以提高治疗增益比为基本目标。

二、放射治疗技术发展简史

放射治疗技术的发展始终是伴随着科学技术学的发展而发展、围绕着放射治疗目标的实现而前行的。在近 120 年的发展史上，若以放射治疗设备的发展为主线，可以将其分为三个时代，即 X 线治疗机时代、^{60}Co 治疗机时代、加速器治疗时代。

（一）1895～1898 年的三个发现及应用是放射治疗及技术形成的直接原因

1895 年 11 月，德国物理学家伦琴在做阴极射线管放电实验时意外发现了 X 线；1896 年 1 月，法国物理学家贝可勒尔又发现了含铀盐的矿物质也能产生放射线；两年之后的 1898 年 12 月，著名物理学家居里夫妇从近百吨的废矿渣中成功地分离出了镭，并首次提出了"放射性"的概念。三个发现与应用及在此过程中出现的放射生物学效应，是催生放射治疗及技术形成的直接原因。

（二）1899～1950 年是放射治疗技术从试验阶段走向临床普及的 X 线治疗机时代

X 线等放射源被发现后，随着放射诊断学的发展，有人提出了将放射线用于治疗的设想。据史料记载，1899 年，临床医生开始尝试用 X 线治疗皮肤癌，1902 年用 X 线治疗皮肤癌取得了良好的疗效。1920 年，由于 200kV 级 X 线治疗机的诞生及进入临床，开始了深部 X 线治疗的探索。至 20 世纪 20 年代中期，临床放射治疗才成为一门明确的医学专科，此后用 X 线治疗喉癌取得了令人满意的疗效。但是受到当时科学技术发展的水平，尤其是人们对放射线的物理性质、肿瘤的生物学特性及放射生物效应认识的限制，放射治疗主要局限于浅表肿瘤。放射治疗反应、放射损伤对医检双方的影响，成了放射治疗技术发展路上的拦路虎，此后，放射治疗技术在起伏中前行，直至 1951 年，又一种新型放射治疗设备的问世。

（三）1951 年，^{60}Co 远距离治疗机的问世及多学科的发展，放射治疗技术进入了 ^{60}Co 治疗机时代

"第二次世界大战"的发生及战后军事工业技术的快速发展尤其是人类和平利用原子能研究的进步，使放射物理学、放射医学得到了突飞猛进的发展。1951 年，加拿大生产的世界上第一台 ^{60}Co 远距离治疗机问世。由于该机与此之前的深部 X 线治疗机相比，具有能量上的大幅提高等明显优势，使得 ^{60}Co 远距离治疗在放射治疗中很快成为主流并得到了快速发展，使放射治疗技术在扩大适应证、减轻患者放射治疗反应、提高放射治疗效果、改善生存质量等方面都取得了显著进步。

（四）1952 年，世界上第一台 8MV 固定型射频微波直线加速器的安装及 1953 年的投入使用，放射治疗技术进入了加速器治疗时代

据记载，1952 年，世界上第一台 8MV 固定型射频微波直线加速器在英国哈默·史密斯（Hammer Smith）医院安装，1953 年治疗了第一位患者。1968 年，美国成功制造出可直立安装于机头内的驻波型电子直线加速器。20 世纪 70 年代末，瑞典 Scanditronix 公司率先推出了医用电子回旋加速器，并在欧洲的肿瘤治疗中心开始安装使用，成为医用高能加速器的发展方向。20 世纪 80 年代初，近距离放射治疗机研制成功并进入放射治疗临床，随着一些新的放射源的不断开发应用，加速器在粒子加速后的粒子种类、能量高低、轨道形状和加速电场所在频段性能等方面的不断改进，放射治疗的疗效发生了质的飞跃，放射治疗进入了超高压射线治疗良恶性肿瘤等疾病的新时代。至 20 世纪 80 年代末，随着 CT、模拟定位机等放射治疗设施先后进入放射治疗临床并不断完善，近代放射治疗的完整体系已经形成。

20 世纪 50 年代至 70 年代相继问世，并影响至今的立体定向放射治疗技术、适形放射治疗、适形调强放射治疗及三维放射治疗计划系统，是放射治疗发展史上的重要篇章。

1951 年，一直困扰人们的颅内肿瘤精确定位及放射治疗问题，在瑞典以立体定向放射外科的概念被提出。1968 年，世界上首台颅脑γ刀在瑞典研制成功。1985 年，有人将改造的医用直线加速器引入到立体定向放射外科领域内并发明了颅脑 X 刀。1996 年，瑞典的一家医院研制成功了世界首台体部 X 刀。从此立体定向放射外科治疗技术便逐步引入了放射治疗的概念，立体定向放射治疗技术体系由此创立。γ刀、X 刀对于治疗颅内不能手术的脑肿瘤和颅内动、静脉畸形等良性疾病开辟了全新的途径。

20 世纪 60 年代中期，日本学者高桥及松田提出了"原体照射"即后被称为适形放射治疗的概念，并在 1965 年提出用多叶准直器的方法实现适形放射治疗。也有人先后尝试用同步挡块法、循环扫描法及重力挡块法进行适形放射治疗。随着计算机技术的快速发展、医学影像技术的引入，有力地促进了适形放射治疗的进步。在此基础上发展形成的三维适形放射治疗（3D-CRT）极大地改变了当时的常规放射治疗的现状。

20 世纪 70 年代，瑞典学者在总结适形放射治疗的基础上，又进一步提出了适形调强放射治疗（IMRT）的概念。IMRT 着重解决了照射野的形状与病变形状一致、照射野内的病变各点剂量均匀两大难题，奠定了精确定位、精确计划、精确摆位、精确照射的发展方向，发展至今已成为放射治疗的主流。

在放射治疗计划制定中的放射治疗剂量计算方面，自 20 世纪 60 年代以来，随着计算机技术的快速发展，放射治疗计划的制订从开始的手工计算发展到后来的单片机计算，再到程控治疗计划系统，再到将三维剂量计算和显示方法引入治疗计划系统。至 1978 年，真正具有临床意义的三维放射治疗计划系统研制成功，标志着放射治疗剂量的计算进入了三维治疗计划的新时代。

在放射治疗的照射方式方面，外照射在很长的时间段内是主要方式。相比之下的组织间及腔内照射，主要局限于舌癌和宫颈癌的治疗。至 20 世纪 80 年代，近距离治疗的精度得到了极大的提高，人体正常组织的防护和剂量分布均得到了明显改善。后装技术的进一步发展，使近距离放射治疗的适应证进一步扩大，效果进一步提高。

进入 21 世纪后，放射治疗技术得以快速发展，其中图像引导放射治疗（IGRT），以其显著的优势快速进入一线肿瘤放射治疗临床。IGRT 是在三维放射治疗技术的基础上加入时间因数后形成的一种四维放射治疗技术。它应用当代先进的医学影像设备，在患者放射治疗体位下对患者肿瘤组织及其周围正常组织器官进行实时监控、在修正各种误差后作出相应的精确调节。有效解决了原来困扰放射治疗临床的靶区不确定性问题，使得放射治疗疗效明显提高，正常组织的损伤大大减少，被称为放射治疗学史上的一次变革。

我国的放射治疗技术约起步于 1932 年，走的是一条从放射治疗设备引进消化、仿造到自主研发、生产、应用的放射治疗技术的大国发展之路。

纵观近 120 年放射治疗技术的发展历史，我们可以发现，在 19 世纪末的三个重大发现作为动力源形成后，放射治疗技术的发展始终以世界前沿科技的发展为推力，以放射物理学、放射生物学、放射剂量学、肿瘤学、医学影像学、医学影像设备学、计算机技术等学科为基础并以其新理论、新技术成果的引入与转化为手段而不断前行。

因此，作为后来人，我们应从学习放射治疗技术发展的历程中总结经验，探索规律，以推动放射治疗技术的发展为己任，为推动放射治疗技术的创新发展做出自己的贡献。

第二节　放射治疗在肿瘤治疗中的作用

一、治　疗　效　果

放射治疗虽说是治疗良恶性肿瘤等疾病的一门临床学科，但从诞生的早期开始，就将治疗恶性肿瘤作为自己最重要的目标。研究发现，人体正常组织细胞和肿瘤组织细胞的生物学特性是有区别的。正常细胞群和肿瘤细胞群在同时接受射线照射并造成损伤后，其修复过程及程度是有差异的，这种差异被认为是放射治疗肿瘤的机制依据。

目前，恶性肿瘤的治疗虽然已进入到综合治疗时期，但作为治疗恶性肿瘤具有确定疗效的三大手段（手术、放射治疗和化学药物治疗）之一，放射治疗作为局部治疗方法，在适应证广，能作为部分单独治愈手段，既能保存形态、功能又能提高生存率三个方面的优势是明显和独特的，治疗效果是肯定的。

据统计，有60%～70%的恶性肿瘤患者需要接受放射治疗。在常见恶性肿瘤的放射治疗中，精原细胞瘤的5年生存率最高，达到了90%～95%，宫颈癌的5年生存率为55%～65%，而5年生存率较低的食管癌，近年也达到了8%～16%，见表1-1。

表1-1 国内外常见恶性肿瘤放射治疗的5年生存率统计表

肿瘤名称	生存率（%）	肿瘤名称	生存率（%）
食管癌	8～16	前列腺癌	55～60
上颌窦癌	22～25	宫颈癌	55～65
膀胱癌	25～35	霍奇金病	70～75
鼻咽癌	40～50	视网膜细胞瘤	50～95
扁桃体癌	40～50	精原细胞瘤	90～95

二、放射治疗在肿瘤综合治疗中的应用

（一）放射治疗与手术治疗的联合应用

1. 术前放射治疗

（1）目的：利用放射治疗的优势，通过放射治疗+手术治疗的顺序组合，提高手术疗效。

（2）优点：①有效地杀灭肿瘤周围亚临床病灶内的肿瘤细胞，缩小肿瘤体积，提高手术切除率。②降低肿瘤的分期，减少手术中肿瘤细胞播散的风险。

（3）缺点：①常可影响其组织病理学诊断。②部分存有远处转移的患者，不能从中受益。

在局部晚期食管癌、肺癌、直肠癌等临床实践中，术前放射治疗的作用早已得到证实。

2. 术后放射治疗

（1）目的：利用放射治疗的优势，通过手术治疗+放射治疗的顺序组合，提高手术疗效。

（2）优点：有效地杀灭手术野内可能残留的肿瘤细胞，降低局部复发率。

（3）缺点：①不能减少术中肿瘤的种植。②降低照射区域内组织的放射敏感性。

3. 术中放射治疗

（1）目的：利用手术野的开放性及电子线的特性，通过手术治疗+放射治疗的顺序组合，提高手术疗效。

（2）优点：通过避开前面正常组织，近距离、大剂量的直接照射，更有效地杀灭手术野内可能残留的肿瘤细胞，降低局部复发率。

（3）缺点：①一次性大剂量的照射，难以准确把握照射剂量。②常需与术后外照射配合应用。

（二）放射治疗与化学治疗（简称化疗）的联合应用

1. 诱导化疗

（1）目的：通过化疗缩小瘤体，从而在放射治疗时缩小照射野，提高局部的照射剂量，从而更好地保护正常组织。

（2）适用肿瘤：恶性淋巴瘤、肾母细胞瘤等。

2. 同步放化疗

（1）目的：通过利用同步放化疗可以杀灭、抑制某些局部进展期肿瘤的特性，提高疗效。

（2）适用肿瘤：局部进展期的头颈部肿瘤。

（3）注意事项：同步放化疗时，副作用较大，应审慎选择进行。

3. 序贯放化疗

（1）目的：通过利用先放射治疗后化疗或先化疗后放射治疗，而后再化疗可以提高患者耐受性的特性，提高疗效。

（2）适用肿瘤：胃癌、食管癌、肺癌等。

放疗、化疗联合应用，经受了肿瘤治疗临床的长期实践，疗效确定。

（三）放射治疗与热疗的联合应用

1. 热疗与放射治疗综合治疗的理论依据

（1）实验证实，肿瘤细胞对温热的敏感性要高于正常组织细胞。并且热对乏氧细胞的杀灭能力与足氧对乏氧细胞的杀灭能力相同。

（2）热疗不仅能减少放射线的氧增强比（OER），还能选择性地作用于细胞周期中对放射线抗拒的 S 期细胞，并提高其对放射线的敏感性。

（3）热疗可抑制放射性损伤的修复并延迟亚致死损伤（SLD）的修复。

（4）当温度高于 41.5℃时，表现为对潜在性致死性损伤（PLD）修复的抑制。

2. 热疗与放射治疗联合应用的目的　通过热疗与放射治疗的联合应用，增强机体对肿瘤杀灭、抑制的能力，提高治疗疗效。

3. 热疗与放射治疗的顺序和时间间隔

（1）热疗与放射治疗的先后顺序问题：理论研究对此有不同的观点。热疗在先的观点认为，先热疗可先杀灭肿瘤组织内的乏氧细胞和 S 期细胞，从而为后来的放射治疗杀灭残留的肿瘤组织提供良好条件。而放射治疗在先的观点则认为，先发挥放射治疗对肿瘤组织杀灭的特有优势，再通过加热杀灭肿瘤组织中的乏氧细胞及 S 期细胞，并阻止放射性损失的修复、固定 SLD 和 PLD，使其成为致死性损伤。

（2）肿瘤治疗临床的观点：大量的肿瘤治疗临床实践认为，热疗与放射治疗的顺序改变，似乎并不能改变疗效。但得出热疗与放射治疗之间的间隔时间却能影响疗效。并从实践中得出结论：当热疗和放射治疗同步进行时，可获得最大的热增强比，并且二者之间的时间间隔控制在 4 小时内为宜。否则，疗效则不佳。

第三节　放射治疗技术发展趋势

在近 120 年的放射治疗学发展史上，放射治疗技术的发展始终是以更好地服务于放射治疗学并伴随着科学技术的发展而发展的。展望未来，我们从精确放射治疗技术的开展、非常规放射治疗技术的应用、放射性核素靶向治疗技术的实践、对个体化放射治疗的认识四个方面进行以下讨论。

一、精确放射治疗技术的开展

（一）选择原因

精确放射治疗是放射治疗未来发展的方向。

（二）内容

精确放射治疗技术主要包括立体定向放射治疗技术、三维适形放射治疗技术、适形调强放射治疗技术三个方面。

（三）分述

1. 立体定向放射治疗技术 自 1951 年以概念的形式提出，到 1968 年世界上首台颅脑 γ 刀问世，再到 1985 年的颅脑 X 刀、1996 年的世界首台体部 X 刀，立体定向放射治疗技术经过几十年的探索，在治疗颅内不能手术的脑肿瘤和颅内动、静脉畸形等方面已积累了许多成功经验。但在应用中遇到的诸如肿瘤的局部控制率问题、放射生物学中的远期并发症问题及远处转移问题，是该技术下一步发展攻关的重点，寄希望在人们的不懈努力下，立体定向放射治疗技术会有突破性的进步。

2. 三维适形放射治疗技术 20 世纪 60 年代提出的适形放射治疗概念，随着直线加速器的多叶准直器和高压影像设备的应用，尤其是近几年立体定向 X 刀电子计算机芯片设计程序的应用，解决了芯片对多叶光栅不能同步控制适形变化的困扰，使得 3D-CRT 技术实用性明显增强。如今，三维适形放射治疗的实施主要依靠多叶光栅系统、三维放射治疗计划系统、计算机控制的放射治疗机、定位固定和验证系统 4 个方面的技术支持。有理由相信，随着计算机技术等科技的进步，多叶光栅同步控制适形变化的技术水平会进一步得到提升，4 个技术方面的配合将更进一步完善。本技术通过常规分割、超分割、加速超分割及低速分割来完成目前一般的常规放射治疗机所不能完成的任务。

3. 适形调强放射治疗技术 20 世纪 70 年代发展而来的适形调强放射治疗（IMRT）技术，作为一种理想的放射治疗技术，着重解决了照射野的形状与病变靶区投影形状始终保持一致，并且使多叶光栅还能对照射野内诸点的输出剂量率按照放射治疗方案保持动态式调整，从而奠定了精确放射治疗的基础，成为新一代放射治疗技术发展的主流。

IMRT 若解决了治疗计划的优化或逆向设计、医学影像的快速三维重建、高精度的三维剂量计算模式、功能强大的 IMRT 实施设备这些制约其发展的关键技术，相信其增益比将会有一个新的提高。

二、非常规放射治疗技术的应用

（一）非常规放射治疗技术应用的背景

放射治疗学在努力提高肿瘤局部控制率及治疗增益比的过程中，依靠临床放射生物学的研究成果，对人类肿瘤细胞增殖的特性及单次分割剂量，对正常晚期反应组织放射损伤发生率的影响有了新的认识，寄希望通过改变分割方式来有效提高肿瘤局部控制率和最大限度降低晚期反应。

（二）非常规放射治疗技术的发展

按临床放射生物学的观点，放射治疗是利用富含氧的正常组织和含乏氧细胞多的肿瘤组织间对亚致死性损伤修复差别的累积而达到治疗目的的。而超分割放射治疗就是使这种差别累积不断扩大，从而杀死更多的肿瘤细胞而达到提高肿瘤的局部控制率及治疗增益比的。非常规分割放射治疗技术在这一思路中开发出了超分割、加速超分割等治疗新技术。

非常规放射治疗技术的未来发展，是围绕阻碍目前提高肿瘤局部控制率及治疗增益比的具体因素，在更进一步有效识别人体不同肿瘤细胞的增殖规律和怎样降低放射治疗反应及并发症发生的概率方面展开。

三、放射性核素靶向治疗技术的实践

（一）放射性核素靶向治疗技术应用的背景

放射性核素靶向治疗技术是指利用载体或采取介入手段，将用于治疗的放射性药物定向运送到病变组织和细胞，通过该处组织与细胞主动摄取放射性药物，使放射性核素的照射剂量主要聚集于病灶内，从而达到破坏或抑制病变细胞的方法。该法具有优于传统放射治疗和化疗对肿瘤细胞选择性杀伤的特点，因而对周围组织的损伤很小。这一方法综合了放射治疗和靶向治疗的优势。

靶向治疗是肿瘤综合治疗中的重要内容。除了放射性核素靶向治疗外，还有靶向化疗等。

（二）放射性核素靶向治疗技术的发展

在我国，放射性核素靶向治疗作为一项新技术，目前开展的比较成熟的主要有甲状腺疾病、骨病、神经内分泌肿瘤、皮肤病等，其中包括甲状腺癌、嗜铬细胞瘤、晚期肺癌及肿瘤骨转移等肿瘤的治疗。推动放射性核素靶向治疗技术走向规模化和研制适用于靶向内照射治疗的核素是今后工作面临的重点任务。

四、对个体化放射治疗的认识

（一）个体化放射治疗的背景

作为肿瘤治疗中的一种局部控制治疗手段，放射治疗的适应证虽然比较广，但也还是有其局限性。在对其局限性的认识中，人们常把肿瘤组织细胞对放射的敏感性作为是否适宜放射治疗及放射治疗预后的重要指标。

20世纪80年代，放射生物学根据当时的放射治疗发展需要，将细胞内在的放射敏感性差别作为重点研究对象。所谓放射敏感性是指受照射肿瘤组织对放射线反应不同的特性。很早人们就认识到，不同病理类型的肿瘤组织对射线具有不同的放射敏感性，并以此将其大致分为敏感、中度敏感、低度敏感、不敏感四类。但随着认识的深入，人们发现人体肿瘤组织的放射敏感性不仅与组织细胞的内在因素有关，还与肿瘤的生长部位、大小、肿瘤组织内微血管的再生和分布甚至个体差异等多种因素有关。

（二）个体化放射治疗的发展

细胞作为组成人体的基本结构和功能单位，在放射敏感性上还有许多需要我们探索研究的地方。这方面主要开展了肿瘤组织细胞内的细胞水平、染色体水平、DNA 分子水平、基因水平与放射敏感性的个体化研究，取得了一些新成果并逐步用于肿瘤放射治疗临床实践中。

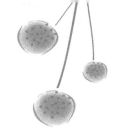

第二章　放射物理学基础

第一节　基本概念

一、吸收剂量

吸收剂量 D 是度量射线能量在介质中被吸收的物理量,定义为单位质量受照物质所吸收的辐射能量。它不仅反映射线的性质（能量、射线种类）,也反映了射线与物质的相互作用的程度,其大小取决于吸收介质的性质,不同种类的物质吸收辐射的能力不同,用相同的照射量照射不同的物质,其吸收剂量不同。

吸收剂量的 SI 单位为 J/kg,其专用名称为戈瑞（Gray,符号为 Gy）,1Gy 表示射线传递给 1kg 介质的辐射能量为 1J,即 1Gy=1 J/kg。以往吸收剂量曾用拉德（rad）做单位,1Gy=100 rad,也有使用 Gy 的百分单位（cGy）表示吸收剂量,1Gy=100cGy。

$$D=dE/dm \qquad\qquad (2\text{-}1)$$

吸收剂量率是指单位时间 dt 内物质吸收剂量的增量 dD,即 dD/dt。单位是 Gy/s。

二、照　射　量

照射量 X 是度量辐射场的一种物理量,定义为 X 射线或 γ 射线在单位质量空气中释放出的所有次级电子,当它们完全被阻止在空气中时,在空气中产生的同一种符号的离子的总电荷量。它反映光子辐射本身的性质,即在某点空气中产生电离的能力。

照射量的 SI 单位用 C/kg 表示。1 C/kg 表示 X 线或 γ 射线照射 1kg 质量空气后产生的同一种符号的离子的总电荷量为 1C 的照射量。1C=6.25×10^{18} 个电子所带的电荷量。以往照射量曾以伦琴（R）为单位,1R =2.58×10^{-4}C/kg

$$X=dQ/dm \qquad\qquad (2\text{-}2)$$

照射（量）率是指单位时间内照射量的增量,单位是 C/（kg·s）。

三、当　量　剂　量

当量剂量 H_T 等于某一组织或器官 T 所接受的平均吸收剂量 $D_{T,R}$ 经过辐射质为 R 的辐射权重因子 ω_R 加权处理的吸收剂量。

$$H_T=\sum \cdot D_{T,R} \qquad\qquad (2\text{-}3)$$

当量剂量的 SI 单位是 J/kg,专用名为希沃特（Sievet）,符号为 Sv,1Sv=1 J/kg^{-1}。当量剂量是描述辐射防护剂量学的基本的量,是严格意义上的吸收量。应该指出,当量剂量只限于在辐射防护所涉及的剂量范围内使用。

当量剂量率指单位时间 dt 内当量剂量的增量 dH_T,即 dH_T/dt,单位是 Sv/s。

四、与照射野相关的概念

1. 放射源（S）　在没有特别说明的情况下，一般规定为放射源前表面的中心，或产生辐射的靶面中心。

2. 射线中心轴　射线束的中心对称轴线。

3. 照射野中心轴　表示射线束的中心轴线，临床上一般用放射源 S 穿过照射野中心的连线作为照射野中心轴。

4. 照射野　射线束经准直器后垂直通过模体的范围，用模体表面的截面大小表示照射野的面积。临床剂量学中规定模体内 50%同等剂量曲线的延长线交于模体表面的区域定义为照射野的大小。

5. 光学野　临床上为治疗摆位方便，用内置灯光来模拟射线所产生的照射野，必须定期进行照射野与光学野一致性验证。

6. 参考点　规定模体表面下照射野中心轴上某一点作为剂量计算或测量参考的点，表面到参考点的深度记为 d_0。400kV 以下的 X 射线，参考点取在模体表面（$d_0=0$），对高能 X 或 γ 射线，参考点取在模体表面下照射野中心轴上最大剂量点位置（$d_0=d_m$），该位置随能量而变化并由能量决定。

7. 校准点　在照射野中心轴上指定的用于校准的测量点，模体表面到校准点深度记为 d_c。

8. 源皮距（SSD）　放射源到模体表面照射野中心的距离。

9. 源瘤距（STD）　放射源沿照射野中心轴到肿瘤病灶中心的距离。

10. 源轴距（SAD）　放射源到机架旋转轴或机器等中心的距离。

五、与剂量学相关的概念

1. 百分深度剂量（PDD）　定义为在照射野中心轴上，模体内某一深度 d 处的吸收剂量率与参考深度 d_0 处的吸收剂量率的百分比。

$$PDD = \frac{\dot{D}_d}{\dot{D}_{d_0}} \times 100\% \qquad (2\text{-}4)$$

2. 最大深度剂量（D_m）　在临床实际应用中，一般将参考点取在照射野中心轴上的最大剂量点处（D_m），则此时的百分深度剂量称为最大深度剂量。

3. 剂量建成效应　高能放射线进入人体后，在一定的初始深度范围内，其深度剂量逐渐增大的效应称为剂量建成效应。

4. 剂量建成区　由剂量建成效应形成的最大剂量处的深度常被作为剂量参考点，从照射野表面到最大剂量处的深度区域称为剂量建成区。

5. 等剂量曲线　射线束在一定组织深部中心轴处的剂量最高，远离中心轴则逐渐减弱，把不同深度但相同剂量的各点连成一线称为等剂量曲线。

6. 组织空气比（TAR）　在固定野照射时，由于照射野面积和源皮距固定，照射野中心轴上任何深度的剂量均可通过某种能量射线的百分深度剂量表查得。但当用放射源以肿瘤为中心旋转治疗时，由于人体体表曲面的不规则和肿瘤不在体内中心部，其源皮距、入射野面积和皮肤量（或最大参考点剂量）均在不断改变，只有放射源到肿瘤中心（旋转中心）距离即源瘤距 STD 和肿瘤中心水平的面积是固定的，因此不能用计算固定野照射的肿瘤剂量方法来计算旋转治疗时的肿瘤剂量，利用组织空气比（TAR）概念可很容易地计算出旋转中轴的剂量。TAR 的定义为：体模内线束中心轴深度 d 处（SAD 固定）的剂量 $\dot{D}_t$ 与空间同一位置自由空气中的剂量 $\dot{D}_{t_a}$ 之比，即比较两种不同散射条件下在空间同一点的剂量之比，其与射线能量、组织深度和射野大小相关，而与源皮距无关。

$$TAR = \frac{\dot{D}_t}{\dot{D}_{t_a}} \qquad (2-5)$$

式中，$\dot{D}_t$ 为肿瘤中心（旋转中心）处小体积软组织中的吸收剂量率；$\dot{D}_{t_a}$ 为同一空间位置空气中一小体积软组织内的吸收剂量率。

7. 组织模体比（TPR）　模体中照射野中心轴上任意一点的剂量率与空间同一模体同一位置照射野中心轴上参考深度（t_0）处的剂量率之比。

$$TPR(d, FSZ_d) = \frac{\dot{D}_d}{\dot{D}_{t_0}} \qquad (2-6)$$

$\dot{D}_d$ 为模体中照射野中心轴上深度 d 处的剂量率；$\dot{D}_{t_0}$ 为空间同一位置参考深度处的剂量率；参考深度 t_0 通常取 5cm 或 10cm。

8. 组织最大剂量比（TMR）　若在 TPR 中的标准深度的吸收剂量，用参考深度即最大剂量深度的吸收剂量代替，作为组织模体比的特例，定义该参数为组织最大剂量比，此概念在临床上最为常用。

$$TMR(d, FSZ_d) = TPR(d, FSZ_d)_{t_0} = d_m = \frac{\dot{D}_d}{\dot{D}_{d_m}} = \frac{\dot{D}_d}{\dot{D}_m} \qquad (2-7)$$

式中，$\dot{D}_m$ 为同一位置最大剂量点深度处的剂量率。

9. 反向散射因子（BSF）　它实际上是 TAR 的一个特例，定义为照射野中心轴上最大剂量深度处的组织空气比。反向散射决定于患者身体的厚度、射线的能量及射野面积和形状，但与源皮距无关。

$$BSF = TAR(d_m, FSZ_{d_m}) = \frac{\dot{D}_m}{\dot{D}_{m_a}} \qquad (2-8)$$

FSZ_{dm} 为深度 d_m 处的射野大小；$\dot{D}_m$、$\dot{D}_{m_a}$ 分别为照射野中心轴上最大剂量深度处体模内和空气中的吸收剂量率。

10. 散射空气比（SAR）　定义为体模内某一点的散射剂量与该点空气中吸收剂量之比。与组织空气比的性质类似，亦与源皮距无关，只受射线能量、组织深度和射野大小影响。因为体模内某一点的散射剂量等于该点的总吸收剂量与原射线剂量之差，因此某射野在深度 d 处散射空气比在数值上等于该野在同一深度处的组织空气比减去零射野的组织空气比。

11. 散射最大剂量比（SMR）　定义为模体中照射野中心轴上任意一点的散射线剂量率与空间同一点模体中射野中心轴上最大剂量点处有效原射线剂量率之比。

12. 射野输出因子（OUF）　由于准直器散射线的影响，照射野输出剂量（照射量率或吸收剂量率）随照射野增大而增加，描述这种变化关系的称为照射野输出因子。因为主要是准直器的散射，所定义的照射野输出因子就是准直器散射因子 S_c。它定义为射野在空气中的输出剂量率与参考照射野（一般为 10cm×10cm）在空气中的输出剂量率之比。

13. 模体散射因子（Sp） 照射野在模体内参考点（一般在最大剂量点）深度处的剂量率与准直器开口不变时参考照射野（10cm×10cm）在同一深度处剂量率之比。

第二节 常用射线的物理特性

一、高能 X 射线的物理特性

X 射线的物理特性包括穿透作用、电离作用、荧光作用、热作用和干涉、衍射、反射、折射作用等。

（一）穿透作用

穿透作用是指 X 射线通过物质时不被吸收的能力，X 射线能穿透一般可见光所不能透过的物质。可见光线因其波长较长，光子有的能量很小，当射到物体时，一部分被反射，大部分为物质所吸收，不能透过物体；而 X 射线则不然，因其波长短，能量大，照射到物质上时，仅一部分被物质所吸收，大部分经由原子间隙而透过，表现出很强的穿透能力。X 射线穿透物质的能力与 X 射线光子的能量有关，X 射线的波长越短，光子的能量越大，穿透力越强。X 射线的穿透力也与物质密度有关，密度大的物质，对 X 射线的吸收多，透过少；而密度小者，则吸收少，透过多。利用差别吸收这种性质可以把密度不同的骨骼、肌肉、脂肪等组织区分开来，这正是 X 射线透视和摄影的物理基础。

（二）电离作用

物质受 X 射线照射时，使核外电子脱离原子轨道，这种作用称为电离作用。在光电效应和散射过程中，出现光电子和反冲电子脱离其原子的过程称为一次电离。这些光电子或反冲电子在行进中又和其他原子碰撞，使被击原子逸出电子，此过程称为二次电离。在固体和液体中，电离后的正、负离子将很快复合，不易收集。但在气体中的电离电荷却很容易收集起来，利用电离电荷的多少可测定 X 射线的照射量，X 射线测量仪器正是根据这个原理制成的。由于电离作用，使气体能够导电；某些物质可以发生化学反应；在有机体内可以诱发各种生物效应，电离作用是 X 射线损伤和治疗的物理基础。

（三）荧光作用

由于 X 射线波长很短，因此是不可见的，但它照射到某些化合物如鳞、铂氰化钡、硫化锌镉、钨酸钙等时，由于电离或激发使原子处于激发状态，在原子回到基态的过程中，由于价电子的能级跃迁而辐射出可见光或紫外线，这就是荧光。X 射线使物质发生荧光的作用称荧光作用。荧光的强弱与 X 射线的量成正比，这种作用是 X 射线应用于透视的基础，在 X 射线诊断工作中利用这种荧光作用可制成荧光屏、增感屏、影像增强器中的输入屏等，荧光屏用作透视时观察 X 射线通过人体组织的影像，增感屏用作摄影时可增加胶片的感光量。

（四）热作用

物质所吸收的 X 射线能大部分被转变成热能，使物体温度升高，这就是热作用。

（五）干涉、衍射、反射、折射作用

这些作用与可见光一样，在 X 射线显微镜、波长测定和物质结构分析中都得到应用。

二、^{60}Coγ 射线的物理特性

^{60}Co 是一种人工放射性核素，它是由无放射性的金属 ^{59}Co 在原子核反应堆中经过热中子照射轰击而生成的不稳定的放射性核素。^{60}Co 射线平均能量为 1.25MeV，和一般深部 X 射线治疗机（200～400kV）相比，除去能量高之外，还具有下列特点：

（一）穿透力强

高能射线通过吸收介质时的衰减率比低能 X 射线低，因此高能射线剂量随深度的变化比低能 X 射线慢，即比低能 X 射线有较高的百分深度剂量，由于百分深度剂量高，所以 ^{60}Co 治疗时射野设计比低能 X 射线简单，剂量分布也比较均匀。

（二）保护皮肤

^{60}Coγ 射线的最大能量吸收发生在皮肤下 0.5cm 深度处，皮肤剂量相对较小，因此给予同样的治疗剂量时，^{60}Co 所引起的皮肤反应要比普通 X 射线轻得多。如果在皮肤表面放一薄层吸收体，则 ^{60}Coγ 射线的这一优点将失去，因此在治疗摆位时或设计准直器或挡块时，应充分保证铅块或准直器底端离开皮肤一定距离（一般为 15cm 以上），使得最大吸收剂量不发生在皮肤表面。

（三）骨和软组织具有同等的吸收

在低能 X 射线中，由于光电吸收占主要优势，故骨中每单位剂量吸收要比软组织大得多，而对 ^{60}Coγ 射线，则康普顿吸收占主要优势，因此每单位剂量的吸收在每克骨与软组织中近似相同。^{60}Coγ 射线的这一优点保证了当其射线穿过正常骨组织时，不至于引起骨的损伤；另一方面，由于骨和软组织对 γ 射线具有同等的吸收能力，在一些组织交界面处，等剂量曲线形状变化较小，治疗剂量比较精确，这些特点是低能 X 射线所不具备的。

（四）旁向散射小

^{60}Coγ 射线的次级射线主要向前散射，射线几何线束以外的旁向散射比普通 X 射线小得多，剂量下降快，因此保护了射野边缘外的正常组织和降低了全身积分剂量。但是如果设计 ^{60}Co 治疗机时，几何半影和穿射半影很大的话，这种优点也会失去。

（五）经济、可靠

^{60}Coγ 射线和低能 X 射线相比有上述许多独特优点，但实际上 ^{60}Coγ 射线和 4MV 高能 X 射线相似。超高压 X 射线治疗机、加速器与 ^{60}Co 治疗机相比，它们的优点是源焦点很小，不存在几何半影问题，线束边缘更加清晰，等剂量曲线更加扁平。相反，^{60}Coγ 射线治疗机与超高压 X 射线治疗机、加速器相比，虽存在半影、半衰期短及防护等问题，但

也具有经济、可靠、结构简单、维护方便等优点。

三、高能电子线的物理特性

高能电子线由于具有有限的射程，而可以有效地避免对靶区后深部组织的照射，这是高能电子线最重要的剂量学特点。但高能电子线易于散射，皮肤剂量相对较高，且随电子能量的增加而增加，随着电子线限光筒到患者皮肤距离的增加，照射野的剂量均匀性迅速变差，半影增宽，百分深度剂量随照射野大小（特别在照射野较小时）变化明显，不均匀组织对其百分深度剂量影响显著。拉长源皮距照射时，输出剂量不能准确地按照平方反比定律计算，不规则照射野输出剂量的计算仍存在问题，基于高能电子线的上述特点，它主要用于表浅（或偏心）肿瘤和浸润淋巴结的治疗。

根据加速器的原理，经加速和偏转后引出的电子线，束流发散很小，基本是单能窄束，必须加以改造才能用于临床。主要方法是利用散射箔，根据电子线易于散射的特点，将其射束展宽，所用散射箔材料的原子序数和厚度，要依据电子束的能量选择，散射箔可以有效地将电子束展宽到临床所需要的最大照射范围，电子束通过散射箔展宽后，先经 X 射线治疗准直器，再经电子束限光筒形成治疗所用照射野。

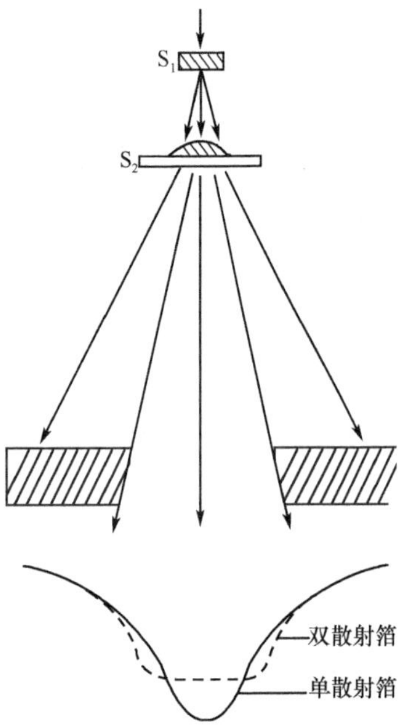

将单一散射箔改用为双散射箔系统，可进一步改善电子束的能谱和角分布。如图 2-1 所示，第一散射箔的作用是利用电子穿射时的多重散射将射束展宽；第二散射箔类似高能 X 射线系统中的均整器，增加射野周边的散射线，使整个射线束变得均匀平坦。使用双散射箔系统后，电子束限光筒不再使用通常采用的封闭筒壁式结构而改用边框式轻便易携的，此时边框式限光筒仅起确定射野大小（几何尺寸）的作用。

图 2-1 双散射箔系统示意图

四、质子射线物理特性

质子束的最大特点是它进入到人体内以后可以形成尖锐的 Bragg 峰，在峰形成之前的低平坦段称为坪，峰后则是一个突然减弱陡直的尾。由于 Bragg 峰太尖，所以一般都将它扩展成与肿瘤大小相吻合的扩展的 Bragg 峰。

由于质子束的能量巨大，在到达靶区的途中与组织形成的散射远小于电子线，故在照射区域周围的半影非常小，而且由于质子束峰后面的剂量锐减，所以在肿瘤后面与侧面的正常组织可以得到较好的保护。而肿瘤区域前面的受照射剂量也只有高能 X 射线和电子线的一半，其正常组织损伤也非常小。

五、中子射线物理特性

中子属于高 LET 射线，但本身不带电，不具备其他高 LET 射线的物理学特性。当中子射线穿过人体组织时，中子与人体组织中的原子核相互作用，在轨迹上发生电离现象而传递部分或全部能量。与原子核作用方式的概率取决于中子的能量，当中子作用于细胞核的原子时，它与核外电子几乎不发生作用。其与原子核发生三种类型的反应，即弹性散射、非弹性散射和中子俘获。

中子穿过物质时其能量降低变成热中子，热中子可被氢原子核（即质子）俘获，产生激发态氘核，回到基态时放出 2.2MeV 的光子，人体内深层组织的治疗剂量主要来自这种相互作用。人体不同组织的氢原子含量是不同的，能量吸收也不一样，在同等条件下，脂肪组织、肌肉组织吸收的能量较多，而骨组织吸收的能量则只占脂肪组织和肌肉组织的 60%～70%。

第三节　射野剂量学

一、临床剂量学原则

使用放射线进行放射治疗时，首先要制订治疗计划，治疗计划的设计应本着简化、优化和个体化方针，遵循靶区剂量要高、分布要均匀、尽可能减少正常组织受照射范围和剂量，保护重要器官并使其受照射剂量控制在可耐受的剂量范围以内的原则。

一个较好的治疗计划应满足以下四项条件：①肿瘤剂量要求准确，放射治疗是一种局部治疗手段，照射野应对准所要治疗的肿瘤区域即靶区；②治疗区域内的剂量分布要均匀，剂量变化不能超过 ±5%，即要达到 95% 的剂量分布；③照射野的设计应尽量提高治疗区域内的照射剂量，降低受照射区域内正常组织的受量范围；④保护肿瘤周围重要器官免受照射，至少不能超过其允许的最大耐受剂量。图 2-2 称为理想剂量学曲线，用以说明上述临床剂量学的四原则。临床中不仅不同类型或同种类型不同期别的肿瘤致死剂量大小不等，而且随肿瘤的大小和范围及病理分级、细胞分化和肿瘤的放射敏感性不同而异。

二、X 射线射野剂量特点

（一）百分深度剂量（PDD）

其定义见第一节基本概念相关内容，如图 2-3 所示。

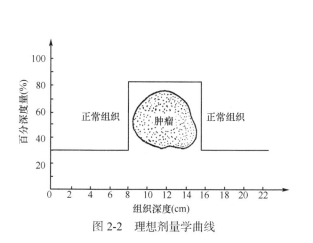

图 2-2　理想剂量学曲线

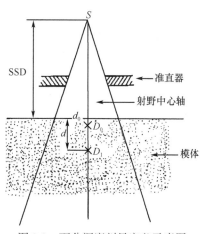

图 2-3　百分深度剂量定义示意图

对于参考深度 d_0 的选择是任意的，一般来说，对于深部 X 射线的参考深度选择在模体表面，即 $d_0=0$ 处；而对于高能 X 射线，参考深度则选择在射野中心轴上的最大吸收剂量点深度，即 $d_0=d_m$ 处，则式（2-4）变为：

$$\text{PDD}=\frac{\dot{D}_d}{\dot{D}_{d_m}}\times100\% \tag{2-9}$$

$\dot{D}_{d_m}$ 为射野中心轴上最大剂量点处剂量率。

故若已知某照射野在某一给定深度处的剂量 D_d，以及该深度处的 PDD，则可根据 PDD 的定义求出在该照射野 d_m 处剂量 $D_{d_m}=D_d/\text{PDD}$。

对高能 X 射线或 γ 射线，最大剂量深度 d_m 随射线能量增加而增加，如对半价层为 $1\sim2\text{mmCu}$ 的低能 X 射线，当射野很大时，最大剂量点略在表面下；对 ^{60}Co 射线，最大剂量点深度在距表面（或皮下）5mm 深度处；对 6 MV、8 MV 及 10 MV X 射线，最大剂量点深度分别在表面 1.5cm、2.0cm、2.5cm 处。

（二）剂量建成效应

从机体表面到最大剂量深度区域称为剂量建成区域，在此区域内剂量随深度而增加。对高能 X 射线，一般都有建成区域存在。图 2-4 表示了各种能量的 X（γ）射线的剂量建成情况。可以看到，能量上升时，其表面剂量减少，最大剂量深度随能量增加而增加。200kV 的 X 射线的建成区非常窄，140kV 的 X 射线则无建成区；对 32MV 的 X 射线，其建成区在 $5\sim6\text{cm}$ 深度处。

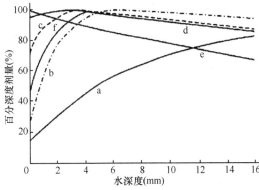

射线质	滤片	射野	SSD
a：22MV X		$10\times10\text{cm}^2$	70cm
b：4 MV X		$10\times10\text{cm}^2$	70cm
c：1 MV X		$10\times10\text{cm}^2$	70cm
d：200 kV X	1.0mm Cu	$10\times10\ \text{cm}^2$	50cm
e：140 kV X	2.5mm Al	$\varphi5\ \ \text{cm}^2$	15cm
f：钴-60 γ		$10\times10\text{cm}^2$	80cm

图 2-4 各种能量的 X（γ）射线百分深度剂量随深度的变化

以下物理原因致成剂量建成区：①当高能 X（γ）射线入射到人体或模体时，在体表或皮下组织中产生高能次级电子。②这些高能次级电子要穿过一定的组织深度直至其能量耗尽后才停止。③由于①、②两个原因，造成在最大电子射程范围内，由高能次级电子产生的被组织吸收的剂量随组织深度的增加而增加，并约在电子最大射程附近达到最大。④由于高能 X（γ）射线的强度随组织深度增加而按指数平方反比定律减少，造成所产生的高能次级电子的数量随深度的增加而减少，只有在一定深度（建成区深度）以内，总吸收剂量随深度而增加。

（三）百分深度剂量的影响因素

百分深度剂量是在一定照射条件下（能量、距离、面积），在体模或水模中经实测测得，其具体数值受许多因素的影响，因此对于百分深度剂量的数值应当明确说明是在什么情况下得到的。影响百分深度剂量的因素有射线能量、照射野大小及源皮距等。

1. 射线能量对百分深度剂量的影响 由于放射线与物质的相互作用与放射线的性质及物质本身的性质有关，故相同物质对不同能量的放射线的吸收是有差异的。图 2-5 显示了深部 X 射线、^{60}Co γ 射线、高能 X 射线在组织中不同深度处的百分深度剂量曲线。

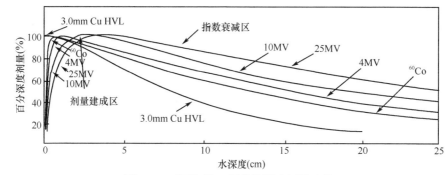

图 2-5 不同能量 X 射线的深度剂量比较

从图中可以看出对于同种体模，在相同的测量条件下，在同一深度处的百分深度剂量是有差别的：①随着能量的增大，最大剂量点下移。②体模表面百分深度剂量随能量的增大而变小，因此高能放射线具有更好的皮肤保护作用。③在最大剂量点之后，百分深度剂量随能量的增大而增大。

2. 照射野大小对百分深度剂量的影响 在其他条件相同的情况下，照射野的变化也会影响其百分深度剂量。随着照射野的增大，百分深度剂量变大，这主要是由于散射线的影响所致。当照射野比较小时，由于达到某一点的散射的体积小，表面下某一点的剂量 D_d 基本上是原射线造成的，这时的原射线是指穿射过介质，但未与介质发生相互作用的那部分光子，散射线对吸收剂量的影响较小，甚至可以忽略，所以窄束照射时的百分深度剂量主要由原射线决定，而散射线贡献几乎为零；当照射野面积增大时，散射线增多，D_d 随之增加。开始时，随面积增加快，以后变慢。随着照射野的增大，散射线在吸收剂量中所占的比例也越来越大，同时随着组织深度的增加，散射线的比重也增加，所以在造成 D_{dm} 增大的同时 D_d 也增加，故其百分深度剂量也增加。

百分深度剂量随照射野面积改变的程度决定于射线的能量。低能时，由于向各方向的散射线几乎同等，所以百分深度剂量随射野面积改变较大。随着放射线能量的增高，由于散射线主要向前，百分深度剂量随射野面积改变较小，所以高能射线的百分深度剂量随照射野的变化幅度要小于低能射线。对 22 MV、32 MV 高能 X 射线，百分深度剂量几乎不随射野面积而变化。图 2-6 给出了三种不同能量射线的比较。可见高能射线比低能射线优越，尤其在照射野小时。

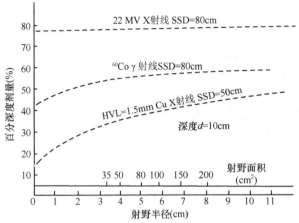

图 2-6　三种不同能量射线面积对百分深度剂量的影响

通常应用列表的方法给出各种大小方形野的百分深度剂量随深度变化的关系，但对于临床上经常使用矩形野和不规则形野的百分深度剂量不能列表，需要进行对方形野的等效转换，所以射野等效的概念应运而生。射野等效的物理意义是：如果使用的矩形或不规则形状射野在其射野中心轴上的百分深度剂量与某一方形野的相同时，该方形野称为所使用的矩形或不规则形射野的等效射野。最精确的计算方法应采用原射线和散射线剂量分别计算的方法。由于原射线贡献的剂量不随射野面积变化，射野面积及形状只影响散射线的贡献，因此射野等效的物理条件是对射野中心轴上诸点的散射贡献之和相等。

临床上通常给出方形野的百分深度剂量，对于矩形野、圆形野及不规则野则需要进行等效面积的转换，目前常用的方法有面积/周长比法、圆形野面积等效法。其中面积/周长比法在临床上最为常用，该种方法主要用于矩形野与方形野的等效面积换算。如果使用的矩形野和某一方形野的面积/周长比值相同，则认为这两种射野等效，即射野中心轴上百分深度剂量相同。设矩形野的长、宽边分别为 a、b；等效方形野的边长为 s，根据面积/周长比相同的方法有：

$$A/p=[\frac{ab}{2(a+b)}]_{矩形}=[\frac{s}{4}]_{方形}$$

所以
$$s=\frac{2ab}{a+b} \tag{2-10}$$

对于半径为 r 的圆形野，一般使用圆形野面积等效法，即半径为 r 的圆形野面积与边长为 $1.8r$ 的方形野面积等效。

$$s=1.8r \tag{2-11}$$

需要说明的是，该种放射野等效方法同样适用于组织空气比、反向散射因子、组织最大剂量比、模体散射因子、准直器散射因子等物理参数（具体定义见第一节基本概念相关内容）。

3. 源皮距对百分深度剂量的影响　由于临床上使用的百分深度剂量表通常是在标准源皮距（SSD=80cm 或 100cm）下测得的，因此对于非标准源皮距下的百分深度剂量应进行实际测量或校正，下面介绍 F 因子校正方法。

设：①原射线遵从距离平方反比定律；②原射线在介质中的吸收遵从指数性衰减规律；③散射线贡献的份额与最大剂量深度处的照射野面积有关。

如图 2-7 所示，放射源 S_1、S_2 照射皮肤上的 P_1、P_2 点，在皮肤表面的面积均为 A_0，皮肤下某一深度 d 处，面积分别为 A_1、A_2。根据百分深度剂量特性和距离平方成反比定律，此时源皮距为 f_1，则 Q_1 点百分深度剂量为

$$PDD(d_1,f_1,A_0)=100\%\cdot\left(\frac{A_0}{A_1}\right)\cdot e^{-\mu(d-d_m)}\cdot K_s \tag{2-12}$$

$$=100\% \times \left(\frac{f_1+d_m}{f_1+d}\right)^2 \cdot e^{-\mu(d-d_m)} \cdot K_s \qquad (2\text{-}13)$$

式中，$e^{-\mu(d-d_m)}$ 为指数衰减定律引起的原射线的衰减；K_s 为射野面积即散射线的影响。

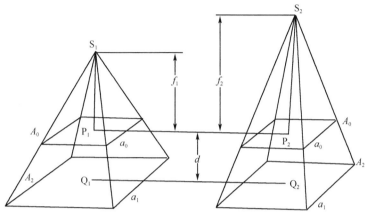

图 2-7　源皮距对百分深度剂量的影响

同样，维持最大剂量深度处照射野的面积大小不变，此时源皮距为 f_2，则 Q_2 点的百分深度剂量为：

$$\text{PDD}(d_1, f_2, A_0) = 100\% \times \left(\frac{f_2+d_m}{f_2+d}\right)^2 \cdot e^{-\mu(d-d_m)} \cdot K_s \qquad (2\text{-}14)$$

两式相比，则得源皮距从 f_1 增加到 f_2 时，两种源皮距下的 PDD 的比值。

$$\frac{\text{PDD}(d_1, f_2, A_0)}{\text{PDD}(d_1, f_1, A_0)} = \left(\frac{f_2+d_m}{f_2+d}\right)^2 \times \left(\frac{f_2+d}{f_2+d_m}\right)^2 = F \qquad (2\text{-}15)$$

两百分深度剂量之比，称 F 因子。通过 F 因子可以将源皮距为 f_1 的百分深度剂量转换为 f_2 时的百分深度剂量。在 d_m 处射野面积相同，但由于源皮距不同，较短源皮距的深度 d 处的射野比较长源皮距 d 处的射野要大，散射条件不同，因此百分深度剂量随源皮距增加的程度始终小于 F，对低能 X 射线和大照射野，该方法的误差较大，一般用 $\frac{F+1}{2}$ 因子代替 F 因子，可以近似将一种源皮距的百分深度剂量换算为另一种源皮距的百分深度剂量。

三、^{60}Co γ 射线百分深度剂量及影响因素

目前使用的 ^{60}Co 治疗机均存有半影，其半影表示为照射野边缘剂量随离开照射野中心轴距离的增加而发生急剧变化的剂量范围，一般用垂直于中心轴的射野平面与中心轴交点剂量的 20%～80% 距离表示。半影主要有几何半影、穿射半影和散射半影组成。以下三种原因造成 ^{60}Co 治疗机有半影（图 2-8）。

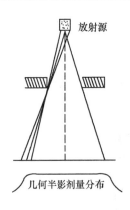 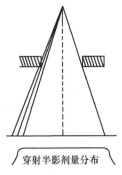 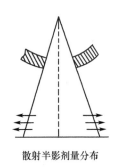

| 几何半影剂量分布 | 穿射半影剂量分布 | 散射半影剂量分布 |

图 2-8　三类半影的产生及剂量分布

1. 几何半影　^{60}Co 的放射源不是点源，具有一定的几何体积和尺寸，^{60}Co 的放射源每一点发出的射线被限光筒（准直器）限束后，各点产生的射线重叠区剂量均匀一致，而照射野的边缘诸点分别受到面积不等的放射线的照射，边缘附近剂量逐渐减低至完全消失，因而产生由高到低的剂量分布区域，形成几何半影。

2. 穿射半影　即使是点状放射源，由于准直器端面和边缘与放射线束的不平行，使线束穿透准直器的厚度也不相同，总有一定的漏射线，因此在一定的区域内造成剂量的渐变分布，形成穿射半影。显然，使用球面聚焦式准直器原则上可以消除部分穿射半影。

3. 散射半影　即使是使用点状放射源和球面准直器使几何半影和穿射半影消失，但在组织中的剂量分布仍有渐变，这主要是由于组织中的散射线造成。在射野边缘，到达边缘的散射线主要由照射野内的散射线造成，边缘散射线的总剂量总是低于照射野内任意一点的散射线的量。照射野的边缘离照射野中心越远，其散射线的剂量就越少。散射半影的大小随入射线能量的增大而减少，γ射线的散射线主要向前，故其散射半影较小，对于低能 X 射线来说，由于其射线呈各向同行，故散射半影就比较大。

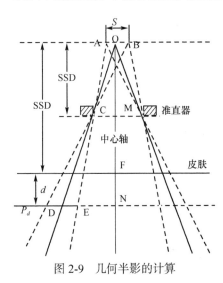

图 2-9　几何半影的计算

上述三种原因造成了照射野边缘剂量的不均匀性，这种剂量的不均匀性对给予较高均匀肿瘤治疗剂量的同时，减少周围正常组织受照射的总剂量是不利的，因此应该设法尽量减少半影。

根据相似三角形的原理（图 2-9），令 AB=S（放射源直径）；OM=SDD（源准直器距离）；OF=SSD（源皮距）；FN=d（肿瘤深度）；则在深度 d 处的几何半影 P_d 为

$$P_d = S(SSD + d - SDD)/SDD \qquad (2-16)$$

当 d=0 时，皮肤表面的几何半影为：

$$P_{d=0} = S(SSD - SDD)/SDD \qquad (2-17)$$

由式（2-17）可以看出，减小几何半影有两个方法：一是缩小放射源直径 S，但 S

不能太小，主要受放射源的放射性比活度的限制，否则射线输出剂量率太低，不经济。二是加大准直器距离，即减小准直器到患者皮肤间距离。若 SSD−SDD=0，则皮肤半影等于 0。如前所述，这样做虽然减小了几何半影，但是由于减小了准直器至患者间的距离，却增加了 ^{60}Co γ 射线中的电子污染，破坏了 ^{60}Co γ 射线的剂量建成效应，从而增加了皮肤反应，这是得不偿失的。为了保护 ^{60}Co γ 射线的剂量建成效应的优点，一般 SSD−SDD 至少等于 15cm。

目前设计的新型 ^{60}Co 治疗机均采用带有半影消除装置的复式球面形准直器，加了消半影装置后，几何半影明显减小。

综上所述，整个半影既依赖于机器设计（几何半影、穿射半影），又依赖于射线的能量（散射半影）。对给定的组织深度，半影随照射野增大而增加；因几何半影与照射野面积无关，因此变化量主要由散射半影造成，其中有少部分由穿射半影造成。对给定的照射野，半影随深度增加而增加。放射源至准直器距离越长，其半影越小。

四、高能电子线射野剂量特点

（一）百分深度剂量曲线

高能电子线的百分深度剂量曲线分为四个部分：剂量建成区、高剂量坪区、剂量跌落区和 X 射线污染区。高能电子线的剂量建成效果不明显，表面剂量一般在 75%～80%以上，并随能的增加而增加；随着深度的增加很快达到最大点，然后形成高剂量"坪区"。这是由于电子线在其运动轨迹上被散射后，单位截面上电子线剂量增加的结果。

图 2-10 显示了模体内电子线照射野中心轴上百分深度剂量的基本特性和相关参数。入射或表面剂量 D_s 以表面下 0.5mm 处的剂量表示；D_m 为最大剂量点的剂量；R_{100} 为最大剂量点的深度；D_x 为电子线中 X 射线的剂量；R_t（R_{85}）为有效治疗深度，即治疗剂量规定值处的深度；R_{50} 为 50% 的 D_m 或半峰值深度（HVD）；R_p 为电子线的射程，即百分深度剂量曲线上，过剂量跌落最低点的切线与 D_m 水平线交点的深度。高能电子线的剂量跌落用剂量梯度 G 表示，$G=R_p/(R_p-R_q)$，该值在 2.0～2.5。百分深度剂量曲线后部有一长长的"尾巴"，这就是高能电子线的"X 射线污染"，原因是电子线在经过散射箔、监测电离室、X 射线准直器和电子束限光筒装置时，与这些物质相互作用，产生了 X 射线。对采用散射箔系统的医用电子直线加速器，6～12MeV 电子束的 X 射线污染水平为 0.5%～2.0%，12～20MeV 电子束的 X 射线污染水平为 2.0%～5.0%。

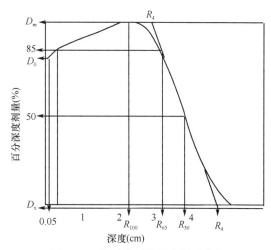

图 2-10　电子线百分深度剂量曲线

（二）影响电子线百分深度剂量的因素

1. 能量　如图 2-11 所示，电子线百分深度剂量的分布随能量的改变有很大变化，其特点主要表现在以下几个方面：①随着能量的增加，表面剂量增加，表面剂量 D_s，在 4～6MeV 时为 75%，在 20～25MeV 时在 90% 以上；②高剂量坪区变宽；③电子线的剂量最大深度 d_{max} 在较高能量时并不一定随能量增加而变大，这一点与高能 X 射线不同；④剂量跌落梯度越来越缓慢；⑤X 射线污染增加，电子线临床剂量学的优点逐渐消失。能量越低，电子线越容易被散射，其散射角度就越大，剂量建成更快，建成距离更短。对于相同入射的电子注量，低能电子线的剂量跌落比高能电子线更迅速。为了充分发挥上述高能电子线的剂量学特性，通常现代医用直线加速器提供数档高能电子线，临床应用的最佳电子线能量应在 4～25MeV 范围之内，更高的能量由于表

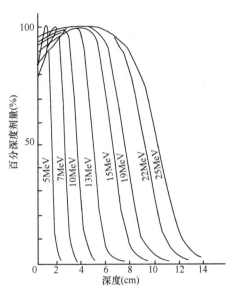

图 2-11　不同能量电子线的百分深度剂量曲线

面剂量增加、高剂量坪区变宽、剂量跌落梯度减小及 X 射线污染增加等因素而逐渐丧失电子线的临床剂量学优势。

2. 射野　当照射野较小时，由于相当数量的电子被散射出照射野，中心轴百分深度剂量随着深度的增加而迅速减小；当照射野增大时，由于较浅深度射线中心轴上的电子散射损失逐渐被照射野边缘的散射电子补偿并逐渐达到平衡，其百分深度剂量不再随照射野的增加而发生变化。一般来说，当射野的直径大于电子线射程的 1/2 时，电子线百分深度剂量随射野增大而变化很小。对于低能电子线，因射程较小，射野大小对百分深度剂量的影响也较小；对较高能量，因射程较大，在使用小尺寸射野时，百分深度剂量随射野大小的变化就较为显著。图 2-12 显示了不同能量电子线的百分深度剂量随射野大小的变化情况。

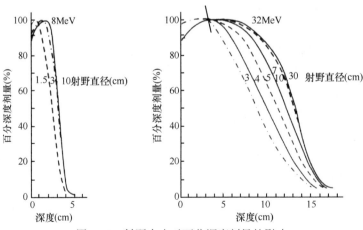

图 2-12　射野大小对百分深度剂量的影响

3. 源皮距 为保持电子线的剂量分布特点，设计电子线限光筒时，一般将电子线限光筒紧贴患者皮肤表面或距离皮肤 5cm 左右间隙。但在某些特殊情况下，由于使用大照射野或者患者照射部位的体表曲度限制了摆位，均会改变限光筒到皮肤的距离，造成源皮距的变化，从而直接影响其百分深度剂量及剂量分布。图 2-13 显示对于不同能量电子线，源皮距的变化对百分深度剂量的几种主要参数的影响。当限光筒到皮肤表面的距离增加时，对百分深度剂量的影响主要表现在：①表面剂量降低；②最大剂量点的位置深移；③剂量梯度变陡；④X 射线污染稍有增加，且高能电子线较低能电子线变化显著。鉴于百分深度剂量随源皮距变化的这一特点，临床应用时一般要保持源皮距不变，若源皮距变化很大，如电子线全身照射，则应根据实际情况具体测量其实际的百分深度剂量相关参数的变化。

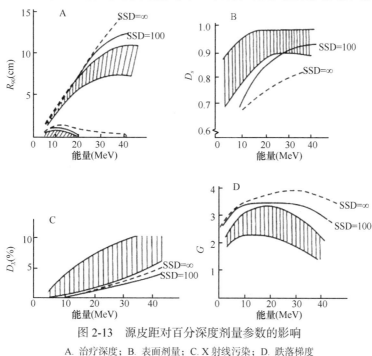

图 2-13 源皮距对百分深度剂量参数的影响
A. 治疗深度；B. 表面剂量；C. X 射线污染；D. 跌落梯度

（三）电子线等剂量曲线的分布特点

电子线等剂量曲线分布的显著特点是：随着治疗深度的增加，低值等剂量曲线向外侧膨胀，高值等剂量曲线向内侧收缩，并随电子线能量而变化。图 2-14 显示 9 MeV 和 20 MeV 能量电子线的等剂量线分布，可以明显看出电子线等剂量线的外侧膨胀和内侧收缩现象。随着深度增加，电子线能量渐减，散射角越来越大，低值等剂量曲线（<20%）向外侧膨胀；当电子线能量大于 15 MeV，同样因为散射的原因，高值等剂量曲线（>80%）明显地内侧收缩。照射野的大小也对高值等剂量曲线的形状有所影响。如图 2-15 所示，13MeV 的电子线照射野由 3cm×3cm 变化到 20cm×20cm 时，其 90%等剂量曲线的底部形状则由弧形逐渐变为平直。

电子线易于散射的特性是造成电子线等剂量曲线分布特点的主要原因。电子线等剂量分布的形状常受以下因素的影响：治疗机类型，治疗机限束系统、限光筒下端面与患者皮肤之间的距离、患者体表的弯曲程度、电子束入射方向等，在临床应用时应予注意。

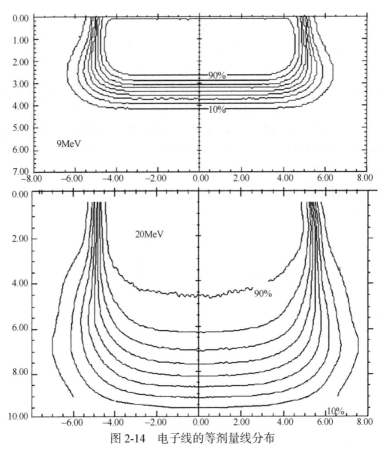

图 2-14 电子线的等剂量线分布

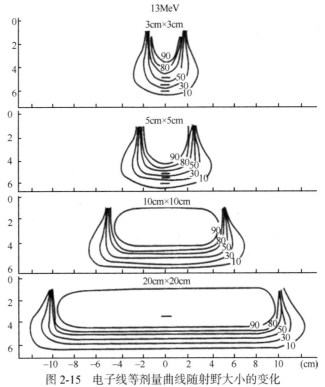

图 2-15 电子线等剂量曲线随射野大小的变化

（四）电子线照射野内剂量的均匀性和半影

电子线照射野的剂量分布可用均匀性、对称性及半影等参数来描述。如图 2-16A 中的 B-B 横截面被定义为照射野的均匀性、对称性和半影的特定平面，深度是 $0.5R_{85}$。照射野的均匀性用均匀性指数表示，其数值等于 B-B 截面内 90% 与 50% 等剂量曲线分布所包括的面积之比，对 $100cm^2$ 以上的照射野，此比值应大于 0.7，即沿照射野边缘和对角线方向上，90% 与 50% 等剂量曲线的边长之比 $L_{90}/L_{50} \geqslant 0.85$，同时避免在该平面内出现峰值剂量超过中心剂量 3% 的剂量"热点"，它所包括的面积，即图 2-16B 中的面积 a 的直径应小于 2cm。

电子线物理半影 P 用 $P_{80/20}$ 表示，定义为 B-B 平面内 80% 与 20% 等剂量曲线之间的距离。一般情况下，当限光筒到表面距离 5cm 以内，能量低于 10MeV 的电子线，半影为 10～12mm；能量为 10～20MeV 的电子线，半影为 8～10mm。当限光筒到表面距离超过 10cm 时，半影可能会超过 15mm。一般说来，随着限光筒下端面到体表距离的增加，低值等剂量曲线向外侧膨胀越发严重，而同时高值等剂量曲线向内侧加剧收缩，这也意味着当电子线治疗源皮距延长，物理半影将会增加，即半影随限光筒下端面到体表距离的增加而增大，在临床应用时要充分予以注意。

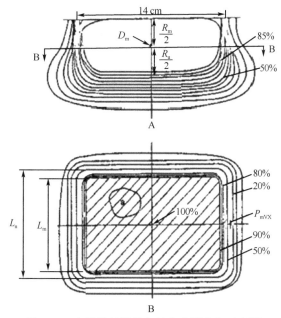

图 2-16 电子线射野均匀性和半影定义示意图

A. 电子线等剂量曲线和 0.5 R_{85} 深度定义方法图示；B. A 中 B-B 位置，垂直于射野中心轴特定平面的剂量分布和射野均匀性指数及半影定义方法图示

五、等剂量曲线分布特点及影响因素

（一）等剂量曲线分布

前面的章节主要涉及照射野中心轴上百分深度剂量，实际治疗中，除了了解照射野中

心轴上的百分深度剂量外，还需要了解模体中照射野中心轴以外诸点的剂量。将模体中百分深度剂量相同的点连接起来，即成等剂量曲线，实际上它是一个平面。等剂量曲线分布的概念是用来描述吸收剂量的二维或三维分布状况的。它与中心轴深度量相比，反映出线束离轴方向上的剂量变化，它通常按10%等剂量间隔绘制成曲线，且归一于线束中心轴上的最大剂量点。

图2-17为 ^{60}Co γ 射线固定源皮距（SSD）和等中心（SAD）照射时平野的等剂量曲线。从图可看出 X（γ）射线等剂量曲线的下述特点：①同一深度处，照射野中心轴上的剂量最高，向射野边缘剂量逐渐减少。但在加速器设计制造时，为了使在较大深度处剂量分布较平坦，均整器设计有意使其剂量分布在靠近模体表面处，而使中心轴两侧的剂量分布偏高一些。②在射野边缘附近（半影区），剂量随离轴距离增加逐渐减少。这种减少，一方面由于几何半影、准直器漏射引起，另一方面由于侧向散射的减弱引起。由几何半影、准直器漏射和侧向散射引起的射野边缘的剂量渐变区称为物理半影，通常用80%和20%等剂量线间的侧向距离表示物理半影的大小，一般为5～10mm。③射野几何边缘以外的半影区的剂量主要由模体的侧向散射、准直器的漏射线和散射线造成。④准直范围外较远处的剂量由治疗机头漏射线引起。

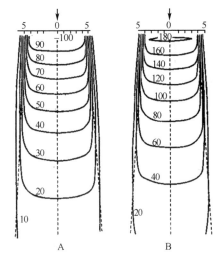

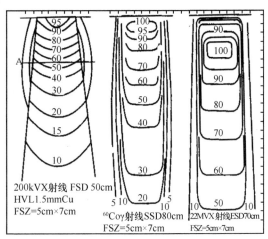

图2-17　^{60}Co γ 射线 SSD 与 SAD 照射等剂量曲线　　图2-18　不同能量 X（γ）射线等剂量曲线分布的比较

（二）影响等剂量曲线分布的因素

1. 放射线的能量对等剂量曲线分布的影响　射线能量不仅影响百分深度剂量的大小，而且影响等剂量分布的形状和物理半影的宽度。图2-18给出了三种不同能量射线的等剂量曲线。由图可以看出：①三组曲线在线束边缘很不相同。200kV X 射线的等剂量曲线，在线束边缘突然中断，而 ^{60}Co γ 射线及 22MV 高能 X 射线则是连续的。主要由于 ^{60}Co γ 射线及高能 X 射线穿透力比较强，单一准直器无法吸收掉全部射线，总有一部分穿过准直器边缘。低能 X 射线恰恰相反，造成边缘剂量不连续现象；②随着放射线能量的增大，100%的等剂量曲线逐渐闭合并且下移；③22MV X 射线照射野内的等剂量曲线变得平直，这主要由于高能 X 射线的散射线主要向前，边缘散射少，而低能 X 射线的散射线各方向都有，且边缘散射多的缘故。

2. 源皮距和放射源大小对 ^{60}Co γ 射线剂量分布的影响　图2-19给出了四种不同类型

^{60}Co 治疗机的剂量分布，说明了各种源皮距、皮肤至准直器间距离及放射源大小的配合对半影的影响作用。由图可见，半影越大，放射线束边缘的等剂量曲线弯曲越明显，对 31mm 半影的 ^{60}Co 治疗机，外侧的剂量降落区很宽，所以放射线束边缘非常不清晰，失去了 ^{60}Co γ 射线原有的优点。高能 X 射线由于靶体积很小，几何半影几乎为零，但因准直器的漏射和少量的侧向散射，仍然有物理半影。

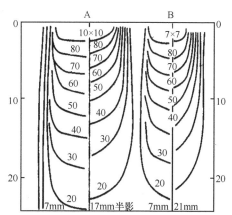

图 2-19 不同半影的 ^{60}Co 机的等剂量曲线

A. 射野 10cm×10cm，SSD=75cm，半影 717mm；

B. 射野 7cm×7cm，SSD=75cm

3. 射野平坦度和对称性射野 平坦度和对称性是描述射野剂量分布特性的一个重要指标。如图 2-20 所示，射野平坦度通常定义为在等中心处（位于 10cm 模体深度下）或标称源皮距下 10cm 模体深度处，最大射野 L 的 80%宽度内最大、最小剂量偏离中心轴剂量的相对百分数 m。按国际电子委员会（IEC）标准，射野平坦度应好于±3%。为得到 10cm 深度处好的射野平坦度，在均整器设计和调整时，允许在近模体表面（$d<10cm$）深度处射野中心轴两侧有剂量"隆起"现象，但最大偏离不能超过 7%。在 80%射野宽范围内，取偏离中心轴对称的两点的剂量率的差值与中心轴上剂量率的比值的百分数称为射野的对称性，其大小亦应不超过±3%（图 2-21）。

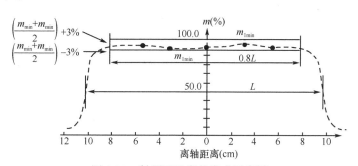

图 2-20 射野平坦度的定义示意图

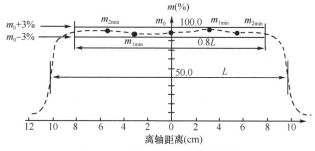

图 2-21 射野对称性定义示意图

（三）射野离轴比

射野离轴比（OAR）是射野等剂量曲线分布的另一种表示方法，用于描述垂直于射野

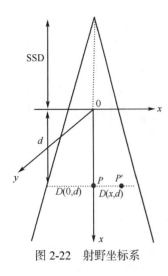

图 2-22　射野坐标系

中心的同深度平面上的剂量分布情况，比如射野的平坦度和对称性。如图 2-22 所示，射野中心轴平面内任意一点的剂量率 $\dot{D}(x, d)$ 可表示为同深度处射野中心轴上剂量率 $\dot{D}(0, d)$ 与偏离中心轴剂量率偏离值 $R(x, d)$ 的乘积。

$$\dot{D}(x, d) = \dot{D}(0, d) \cdot R(x, d) \qquad (2\text{-}18)$$

$\dot{D}(0, d)$ 为射野中心轴上任意一点的剂量率，$\dot{D}(x, d)$ 称为射野离轴比（OAR），定义为照射野内任意一点（x、y、d）处的吸收剂量率 $\dot{D}(x$、y、$d)$ 与照射野中心轴上同一深度 d 处的吸收剂量率 $\dot{D}(0, 0, d)$ 之比。即：

$$OAR(x, y, d) = R(x, y, d) = \frac{\dot{D}(x, y, d)}{\dot{D}(0, 0, d)} \qquad (2\text{-}19)$$

射野离轴比反映了与照射野中心轴垂直的照射野横截面内的剂量分布情况。影响照射野中心轴百分深度剂量的因素有射线能量、组织深度、照射野面积和源皮距。而射野离轴比受源-准直器距离、准直器和加速器束流均整器的设计、放射源的大小等因素影响较大。

第四节　处方剂量计算

处方剂量定义为对已确认的射野安排，欲达到一定的靶区（或肿瘤）剂量 D_T，换算到标准水模内每个剂量使用射野的射野中心轴上最大剂量点处的剂量 D_m，单位为 cGy。当使用射野的最大剂量点处的 D_m 或剂量率是可以参考射野 10cm×10cm 的剂量 D_m 或剂量率标定时，则使用射野的处方剂量 D_m 通过相应的射野输出因子（S_c 和 S_p）表示成参考射野 10cm×10cm 的处方剂量 D_m，单位为 cGy。上述处方剂量的含义说明，处方剂量是通过相应的射野安排和照射技术与靶剂量发生联系，但它并不等于靶区剂量。同样的射野安排和相同的照射技术，使用不同的射线能量，得到相同的靶区剂量 D_T 时，处方剂量 D_m 却不相等。本节将主要介绍 X（γ）射线和电子线处方剂量的计算，并分别对直线加速器和 ^{60}Co 治疗机的剂量计算作实例说明。

一、X（γ）射线处方剂量的计算

通过剂量检测，把直线加速器（^{60}Co 治疗机）在标准条件下进行绝对剂量校准，一般是在模体内 10cm×10cm 射野中心轴上最大剂量点处，用经过国家标准实验室标定的剂量仪，对直线加速器上的剂量仪进行校准，一般使参考射野在标称 SSD（通常 SSD=100cm）距离处或标称 SAD 处，标定成 1cGy=1MU，MU 为加速器剂量仪的监测跳数。此时，处方剂量是用 MU 为单位表示的剂量；对 ^{60}Co 治疗机，因照射时的剂量率可以认为是稳定的，处方剂量是通过标称 SSD（通常 SSD=100cm）或标称 SAD 处的剂量率表示成照射时间，单位为秒。

使用 X（γ）射线进行放射治疗时，常规的照射主要有三种技术：即源皮距照射（SSD）、等中心照射（SAD）和旋转照射（ROT）。SSD 照射技术，一般用百分深度剂量（PDD）

和各种散射校正因子进行剂量计算；SAD、ROT 照射技术，则用组织最大剂量比（TMR）或者组织空气比（TAR）和各种散射校正因子进行剂量计算。放疗用的临床物理数据中，PDD 很容易测量且精度较高，而 TMR 或 TAR 则很难测量或测量精度不高，一般经由 PDD 计算得出，因此，使用推导公式后可以用 PDD 进行各种照射方式的剂量计算。

1. SSD 照射技术 由靶区（或肿瘤）剂量 D_T 可计算出处方剂量 D_m，单位为 MU，其剂量计算公式为：

$$D_m = \frac{D_T}{PDDgS_P(FSZ)\,gOUF(FSZ_0)\,g(SSD因子)} \qquad (2\text{-}20)$$

式中，FSZ 为表面射野大小，FSZ_0 为等中心处的射野大小，两者的关系为：

$$FSZ_0 = FSZ \cdot \left(\frac{SAD}{SSD}\right)$$

式中，SSD 为放射源到模体表面的距离，SAD 为放射源到机架等中心的距离，如果射野输出因子 OUF 在 SAD 测量，同时 SSD=SAD 时，则式中的 FSZ_0=FSZ。SSD 因子表示为：

$$SSD因子 = \left(\frac{SCD}{SSD+d_m}\right)^2$$

式中，SCD 为放射源到校正电离室中心的距离，d_m 为最大剂量点的深度，如果测量是在标称 SSD 处进行，则 SSD 因子=1。

例 1：能量为 8 MV 的 X 射线，加速器剂量仪在 SSD=100cm，d_m=2cm 处，10cm×1cm 射野，校正 1MU=1cGy，如肿瘤深度 d=10cm，用 15cm×15cm 射野，SSD=100cm，求每次肿瘤剂量给 200cGy 时的处方剂量 D_m。

根据已知条件，查表格得：PDD（d,15×15）=72.65%，OUF（15×15）=1.025，S_P（15×15）=1.011，代入公式：

$$D_m = \frac{200 \times 100}{72.65 \times 1.011 \times 1.025 \times 1.0} = 265.7(MU)$$

例 2：上例患者如果改用 SSD=120cm 照射，求应给的处方剂量 D_m。在等中心处的照射野大小为：

$$FSZ_0 = 15 \times \frac{100}{120} = 12.5\ cm,\quad OUF（12.5 \times 12.5）=1.013$$

$$SSD\ 因子 = \left(\frac{100+2}{120+2}\right)^2 = 0.699,\quad PDD_{120}=74.4\% 代入式 \qquad (2\text{-}21)$$

$$D_m = \frac{200 \times 100}{74.4 \times 1.011 \times 1.013 \times 0.699} = 375.5（MU）$$

2. SAD 照射技术 一般用 TMR 值计算,如果加速器测量仍然按上述方法校正,则 SAD 技术的处方剂量 D_m 由下式计算：

$$D_m = \frac{D_T}{TMR（d, FSZ_d）\,gS_P(FSZ)\,gOUF(FSZ_0)\,g(SAD因子)} \qquad (2\text{-}22）$$

式中 SAD 因子=$\left(\frac{SCD}{SAD}\right)^2$，SCD 为源到电离室中心的距离。

例 3：肿瘤深度 d=8cm，等中心照射，射野 6cm×6cm，能量为 8 MV 的 X 射线，D_T=200cGy，求 D_m。

查相应的表格得：TMR（8，6×6）=0.862，OUF（6×6）=0.97，

S_P（6×6）=0.989，SAD 因子 $=\left(\dfrac{\text{SCD}}{\text{SAD}}\right)^2=\left(\dfrac{102}{100}\right)^2=1.04$ 代入式（2-21）得：

$$D_m=\dfrac{200}{0.862\times0.989\times0.97\times1.04}=232.6（\text{MU}）$$

对于 ^{60}Co 剂量计算，上述计算方法同样适用。

例 4：肿瘤深度 d=8cm，FSZ=15cm×15cm，SSD=100cm，射野 10cm×10cm 在 d=0.5cm 处的剂量率为 130cGy/min（SSD=80cm），D_T=200 cGy，求 D_m。

查相应表格得：$\text{OUF}\left[15\times\left(\dfrac{80}{100}\right),\ 15\times\left(\dfrac{80}{100}\right)\right]=\text{OUF}（12\times12）=1.012$

$S_P=$（15×15）=1.014，PDD=（8，15×15，SSD=100cm）=68.7%

SSD 因子 $=\left(\dfrac{80+0.5}{100+0.5}\right)^2=0.642$，代入式（2-20），照射时间为：

$$T=\dfrac{200\times100}{130\times68.7\times1.012\times1.014\times0.642}=3.40\quad（分钟）$$

二、电子线处方剂量的计算

对于高能电子线，由于其本身的物理特点，如具有一定的射程和易于散射等，加上限束系统的影响，使得电子线的输出剂量率随照射野变化的规律变得复杂。如前所述，对每一个电子线限光筒，X 射线治疗准直器应取一个特定的位置，如果改变了 X 射线治疗准直器位置的设定，即使电子线限光筒不变，电子线的输出剂量率也会有较大的变化，特别是对低能电子线。

对采用散射箔展宽束流的加速器，随机配置有照射野大小不同的电子线限光筒。电子线输出剂量随射野大小（限光筒尺寸）的变化，由于其设计上的差别，不同厂家的加速器也会表现出不同的特点。同时变化的规律性也不像 X 射线那样明确，呈现单调增加或单调下降或先增加然后再下降的现象，因此在临床应用时，应对所配置的电子线限光筒进行实际测量。

影响电子线输出剂量的另一因素是限光筒与患者皮肤表面（或测量模体表面）的空气间隙，即源皮距的改变。如前所述，用于平方反比定律校正的电子线的有效源皮距，与电子线的能量和限光筒的大小有关。即是说，相同的空气间隙，所引起的输出剂量的改变，视能量和限光筒的不同而有所不同。

在临床实际应用中，使用高能电子线时，要根据病变的深度选择需要的高能电子线的能量。一般来讲，电子线的有效治疗深度（厘米数）等于 1/4～1/3 电子线的能量（MeV）。选择好了能量以后，处方剂量计算就不再根据病变的深度考虑百分深度剂量的影响，而只是考虑照射野大小对剂量的影响，即电子线照射野输出因子。

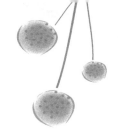

第三章　放射生物学基础

第一节　放射生物学的基本概念

放射生物学是研究电离辐射对生物体在集体、个体、组织、细胞、分子等各种水平上作用的科学。它观察不同质的放射线照射生物体后的各种生物效应及不同内、外因素对生物效应的影响。范围涉及放射线对生物体作用的原初反应及其以后一系列的物理、化学和生物学方面的改变。

临床放射生物学是放射生物学的一个分支。它在放射生物学基础理论研究的基础上，探讨人类肿瘤及其正常组织在放射治疗过程中的放射生物学效应问题，是放射治疗技术的重要基础之一。

作为放射治疗学的四大支柱之一，放射生物学对其发展起着支撑、指导作用。因此，学习一些必要的放射生物学的基本概念，有助于我们奠定放射生物学知识的基础，有助于学习后续知识，从而更主动、更全面地学好本门课程。

一、电离与激发

（一）概念

1. 电离作用　是指生物组织中的原子被粒子或光子流撞击时，其轨道电子被击出，产生自由电子和带正电的离子，即形成离子对的过程。

2. 激发作用　是指当生物组织中的原子被粒子或光子流撞击时，其能量不足以将原子的轨道电子击出时，可使电子跃迁到较高能级的轨道上，使原子处于不稳定的激发态。

（二）电离、激发对生物体的作用

电离辐射的一个主要特点是能够在被作用物质的局部释放很大能量，从辐射能量被生物体吸收至观察到细胞微结构损伤和破坏的这段时间被称为原初作用过程。它是高能粒子或电磁辐射的能量被生物组织吸收后，引起生物效应的重要的原初过程。在此过程中辐射能量的吸收和传递、自由基的产生、化学键的断裂等分子的变化又引起细胞、组织器官和系统的变化，最终引起整体功能的变化直至病变发生。

根据放射线与生物体相互作用后产生的放射生物学效应的不同，将由放射线导致的生物体的放射性损伤，分为电离辐射的直接放射生物学效应和间接放射生物学效应两种。由放射线直接作用于生物组织细胞中的生物大分子，并使之发生的放射性损伤称之为电离辐射的直接生物学作用；由放射线作用于人体内的水分子产生的自由基粒子导致的生物组织细胞内的生物大分子的放射性损伤，称之为电离辐射的间接生物学作用。

二、传能线密度和相对生物效能

（一）概念

1. 传能线密度（LET） 是指能够直接进行电离的粒子在其单位长度径迹上消耗的平均能量。也就是电离辐射在作用于物质时，因碰撞而发生的能量转移。X、γ 射线和中子虽不是能够直接进行电离的粒子，但它们在物质相互作用后可产生次级带电粒子，故 LET 的概念也适用于它们。在一般情况下，射线的 LET 值越大，在吸收相同剂量的情况下其生物效应就越大。

2. 相对生物效能（REB） 是指射线（250kV）引起某一生物效应所需剂量与所观察的辐射引起同一生物效应所需剂量的比值。REB 值可受许多因素的影响，如放射线的质、放射剂量的大小、分次照射的次数、剂量率的高低和照射时有氧与否等相关。

（二）LET 与 REB 的关系及生物效应

REB 与 LET 呈正相关，在 LET 小于 10keV/μm 时，REB 随 LET 增加而上升的幅度很小；当 LET 处于 10~100keV/μm 时，REB 随 LET 的增加而迅速上升；当 LET 大于 100keV/μm 时，REB 则随 LET 的继续增加而下降；这说明过多的射线能量并不能引起更强的生物学效应，而是被浪费了，这一结论应作为放射治疗时的借鉴。

三、自由基与活性氧

（一）概念

1. 自由基 是指能够独立存在的，且含有一个或一个以上不配对电子的任何原子、分子、离子或原子团。自由基由于具有未配对电子，故易与其他电子配对成键，且具有很高的反应活性、不稳定性和顺磁性等特点。

2. 活性氧 又名臭氧，因其类似鱼腥味的臭味而得名。活性氧是指氧的某些代谢产物和一些反应的含氧产物，是一种强氧化剂。正常情况下，活性氧极其不稳定，容易分解为氧气。活性氧分子是逆磁性的，易结合成一个电子成为负离子分子。

（二）自由基、活性氧对生物体的作用

当放射线作用于生物体后，通过间接作用于水分子，使其电离后产生自由基和活性氧。

自由基再与生物大分子（RH）相互作用，通过作用于 DNA 链，对脂类过氧化作用与生物膜的损失产生生物效应。自由基对 DNA 的损失主要通过单双链断裂、无嘌呤无嘧啶位点（AP 位点）及产生环孢和嘧啶衍生物完成。通过活性氧与脂质氧化破坏细胞完整结构，攻击 DNA，造成细胞死亡。

四、氧效应与氧增强比

（一）概念

1. 氧效应 受照射的组织、细胞或生物大分子的辐射效应随其周围介质中氧浓度的升高而加强的现象。

2. 氧增强比（OER） 是指在缺氧条件下，引起一定放射生物效应所需辐射的剂量与有氧条件下引起同样生物学效应所需辐射剂量的比值，常用以衡量氧效应的大小。其公式是：

$$OER = \frac{缺氧条件下产生一定的效应的剂量}{有氧条件下产生同样氧效应需要的剂量} \quad (3\text{-}1)$$

（二）氧效应、氧增强比对生物体的作用

实验结果证实，各种生物体系，从生物大分子、细菌、哺乳类动物细胞到肿瘤细胞都存在氧效应，有氧时引起相同放射生物效应的剂量要低于无氧时的剂量。

五、靶学说与靶分子

（一）靶学说（直接作用）

靶学说的基本观点可以概括为：①活细胞内存在着对射线特别敏感的区域，称作"靶"，射线照射在靶上即引起某种生物效应；②射线与靶区的作用是一种随机过程，是彼此无关的独立事件，"击中"概率服从泊松分布；③单次或多次击中靶区可产生某种放射生物学效应，如生物大分子失活或 DNA 双链断裂等。

靶学说用最简单的形式陈述了生物分子的存活分数的减低是剂量的指数函数。靶学说基本上适用于生物大分子受电离粒子的直接作用后所致的生物学效应，而对复杂的生物体及其细胞的放射生物学效应却难以解释，因此，靶学说不适用于下列情况：

（1）由辐射间接作用引起的生物效应；

（2）辐射所致原初损伤受外来因素的影响，如放射防护剂、放射增敏剂或氧效应等；

（3）受照射的细胞为非均一群体；

（4）生物学效应在照射后受到修复或其他继发变化的影响。

（二）靶分子

靶分子是存在于生物体内某些器官、组织内的大分子的物质，是基因组 DNA 和生物膜。

1. 基因组 DNA 作为放射线作用的靶分子，并非随机地作用于分子的任何部位，而是分子中的某些要害部位易受损伤。实验结果证明，碱基不稳定性位点易发生断裂，且碱基本身的种类也对断裂的发生有影响。例如，当用γ射线照射剂量＜20Gy 时，碱基位置上发生断裂数量的顺序为 G＞A＞T＞C，当剂量为 40～80Gy 时，则其顺序即为 T＞G＞A＞C。

2. 生物膜 生物中除某些病毒外，都具有生物膜。细胞的膜系包括质膜、核膜和细胞器（线粒体、溶酶体等）膜等。膜系是电离辐射作用的靶之一，细胞膜具有重要的生物功能，且对电离辐射比较敏感。细胞可发展两类辐射损伤，一类称 N 型损伤；另一类称 O 型损伤。N 型损伤起因于 DNA 分子的电离原初事件，受氧浓度的影响较小；O 型损伤的主要部位为膜系，发生膜的脂质过氧化作用，因而受氧浓度的影响较大，且具有明显的氧增强效应。

六、辐射增敏剂与辐射防护剂

（一）概念

1. 辐射增敏剂 是指能够增加机体组织或细胞的辐射敏感性，并且与放射线合并应用时能够增加照射致死效应的化学物质或药物。

2. 辐射防护剂 在机体或某一生物系统受电离辐射前给予某种化学物质，能够减轻辐射损伤，促进其修复，具有这种作用的化合物（或药物）称为辐射防护剂。

（二）辐射增敏剂与辐射防护剂的临床应用

辐射增敏剂在与放射治疗同时应用时，可以提高放射线对生物细胞的杀伤效应。而使用辐射防护剂的目的是减少放射线对正常组织的损伤，同时不保护肿瘤组织，通常是在照射前给予。

对于辐射增敏剂与辐射防护剂应用的研究，是用辐射增敏剂来增敏肿瘤组织乏氧细胞对射线的敏感性，或与辐射防护剂并用加放射治疗，以代替昂贵的快中子、高压氧、二介子束等治疗肿瘤。

七、影响辐射生物效应的主要因素

放射治疗时，当放射线照射机体后，机体会产生相应的生物效应。但哪些生物效应会产生及程度轻重如何却是由多种因素决定的。作为放射治疗技术人员，应熟知这些影响因素，在可能的前提下，尽量采取科学有效的技术措施，趋利避害，消除不利因素或将其降到可能的最低水平。

影响辐射生物效应的因素主要来自三个方面：一是与辐射有关的因素；二是与机体有关的因素；三是与环境有关的因素。

（一）与辐射有关的因素

1. 辐射种类 放射治疗中，使用的射线种类不同，产生的生物效应也不同。依据射线物理学特性分析，电离密度和穿透能力是影响其生物效应的重要因素，这两者之间呈反比关系。

如 α 射线，其电离密度大，但穿透物质的能力很弱，故外照射时对机体的损伤作用很小，但内照射时，则对机体的损伤作用很大。

β射线的电离能力小于α射线，但其穿透能力却大于α射线，外照射时，可引起皮肤表层的损伤，内照射时亦可引起明显的生物效应。

γ射线或高能X射线穿透能力均很强，在外照射时易引起明显的损伤。其他如快中子和各种高能重粒子也均有很强的穿透力。在组织内其射程的末端可发生极高的电离密度。这种集中于深部局限范围内密集电离辐射的杀伤作用，正用于临床肿瘤的放射治疗。

放射治疗临床中，在制订放射治疗计划选择射线种类时，一定要权衡利弊，既要考虑肿瘤组织生物效应的有效性，也要考虑其邻近正常组织器官的保护，最优为其原则。

2. 辐射的剂量 辐射剂量与生物学效应之间存在着一定的相依关系。总的规律是：辐射剂量越大，其生物效应越显著，但并不全呈直线关系。放射治疗中，将引起被照射机体组织细胞死亡50%时的剂量称为半致死剂量（LD_{50}），作为衡量机体放射敏感性的参数。LD_{50}数值越小，表明机体的放射敏感性越高。

放射治疗中，根据放射治疗临床剂量学原则，剂量的应用既要考虑靶区剂量的准确、均匀，更要考虑正常组织的耐受量，保护肿瘤周围的重要组织器官。

3. 辐射剂量率 是指单位时间内机体所接受的照射剂量。一般情况下，剂量率越高，生物效应越显著，但当剂量率达到一定范围时，其生物效应与剂量率之间则失去此关系。

放射治疗中，应严格把握好剂量率与生物效应之间的关系，处理好杀灭肿瘤细胞与保护好正常组织器官之间的关系。

4. 分次照射 当照射总剂量相同时，分次照射所产生的生物效应小于一次性照射所产生的生物效应。分次越多，各次照射时间间隔越长，其生物效应越小。

放射治疗时，应正确应用肿瘤组织与正常组织在同时接受射线照射后修复时间的差异的规律，把握好分次的次数与时间间隔，达到最彻底地杀灭肿瘤组织，最大限度地保护正常组织的目的。

5. 照射部位 当照射剂量和剂量率相同时，机体受照射的部位不同，引起的生物效应也不同。动物实验表明，在近期致死效应中，腹部受到照射后生物效应最严重，其后分别依次为盆腔、头颅、腹部及四肢。

放射治疗时，当敏感部位位于照射野时，应严格掌握好剂量、剂量率和照射野的范围；当敏感部位位于照射野邻近时，除应严格掌握好照射野范围外，还应控制好照射角度、采取有效防护措施。

6. 照射面积 当其他照射条件相同时，机体受照射的面积越大，其生物效应就会越严重。

放射治疗时，应注意将照射野面积控制在不影响放射治疗目的的尽可能小的范围内。

7. 照射方式 可分为外照射、内照射和混合式照射三种。外、内照射的区别点是以放射源位于体外还是体内来划分的。外照射是指放射源位于人体以外一定距离，对特定范围或全身进行照射的方式。内照射则是指放射源位于人体以内一定位置对特定范围进行照射的方式。

外照射又可分为单向或多向照射。当其他条件相同时，多向照射的生物效应大于单向照射。内照射的生物效应受放射性核素源的理化特性、摄入途径、体内分布和排出特点、半衰期等多种因素的影响。

放射治疗时，选择照射方式要认真考虑不同照射方式的生物效应特点，用最优化的方式解决有效杀灭肿瘤组织与保护正常组织器官之间的矛盾。

（二）与机体有关的因素

在机体影响辐射生物效应的因素中，机体的辐射敏感性是主要因素。在相同的照射条件下，不同个体、同一个体的不同发育阶段，或同一个体的不同组织细胞，对辐射的敏感性也会不同。

1. 不同个体的辐射敏感性差异　在相同照射条件下，由于个体的性别、健康状况、营养状况及精神状态的不同，对辐射的敏感性可有很大差异。

2. 同一个体，不同发育阶段的辐射敏感性差异　在相同照射条件下，即使是同一个体，在不同的发育阶段，对辐射的敏感性也是不相同的。总的趋势为：由胎儿到成年人，辐射敏感性从高逐渐降低，但到老年时又有增高。

3. 同一个体，不同组织细胞的辐射敏感性差异　在相同照射条件下，同一个体的不同组织、细胞的辐射敏感性会有很大差异。人体对辐射敏感的组织有：淋巴组织、胸腺、骨髓、胃肠上皮、性腺和胚胎组织等；中度敏感的组织有：感觉器官、内皮细胞、皮肤上皮、唾液腺和肾、肝、肺的上皮细胞等；低度敏感的组织有：中枢神经系统、内分泌腺、心脏等；不敏感的组织有：肌肉组织、软骨、骨组织和结缔组织等。

放射治疗中，根据机体辐射敏感性差异的规律，制订出个体化的放射治疗方案是关键。所谓个体化放射治疗方案，是指该方案是此人此时的量身订制，是独一无二的。

（三）与环境有关的因素

环境也会成为影响辐射生物效应的因素。低温、缺氧，可以减轻生物效应。反之，则会加重生物效应。

临床放射治疗中采用的放射治疗加热疗的综合治疗，就是利用了加热能加重机体局部生物效应的原理。因此，放射治疗中应主动利用改变环境的温度和氧浓度、氧分压，来影响生物效应的发生程度。

第二节　临床放射生物学效应

一、正常组织细胞的放射生物学效应

熟悉机体正常组织细胞的放射生物学效应，是放射治疗中有效保护正常组织细胞的前提和基础。

以下从细胞的放射敏感性、电离辐射对细胞周期的影响、细胞存活曲线、辐射所致细胞的损伤及修复、正常组织的放射耐受性五个方面进行学习。

（一）细胞的放射敏感性

放射生物学实验证实，同一剂量的同一种辐射作用于机体后，体内不同细胞反应的差别很大，有些细胞迅即死亡，而另一些细胞则仍保持其形态的完整性，这说明各种细胞对电离辐射的敏感程度存在着很大的差异。

从分析细胞周期入手，可以深入了解细胞放射敏感性产生的内在因素。细胞周期是指细胞从一次分裂完成开始到下一次分裂结束所经历的全部过程，可分为间期与分裂期两个阶段。

1. 不同细胞群体的辐射敏感性　体内的细胞群体依据其更新速率的不同可分为三大类。

第一类是不断分裂和更新的细胞群体，对电离辐射的敏感性较高，如造血淋巴组织细胞、胃肠黏膜上皮细胞和生殖上皮细胞等；第二类是不分裂的细胞群体，从形态损伤的角度衡量，它们对电离辐射有相对的抗拒性，如神经细胞、肌肉细胞、成熟粒细胞、红细胞等；第三类细胞群体在一般状态下基本不分裂或分裂的速率很低，因而对辐射相对不敏感，但在受到辐射等刺激后可以迅速分裂，其放射敏感性也随之增高。

2. 不同细胞周期时相的放射敏感性　根据照射同步化培养的细胞证明，M 相细胞对辐射很敏感，较小剂量即可引起细胞死亡或染色体畸变。在间期细胞中，G_2 时相的细胞对辐射最敏感，其次为 G_1 时相的细胞，而 S 时相的细胞则相对不敏感，若 S 时相较长，则早 S 相（ES）比晚 S 相（LS）相对敏感，如图 3-1 所示。

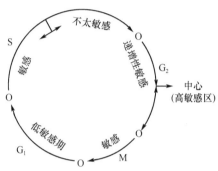

图 3-1　细胞周期各阶段的放射敏感性

3. 不同环境中细胞的放射敏感性　环境中氧分压对细胞放射敏感性的影响十分明显。在 X 射线等低 LET 辐射作用下，氧的存在将增强放射线对细胞的杀伤力，细胞所处的条件不利于其最佳生长和增殖时，其放射敏感性将明显降低。

（二）电离辐射对细胞周期的影响

1. G_2 阻滞　在全身或体外受到照射后，细胞周期进程停滞于 G_2 时相，不再进行分裂，形成 G_2 时相细胞的堆积，称为 G_2 阻滞。

2. G_1 阻滞　并非所有的细胞系在照射后都会出现 G_1 阻滞，只有表达野生型 p53 的细胞系才表现出其辐射诱导的 G_1 阻滞。

3. S 相延迟　电离辐射使细胞通过 S 相的进程减慢，称为 S 相延迟，与 DNA 合成速率下降有关。电离辐射对 DNA 合成的抑制呈现双相的剂量-效应关系：在较低剂量范围内剂量-效应曲线斜率较大（辐射敏感），在较高剂量范围内则其斜率变小（辐射抗性）。

4. 巨细胞形成　电离辐射可引起某些细胞体积增大，成为巨细胞，内载几套染色体而不分裂。这种细胞可存活一定时间，具有功能活性，但最终将发生细胞凋亡。

（三）细胞存活曲线

在离体培养条件下，一个存活细胞可繁殖成一个细胞群体，称之为克隆或集落。细胞存活曲线是通过测量受不同辐射剂量照射后，有增殖能量的细胞在体内、外形成克隆或集落的能力，即根据其存活率的变化所绘制出的剂量-效应曲线。这其中有关于指数存活曲线、多靶单击模型、线性二次模型、用于多分次方案有效的细胞存活曲线的研究。

细胞存活曲线主要用于研究以下诸方面的放射生物学问题：

（1）各种细胞与辐射剂量的定量关系。

（2）比较各种因素对细胞放射敏感性的影响。

（3）观察有氧与乏氧状态下细胞放射敏感性的改变。

（4）观察各种放射增敏剂的效果，或放射治疗合并化疗肿瘤的作用，或放射治疗合并加温治疗的作用。

（5）比较不同 LET 射线的效应。

（6）研究细胞的各种放射性损伤（致死性损伤、潜在致死性损伤和亚致死性损伤）及损伤修复的放射生物学机制。

（7）指导临床分次放射治疗肿瘤。

（四）辐射所致细胞的损伤及修复

1. 细胞放射性损伤的分类　电离辐射引起的哺乳类动物细胞的损伤可以分为三种类型。

（1）致死性损伤（LD）：是指用任何办法都不能使细胞修复，不可逆地导致细胞死亡。

（2）亚致死性损伤（SLD）：照射后经过一段充分时间能够完全被细胞修复的损伤。在正常情况下于几小时之内即可修复，若在未修复时再给予另一次亚致死性损伤（如再次放射治疗照射），可形成致死性损伤。

（3）潜在致死性损伤（PLD）：这是一种照射后受环境条件影响的损伤，当给予适当的处理可以修复。细胞放射性损伤是指受到照射的所有细胞在性质上都遭受同样的损伤，三种损伤类型之间仅有数量上的差别。

2. 细胞放射性损伤的修复

（1）潜在致死性损伤的修复：受潜在致死性损伤的细胞，给予适当处理如改变其所处的环境条件，可使细胞在特定剂量照射后的存活分数增高，称之为潜在致死性损伤的修复。

有研究认为，潜在致死性损伤的修复呈现出下列特点：

1）修复多发生在照射后 4～6 小时；

2）高 LET 照射后，基本没有 PLD 的修复；

3）分次照射剂量的大小，对 PLD 修复的影响不大；

4）G_2 期、M 期和 G_1 期没有 PLD 的修复。

目前多数学者认为，PLD 的修复与 DNA 双链断裂的修复有关。

（2）亚致死性损伤的修复：亚致死性损伤是决定细胞照射后存活的重要因素。哺乳类动物细胞受 X 射线照射后的剂量-存活曲线的特点是，在其低剂量部分有肩区，这种反应特点表明，必须积累损伤才能产生致死效应。从靶学说的观点分析，细胞丧失其增殖能量之前，必须有多个靶被击中损伤，多靶现象可解释存活曲线起始部分肩区的存在。若细胞群体受到一定积累照射时，群体中的不同可以发生下列三种情况之一。

1）细胞内没有任何关键靶区被击中，因此细胞未受损伤。

2）细胞内某些而不是全部靶区被击中，细胞受到亚致死性损伤，但并不死亡。在供给能量和营养的条件下，经过一定时间（大约 1 小时）后，细胞所受损伤即能被修复。

3）细胞内的全部关键靶区被击中，细胞将在下一代或以后的有丝分裂过程中死亡。

如果在亚致死性损伤修复之前再累积损伤（如再次放射治疗照射），细胞则可能死亡。亚致死性损伤的修复只有在分割实验中才能表现出来，即将一个照射剂量分割为两个较小的剂量照射，中间相隔几个小时后，就会出现细胞存活率的增高。

（五）正常组织的放射耐受性

放射生物学的研究认为，就理论而言，无论给予多少照射剂量都存在着正常组织细胞发生放射性损伤的风险，并且此风险随照射剂量的增加而增大。正常组织的放射耐受性，通常是指机体各种不同组织和脏器接受放射后能够耐受而不造成严重损伤的最大放射剂量。为了便于理解，通常把正常组织的放射生物学效应分成早反应和晚反应两种主要类型。

早反应发生于更新快的组织即早反应组织中，如口腔黏膜、消化道黏膜和造血系统等。该反应发生在放射治疗开始后的 30 天之内。晚反应主要发生在更新慢的组织中，如肺、肾、心脏、中枢神经系统等。晚反应的潜伏期则较长，多发生在放射治疗开始后的 30 天之后。值得注意的是，在有些组织内同时存在有早反应和晚反应的发生机制。例如，皮肤除了早期的上皮反应外，还会发生严重的晚期损伤，如纤维化、萎缩和毛细血管扩张等。

二、肿瘤组织细胞的放射生物学效应

（一）肿瘤细胞动力学

肿瘤不断增大是肿瘤细胞分裂增殖的结果。肿瘤是生物体内按自身规律增殖的细胞群，它的增殖不受机体的正常稳定控制系统的约束。肿瘤细胞内一般有四种细胞。

1. 分裂细胞　即处于细胞周期中的细胞，有一定的细胞周期时间。

2. 静止细胞　即 G_0 期细胞，暂不增殖，但仍保持生长能力。

3. 无增殖能量的细胞　即细胞已无增殖能力，从肿瘤治疗角度看属于已死亡的细胞。

4. 破碎细胞　从代谢角度看，细胞已死亡，将从细胞群体内被清除。肿瘤内存在不同生存状态的细胞，说明在肿瘤内只有一定比例的细胞增殖，并有相当数量的细胞丢失，因此，要确定肿瘤的生长速率主要需考虑以下三方面的因素。

（1）细胞周期时间：不同类型肿瘤细胞的细胞周期时间（T_C）不同，同一种肿瘤在不同情况下也会有 T_C 的改变。

（2）生长分数：在实体肿瘤中并非所有的肿瘤细胞在某一特定时间内都处于细胞周期之中，总有一定数量的细胞，尽管它们还活着，仍具有继续生长的能力，但却处于细胞周期之外。因此，可将细胞的生长分数（GF）定义为：细胞群体中有增殖能力的细胞数与细胞总数之比。即：

$$GF = \frac{\text{有增殖能力的细胞}}{\text{细胞群的细胞总数}} \tag{3-2}$$

（3）细胞丢失：肿瘤细胞的丢失可以有以下几种途径。

1）营养不良性坏死，如果肿瘤过度生长，超过自己的血运供应体系，靠近毛细血管的细胞迅速生长，便会把其他细胞推移到距血管较远的地方，那里血运差、氧和其他营养物质的浓度均低，于是这些细胞迅速死亡而丢失。

2）细胞的增殖死亡。

3）死于免疫性打击。

4）转移。

5）脱落。

这几种方式可见于大多数的肿瘤之中，是肿瘤细胞丢失的一种主要方式。细胞丢失系数在不同的肿瘤组织中变化较大，可以从 10% 达到 90% 以上。肉瘤的细胞丢失系数偏低，而癌的细胞丢失系数偏高，因此，细胞丢失是影响癌生长的重要因素，而对肉瘤的生长则不重要，肉瘤和癌细胞丢失系数的差别也可解释其对辐射反应的差别。

（二）乏氧细胞的再氧合

分次照射后，乏氧细胞变成氧合细胞的现象称之为乏氧细胞的再氧合。X 射线照射肿瘤组织后，其中的含氧细胞由于对辐射敏感而全被杀死，但乏氧细胞则较抗拒。此时全部肿瘤细胞为乏氧细胞。在下一次照射之前将有相当比例的乏氧细胞再氧合，而被下次放射治疗辐射杀死，这个过程重复多次。经过多次分次照射，肿瘤细胞将被全部杀灭，达到治愈的目的。

乏氧细胞的再氧合，在肿瘤放射治疗中有重要的意义，如果人类肿瘤细胞的再氧合过程也如所研究的肿瘤一样迅速而有效，那么长时间的分次放射治疗就有可能是战胜人类肿瘤极其有效的方法，这将给肿瘤患者带来新的希望。乏氧细胞的再氧合是临床肿瘤放射治疗中小剂量分次照射方案制订的重要的细胞生物学基础。

（三）肿瘤细胞对辐射的反应

1. 辐射对肿瘤细胞群的影响 肿瘤细胞受到放射线的打击后，有着与正常细胞不同的反应系统，在不同的肿瘤之间的反应也极为不同。这种对放射线反应上的差别，是临床上能够利用放射线治疗肿瘤的原因之一，肿瘤细胞动力学可以从以下几个方面影响到肿瘤细胞对辐射的反应。

（1）增殖活跃的细胞对放射线敏感：大多数肿瘤细胞较相应的正常组织细胞周期短，处于增殖周期的细胞多，生长比率较正常组织大，因此，致死性损伤或其他损伤的细胞较正常组织细胞多。

（2）由于细胞周期内不同时相的放射敏感性不同，照射后细胞群体内细胞周期的再分布可以改变细胞群体的放射敏感性。

（3）正常细胞一般增殖比较缓慢，潜在致死性损伤的修复较明显；而肿瘤细胞的增殖比较活跃，潜在致死性损伤的再修复比较少。

（4）一般来说，照射前生长慢的肿瘤，照射后其体积退缩也较慢；生长快的肿瘤由于生长比率和细胞更新率都较高，故照射后肿瘤消退较快。但有一些肿瘤增长较慢是由于细胞丢失率太高所致。

（5）肿瘤组织受照射体积缩小后，可能有再生长加速的现象，这是由于肿瘤缩小后氧合较好、营养改善的结果。所有的肿瘤都可以发生再增殖，即便照射后肿瘤继续在萎缩，而实际上其再增殖可能已经发生。因此，治疗疗程不宜过长，但正常细胞为修补损伤的是指速度要比肿瘤细胞快得多。

（6）正常细胞受到照射后，细胞增殖周期可以很快地恢复正常，而肿瘤细胞恢复较慢，实验发现肿瘤在照射后可见其 G_2 期显著延长，这是由于肿瘤组织内一部分细胞处于慢性乏氧状态，亚致死性损伤修复较慢的原因所致。

2. 肿瘤的剂量-效应曲线　体内肿瘤被照射后，肿瘤细胞的存活曲线是双相曲线。第一相曲线的存活率主要与肿瘤的有氧细胞有关；第二相曲线的存活率主要与肿瘤乏氧细胞有关。第一相曲线的斜率大于第二相曲线的斜率，这表明有氧细胞的辐射敏感性比乏氧细胞强，肿瘤细胞被照射后的存活率可用下式表示：

$$存活率 = \frac{有氧细胞存活数 + 乏氧细胞存活数}{肿瘤中的细胞总数} \tag{3-3}$$

放射治疗主要是利用放射线对各种组织器官的正常细胞群和肿瘤细胞群的不同损伤和不同修复能力的差别来进行的，即在正常组织能够耐受的条件下，最大限度地杀灭肿瘤细胞。

虽然正常细胞和肿瘤细胞对放射线的内在敏感性不同，且不同肿瘤对放射线的生物学效应也不同，但正常组织和肿瘤组织均有一个"S"形的剂量-效应曲线，即在较小剂量时无致死效应，但随着照射剂量的增加，其致死效应迅速增大；在肿瘤致死效应80%～90%时的照射剂量，即能使肿瘤细胞全部被杀灭，但在该剂量点以上，剂量再显著增大而致死效应也只有略为增高。

当照射剂量达到一定数值时，虽可使肿瘤细胞全部死亡，但该剂量往往已超过正常组织的耐受量。显然，如果人们了解正常组织和肿瘤组织对放射线反应的不同，阐明产生各种现象的机制，并能深入理解和利用这些形象时，就有希望进一步提高放射治疗的效果，使肿瘤组织细胞和正常组织细胞的两条"S"形剂量存活曲线分离得越远越好。

3. 肿瘤组织的放射敏感性　人体肿瘤组织的放射敏感性也受各种因素的影响，如肿瘤部位、肿瘤组织内乏氧细胞含量和肿瘤组织的分化程度等。一般来说，肿瘤在组织学上的分化程度越高，对放射线照射的敏感性越差，但是实际情况却比较复杂，有许多因素可以影响肿瘤组织的放射敏感性，如肿瘤组织内的氧分压改变、血红蛋白含量的变化、辐射增敏剂的使用等综合因素。

一般将肿瘤的放射敏感性分为高敏感性、敏感性、抗拒性，表3-1列出了各种常见肿瘤的放射敏感性。由于正常组织和肿瘤组织反应的多样性，在控制肿瘤的同时，正常组织也总会放射一些损伤。

表 3-1　各种肿瘤的放射敏感性

放射敏感性	肿瘤种类
高敏感性肿瘤	白血病、淋巴瘤、霍奇金病、骨髓瘤、髓母细胞瘤、精原细胞瘤、横纹肌肉瘤及其他未分化肿瘤
敏感性肿瘤	基底细胞癌、鳞状上皮癌、子宫癌、乳腺癌
抗拒性肿瘤	除子宫和乳腺以外其他部位的腺癌、畸胎瘤、间皮瘤、分化好的肿瘤

三、改变放射生物学效应的方法

正常组织和肿瘤组织的生物学特性与影响放射治疗疗效的生物因素有着密切的关系。在对肿瘤生物特性有了一定的了解之后，就可以用一些化学试剂或措施影响其中的某个环节，改变肿瘤细胞对放射治疗的反应性，从而增加对肿瘤细胞的杀伤效应——使用增敏剂；

也可以通过保护正常组织不受或少受放射线的影响，从而可以通过增加放射线的剂量而达到杀伤更多肿瘤细胞的目的——使用防护剂。

各类实体肿瘤对放射治疗的反应不尽相同，有时即使是同类肿瘤也会对某一治疗表现出不同程度的反应。出现这种现象是多因素的，以肿瘤作为一个整体的情况来看，是与肿瘤内血液供应情况、肿瘤内乏氧细胞的多少、肿瘤内细胞的增殖状态及其动力学、肿瘤细胞的异质性、肿瘤细胞受损伤后的修复能力等有关。

能改变哺乳类动物细胞放射反应的化学物质统称为化学修饰剂。这些修饰剂基本上可以分为两大类：一类是放射增敏剂，它们不影响正常组织细胞而选择性地增强放射线对肿瘤细胞的杀伤效果；另一类是放射保护剂，仅保护正常组织细胞而对肿瘤组织细胞却不产生相同的保护效应。作为临床可使用的放射增敏剂或放射保护剂必须对正常细胞和肿瘤细胞具有不同的效应特征，假如使用的药物同样影响肿瘤和正常组织细胞的放射反应，就达不到临床使用的目的。

（一）增加氧在肿瘤细胞内的饱和度

根据对肿瘤细胞的描述，肿瘤内存在乏氧细胞，而氧是最好的辐射敏化剂，氧合好的细胞比低氧细胞对 X 射线更为敏感，乏氧细胞对放射线更具抗拒性。要提高肿瘤细胞的放射敏感性，必须解决肿瘤乏氧的生物学问题，主要有两个途径。

（1）在放射治疗时吸入高压氧或不加压的氧气，增加血流或加用乏氧细胞增敏剂等措施。

（2）吸入碳合氧（即 $5\%CO_2+95\%O_2$）以提高血液氧含量，解决慢性乏氧问题，同时同用烟酰胺（NAM 或 Hi）扩张肿瘤内暂时闭塞的血管，从而解决肿瘤内的急性乏氧细胞，此方法除对皮肤的放射反应可能略有增加外，对其他很多正常组织基本没有增敏现象。

（二）放射增敏剂的临床应用

放射增敏剂是指能够增加机体组织细胞的放射敏感性，并且与放射线合并应用时能够增加照射致死效应的化学物质或药物。

1. 放射增敏比　放射增敏剂的作用效果常用放射增敏比（SER）表示，即

$$SER=\frac{D_0(无增敏剂存在)}{D(有增敏剂存在)} \tag{3-4}$$

一个好的放射增敏剂必须同时具备下列条件：①治疗剂量条件下对正常组织细胞无毒；②对正常组织细胞增敏作用较小，最好无增敏作用；③渗透性强，能向无毛细血管区域内的细胞渗透；④具有适当长的生物半衰期，以保证药物在体内的浓度，并可达到肿瘤组织；⑤使增殖和静止期的细胞均可致敏；⑥在常规分次剂量模式内有效。

2. 放射增敏剂　在与放射治疗同时应用时，可以提高放射线对生物细胞生物杀伤效应，由于它进入肿瘤组织细胞的同时也能进入到正常组织细胞，因而在临床上可以观察到放射线对肿瘤照射效应的增加，但也对正常组织细胞有一些副作用。能够使用的放射增敏剂，必须是对肿瘤组织的放射增敏效应大于对正常组织的放射增敏效应，如果两者相仿则无应用意义。通过对大量的化学物质进行离体和整体筛选，其中增敏效应明显、研究比较深入的有：

（1）DNA 前体碱基类似物。

（2）乏氧细胞增敏剂。

（3）巯基抑制剂。

（4）类氧化合物。近年来，对 NDA 结合剂、DNA 修复抑制剂、能量代谢抑制剂、特异地作用于细胞膜的化合物、改变细胞氧合状态的化合物等的研究相当重视，其中有些化合物展示了有临床应用价值的前景。

（三）放射防护剂的临床应用

在机体或某一生物系统受电离辐射前给予某种化学物质，能够减轻其辐射损伤、促进其修复，具有这种作用的化合物（或药物）称为放射防护剂。

1. 剂量降低系数　放射防护剂的效能用剂量降低系数（DRF）表示，定义为：

$$DRF=\frac{有防护剂时引起致死效应所需的剂量}{无防护剂时引起致死效应所需的剂量} \tag{3-5}$$

2. 放射防护剂　使用放射防护剂的目的是减少放射线对正常组织的损伤，同时不保护肿瘤组织，通常是在照射前给予。近年来研究者还发现，某些类型的药物在照射后早期给予也能减轻其放射病早期的症状，促进其辐射损伤的恢复，但又不同于针对放射病症状所采取的治疗措施，因而主张这类化合物也应属于放射防护剂的范畴。

由于药物进入人体后其分布动力学各不相同，因此用药后放射时间要严格按医嘱进行，提前或推后都会影响其效果。有些物质不影响细胞的放射敏感性，而是通过使血管收缩，或扰乱其正常的代谢过程，使一些重要器官内氧浓度减少，对细胞起到一定的防护作用。例如，氰化钠、一氧化碳、肾上腺素、组胺及 5-羟色胺等，此类化合物不是真正的放射防护剂。

真正的放射防护剂是最早发现的一组硫氢化合物，如巯基乙酸、谷胱甘肽、色氨酸、胱氨酸和半胱氨酸等，都是性能相当强的防护剂。它们最主要的特征是有效部分的共同结构为一端有游离基的—SH（或潜在的—SH），另一端是一种具有较强的碱基功能的胺或胍，其间被 2～3 个碳原子直链分开。

含硫氢基化合物的作用机制涉及自由基清除和与氧有关的修复反应，这些化合物可增加细胞内还原自由基的物质总量。在有氧存在时，其硫氢基给出一个氧原子，与氧竞争有机自由基，在氧与靶分子反应之前将损伤的 DNA 靶分子修复，从而实现放射防护作用。

自 1948 年发现半胱氨酸至今的近 70 年中，又有 4000 多种放射保护剂问世。其中 WR2721 为较理想者之一，对大多数正常组织均有防护作用，但由于本药物不能通过血脑屏障，故对脑组织无防护作用。目前对 WR2721 在正常组织和肿瘤组织所显示出的不同作用的机制尚不清楚，可能的原因之一，是肿瘤组织的血运较差所致。WR2721 对正常及肿瘤组织放射防护作用的差异，将为其在肿瘤放射治疗中的应用提供理论基础。

第三节　放射治疗的时间、剂量分割方式

一、常规分割照射

（一）临床放射生物学中的"4R"概念

临床放射生物学中的"4R"理论，是理解肿瘤放射治疗反应，特别是分次放射治疗反

应的重要环节，也是不同放射治疗分割方式进行剂量计算的生物学基础。

1. 肿瘤细胞放射性损伤的再修复　在放射治疗中最需关注的是亚致死性损伤的再修复，其次是潜在致死性损伤的再修复。

（1）亚致死性损伤的再修复：当细胞受到放射线照射产生亚致死性损伤而仍保持其修复能力时，细胞能在 3 小时内完成这种修复，故称之为亚致死性损伤的再修复（SLDR）。这种损伤的再修复受多种因素的影响。

1）射线的性质：低 LET 射线照射后，细胞有亚致死性损伤和亚致死性损伤的再修复，高 LET 射线照射后，细胞没有亚致死性损伤和亚致死性损伤的再修复。

2）细胞的氧合状态：氧合状态差的细胞对亚致死性损伤的再修复能力也较差。

3）细胞群的修复状态：未增殖的细胞几乎没有亚致死性损伤的再修复，亚致死性损伤再修复的速率一般为 30 分钟到数小时，常用亚致死性损伤的半修复时间（$T_{1/2}$）来表示不同增殖亚致死性损伤再修复特性。在临床非常规分割外照射的过程中，两次照射之间的间隔时间应大于 6 小时，以便于亚致死性损伤的完全修复。

（2）潜在致死性损伤的再修复：潜在致死性损伤的再修复也和多种因素密切相关，如高 LET 照射时，没有潜在致死性损伤的再修复，乏氧及细胞接触密度都是影响潜在致死性损伤再修复的重要因素。潜在致死性损伤的再修复主要发生在非增殖的细胞中，且与细胞所处的周期时相有关，G_2 期、M 期及 G_1 期都没有潜在致死性损伤的再修复，但中、晚 S 期则有修复潜在致死性损伤的能力。另外，放射敏感性差的肿瘤（如黑色素瘤）比放射敏感的肿瘤（如小细胞肺癌）潜在致死性损伤的再修复能力强。

2. 肿瘤细胞周期内的再分布　离体培养的细胞实验表明，处于不同增殖周期时相细胞的放射敏感性是不同的，如 G_2、M 期细胞的放射敏感性高，S 期细胞对放射线抗拒。当肿瘤组织受到 2Gy 照射后，可选择性地杀伤处于比较敏感时相的细胞，使最初异步化的细胞群成为相对同步化的对放射线比较抗拒的细胞群。

当这些相对抗拒的存活细胞重新恢复其分裂周期活动时，又可进入比较敏感的时相期，因此，分次照射可使照射后存活的肿瘤细胞通过细胞周期的再分布而产生"自身敏感"，这有助于提高放射线对肿瘤细胞的杀伤效果。

3. 肿瘤乏氧细胞的再氧合

（1）氧效应：细胞对电离辐射的效应依赖于氧的存在，通常用 OER 来衡量不同射线氧效应的大小。实验表明，氧效应只发生在照射期间或照射或数毫秒内，随着氧水平的增高，放射敏感性也有一个梯度性增高，最大变化发生在 0～2.67kPa。氧浓度进一步增高至空气水平（20 kPa），甚至 100%氧气时（101.33 kPa），放射敏感性也仅有很小的增加。

（2）肿瘤乏氧：将小鼠皮下实体淋巴瘤在整体条件下照射后，测定肿瘤细胞的剂量-存活曲线，发现存活曲线由两个斜率不同的部分组成。第一部分斜率大，D_0 值为 1.1Gy。这个典型的双相曲线说明肿瘤由放射敏感性完全不同的两个细胞群组成：一部分是含氧细胞，对辐射敏感；另一部分是乏氧细胞，对辐射不敏感。

（3）乏氧细胞的再氧合：研究表明，直径小于 1mm 的肿瘤是氧合充分的，超过这个大小即会出现乏氧。如果用大剂量单次照射肿瘤，肿瘤内大多数放射敏感的氧合好的细胞将被杀死，剩下的那些活细胞将是乏氧的。因此，照射后即刻的乏氧分数将会接近 100%，然后逐渐下降并接近初始值，这种现象称为乏氧细胞的再氧合。乏氧细胞的再氧合对临床放射治疗具有重要意义，分次照射有利于乏氧细胞的再氧合，因而可采用分次放射治疗的方法使其不断氧合并逐步杀灭之，这也是临床肿瘤放射治疗中，小剂量多次分割放射治疗方案制订的重要理论基础。

4. 肿瘤细胞的再增殖　组织损伤之后，细胞在机体调节机制的作用下增殖、分化、恢复群体原来细胞数量水平的过程称为再增殖，也称为再群体化。这一概念最早用于描述正常组织损伤之后的恢复过程，后来也用于肿瘤，但涵义有所不同。

放射治疗期间存活的克隆源性细胞的在增殖是造成早反应组织、晚反应组织及肿瘤组织之间效应差别的重要因素之一。在常规分割放射治疗期间，大部分早反应组织有一定程度的快速再增殖，而晚反应组织由于它的生物学特性，一般认为治疗过程中不发生再增殖，对于肿瘤受照射后是否存在肿瘤克隆源性细胞的加速再增殖尚未定论。

肿瘤细胞的再增殖是临床上加速放射治疗的理论基础，其临床意义是：

（1）延长放射治疗时间对肿瘤局部控制不利，因此，常规分割照射时尽量采用 2Gy/次的分割方式，并尽量缩短应急性反应造成的治疗中断时间。

（2）分段放射治疗不符合肿瘤的放射生物学规律。

（3）增殖越快的肿瘤越需要加速放射治疗。

（4）若因各种原因造成放射治疗中断，需增加放射治疗总剂量以弥补其放射生物学效应。

（5）肿瘤后程加速再增殖可能存在于许多肿瘤组织中，因此，后程加速超分割放射治疗方案值得在局部控制不理想的肿瘤中治疗进行。

（二）早反应组织和晚反应组织

根据正常组织的不同生物学特性及对照射的不同反应性，可将正常组织分为早反应组织和晚反应组织两大类。

1. 早反应组织、晚反应组织的放射生物学差别

（1）放射性损害的不同机制：早期放射反应的严重程度主要取决于被放射杀灭的细胞数目，而晚期放射反应的放射还与进行性继发损伤有关，如组织中的缺血和纤维化。缺血由血管内皮细胞和血管壁损伤造成；而纤维化也很可能直接与血管内皮细胞被杀伤的程度有关。因此，实际的晚期放射生物学效应主要还是取决于器官实质细胞和血管内皮细胞的损伤。

（2）照射后的反应：早反应组织的 α/β 值≥6Gy，SLD 出现较早（照射后 3～4 小时），但修复能力差，半修复时间为 0.5 小时，在常规分割放射治疗过程中可发生加速增殖；晚反应组织的 α/β 值≤5Gy，SLD 出现较晚（一般在照射后 6 小时左右），但修复能力强，半修复时间≥1.5 小时，在常规分割放射治疗过程中不发生加速再增殖。

（3）反应出现的时间：放射的早期反应常在治疗开始后 90 天内发生，经过适当的治疗或休息，可在数周至 3 个月之内消退，一般只是暂时性的影响功能，为可恢复性反应。晚期反应则是在治疗开始 90 天之后发生，或是急性放射性毒副作用持续超过 90 天之后发生，放射性晚期效应最突出的特征之一就是病变的进行性。

2. 早、晚反应组织不同放射生物学效应的临床意义

（1）分次剂量：晚反应组织比早反应组织对分次照射的剂量变化更加敏感，加大分次剂量时，晚反应组织的损伤加重，当分次剂量大于 2Gy 时，晚期并发症显著增加，因此，在临床放射治疗中改变分次照射剂量时应充分注意晚反应组织的耐受性。对于增殖率高和生物效应快者，每次使用较小的剂量即可取得较大的增益比（TGF）。如果分次剂量逐步下降时，晚反应组织的耐受剂量则逐步上升，从而能够在相同的晚反应组织反应水平的情况下获得较佳的肿瘤局部控制率。

（2）间隔时间：要想取得最大的潜在治疗效果，其晚反应组织的 SLD 修复必须完全，这就意味着在每天多次照射（MFD）时的分次间隔时间要≥6 小时，正常脊髓组织分次放射治疗的间隔时间还要长。

（3）总治疗时间：由于晚反应组织的更新很慢，对总治疗时间的变化不敏感，故缩短总治疗时间会增加肿瘤的杀灭，一般不会加重晚反应组织的损伤。而早反应组织对总治疗时间的变化很敏感，一般来说，缩短总治疗时间，早反应组织的损伤则会加重。

肿瘤组织的 α/β 值与早反应组织相似，故在应用 L-Q 公式（对称线性二次方程或 α/β 方程是将 DNA 双链断裂与细胞存活联系起来的数学模型）进行生物等剂量换算时，可把肿瘤作为早反应组织对待。因此，为了保证肿瘤的控制效果，在不致于引起严重急性反应的情况下，应尽量缩短总的治疗时间。

二、非常规分割照射

（一）超分割放射治疗

超分割放射治疗（HF）是一种非常规照射的方法，每次分割剂量都低于常规照射剂量，每天照射 2~3 次，间隔时间大于 6 小时，总剂量可增加 15%~20%，总的治疗时间和常规分割放射治疗时间相近。

1. 生物学基础　在考虑不同分割放射治疗的生物学基础时，应注意三种基本组织在放射治疗后的再修复、再增殖、再分布和再氧合（即 4R）。

三种基本组织为：①早期放射反应的正常组织，如皮肤上皮层、黏膜等；②晚期放射反应的正常组织，如脊髓、肺等；③肿瘤组织，一般认为大多数肿瘤组织对放射反应的形式和早反应组织相类似，故在考虑 HF 的放射生物学基础时，把它归为早反应组织一类来阐述。

（1）亚致死损伤的再修复：研究表明，一方面如果减少每次的分割剂量，保持一定的放射总剂量，并增加照射次数，则早反应组织的放射性损伤可稍减少，而晚反应组织的放射性损伤则可明显减少。另一方面，正常组织的亚致死性损伤的修复（SLDR）一般多在照射后 6~8 小时完成，如果分割照射间隔时间足够长，则正常组织因修复机制完善便能完成修复过程。

肿瘤内存在有乏氧细胞，因而其 SLDR 的修复机制不完善，若在肿瘤亚致死性损伤未完成修复时，再给予第二次照射，则可导致放射性损伤的叠加，可增大肿瘤和正常组织放射性效应的差别，减少其乏氧细胞固有的放射抗拒性。

（2）细胞的再增殖：由于 HF 和常规放射治疗疗程相近，总反应组织和肿瘤组织在放射治疗过程中，都有可能出现细胞加速再增殖的现象，因此，不把这一点作为 HF 的重要生物学基础。

（3）细胞的再分布：做 HF 时一天内可做多次照射，增加了杀灭放射敏感期肿瘤细胞的机会，使肿瘤表现在"自我敏感作用"，提高了肿瘤细胞的杀伤效应。正常早反应组织也有此现象，这可能是 HF 增加早期反应的原因之一。对晚反应组织，由于它在治疗过程中有较少增殖或没有再增殖，由此不存在细胞再分布现象，故 HF 放射治疗不会明显增加晚反应组织的损伤。

（4）细胞的再氧化：在每次分割剂量减小的情况下，由于细胞的放射性损伤中致死性损伤的比例增加，因而对氧的依赖性减小，氧增强比（OER）下降。但每次分割剂量从 2Gy 减至 1.2Gy 或更小时（<1Gy），这种增益几乎可以忽略不计。

综上所述，临床应用 HF 治疗肿瘤的放射生物学基础主要是保护晚反应组织，同时也可能增加对肿瘤细胞的杀灭效应，从而提高放射治疗肿瘤的增益比（TGF）。

2. 适应证　多数肿瘤对放射治疗的反应形式类似于早反应组织，这些肿瘤主要是上皮源性肿瘤，如要长期控制这些肿瘤，常规分割放射治疗的总剂量就应控制在 60～70Gy。这个剂量已接近或超过了大多数肿瘤周围正常组织的放射耐受量，因而放射治疗后部分患者发生了不同程度的放射治疗并发症和后遗症。这类肿瘤包括头颈部的中晚期肿瘤、非小细胞肺癌等，HF 很适合上述肿瘤的治疗，因为它可保护晚反应组织，并减少晚期放射性并发症的发生。

不适合 HF 治疗的肿瘤：①肿瘤组织细胞的生物学特性和晚反应组织相类似，如软组织肿瘤；②对放射较敏感的肿瘤，如淋巴瘤或上皮源性肿瘤的亚临床病灶等；③增殖快的肿瘤，如潜在倍增时间不大于 5 天的肿瘤。

3. 定量因素

（1）每次分割剂量：由于 HF 主要是依赖晚反应组织，在每次较少剂量照射时即有较大的 SLDR，故可有效地起到保护晚反应组织的作用，每次分割剂量越小，对晚反应组织的损伤就越小。但当小于 10% 的 α/β 值时，就没有进一步保护晚反应组织的作用，一般认为，HF 的每次分割剂量应以 1.15～1.25Gy 为宜。

（2）放射总剂量：以晚反应组织能耐受为准，或以常规分割放射治疗所致的晚反应组织损伤程度为准。HF 可更有效地保护晚反应组织，能用比常规分割放射治疗更高的照射总剂量，一般来说，HF 较常规分割放射治疗可增加照射总剂量的 15%～25%。

（3）两次分割照射的间隔时间：每天 2～3 次分割放射治疗之间的时间间隔，应以晚反应组织的 SLDR 完成为准。大多数晚反应组织的修复分为快修复和慢修复两个阶段，前者一般在放射治疗后 1.5 小时左右完成，而后者则需 6～8 小时才能完成。

（4）放射治疗疗程：有些肿瘤在放射治疗的过程中有细胞加速再增殖的可能，一般认为这是肿瘤局部失控的原因之一。照射疗程的延长可使肿瘤细胞再增殖的概率增大，故 HF 应在早期反应能为患者耐受的情况下尽早完成。一般来说，HF 放射治疗的疗程应与常规分割放射治疗的疗程相似或稍短。

（二）加速超分割放射治疗

加速超分割放射治疗就是使用比常规分割治疗小的分次剂量和短的疗程完成常规分割的治疗，其目的是兼得超分割和加速治疗两种方法的优点。但在实际应用中由于正常组织的急性反应较重，故在治疗中间需有短期休息。

加速治疗的目的是在治疗期间尽量抑制肿瘤细胞再增殖的能力，可以采用增加每周照射次数的方法进行加速治疗，能够增加总剂量的限度取决于照射野内早反应正常组织的耐受程度，可以应用缩野的方法增加照射，以尽量减少正常组织的急性反应。

例如，每次照射 2Gy，每周照射 5 次，可以用于主要的治疗范围，再通过缩野每周增加 1～2 次照射，剂量为 1.5～2.0Gy/次，这个缩野增量的照射时间应与大野治疗的时间至少间隔 6 小时，应用这种增量技术可使整个疗程减少 7～14 天。由于肿瘤细胞的再增殖多是发生在其治疗阶段的后期，因此，即使是缩短疗程 7 天也是有利的，故不提倡采用增加每次照射剂量的方法进行加速治疗。

近年来，加速超分割放射治疗在头颈部肿瘤、肺癌、食管癌的治疗上取得了比较肯定的疗效。

（三）后程加速超分割放射治疗

后程加速超分割放射治疗是综合应用常规放射治疗和加速超分割放射治疗的优势，以达到更好治疗效果的一种手段。近年来，后程加速超分割适形放射治疗技术迅速发展，在不增加晚期放射性损伤的同时，可以缩短整个疗程，提高照射剂量，从而提高疗效。后程加速超分割放射治疗一般是先常规分割照射，每天 2Gy/次，5 次/周，照射剂量为 38～40Gy，后改用加速超分割放射治疗方案：1.5Gy/次，2 次/天（间隔≥6 小时），5 天/周，总剂量达到 72～76Gy。

食管癌后程加速超分割放射治疗方案就是利用该理论设计的，可以提高肿瘤的局部控制率和患者的长期生存率。鼻咽癌的后程加速超分割放射治疗实践也证明了近期疗效优于常规放射治疗。

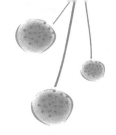

第四章　常用放射治疗设备

放射治疗从照射方式上分为外照射和内照射两大类。放射治疗设备也分为体外照射设备和体内照射设备两大类。

外照射也称远距离照射，指的是将放射源置于与患者身体相隔一定距离的位置，射线穿过人体体表到达体内一定深度进行治疗肿瘤的技术。常用的体外放射治疗设备有：千伏级的 X 射线治疗机、^{60}Co 治疗机、医用电子直线加速器等。近年来随着放射治疗技术的不断发展，放射治疗设备也不断更新，除了对原有普通医用电子直线加速器进行治疗附件（比如动态多叶光阑系统、实时验证系统等）的添加和升级外，一批性能更加优越的加速器应运而生，如质子加速器和重粒子加速器等，不过由于受技术水平、设备造价及患者经济条件等因素的限制，这类放射治疗设备近几年还很难广泛推广。与此同时，一些早期的外照射设备如千伏级的 X 射线治疗机由于加速器产生的电子线的替代作用已逐渐被淘汰，^{60}Co 治疗机由于结构简单，成本较低，现在在国内一些市县仍有一定的市场。医用电子直线加速器作为主流的外照射设备在全球各级各类医院广泛应用。

内照射也称近距离照射，这种治疗技术是把高强度的微型放射源送入人体腔内或配合手术插入肿瘤组织内，使放射源直接贴近病灶进行近距离照射，从而有效地杀伤肿瘤组织。内照射治疗技术涉及腔管、组织间和术中、敷贴等多种施治方式，这一技术发展很快，它可使大量无法手术治疗、外照射又难以控制或复发的患者获得再次治疗的机会，并有肯定的疗效，而使正常组织不受到过量照射，避免了并发症的发生。早期的内照射一般是手工操作，定位不准确，照射剂量亦难以控制，防护也差。20 世纪 50 年代，荷兰核通公司研制出了一款 ^{192}Ir 为放射源的近距离后装治疗机，推动了内照射技术的迅速发展。

外照射设备和内照射设备分类，如图 4-1 所示。

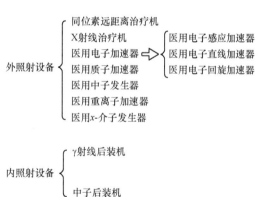

图 4-1　外照射设备和内照射设备的分类

第一节　X 射线治疗机

自 1895 年伦琴发现 X 射线以来，X 射线机得到了空前的发展，起初主要用于临床影像诊断，后来由于 X 射线机能量的进一步提高，为实施肿瘤治疗提供了可能，到 20 世纪四五十年代 X 射线治疗机已广泛地应用于临床。图 4-2 为千伏级 X 射线治疗机的外形结构。

一、基 本 结 构

一台千伏级 X 射线治疗机主要由 X 射线球管、低压发生器、高压发生器、整流电路、

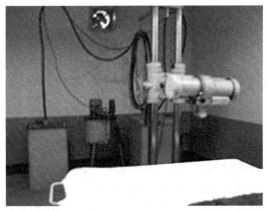

图 4-2　千伏级 X 射线治疗机的外形结构

循环冷却装置及机械装置和辅助设备等组成，球管是 X 射线机最核心的部件。

（一）X 射线球管

1. 球管的作用　它的作用是提供治疗用的千伏级 X 射线。X 射线的产生是能量转换的结果：电能转化为阴极电子的动能，高速运动的电子在阳极靶的阻挡下，绝大部分的电子能量（98% 以上）以热能的形式散发，不到 2% 的动能转化为 X 射线。

所以产生 X 射线需要三个基本条件：

（1）电子源：通过对 X 射线球管灯丝通电在其周围形成"电子群"。

（2）电子高速运动：通过对 X 射线球管施加高压电场和在球管内维持一定的真空度使电子得到加速。

（3）高速运动的电子被阳极靶阻挡突然减速。

2. 球管的组成　相对于诊断用的 X 射线球管而言，放射治疗所用 X 射线球管的特点是瞬间功率小（约为前者的 1/10），但平均功率大（是前者的 10～100 倍），球管的焦点也较大，为 5～7mm。

球管主要由阴极（灯丝）和阳极（钨靶）两大部分组成。阴极由发射电子能力强的钨（熔点 3370℃）绕制而成，作为灯丝用，灯丝经电流加热到高温后会有电子"蒸发"出来，灯丝旁的聚焦极起聚焦电子的作用；阳极由粗大的铜棒和钨靶组成，钨靶固定于铜质底座上，外面套上一个钨制辐射防护罩。

根据入射电子与物质相互作用的规律：

$$\frac{碰撞损失}{辐射损失} \approx \frac{816\text{Mev}}{T \cdot Z} \tag{4-1}$$

式中，T 为高速运动电子的动能；Z 为靶物质的原子序数。

靶材料的原子序数越高，电子能量以辐射形式损失的份额就越大，即 X 射线的产额也就越高。钨原子序数大，熔点高，所以常用作 X 射线靶。

球管内部维持一定的真空度也是产生 X 射线的必要条件，其目的是避免电子在打靶前损失能量，同时也能防止被加热到高温的灯丝在空气中迅速氧化并熔断。整个球管密封于玻璃罩中，玻璃罩内的真空度一般维持在 $1 \times 10^{-7} \sim 1 \times 10^{-5}$ 托（Torr）。

阴极和阳极的罩壳是为了防止电子束散射到靶外而设计的，这些电子如果散射到球管外面的玻璃外罩上易将其击穿造成漏气，缩短其寿命。

图 4-3 为治疗用 X 线球管的结构示意图。

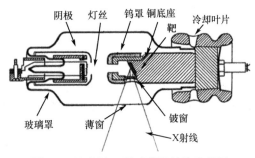

图 4-3　治疗用 X 线球管的结构示意图

（二）低压发生器

低压部分主要是灯丝变压器，提供电压给灯丝加热，形成发射电子所需的电子源。调节灯丝电流可改变 X 射线治疗机 mA 的指示，mA 代表 X 射线的输出量。

（三）高压发生器

高压发生器可以产生几百千伏（kV）的高压电场，加在球管的阳极和阴极之间，其产生的电场用以加速电子，该电压一般采用自耦变压器调节。kV 值代表 X 射线的峰值电压。

（四）整流电路

从高压发生器输出的电压是正弦交流电，需通过一个整流器将它转换成直流电以保持阴阳两极间电场方向始终保持一致，否则会熔断灯丝并无法形成极间电流产生 X 射线。

（五）循环冷却装置

加速电子 98% 以上的能量以热能的方式释放，铜的散热性能好，可以把球管工作时产生的热量传递出去。铜底座内含有供散热油循环的管道，整个球管浸泡在循环的冷却油中，冷却油在外面的热交换器中与水循环交换热量。冷却是 X 射线机正常工作的非常重要的环节，一般浅层 X 射线机用风冷或水冷，中层和深层 X 射线机用油冷和水冷。

（六）机械装置和辅助设备

1. 控制台　治疗机控制台上有各种控制按钮和仪表指示，用于设置治疗参数和显示设备的运行状态。仪表显示电源电压、管电压（kV）、管电流（mA）值，通过粗微调按钮可以改变其大小。控制台上还有设置治疗时间的限时器、滤线器指示装置等。

2. 机架　治疗机的机架可以上、下、左、右移动，满足不同治疗部位的需要。

3. 机头　治疗机的机头可以有各种转角，可以从不同方向发射出 X 射线。

4. 辅助设备　治疗辅助设备包括不同距离、不同面积的限光筒和不同厚度、不同条件的滤线板等。限光筒的作用是限制照射范围和固定照射距离。由于限光筒截面的形状和大小不一定与患者体表需照射的范围一致，有时需在患者体表照射范围周围放置一些铅皮，构成与照射范围形状一致的孔隙，使周围正常组织得到保护。

二、工 作 原 理

灯丝电源给灯丝通电加热以后，会在阴极周围形成局部电子云团（电子源），在阴极和阳极间高压电场的作用下，"电子源"向阳极高速运动，当电子撞击钨靶时，产生可用于放射治疗的千伏级 X 射线，如图 4-4 所示。

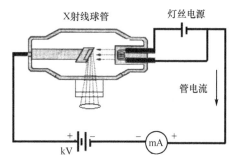

图 4-4　千伏级 X 射线治疗机工作原理示意图

三、X 射线能谱与 X 射线的质

X 射线能谱指的是 X 射线的光子强度与光子能量的关系，如图 4-5 所示。X 射线有两种成分：特征辐射和轫致辐射。轫致辐射是 X 射线的主要成分，是由射线靶产生，其能谱是连续的，最大能量等于入射电子的打靶能量，在最大能量以下任一能量范围内光子均有一定的强度，只是在某一特定能量处强度最大。特征辐射能谱与靶和射线路径上的所有衰减材料有关。X 射线能谱中，特征辐射和轫致辐射的发生比例与入射电子动能和靶材料的原子序数有关，100keV 的电子撞击钨靶产生的 X 射线束中，特征辐射约占 1/5，轫致辐射占到 4/5，而兆伏级 X 射线能谱中的特征辐射可以忽略不计。图中虚线表示电子打靶后产生的最初的能谱分布，实线则表示经过 X 射线管窗口和冷循环油层滤过后的能谱。X 射线管的加速电压越高，能谱越向高能方向移动，对治疗越有利，但管电压也不能无限制地增长，为了获得适用于放射治疗满意的能谱，需要再增加一些滤过材料（Sn、Cu、Al 等）去掉较低能量段的射线而保留较高能量段的射线，减轻皮肤剂量，增加深部剂量。但使用这些滤过材料以后，X 射线的剂量率会下降，患者照射时间会延长，所以必须综合考虑，根据不同管电压选择不同的滤过板类型。

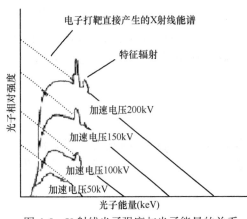

图 4-5　X 射线光子强度与光子能量的关系

一般来说，管电压不同，产生的 X 射线能量也不同，习惯上人们将千伏级 X 射线的能量称为 X 射线的"质"，认为管电压越高，X 射线的质就越高。但从本质上来说，X 射线的质是由不同波长 X 射线的分布情况来决定的，波长越短，X 射线的质就越高。X 射线"质"的描述可以用很多不同的参数来表达，如光子的能谱、半价层（half-value layer，HVL）、标称加速电压（nominal accelerating potential，NAP）等，在这些参数中完整的 X 射线能谱最能准确地描述射线的质，但它很难测量。除了管电压之外影响 X 射线质的因素有很多，因此对于千伏级的 X 射线机而言，不能用管电压来表示 X 射线的"质"。

临床上一般用半价层来描述低能 X 射线的质，一般 120kV 以下的浅层 X 射线用 Al 半价层来表示；120～400kV 用 Cu 或 Al 半价层表示。兆伏级能量范围内的 X 射线的衰减随能量的变化不大，半价层的概念对其并不实用。千伏级 X 射线机的分类见表 4-1。

表 4-1　千伏级 X 射线机的分类

类型	管电压（kV）	滤过板	半价层	适用范围
接触 X 射线治疗机	10～60	Al	Al	皮肤表面、面积较小的表面病变
浅层 X 射线治疗机	60～120	Al	Al	皮肤表面、面积较大的体表病变

续表

类型	管电压（kV）	滤过板	半价层	适用范围
中层 X 射线治疗机	120～180	Cu	Cu	皮下浅层组织肿瘤或表浅淋巴结
深层 X 射线治疗机	180～400	Cu+Al 或 Sn+Cu+Al	Cu	体表下较深的肿瘤或淋巴结

兆伏级 X 线的质一般是用标称加速电压（NAP）来描述。

四、使用 X 射线治疗机的注意事项

（1）开机前需检查循环冷却装置是否工作正常，若有漏油、漏水等情况要及时修理。

（2）先将灯丝加热到正常工作温度后方可加高压，关机时则相反，先关高压再关掉灯丝电压。

（3）每次开机或停机时间较长时，需要由低 kV、低 mA 逐渐上升，切忌一开机就加高 kV、高 mA，以免损坏球管。

（4）严格按操作规程使用设备，避免球管超负荷使用，不要让球管在非正常工作温度的状态下工作，一次性出光时间不宜过长，可中间稍作停顿再开机。

（5）选择合适的限光筒，大小以略超出被照射病灶的边界为宜，不要太大。

（6）病灶周围的正常组织要选择适当厚度的铅皮进行防护。铅皮厚度依治疗用千伏的不同而不同，一般而言，100kV 以下可用 0.5mm 的铅板，150 kV 以下使用 1mm 的铅板，200kV 以下使用 2mm 的铅板。

（7）使用复合滤过板（Cu + Al 或 Sn + Cu + Al）时一定要注意。从射线的入射方向看，先放高原子序数的，后放低原子序数的，千万不能倒置，如图 4-6 所示。

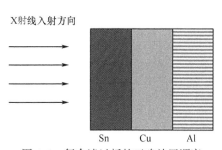

X射线入射方向

图 4-6　复合滤过板的正确放置顺序

千伏级的 X 射线机主要适合于人体浅表组织的病变，即使是深层 X 射线治疗机也只适合于治疗体表下较深的肿瘤或转移淋巴结（一般是皮下 2～5cm）。与 ^{60}Co 治疗机、加速器相比，千伏级的 X 射线治疗机由于百分深度剂量低、易于散射、剂量分布差等缺点，已逐渐被取代。

第二节　^{60}Co 治疗机

^{60}Co 治疗机是利用 ^{60}Co 源衰变过程中发出的 γ 射线在体外远距离照射治疗患者的设备，它分为"百居里"治疗机和"千居里"治疗机两种，前者治疗距离在 40～60cm 范围，后者一般在 75cm 以上。由于"百居里"治疗机治疗距离短，百分深度剂量低，因此每次照射时间都比较长，已不再使用。相比之下，"千居里"甚至"万居里"级治疗机使用较普遍，这些治疗机治疗距离可达到 100cm，发射出的 γ 射线可以达到兆伏（MV）级能量，具有很强的穿透力，百分深度量可与加速器产生的低能 X 射线相

比，不但可以治疗浅表组织的病变，还可以治疗千伏级 X 射线不能治疗的更深部组织病变。自 20 世纪 60 年代起，^{60}Co 治疗机就逐步取代千伏级 X 射线机成为当时临床放射治疗的主要设备。

一、^{60}Co 放射源的产生与衰变

（一）^{60}Co 放射源的产生

^{60}Co 是由普通金属元素 ^{59}Co 在反应堆中经热中子轰击后产生的不稳定放射性核素。

$$_{27}^{59}\text{Co} + \text{n} \rightarrow {}_{27}^{60}\text{Co} + \gamma \tag{4-2}$$

$_{27}^{59}$Co 和 $_{27}^{60}$Co 它们的原子序数都是 27，中子数分别是 32、33，它们都是钴的同位素，但 $_{27}^{60}$Co 不稳定，在衰变过程中产生 β⁻和 γ 射线。

（二）^{60}Co 放射源的衰变

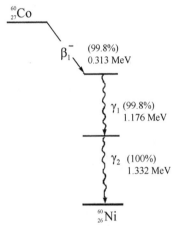

图 4-7　^{60}Co 放射源的衰变过程

$_{27}^{60}$Co 比 $_{27}^{59}$Co 多一个中子，它要不断地把多的中子转变为质子并发射出能量为 0.31MeV 的 β 射线，核中过剩的能量以 γ 射线的形式释放出来，它有两种能量形式，1.17MeV 和 1.33MeV 两种 γ 射线，平均能量为 1.25MeV，衰变的最终产物为 ^{60}Ni。图 4-7 描述了 ^{60}Co 放射源的衰变过程。

反应堆中子密度越高，轰击时间越长，得到的 ^{60}Co γ 射线的放射性比度（放射性活度与其质量之比，单位 Bq/kg）也越大。可以把 ^{60}Co 做成高强度、小体积的放射源，满足 ^{60}Co 治疗机的需要。

（三）放射性活度

单位时间内发生核蜕变的数目称为放射性活度。单位贝克[勒尔]（Bq），表示每秒发生一次核蜕变，$1\text{Bq} = 1\ \text{s}^{-1}$。

原来的单位是居里（Ci），$1\text{Ci} = 3.7 \times 10^{10}\text{Bq}$。

由于新单位"Bq"量级太小，一般情况下用每小时照射量（Rmh）或每分钟照射量（Rmm）来表示放射源的活度。

（四）半衰期（$T_{1/2}$）

放射性核素的原子核数目衰减到其初始值一半所需的时间称为该放射源的半衰期。

$$T_{1/2} = \frac{\ln 2}{\lambda} = \frac{0.693}{\lambda} \tag{4-3}$$

λ 为衰变常数，与放射性元素有关。$T_{1/2}$ 的单位是秒（s），半衰期长的核素亦可以用分（min）、天（d）、年（a）等。经过一个半衰期后，放射性活度衰减到初始值的一半，

两个半衰期衰减到初始值的 1/4，n 个半衰期后衰减到初始值的 $(1/2)^n$。

^{60}Co 放射源的 γ 射线半衰期为 5.27 年，也就是说，经过 5.27 年（大约 5 年 3 个月）^{60}Co 放射源的活度衰减一半，平均每个月约衰减 1%，若作放射治疗用每个月都需作输出量修正。

（五）指数衰变规律

放射性核素的衰变遵循一定指数规律。

$$N = N_0 \cdot e^{-\lambda t} \tag{4-4}$$

N_0 表示衰变前的原子数（初始值），N 表示衰变到 t 时间的原子数，e 为自然对数底，值为 2.718。

例如，一个 6000 居里（Ci）^{60}Co 经过 4 年后大概还剩下 3552.6 居里（Ci）。

$$\begin{aligned}
N &= N_0 \cdot e^{-\lambda t} \\
&= 6000 \cdot e^{-\frac{0.693}{5.3} \times 4} \\
&= 6000 \cdot e^{-0.524} \\
&= 6000 \times 0.5921 \\
&= 3552.6 \text{ 居里（Ci）}
\end{aligned} \tag{4-5}$$

二、^{60}Co γ 射线的特点

与千伏级深部 X 射线相比，^{60}Co γ 射线有以下优点：

（1）^{60}Co 治疗机的 γ 射线平均能量为 1.25MeV，比一般千伏级深部 X 射线机能量高，穿透力也强，适合于治疗深部肿瘤。

（2）其最大剂量点在皮下 5mm 左右，皮肤剂量相对较小，有利于保护正常皮肤。给予同样的治疗剂量，^{60}Co γ 射线造成的皮肤反应比千伏级深部 X 射线轻得多。

（3）^{60}Co γ 射线与人体的相互作用以康普顿效应为主，骨与软组织有几乎相同的吸收剂量，这就保证了射线穿过部分骨组织的时候不至于引起严重的骨损伤；在一些组织的交界面处，等剂量曲线形状变化较小，治疗剂量准确。

（4）可以在不增加正常组织并发症的前提下，大幅度提高肿瘤剂量，肿瘤的控制率也得到提高。

（5）^{60}Co γ 射线的次级射线主要是向前散射，射线束以外的旁向散射小，照射野边缘剂量下降很快，有利于保护照射野周围的正常组织和重要器官。

（6）经济可靠，结构简单，制造和运行成本都比较低，维护方便。

但 ^{60}Co γ 射线与医用直线加速器相比也存在不少缺点，如半影较大、半衰期短，需要定期更换钴源及钴源时时刻刻都在不停地衰变，关机状态下也产生放射线，对工作人员和患者的健康都会带来不利的影响等。

三、^{60}Co 治疗机的基本结构

图 4-8 显示了旋转型 ^{60}Co 治疗机的基本结构，它主要由治疗机头、准直器、机架、治疗床和控制系统等部分组成。

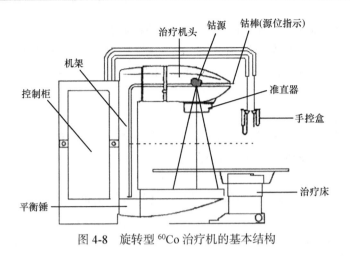

图 4-8 旋转型 ^{60}Co 治疗机的基本结构

（一）治疗机头

治疗机头是 ^{60}Co 治疗机最关键的部件，主要由以下结构组成。

1. 一个密闭的 ^{60}Co 放射源 ^{60}Co 放射源一般是由直径和高都为 1mm 的圆柱状 ^{60}Co 小颗粒组成，放在一个直径 2～3cm、高 2cm 的薄不锈钢源套内，源套的高度决定了整个放射源的活度。源套的直径越小，物理半影也越小，但价格也越贵，通常选择直径 1.5cm、高 2.5cm 左右的源套，以兼顾半影和价格。

远距离治疗机用 ^{60}Co 放射源的放射性活度一般在 5000～10 000Ci（185～370TBq）范围内，在距离源 80cm 处可提供 100～200cGy/min 的剂量率。

2. 一个源容器及防护机头 为了方便 ^{60}Co 放射源的应用和更换，把 ^{60}Co 放射源存放在不锈钢容器中的同时，连同不锈钢容器再固定在一个长 60～80cm 的钢柱中心内，放射源底面暴露，如图 4-9 所示。

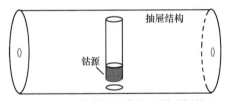

图 4-9 ^{60}Co 放射源的存放（圆形钢柱）

由于 ^{60}Co 是活度很高的放射源，为了保证使用安全，在治疗机头外层安装了一个大的安全防护壳，一般用铅、钨或铀合金等高密度材料浇铸而成，外表再套上一层钢材料。为了方便不同的 ^{60}Co 远距离治疗机之间或不同的辐射源生厂商之间的通用，一般采用标准的辐射源封壳。

根据国际放射防护委员会（ICRP）推荐，任何一个远距离放射性核素治疗机，当机器处于关闭状态时，在距离放射源 1m 处测量，各方向平均剂量均应小于 2mR/h（0.02mSv/h），同时在此距离处不应有超过 10mR/h（0.1mSv/h）的地方。为了达到这样的防护要求，对于应用于放射治疗的 ^{60}Co 放射源，需要约 10^{-6} 级的衰减或大约 20 个半价层。表 4-2 列出了 50Rmm 的 ^{60}Co 放射源衰减到 1.5×10^{-6} 所需的防护材料厚度。

表 4-2 衰减到 1.5×10^{-6} 所需的防护材料的厚度

材料	密度（g/cm³）	半价层 HVL（cm）	厚度（cm）
铅	11.4	1.27	26
钨合金	26.7	1.00	20.5
铀	18	0.90	18.8
	18.7	0.66	13.5

3. 具有开关的遮线器装置 遮线器是使 ^{60}Co 放射源在开机和关机两种状态自由转换的装置。照射时，遮线器处于开位，射线束从机头射出；治疗结束时，遮线器处于关位，射线束被遮挡，只有少量漏射线。

从原理上讲遮线器分两种类型：放射源抽屉方式和旋转源柱方式，如图 4-10 所示。

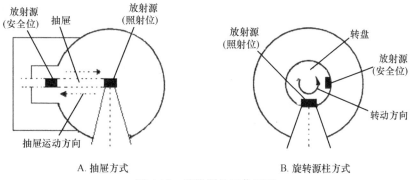

A. 抽屉方式   B. 旋转源柱方式

图 4-10 遮线器的工作原理

旋转源柱方式每关闭一次需要旋转半周，但方便射线线束系统的选择；抽屉方式是源以直线运动（抽屉运动）代替旋转，它是依靠压缩空气的压力或机械推动实现的。两种方式均有断电和紧急情况下自动终止出束和放射源自动回位的安全装置。

从结构上讲遮线器通常分为四种类型：钨门式遮线器、抽屉式遮线器、水银柱式遮线器和旋转式遮线器等，每种类型都有各自的优缺点，前三种均属抽屉式，后一种属于旋转源柱方式，如图 4-11 所示。

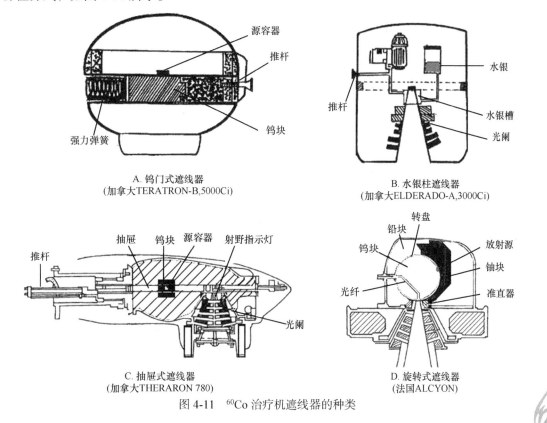

A. 钨门式遮线器
(加拿大TERATRON-B,5000Ci)

B. 水银柱遮线器
(加拿大ELDERADO-A,3000Ci)

C. 抽屉式遮线器
(加拿大THERARON 780)

D. 旋转式遮线器
(法国ALCYON)

图 4-11 ^{60}Co 治疗机遮线器的种类

抽屉式遮线器是将 ^{60}Co 放射源固定于一个可被高压气体推动的"抽屉"中，通过空气压缩机产生的压缩空气压力，推动抽屉自由运动来控制 ^{60}Co 源的开启与关闭，^{60}Co 源固定在钢柱的中心，钢柱可以沿轨道滑动，治疗结束后 ^{60}Co 源回到安全位储存，每次治疗 ^{60}Co 源都在安全位和照射位不停地转换。

水银柱式和钨门式遮线器则是通过空气压缩机产生的压缩空气压力，控制水银的流动（或钨块的运动）来达到控制 ^{60}Co 放射源的开启与关闭，不管是治疗时还是治疗结束后 ^{60}Co 源的位置都是固定不动的。治疗时压缩空气的压力将水银压到储存罐（将钨块推离安全位），使 ^{60}Co 源暴露，治疗结束后压力消失，水银又流回安全位（强力弹簧将钨块送回安全位），遮挡 ^{60}Co 源。

旋转式遮线器是通过强力弹簧来控制 ^{60}Co 源的运动。^{60}Co 源固定在一个圆盘上，照射时电机通电圆盘转动，使 ^{60}Co 源暴露，处于照射位，治疗结束后电机断电，强力弹簧将 ^{60}Co 源拉回至储存位。

（二）准直器

准直器的作用就是定向限束，通过限制射线束的范围来控制照射野的大小，满足临床需要。根据国际放射防护委员会（ICRP）推荐的防护标准，准直器的厚度应满足全挡的要求，即漏射线不能超过 5%，也就是说最少需要 4.32 个半价层的遮挡材料。例如，若用铅做遮挡材料，准直器防护需要的铅材料最小厚度应为 5.5cm，通常情况下取 6cm；以铀作防护材料，需要的最小厚度为 2.8cm，通常取 3cm。在临床应用中，照射野周围的器官和组织需要全挡加以保护，也需使用 6cm 的铅或 3cm 的铀。

^{60}Co 治疗机可配备多级准直器，初级（一级）准直器是固定式的，不能移动，通过初级准直器限束形成最大照射野的范围；次级（二级）准直器位于初级准直器的下方，可移动，形成长方形或正方形射野；次级准直器的下方还可以配置三级准直器，如多叶光栅等，没有配置多叶光栅的治疗机利用准直器下方的附件插槽使用适形铅挡块也能起到准直器的作用。

（三）机架

机架是 ^{60}Co 治疗机的支撑装置，几乎设备的所有部件都是通过机架连为一体的。机架上端伸出一治疗臂，把机头固定在机架上，下方有平衡锤。

根据机架的功能特点，^{60}Co 治疗机分为以下两种结构类型。

1. 直立固定式 ^{60}Co 治疗机　结构简单，机架主要起支撑和平衡作用。治疗机头可以上下移动，活动范围 135cm，准直器可以朝一个方向旋转，角度不超过 110°。直立固定式 ^{60}Co 治疗机功能单一，不能满足等中心治疗的需要，现已不再生产。

2. 旋转式 ^{60}Co 治疗机　机架可以 360° 旋转，准直器也可以顺时针或逆时针转动，可以实施大部分常规放射治疗技术，如等中心治疗、源皮距治疗、旋转治疗等。源到等中心的距离为 75cm、80cm 或 100cm。机架除了起支撑和平衡作用外，也是机器等中心（机架的旋转轴与准直器旋转轴的交点构成治疗机系统的等中心）最主要的组成部分。

平衡锤也有两种：遮线平衡锤和摆动平衡锤。前者既可以平衡机架的重量又能屏蔽射线，可以顶替部分治疗室防护墙的作用，降低屏蔽土建成本，按照国际放射防护委员会

（ICRP-33）的报告，这种平衡锤透过的射线量不能超过原射线的 0.1%；后者仅仅只起到平衡机架重量的作用，避免机架旋转时失衡。

（四）治疗床

治疗床面和底座都能围绕机器等中心的铅垂轴作顺时针和逆时针 90°旋转，实现非共面治疗技术。治疗床应运动灵活，固定良好，床面可垂直升降，纵向和横向移动。床面要求有一定的刚性，患者躺在床上不发生变形，床材料对射线的吸收越少越好。

（五）控制系统

控制系统由电气控制、机械控制和安全联锁控制等部分组成，控制台面设有总电源开关、源位置指示灯、双通道计时器、开机控制键、门联锁指示等，监测设备的运行状况和控制设备的各项运动。

^{60}Co 放射源的剂量率相当稳定，故它的输出量采用时间控制。控制台上有两个不同的独立计时器，一个是机械的，另一个是电子的；一个正计时，还有一个倒计时，来控制照射剂量。

（六）辐射安全和连锁系统

为了保护患者和工作人员的安全，一系列的安全联锁装置必不可少，这些联锁装置都连接在主控电路中，无论哪一道联锁出了问题，设备都不能正常启动，不会把放射源暴露在外。

在一些手易触及的位置应配备"紧急按钮"，方便出现紧急情况时能及时中断设备的各项运动和照射，必须设置防护门联锁装置。在防护门还是开启的情况下不能实施照射，以保护工作人员和患者的安全。

四、^{60}Co 治疗机的工作原理

以最常见的抽屉式遮线器型 ^{60}Co 治疗机为例说明其工作原理。

在非治疗状态，^{60}Co 源被储存在机头的"源容器"中，治疗状态下，设备通电，空气压缩机产生的压缩空气的压力将放射源推至治疗位，通过机架控制射线束的方向、准直器等限束装置形成治疗射野、治疗床将照射区域置于射线束下实施放射治疗。治疗结束后，"源容器"自动退回，将 ^{60}Co 源稳定可靠地停放在贮藏位置。作为一种安全措施，在治疗过程中突然发生断电时，"抽屉"能自动返回原贮藏位置。

五、^{60}Co 治疗机的半影问题

（一）半影的概念

半影是指照射野边缘的剂量随离开射野中心轴距离的增大而急剧变化的范围。具体地讲就是垂直于射线中心轴的平面内，以射线中心轴与该平面交点处的剂量为 100%，此平面内 20%～80%或 10%～90%等剂量线所包围的范围，用 $P_{90\sim10}$ 或 $P_{80\sim20}$ 表示。

（二）造成半影的原因

依据半影产生的原因，半影分为几何半影、穿射半影和散射半影三种类型，统称为物理半影，图4-12列出了物理半影的几种类型和剂量分布。

1. 几何半影 由于^{60}Co源非"点源"，具有一定的尺寸，这样在患者体表照射野的边缘会受到面积不等的^{60}Co源照射，产生由高到低的渐变的剂量分布。理论上使用"点源"可以减少几何半影，但不可能实现。

2. 穿射半影 射线穿透准直器的时候，由于构成准直器的重金属端面与射线的发散方向不一致，射线穿过重金属端面边缘的厚度不等，也会造成由高到低渐变的剂量分布，形成穿射半影。原则上使用球面限光光筒可以消除穿透半影。

3. 散射半影 即使通过采用先进的工艺彻底消除几何半影和穿射半影，但由于射线与人体组织相互作用时不可避免地会产生散射，在偏离射线的方向上产生散射线，而且射野边缘的散射线主要是由射野内的散射造成的，所以离射野中心轴越远处接受的散射线就越少，势必也会产生由高到低的渐变的剂量分布，形成散射半影。散射半影是无法消除的。

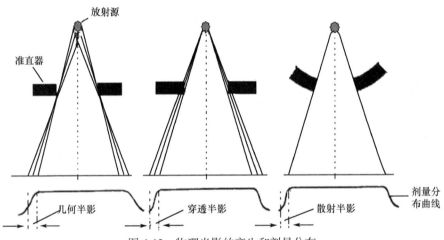

图4-12 物理半影的产生和剂量分布

（三）消除半影的措施

半影造成射野边缘剂量的分布不均，对治疗肿瘤和保护周围正常组织均不利。应该设法减少。散射半影是无法消除的。但通过某些措施可以使几何半影和穿射半影尽可能地减小。

如图4-13所示，根据相似三角形定理，可以求出几何半影。

设放射源的直径为S，源到准直器下端的距离为d_c，源到患者皮肤表面的距离为d_s，肿瘤的深度为d_T。

则患者皮肤表面的几何半影为：

$$P_s = \frac{S(d_s - d_c)}{d_s} \qquad (4-6)$$

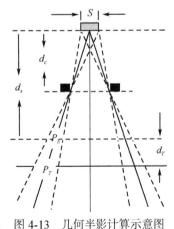

图4-13 几何半影计算示意图

肿瘤组织处的几何半影为：

$$P_T = \frac{S(d_s + d_T - d_c)}{d_s}$$

（4-7）

从上面的计算公式可以看出，减少几何半影可以采取以下两种办法：一是尽可能地缩小 S，即放射源的尺寸。前面讲过，源套的高度决定了整个放射源的活度，如果一味地减少放射源的尺寸，源的活度也会随之减小，射线的输出量也会降低，每次治疗患者的时间会相应延长，从经济上考虑也不划算。二是增大 d_s，即放射源到初级准直器下端的距离，与此同时准直器下端到患者皮肤的距离也就会相应缩短。虽然这样会减少几何半影但却增加了 ^{60}Co γ 射线中的二次电子污染，破坏了 ^{60}Co γ 射线的剂量建成效应，增加了患者照射野表面皮肤的剂量。在实际应用中，通常要求准直器下端到患者皮肤的距离不少于 15～20cm，以减少患者的皮肤受量。

现在新型的 ^{60}Co 治疗机一般都采用复式球面型限光筒带有半影消除装置，可以明显减少穿射半影，如图 4-14 所示。

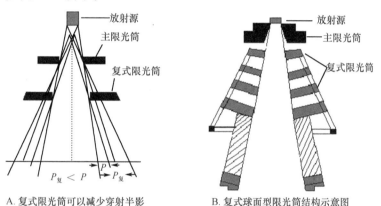

A. 复式限光筒可以减少穿射半影　　B. 复式球面型限光筒结构示意图

图 4-14　^{60}Co 治疗机复式球面限光筒

多叶光栅和铅挡块也是准直器的一部分，目前多叶光栅多为聚焦型，即多叶光栅边缘的连线正好与射线的发散度一致，也可以减少穿射半影。机头上一般都配有铅挡块插槽，供没有配置多叶光栅的 ^{60}Co 治疗机作为第三级准直器使用，建议使用适形铅挡块，适形铅挡块与射线有同样锥形角，也可以减少穿射半影。

半影的产生源于设备的设计缺陷，也依赖于射线能量的大小和照射深度。一般而言，几何半影只与放射源的尺寸有关，散射半影主要与照射野的面积有关，随着照射野面积的增大而增大，穿透半影则与照射深度有关，深度越深，半影也越大。图 4-15 给出了 ^{60}Co 治疗机半影随射野面积和照射深度的变化情况。

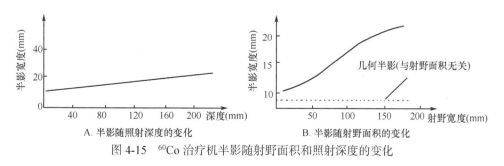

A. 半影随照射深度的变化　　B. 半影随射野面积的变化

图 4-15　^{60}Co 治疗机半影随射野面积和照射深度的变化

六、^{60}Co 放射源传输的端效应

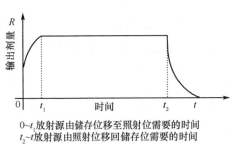

$0 \sim t_1$放射源由储存位移至照射位需要的时间
$t_2 \sim t$放射源由照射位移回储存位需要的时间

图 4-16　^{60}Co 放射源传输的端效应

^{60}Co 治疗机实施治疗过程中，照射时间的长短由计时器来控制。由于放射源从储存位移至照射位有一定的时间过程，在这期间 ^{60}Co γ 射线的输出剂量有一个逐渐增加的过程，与之相应，在治疗结束后放射源由照射位移回储存位时也有一个输出剂量逐渐递减的过程，此现象称为 ^{60}Co 放射源传输的端效应，如图 4-16 所示。剂量递增和递减两者不能相互抵消，需作剂量校正，一般情况下 1 个月校正 1 次。

七、灯光野与照射野的关系

当 ^{60}Co 放射源回到储存位停止出束时，准直器上方的放射源出束位置处会启动一个灯光源，用于指示由机器准直器和特殊铅挡块确定的照射野。但由于半影的关系，这个灯光野不能真正代表实际的照射野，两者略有差异。临床上把 50%的等剂量线所包括的范围定义为照射野。

八、^{60}Co 放射源的更换

因 ^{60}Co 放射源会不断衰减，放射性活度不断降低，相应地治疗患者的时间会延长。按要求 ^{60}Co 源一般在安装后一个半衰期内（5～6 年）更换新源。^{60}Co 源的更换是个专业性很强的工作，需要在专业人士的指导下进行，切不可贸然行事。

新 ^{60}Co 源的选择应尽量与旧的规格一致,新源的直径一定不要超过旧源,以方便更换。更换新源后，由于物理和几何等参数都发生变化，需要对相关的剂量学参数进行重新测量，特别是输出剂量、剂量分布状况、半影及防护等，不可套用旧源的剂量学参数。

随着科学技术的不断进步，^{60}Co 治疗机也得到不断更新，为了与模拟定位机的功能完全匹配，同时改善射线的剂量分布，部分 ^{60}Co 治疗机的治疗距离已有原来的 75cm 或 80cm 增加到 100cm，同时放射源的活度也得到了提高，现在已有放射性活度 12 000Ci（444TBq）的 ^{60}Co 源可供使用。另外新的 ^{60}Co 治疗机大多采用计算机技术，实现了程序的自动化控制，可以自动查找和消除故障、治疗过程监测及治疗参数的验证与记录等，安全性和准确性大大提高。

第三节　医用电子直线加速器

一、概　　述

医用加速器是现代放射治疗领域中的主要设备。按照被加速的粒子不同，医用加速器

可分为医用电子加速器、医用质子加速器、医用重离子加速器、中子加速器等，其中以电子加速器最为常见。电子加速器包括电子感应加速器、电子直线加速器和电子回旋加速器，它们可以产生电子线和 X 射线，应用最多的是电子直线加速器，目前在放射治疗界，无特殊说明一般情况下医用加速器通常就是指的医用直线加速器。医用直线加速器的功能基本上可以满足绝大部分放射治疗技术的需要，而且成本也不算很高，多功能和高性价比是医用直线加速器得以迅速发展的根本原因。

最早应用于临床的是电子感应加速器（1951 年），它是利用交变的涡旋电场将电子加速到较高能量的装置，交变电流的频率在 50～200Hz，其优点是技术较简单、成本低，电子束可以达到较高的能量，输出量大，可以多档调节（4～25MeV）；缺点是 X 射线输出剂量小，剂量率只有 50cGy/min 左右，治疗一个患者需要 5～6 分钟，效率低下，形成的射野较小（一般不大于 20cm×20cm），射线均整度也较差，因此临床上多用其电子线治疗肿瘤，但过高能量的电子线，其深度剂量曲线失去了剂量跌落的特性而与 X 射线类似，因此它在临床上的用途不是太大，加上运行过程中噪声很大，体积较大需要较大机房面积等，基于这些原因，目前电子感应加速器应用于临床已越来越少了。

电子回旋加速器于 20 世纪 70 年代开始应用于医学领域，它是通过电子在交变的超高频电场中做圆周运动，不断得到加速达到很高能量（可以比电子直线加速器高 2 倍以上）的装置，输出量也大，束流强度可以调节，能量的稳定度和精确度高，但价格高，运行成本也大，设备较笨重，磁场和电子轨道的调整比较麻烦，这也成为电子回旋加速器在现阶段得不到普及的主要原因。现在医用电子回旋加速器主要在瑞典有正式产品。

电子直线加速器于 1951 年开始应用于临床，也是近 30 年才崛起的，较高的性价比使它后来居上成为目前最有生命力的放射治疗设备。它是利用微波电磁场将电子沿直线轨迹加速到较高能量的装置。近几十年来，由于微波技术、精加工技术和无油高真空等技术的发展，使医用电子直线加速器的制造技术日臻成熟。它的主要优点是 X 射线和电子线都有较高的输出剂量，一般均能提供 200～600cGy/min 的剂量率，最近几年推出的部分新型主要用于立体定向放射治疗的医用加速器采用了无均整器（Flattening Filter Free，FFF）技术，可使剂量率达到 1400～2400cGy/min；形成的射野也较大（可以达到 40cm×40cm）；射线的均整度较好，X 射线可以达到±3%以内，电子线可以达到±5%以内；体积小，机架和机头转动灵活，便于操作；噪声也小。它的缺点是束流能谱较差，偏转以后对称性和均整度也变差，需要增加一些自动控制系统加以补偿校正，增加了机器的造价和维修难度。随着电子技术的不断进步，这些问题已逐步得到解决。

表 4-3 列出了不同类型电子加速器之间的比较。

表 4-3　不同类型电子加速器之间的比较

类型 项目	电子感应加速器	电子直线加速器	电子回旋加速器
原理	涡旋电场加速电子	微波电场加速电子	交变电场加速电子
电子线治疗	输出量大，能量高可调范围宽	输出量大，提供连续可调能量	输出量大
X 射线治疗	输出量低	输出量大，提供单一或多档能量	输出量大
射野大小	小	大	大
成本	低	较经济	昂贵

二、医用加速器的发展历史

自 1895 年德国科学家伦琴发现了 X 射线后，不久就应用于临床，那个时候 X 射线机开始应用于放射治疗，X 射线的能量很低，一般不超过 400kV。20 世纪 30 年代以后，美国 Stanford 大学的 Hansen 提出用大功率微波将电子在中空的铜腔中多次来回反射加速电子的实验，并发明了空腔谐振器，但进步也不大。

第二次世界大战期间，一个名叫 Sigurd Varian 的泛美空军飞行员认识到必须寻找到一种能透过云层侦查敌机的方法，他的兄弟 Russcll Varian 觉得 Hansen 的空腔谐振器在一定程度上能解决这个问题，便提出了利用空腔谐振器产生大功率微波的方法，在此基础上研制出速调管，最高脉冲输出功率可以达到 30kW，但这对于加速器来说功率还是太低，经过 Ginzton、Hansen 和 Varian 兄弟的不懈努力，在 Chodorow 等的协助下，于 1952 年研制出 30MW 的速调管。

第二次世界大战的爆发，促进了雷达技术的发展。速调管是线性束微波器件，而磁控管是圆形束微波振荡器，在美国人研究速调管的同时，英国人也开始了磁控管的研究，并于 1939 年制造出波长为 10cm，功率为 0.1MW 的磁控管，后来把功率提高到 1MW。1946 年 9 月英国 Fry 等设计出一个 45cm 长，工作频率为 3000MHz、能量为 0.5MeV 的加速管理论模型，次年英国 Fry 等和美国 Hansen 等各自独立发明行波电子直线加速器，为电子直线加速器的发展和应用开辟了崭新的阶段。1952 年 6 月，在英国伦敦 Harmer Smith 医院安装的世界上第一台电子直线加速器，是由英国 Vickers 公司研制的，能量为 8MeV，1953 年 8 月开始治疗第一个患者，成为当时世界上最早用于治疗恶性肿瘤的加速器。

与此同时美国也在独立研制供放射治疗使用的加速器。美国的第一台加速器是由 Stanford 大学研制，于 1954 年安装在旧金山的 Kapla 医院放射科，用 1MW 的速调管为加速管提供微波功率，1956 年 1 月接受了一个视网膜母细胞瘤患者的治疗。1958 年 Varian 公司开始了各种用途加速器的研制，1962 年研制出第一台可旋转的直线加速器。

驻波电子直线加速器的发展较行波电子直线加速器要稍晚一些，并不是利用驻波加速电子的想法和理论提出来的晚，而是稳定地加速电子的结构和技术始终不成熟。1964 年 Knapp 等研制成功了一种新的加速结构——边耦合加速结构，这种结构具有分流阻抗高、频率稳定和束流负载影响小等优点，为驻波加速原理的应用提供了技术基础。美国 Varian 公司率先将边耦合加速结构应用于制造电子直线加速器，并于 1968 年 10 月生产出第一台直射式 360°等中心旋转直线加速器，不需要偏转磁铁，能量 4MeV，源轴距（SAD）为 80cm。从此以后医用驻波电子加速器得到了迅速的发展。

40 年来，随着电子技术的不断进步，医用电子直线加速器也得到了突飞猛进的发展，技术不断完善，运行更加可靠。从 4~8MeV 的中低能发展到 18~25MeV 的高能电子直线加速器；从生产单一行波加速器，发展到行波和驻波加速器同时生产。特别是近十几年来，电子计算机的发展已深入到生产和生活的各个方面，在加速器的研制过程中也得到了广泛应用，进一步提高了加速器的运行可靠性和治疗的准确性，使操作进一步简单和安全，很多先进的技术在加速器中也得到应用，如验证系统、适形治疗系统、故障检索系统、远程通讯系统等。

我国科学家在谢家麟教授领导下，于 1956 年在中国科学院原子能研究所开展了第一台电子直线加速器的研究，并于 1964 年建成了我国第一台直线加速器，能量为 30MeV，同时研制出大功率的速调管；1965 年南京大学研制出一台 0.7 MeV 的直线加速器；1977

年北京、上海研制成功了行波电子直线加速器，20 世纪 80 年代又研制成功了低能驻波直线加速器，并小批量开始生产。

近些年来，我国医用加速器生产取得了长足的进步，不仅可以生产行波和低能驻波直线加速器，而且加速管加速场强得到大幅提高，电子束能量可以达到 14 MeV，采用270°消色差束流偏转系统，可开展弧形治疗、自动楔形治疗、非对称治疗等，借助外挂式多叶光栅可以开展三维适形治疗。随着我国加工技术和工艺水平的进一步提高，我国医用加速器赶上国际先进水平指日可待。

三、医用电子直线加速器的分类

（一）按照加速电子微波电场的不同分为行波加速器和驻波加速器

行波加速器的加速管采用盘荷波导，微波功率源在盘荷波导内产生高频振荡，建立轴向电场，以波的形式向前传播，达到加速管的末端也不折返，在合适的相位电子不断得到加速。行波加速器以 Elekta 直线加速器为代表。

驻波加速器的加速管是一系列以一定耦合方式串联起来的谐振腔，微波到达加速管的末端会反射回来，与入射波叠加形成驻波，并建立轴向电场，如果注入的电子和谐振腔的相位关系恰当，就可以得到不断加速。驻波加速器以 Varian 直线加速器为代表。

（二）按照所产生的辐射能量高低分为低能、中能和高能加速器

虽然医用电子直线加速器在整个加速器范围内属于低能量，但在它的能量范围内按能量的高低还是习惯于分为低能、中能和高能直线加速器。

1. 低能直线加速器　提供 1 档 X 射线（能量为 4～6 MV），用磁控管产生高功率微波加速电子，可安装在旋转机架上，微波传输路径不需旋转接头。低能驻波加速器加速管的总长只有 30cm 左右，可直立安装于辐射头的上方，电子枪和靶永久地封装在加速波导管中，与其成为一体，指向机器等中心的方向排列安装，无需偏转系统、聚焦系统及束流导向系统，整机结构简单，操作也简便，既经济又实用，如图 4-17 所示。

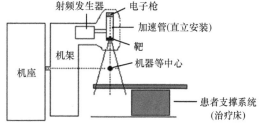

图 4-17　低能电子直线加速器的加速管垂直安装

2. 中能直线加速器　提供 1～2 档 X 射线（能量为 6～10MV），5～6 档能量的电子线。一般用磁控管产生高功率微波，加速管较长，不能直接对着机器等中心安装而是平行于机架旋转轴的方向安装在机架内（图 4-18A），或者安装在机架的支座上（图 4-18B），需要束流输送系统将电子束输送到靶处，打靶产生 X 射线或直接从引出窗引出。不同能量的电子经过相同的磁场后轨道半径也不同，所以偏转系统还具有能量选择的作用，可以使所需能量的电子束流通过，不符合要求的则被偏转系统内的特殊装置阻挡住；机头内除了有一档用于均整 X 射线剂量分布的均整器外，还有多档使电子线剂量分布均匀的散射过滤器。整

机结构相对较复杂，但其治疗范围扩大，是目前最主要放射治疗设备。

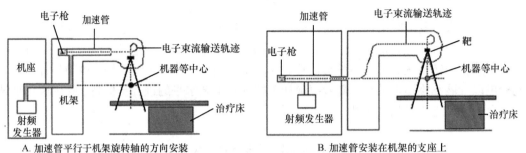

A. 加速管平行于机架旋转轴的方向安装　　　　B. 加速管安装在机架的支座上

图 4-18　中能电子直线加速器加速管的两种安装方式

3. 高能直线加速器　提供 1～3 档 X 射线（能量为 10～20MV）及 5～9 档能量的电子线，可以满足不同深度肿瘤治疗的需要及实现对 X 射线深度剂量特性的调节。整机结构复杂，性能稳定，治疗范围更广。

（三）按照 X 射线产生的种类分为单光子、双光子和多光子加速器

单光子加速器提供一种低能量的 X 射线，如 Varian 600CD 仅仅只提供一档 6MV 的 X 射线；双光子加速器可以提供低能和高能两档 X 射线，同时还可以提供多档不同能量的电子线，如 Elekta SLi 加速器可以提供 6MV 和 15MV 高低两档能量的 X 射线和 6 档不同能量的电子线；多光子加速器可以产生高、中、低三档不同能量的 X 射线，如美国 GE 公司生产的一款加速器可以从 6 档不同能量的 X 射线任选 3 档。产生 X 射线的能量种类越多，设备结构就越复杂，价格也越昂贵。

（四）按照使用的微波功率源不同分为磁控管加速器和速调管加速器

磁控管加速器以磁控管作为微波功率源，靠谐振产生微波并放大微波功率，其功率可达 5MW，射频稳定性差，寿命较短，一般用于中低能加速器；速调管加速器以速调管作为微波功率源，它的作用如同一个放大器，射频稳定性好，功率大，寿命长，一般用于高能（能量大于 12MeV）加速器。

四、医用电子直线加速器的基本工作原理

现代高能医用直线加速器无论是行波结构还是驻波结构，从整机的工作原理上讲基本上是一致的。

如图 4-19 为加速器的基本工作原理框架图。

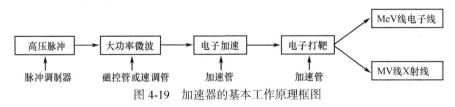

图 4-19　加速器的基本工作原理框图

在"高压脉冲调制系统"的统一协调控制下，"微波功率源"向加速管内注入微波功

率建立起动态加速电场的同时，"电子枪"也向加速管内发射电子，通过特定的结构保证注入电子的前进速度（行波）或者交变速度（驻波）与动态加速电场的相位保持一致，电子就可以不断得到加速到达所需要的能量，直接从辐射系统的"窗口"输出高能电子线或打靶产生高能X线，满足临床需要。这就是医用电子直线加速器的基本工作原理。

　　为了让电子束能按照临床需求加速得到所需要的能量，需要每个构成系统的协调配合。微波系统保证传输微波功率并将微波频率控制在允许的范围内；电子发射系统控制电子的发射数量、发射角度、发射速度和发射时机等；真空系统维持加速器正常工作所需的高度真空状态，一方面可以避免电子枪灯丝因氧化而烧断，另一方面可以避免电子与空气分子相互碰撞损失能量，同时也可以防止极间打火。束流控制系统让被加速的电子聚焦、对中，经偏转后输出；辐射系统的作用是按照需要对电子束进行打靶产生高能X射线并均整后输出或直接引出电子束并经过散射后输出高能电子线；剂量监测系统对输出的高能X射线和电子线的输出剂量进行实时监测；温度自动控制系统和水循环冷却系统让加速器的各构成部件保持恒温，满足正常工作要求。其他结构，如机械系统、电气控制和安全联锁保护系统和网络系统等，也在保证加速器正常工作中发挥应有的作用。

五、医用电子直线加速器的基本结构

　　医用直线加速器是一种比较复杂的大型医疗设备，涉及诸多学科和技术，譬如核物理、无线电、电工学、自动化控制、电磁学、微波技术及计算机技术等。行波和驻波加速器在外形结构和原理上有些不同，但基本组成都是一致的，都主要由加速管、微波功率源、微波传输系统、电子注入系统、脉冲调制系统、束流系统、真空系统、水循环冷却系统、电气控制系统、应用系统、剂量检测系统、机械系统等组成，如图4-20和图4-21所示。

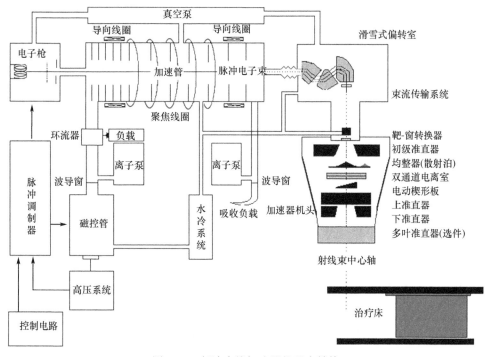

图 4-20　行波直线加速器的基本结构

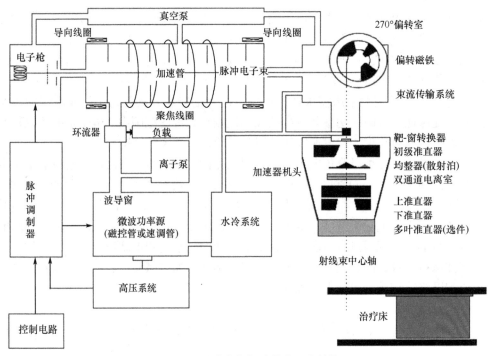

图 4-21　驻波直线加速器的基本结构

（一）加速管

加速管也称加速波导（accelerator waveguide），是加速器的"心脏"，从电子枪发射出的脉冲电子流进入加速管被加速到临床治疗所需的能量。加速管有两个作用：一是压缩电子流的脉冲在时间上的宽度；二是对电子流进行加速。加速管是由彼此相连且抽成真空的系列腔体组成，短到 30cm，长可达到 2～3m，最终长度由加速器能量的大小决定，根据其加速原理分为行波加速管和驻波加速管。

1. 行波加速管　是在一段光滑的圆柱形波导管中按照一定的规律放置具有中间束流孔的圆形盘片（膜片）组成，盘片可以看作是圆形波导的负载，起减低行波相速度的作用，称作盘荷波导（disk loaded waveguide），它实际上是一种慢波结构。波导管的内径、膜片的厚度、孔径和间距等参数决定着行波电磁场的场强幅值及相速度沿加速管的分布规律。如图 4-22 所示，显示了行波加速管的内部结构。

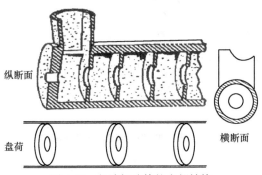

图 4-22　行波加速管的内部结构

从微波功率源发出的微波功率由电子枪一侧进入加速波导管建立一个行波加速电场，并向波导管的高能端传播，通过控制电子注入加速管时的相位，使电子处于波峰上，获得最大的加速效率。如果电磁波的相速度和电子的速度保持同步，电子就像在波峰上冲浪，"随波逐流"，不断得到加速。盘片中央孔是微波和电子束的通道。

行波加速管采用的是单向微波传输机制，可对微波的相速度进行调整，尤其是在电子加速的聚束段，需减低速度与入射电子的

68

速度相匹配，维持电子聚拢状态并始终处于加速电场相位。在聚束段电子速度提升很快，为保证穿越每个谐振腔的时间相等，要求盘荷间距由密变疏，孔径也有所改变，在相对论段，电子速度不再增加，盘荷间距也保持不变。

微波在高能端可被全部吸收而不产生任何反射，或者导出波导管后被阻止负载（水负载）所吸收，也可以被反馈到加速波导管的输入端。行波加速管也就面临这个问题，在加速管的终端如何处理残留的微波功率，一般做法是设置吸收负载和在微波源和波导之间安装隔离器，对任何可能出现的发射功率形成高阻抗，避免产生干扰。图 4-23 说明了微波功率在行波加速结构的传播过程。

在这种加速结构中，对任意给定的时刻，每 4 个腔体中只有 1 个的电场是沿着波的传播方向和适于加速电子的。

2. 驻波加速管　由一系列相互耦合的谐振腔链组成，谐振腔链的结构有很多种，如边耦合驻波加速结构、同轴耦合驻波加速结构和轴耦合驻波加速结构等，现在多采用第一种。

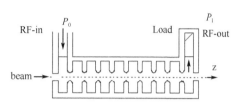

行波加速结构中，电磁场的能量一部分损耗在腔壁上，一部分被加速的束流获得，剩余的能量在加速结构的末端被吸收负载吸收

图 4-23　微波功率在行波加速结构中的传播过程

对于驻波加速结构，加速波导的两端均被圆盘形导体所短路，并对微波功率产生反射和在波导管内形成驻波。这种结构中所有偶数腔体在任何时刻都不具有电场，因此对电子获得能量不作贡献，仅仅是起到耦合微波的作用，因而可以移到波导结构的侧边，这样可以有效地缩短加速管的长度，甚至可以使加速波导的长度减少 50%。图 4-24 为驻波加速管内部结构图。

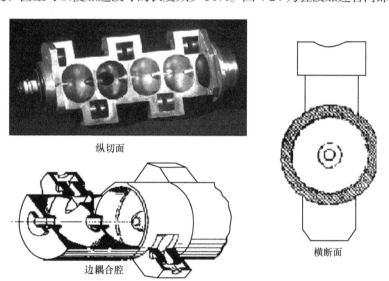

纵切面

边耦合腔

横断面

腔体清晰可辨：加速腔处于中心轴上；耦合腔排列在两侧；左侧的电子枪和右侧的X射线靶线均为永久封装

图 4-24　驻波加速管的内部结构

与行波加速管不同的是，驻波加速管在波传播终点设置的不是吸收负载而是反射体，可将微波反射回来并与入射波叠加合成驻波，在各谐振腔电场分量类似二胡琴弦，轴向看似静止，径向有振幅大小的变化。现代高能直线加速器在微波入射端也装有反射器，使驻

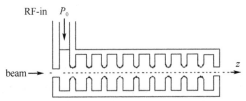

图 4-25　微波功率在驻波加速结构中的传播过程

波较行波加速效率高,能耗小,如图 4-25 所示。

驻波加速管另一优点是电场强度高,较行波加速管可在更短的距离内使电子达到预想的能量。驻波加速管的电子枪较短,结构紧凑,大多与加速管连为一体,并采用渗入氧化钡烧结的钨间热式阴极,有很高的电子发射能力,且寿命长。

驻波加速电场在束流进入前已建立,对脉冲调制器、自动频率控制系统、偏转系统、微波传输系统等都有较高的要求,而行波加速管加速电场沿传播方向建立,虽然效率较低,但能谱较好,能量调节较容易。

（二）微波功率源

微波功率源提供加速管建立加速电场所需的微波功率（射频功率 radio frequency,RF）。绝大多数的医用电子加速器工作于 S 波段,标称频率为 2998MHz（ 波长 10cm ）或 2856MHz（ 波长 10.5cm ）;少数在 L 波段（ ～1300MHz ）、X 波段（ ～9000MHz ）和 C 波段（ ～6000MHz ）。

作为微波功率源使用的元件主要有磁控管（magnetron）和速调管（klystron）。

磁控管本身是能发射高功率微波的自激振荡器,设备简单,体积小,重量轻,工作电压低,效率可达 50%～60%;但它的功率和频率的稳定性差,容易飘移,需要采用自动频率控制系统（AFC）来提高频率稳定度,功率也小,至今 S 波段可调谐的磁控管最高的脉冲功率约为 5MW,因此它一般应用于小型低能量的医用电子直线加速器,如图 4-26 所示。

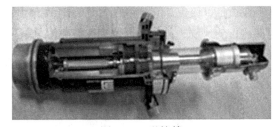

图 4-26　磁控管

速调管是利用速度调制原理制作的微波功率放大器,它稳定性好,输出功率高,工作寿命长（平均都在 17 000 小时左右）,但效率一般只有 30%～50%。必须配置前置激励（低功率的微波源,RF Drive）来驱动才能输出高功率的微波。速调管比磁控管更直接可靠地提供高能直线加速器所需的高 RF 脉冲功率,但它本身不能振荡,只能用作放大器,其频率由 RF Drive 的频率决定。RF Drive 一般是全固态的振荡放大器,RF 功率源必须隔离,以免被加速管反射回来的微波破坏,铁氧体环形器将这些反射功率导向水负载吸收。图 4-27 显示了四腔速调管的基本结构。

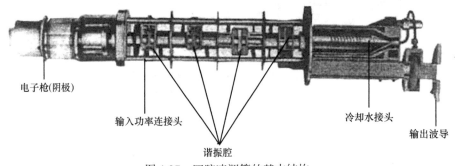

电子枪(阴极)　　输入功率连接头　　谐振腔　　冷却水接头　　输出波导

图 4-27　四腔速调管的基本结构

　　磁控管和速调管设计与运行条件的差异决定了它们的应用范围的不同。当电子束流确定以后，电子束的能量大致与微波功率脉冲幅值的平方根成正比，5MW 的磁控管可以胜任 20MeV 以内的加速器功率源。磁控管由于体积小、重量轻可以安装在机架上，与波导管之间无需活动的射频接口（RF joint）连接，但随着机架的转动，地球磁场会造成微波频率的微小变化，为此磁控管增加了一个调频活塞，受自动频率控制系统（AFC）的支配，对波导中传感器检测到的偏差进行补偿修正。

　　速调管功率大，对电源系统要求高，体积也较大，不能安装在机架上，需要有活动接口与波导管相连，这也是使用速调管中的一个薄弱环节，也容易发生故障。此外还需要一个主振荡器和一个驱动系统作为低功率微波源。

（三）微波传输系统

　　微波传输系统是由各种无源的微波元器件组成的，一般包括隔离器、传输波导、取样波导、波导窗、输入输出耦合器、终端吸收负载和自动频率控制系统组成，如图 4-28 和图 4-29 所示。

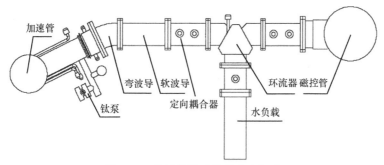

图 4-28　微波传输系统的基本组成

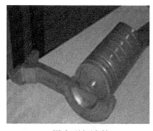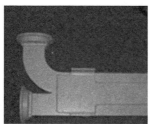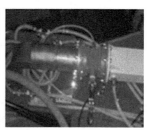

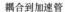

耦合到加速管　　　　　　　　耦合器　　　　　　　　取样波导

图 4-29　几种微波传输系统组成结构的实物图

　　微波传输系统的主要功能是将微波源输出的功率馈送进加速管中，用以激励加速电子所需的电磁场，并且在传输过程中还必须能消除或隔离加速管作为负载对微波源的影响，以保证系统的稳定运行，同时也能提供系统运行的频率及功率的监控讯号。

　　在低频时，把功率从电源传输到某个负载，只要两根导线就可以了，而且对导线的形状没有任何限定，但随着频率提高，波长缩短，导线的电磁辐射效应和趋肤效应将越来越明显地表现出来，变得越来越不可忽视，结果输送到负载的能量就会减少，所以微波功率是不能用任意形状的导线来传输的。实际选择传输线不但要考虑传输过程中的损耗要小、传输效率要高和传输的容量要足够大，还会涉及传输系统的频带特性及尺寸的合理性等问题，因此不同频段的电磁波要采用不同的传输线系统。在电子直线加速器的微波系统中用到的主要是矩形波导和圆波导。波导是空心的金属管，通常由黄铜、无氧铜或铝材料构成。

在微波传输系统里，微波源和加速波导之间必须加入一个称为环流器的重要部件（有时也称为隔离器），其作用是让微波功率只能单向传递，允许微波功率由发生器向加速波导方向传递同时阻断向相反方向回传的反射波，保护微波功率源使之与反射功率隔离。为了提高波导系统的耐高压能力，一般需在波导管里充注 2 倍大气压的绝缘气体（氟利昂或六氟化硫气体等）。波导与真空系统（加速管和 RF 源）必须用波导窗隔开。

加速器的机柜与旋转机架之间通过旋转连接器连接起来，其他的一些改变 RF 功率流向或分配 RF 功率的微波波导器件在以后的章节中再作介绍。从取样波导中可以引出微波信号，用以指示功率、频率或用作 AFC 信号源。

（四）电子注入系统

电子注入系统是电子束流源，实质上可以看作是一个简单的静电加速器，由电子枪、聚焦线圈和导向线圈等组成。电子枪产生供加速的电子，其阴极被加热后产生热发射电子，在阴极和阳极间的高压电场作用下，以一定的初始能量从阳极中心孔道穿出注入加速结构，是加速器的"关键"部件之一，加速器的使用寿命直接受电子枪的制约，而电子枪的寿命又直接取决于它的阴极。电子枪分为二极枪（阴极、阳极）和三极枪（阴极、阳极、栅极）。聚焦线圈和导向线圈装在电子枪和加速管之间，保证电子枪发射的电子以较小的入射角进入加速管。

行波加速器电子枪的阴极采用钨或钍钨制成，有直热式、间接式和轰击式三种加热方式。驻波加速器的电子枪则由氧化物制成。图 4-30 为电子枪的外形结构。

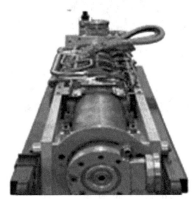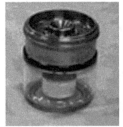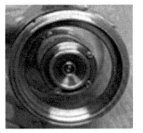

图 4-30　电子枪的外形结构

（五）脉冲调制系统

电子直线加速器中使用微波电场加速电子，为了得到尽可能高的加速电场，瞬时微波功率很大，可以达到 MW 量级，因此微波源都是脉冲工作的。脉冲调制器是为微波功率源

（磁控管或速调管）提供具有一定波形或频率要求的高压脉冲，通常是由高压直流电源、脉冲形成网络、自动电压控制电路、开关电路和脉冲变压器等组成。它是利用储能发电的原理形成高压脉冲，经脉冲放大器将该电压进一步放大后供微波功率源使用，还有一路高压脉冲稍微延迟后加到电子枪，不过这路脉冲的功率较小。

氢闸流管是脉冲调制器的关键部件，脉冲调制器的放电回路大都采用氢闸流管作为开关器件。它是一个带有氢气发生器内填钛氢化合物的小管，在加热时释放氢气。它的作用是用来控制储能元件向负载释放能量。图4-31为高压脉冲调制器和氢闸流管实物图。

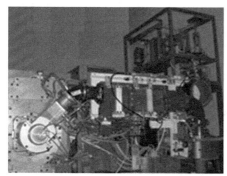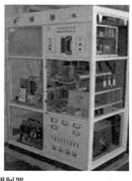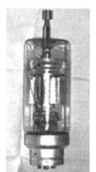

高压脉冲调制器　　　　　　　　　氢闸流管

图4-31　高压脉冲调制器和氢闸流管实物图

（六）束流控制系统

束流控制系统由聚焦系统、导向系统及偏转系统组成。为了克服电子束在加速过程中由于同种电荷相互排斥而发散及径向电场对电子的散焦作用，加速管的外面安装了聚焦系统，用以产生轴向电场，使电子束流在加速过程中，在横向方向始终靠近加速腔链中心轴线附近，不致受射频电磁场作用及束流内部电子之间的空间电荷作用力而散开，或因外部杂散磁场作用而偏离轨道，保证电子束流顺利通过束流孔道，最终顺利地打靶或引出。导向系统用于校正因安装原因或外部磁场引起的轨道偏斜，利用其产生的磁场力改变电子束流中心点与加速管腔链轴线的相对位置，保证电子束流中心在加速过程中始终与加速管腔链轴线重合，并在加速末期与引出窗的中心轴线重合。偏转系统用于改变电子束流运动的方向，使之在加速末期以恰当的角度和合适的位置输出形成与加速器机架轴垂直的辐射束。图4-32分别列出聚焦线圈、导向线圈及偏转系统的实物图。

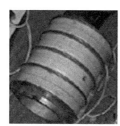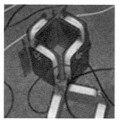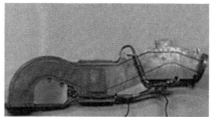

聚焦线圈　　　　　　导向线圈　　　　　　　　偏转系统

图4-32　聚焦线圈、导向线圈及偏转系统实物图

（七）应用系统

加速器应用系统主要由治疗机头组成，它的功能是把加速管直接或经偏转系统引出的电子束通过靶、散射箔或扫描系统转换为符合临床要求的 X 射线辐射或电子辐射，经准直系统获得所需轮廓的辐射野，再经分布系统形成所需形式的剂量分布。

治疗机头主要由引出窗、靶、准直系统（包括第一、二级准直器及多叶准直器）、电离室、治疗附件插槽架、限光筒、散射箔、均整器、楔形板、光野灯与反射镜、光距尺等组成。图 4-33 和图 4-34 分别为加速器治疗机头组成示意图和部分应用系统组成结构实物图。

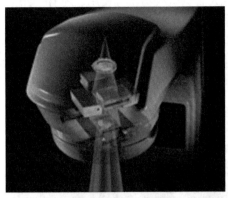

图 4-33　加速器治疗机头组成示意图

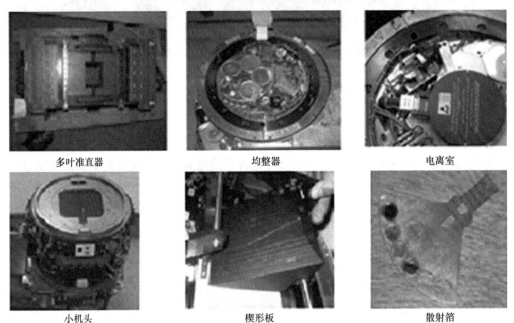

多叶准直器　　　　　　均整器　　　　　　电离室

小机头　　　　　　楔形板　　　　　　散射箔

图 4-34　部分应用系统组成结构的实物图

（八）水循环冷却系统

加速器工作时有很多发热部件（如加速管、偏转线圈、聚焦线圈、靶、环流器和微波功率源等）。加速管、磁控管或速调管和靶等器件的工作性能受温度的影响很大，冷却系统能确保这些设备工作时温度维持在一定水平，保证它们正常运行，通常采用水循环系统。为保证整个系统恒温，水循环冷却系统需要一定的水流压力和流量。

（九）剂量监测系统

剂量监测系统的基本功能是测量和显示加速器的辐射量，但不是直接显示吸收剂量，而是以"机器跳数"显示出来。此外，监测系统还监测射线束的均匀性及对称性等，当射线束的均匀性及对称性超出所设定的范围时，系统应终止辐射。

剂量监测系统由剂量监测电离室和监测电路组成，如图 4-35 所示。电离室通常是密封的，无需作温度和气压的修正，它分为上下两个部分，两个部分的积分计数独立地构成机器的两个剂量监测通道 Mu_1 和 Mu_2，当这两个通道中的任何一个达到预置的数值时机器都能停止出束；Mu_1 是主通道，所显示的数值应为体模中标准条件下最大吸收剂量，Mu_2 是后备通道，所显示的数值应与 Mu_1 一致，如果 Mu_1 出了故障不能使机器停止出束，Mu_2 达到预置的数值（高于 Mu_1 值的 10%或 20 个机器跳数）时能使机器停止出束。现代加速器都还有一计时器（TIMER），其预置数一般由计算机根据预置剂量和剂量率计算得出，也可以人为修改，如果 Mu_1 与 Mu_2 同时出了故障而不能停止机器出束，计时器应能够在达到预置的时间时使机器停止出束。

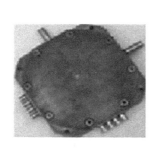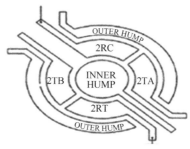

图 4-35　剂量监测电离室

（十）真空系统

真空系统为加速器中的电子枪、加速管、磁控管和速调管、偏转磁铁等运行在超高真空条件下的大功率真空器件提供高真空条件。它的作用主要有：避免加速管内由于有残余气体而放电击穿；减少高速运动的电子与残余气体碰撞损失能量；防止电子枪灯丝氧化熔断。

加速器真空系统的主要器件是真空泵（钛泵）。真空度一般要求维持在 10^{-5} 托（Torr）以下，通常为 10^{-6} 托（Torr），如图 4-36 所示。

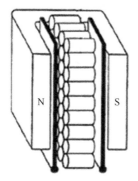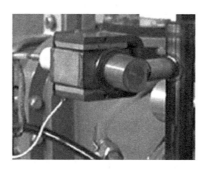

图 4-36　真空泵（钛泵）

（十一）AFC、温控及充气系统

加速器微波功率源的振荡频率必须与加速管的工作频率相一致，才能保证加速器稳定地工作，否则会因为频率的偏离，造成电子能量的降低和电子能谱的增宽，从而导致加速器输出剂量率的降低，甚至导致停止出束。因此加速器中都设有自动频率控制系统（auto frequency control，AFC）。

加速管是由无氧铜制成，温度的变化会引起加速管发生膨胀和收缩，导致行波加速管的工作频率或驻波加速管的谐振频率发生变化，影响加速管的工作。温控系统的作用就是使加速器工作在一个稳定的温度环境中，维持机器工作的稳定。

充气系统是指向传输波导管内充以一定压强的特定气体的装置。充气的目的是为了增加波导内气体分子的密度，以缩短气体分子运动的平均自由程，防止微波在传输过程中打火。所充的气体一般多为干燥高纯氮（N_2）、氟利昂或六氟化硫（SF_6）等。

（十二）控制系统

控制系统包括控制程序、控制电路及安全连锁装置等。控制系统的作用是：给出预选的辐射类型、辐射能量、吸收剂量及工作模式；按辐射束对患者的预选关系进行照射；产生的辐射对患者、操作者、其他人员或周围环境不会造成伤害；确保加速器工作稳定可靠。

现代高能医用加速器大多都采用智能化微机控制系统，借助丰富的成套软件，将机器参数和状态的模拟量变成数字量，用人机对话的方式显示机器状态和调整机器，实现智能化校验、核对、调控放射治疗照射过程；自动完成加速器的自检、治疗参数的校验、智能化自动摆位、多段弧形照射、适形照射、剂量管理、病历存取、机电参数偏差显示，远程故障诊断等，不过部分功能是作为选配由用户自己选择使用。

（十三）机械系统

加速器的机械系统是实现肿瘤放射治疗的执行机构，主要由机架和治疗床组成，如图4-37所示。从临床需要的角度出发，通过机器的执行机构实现：可得到满足临床需要的任意大小和形状的辐射束；辐射束可以从辐照靶区（肿瘤或病灶）表面的任何方向射入；能方便地操作机器和进行患者摆位（将肿瘤置于辐照区）。按照这些基本要求，加速器的机械系统设计了有足够辐射屏蔽的限束系统（辐射头）、携带辐射头旋转的旋转机架和具有至少四个自由度的治疗床，辐射头、旋转机架、治疗床的旋转轴线相交于一点，这一点称为等中心，相对于病灶而言，这种等中心设计可以通过治疗床公转角度和机架旋转角度的不同组合得到任意不同方向的入射辐射束。

治疗床用于支撑患者，床面可以做上下、前后、左右和旋转运动，方便把患者需照射的区域置于射线束的照射范围内，床座可以做等中心旋转运动，和机架等中心旋转运动配合，可以使射线束从任何方向照射。

为方便摆位，加速器都设计有射野灯和距离灯，射野的大小有数字显示，灯光野与照射野应一致，误差不超过2mm，光距尺误差不超过2mm。

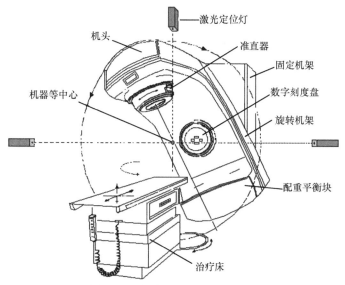

图 4-37　加速器机械系统的组成

（十四）气体动力等辅助系统

对于双光子高能直线加速器，经常会采用具有一定压强的气体来驱动一些运动部件和射束形状形成装置等，如移动 X 射线靶、能量开关等，气体动力系统为气体推动这些部件提供动力。

六、医用电子直线加速器各主要组成系统的构成及工作原理

（一）加速管的结构和工作原理

1. 电子在加速管中的加速过程　可分为三个阶段：第一阶段是由电子枪发射初始速度大约为 0.45 倍光速的电子流注入加速管；第二阶段是电子不断地被持续加速，速度和能量不断提高（聚束段）；第三阶段是当电子能量达到 2～3MeV 时，电子速度就接近光速，将遵从相对论原则（相对论段），电子通过微波获取能量，依质能转换规律质量不断增加而速度不再增长。比如电子能量从 1MeV 增长到 5MeV 时，速度增长 6%，而质量则可以增长 5 倍。这个特点很重要，电子直线加速器的工作原理是建立在此基础之上的。

在相对论阶段，电子速度 V_e 和动能 W_e 之间的关系不再遵从 $W_e = \frac{1}{2}mV_e^2$ 的规律了，而满足下式：

$$\beta_e = \frac{V_e}{C} = \sqrt{1 - \left(\frac{m_0c^2}{W_e + m_0c^2}\right)^2} \tag{4-8}$$

β_e 为归一化速度，当电子速度等于光速时，$\beta_e = 1$。C 代表光速，m_0c^2 代表电子的静止动能，其值为 0.511MeV，W_e 是电子的动能。

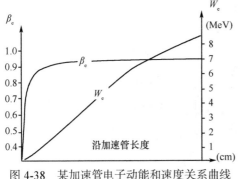

图 4-38　某加速管电子动能和速度关系曲线

图 4-38 为某加速管电子动能和速度关系曲线。电子刚注入加速管时，能量为 40～80keV，当电子能量达到 1～2MeV 时，β_e=0.95～0.98，以后电子能量再增加，速度也不再增加了。

电子直线加速器加速电子的方式有两种：行波加速方式和驻波加速方式。

2. 行波加速方式

（1）基本理论模型：图 4-39 为一种简化的同步电子加速模型。很显然，电子只能在加速缝隙 D 中得到加速。若平均电场强度为

$$E_z = \frac{V_\alpha}{D} \tag{4-9}$$

则通过加速缝所获得的能量为 eV_α。

设想如果加速电场能与被加速的电子同步前进运动，电子就一直处于加速缝中持续加速，得到更高的电子能量，这就是行波加速管的理论基础。

如图 4-40 所示，再假设在具有中空的两个圆形膜片之间加上一个静电场，电源 V_α 的正极和负极是两个同轴中空圆形膜片的电极，两个电极间距离为 D，极间电场强度用 E_z 表示，显然在静止状态下，处于电极极间距离 D 内的电子 e 受到电场 E_z 的作用而被加速，方向是由 A 到 B，电子获得的能量为 eV_α，当电子 e 运动到膜片外时，由于没有加速电场，加速过程不再维持，电子得不到继续加速。但是如果让膜片间的加速电场 E_z 和电子一起向前齐步走，并且加速电场的移动速度 V_z 与电子前进速度 V_e 始终保持一致，那么电子 e 就可以始终处于电极间距 D 和加速电场 E 中，得到持续加速，能量不断提高。

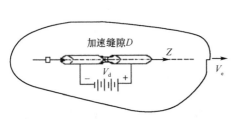

图 4-39　一种简化的同步电子加速模型

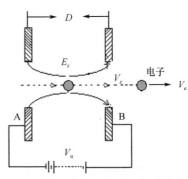

图 4-40　电子在具有中央孔的两个圆形膜片间的静电场中的运动情况

但是，根据狭义相对论，显然用机械的方法是无法实现这一点的。由于电子很轻，经过几十千电子伏特的加速之后，速度就可与光速相比拟，目前是无法用机械运动的方法去推动一个运动接近光速的电极系统。"第二次世界大战"以后，由于微波技术的发展，人们就想到用微波技术来解决这一问题，利用微波通过圆柱形波导管传输时所激励出 TM$_{01}$ 波来解决这一问题，因为它具有轴向电场，然而很遗憾，这种电场在圆形波导管内传播的"相速度"超过了光速，而电子的速度不可能大于光速，加速电场比电子快，电子也得不到有效加速。解决这一问题的关键是要找到一种能使圆形波导管内 TM$_{01}$ 波慢下来的方法，

通过不断探索，科学家们发明了"行波加速管"。

用高频电磁波加速电子必须保持相位的变化与电子的速度同步匹配，即电磁波电场分量的相位变化在电子到达时必须指向电子前进的方向。打个形象的比喻，行波加速管加速电子束流犹如驾驭冲浪板的运动员（图4-41），于加速电场的1/4象限内，不断加速；反之则逆水行舟，电子得不到加速。因此要求加速管的结构设计必须适应同步控制。

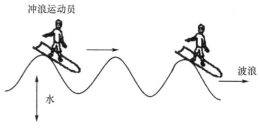

图4-41　用海浪和冲浪运动员来形象
比喻行波电场和电子

（2）工作原理

1）行波电场的建立：前面讲过，加速器的加速管实际上微波波导管，也称加速波导（accelerator waveguide），是由一组圆柱形谐振腔组成。圆形波导管的边界条件设计使微波在其中能激励起一种具有纵向分量的行波电场，纵向分量沿着电子行进的方向作正弦变化，即所谓的TM_{01}波，行波电场沿圆形波导管传播时的电场分布如图4-42所示。

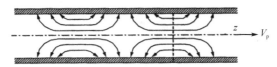

图4-42　行波电场沿圆形波导管传播时的电场分布

2）行波加速管结构：电子在加速电场中的加速过程，如图4-43所示。

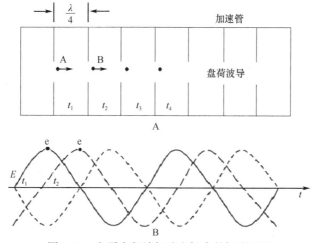

图4-43　电子在行波加速电场中的加速过程

假设有一电子e在t_1时刻处于A点，此时波导管内的电场如图4-43B所示。此时电子正好处于电场加速力的作用下，开始加速向前运动，至时刻t_2电子到达B点，此时由于电波也在"向前"移动（实际上是电场在各点的幅值随时间变化），电子正好在t_2时刻，也处于加速场的作用下。如果波的速度和电子运动速度一致，那么电子将持续受到加速。但由于这种波的传播速度（相速度）大于光速，即永远大于电子运动的速度，要想利用这种行波电场来持续不断地加速电子，使电子的能量得到持续提高，就必须设法让电场的"相速度"降下来，并始终保持与电子的同步运动。

根据微波理论，TM$_{01}$波是由特定波长的横电磁波（TEM）在圆形波导管壁上斜射后反射合成的结果，我们可以通过加入适当干扰因素来改变斜射波与反射波合成的条件，从而使相速度降下来。如果设计的干扰条件恰当，同时还能达到同步加速电子的目的。为此在波导管内有规律地插入一系列同轴中空的圆形膜片（称为盘荷），将加速管分为长度依次递增的腔室，各个腔可以看作成不同的电感电容回路，电磁波在各腔中有不同的相速度，改变膜片间的间距可以改变波的传播速度（相速度），这种以圆形膜片为负荷来减慢行波相速的波导管叫"盘荷波导管"。在开始阶段由于电子速度较小，因此膜片间距也小，使波的传播速度减慢，随着电子速度的增加，慢慢增加其间距（图 4-44A），波速也随之很快到达光速后，由于相对论效应趋于饱和，盘荷的间距也保持不变，即波速也以近于光速的速度传播，此波称为行波。

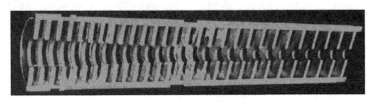

A. 左侧是渐变聚束部分, 右边是均匀部分　　　　B. 带孔的圆形膜片(正面观)

图 4-44　行波加速管剖视图

盘荷波导取圆形膜片（图 4-44B）对波导管加载之意。这些圆形膜片可以看作是电抗性元件，依靠膜片的反射作用给波导增加负载，使电磁场传播的相速度慢下来，实现对电子的同步加速，这种慢波技术是加速器的关键技术之一。

图 4-45 中表示的是相邻盘荷间的行波电场方向正好相反（180°）时的状态，这种分布状态通常称为 π 模。从图中可以看出，在加速管轴线附近，形成一组沿中心轴直线传播的行波 π 模电场。由于在圆波导内设置了很多片距离为 D 的盘荷，改变了原来的反射条件，所以合成之后行波电场的相速度就会降下来。只要确定了合理注入的微波波长和频率，通过合理设计图中所标注的几何尺寸（D、2a、2b、t），就可以得到所需要的行波电场速度，从而满足行波加速管的设计要求。这种盘荷波导加速管的结构比较简单，工作原理也不复杂，很实用。

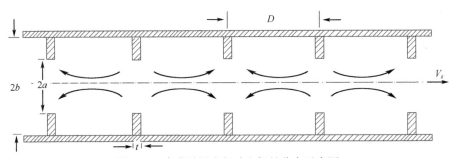

图 4-45　盘荷波导内行波电场的分布示意图

3）行波加速管的工作原理：当一个电子在行波电场的后半周期与电场相遇的时候，轴线附近的电子受到的力与电磁波行进的方向一致，因而会被加速，从而增加能量，这就是行波加速管的工作原理（图 4-46）。从能量守恒的观点来看，行波加速电子的过程是把电磁场的能量转化为电子动能的过程。行波电场要维持电子的不断加速必须具备一定的条件：同步加速条件和相位稳定条件。

　　A．同步加速条件：行波是按一定方向传递的电磁波，行波电磁波的方向在时间和空间上都是交变的。电子在加速管中向前运动过程中既可能处于行波的加速场位置也可能处于减速场的位置，要使电子得到不断的加速，必须要求行波的前进速度与电子运动速度保持同步增加，这就是同步加速条件。条件遭破坏，电子不仅得不到加速，反而会减速。图 4-47 给出了行波电场沿加速管随时间空间的变化规律。

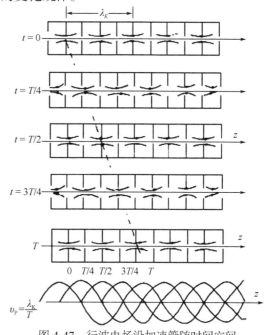

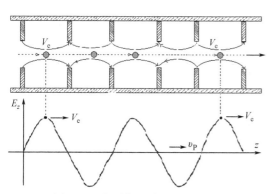

图 4-46　行波加速管的工作原理

此表表示的是 π 模电场加速模式。图中上半部分是行波加速管的内部结构与行波电场方向示意图下半部分表示了行波电场沿 z 轴方向的动态波形。V_e 表示电子的前进速度，v_p 代表行波电场的相速度

图 4-47　行波电场沿加速管随时间空间的变化规律

　　同步加速条件可以用电子相对于行波的相对位置，也就是电子相对于波的相位关系来描述，记作 φ，如图 4-48 所示。

　　关于电子直线加速器电磁波的相位约定有两种，一种取 $\cos\varphi$，电子位于 0 相位时受到最大的加速，另一种取 $\sin\varphi$，电子位于 $\dfrac{\pi}{2}$ 相位时受到最大的加速，如图 4-48，通常采用第一约定。当电子相对于波的位置处在加速位置的波峰上时，称电子相对于波的相位为 0，即 $\varphi=0$，只有电子相对于波的位置处于加速的正半波（即 $|\varphi|<90°$）时，电子就像骑在波峰上前进不断加速，而处在负半波（即 $|\varphi|>90°$）时，电子就会减速。因此，电子相对于波能始终处在加速的正半波是电子能获得不断加速的关键，而要电子始终维持在加速的正半波，就必须要求波速等于电子运动的速度，即

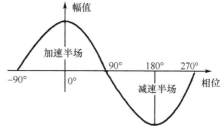

图 4-48　电子相对于波的的相位关系图

要求两者同步。

同步加速条件的数学表达式为：$V_p(z) = V_e(z)$ （4-10）

它表示波速 $V_p(z)$ 和电子速度 $V_e(z)$ 沿加速管处处相等，严格满足这一条件的电子称同步电子。

行波电场在一个震荡周期内，波峰所能移动的距离是由盘荷波导加速管的几何尺寸决定的，通过合理地设计盘荷波导尺寸可以使行波沿加速管传播的相速度满足同步加速条件。

需要说明的是，电子受行波电场加速，不能简单地理解为旅客乘坐火车，行波像一节车厢，电子像旅客，火车速度加快了，旅客前进的速度也加快，车厢必定带着旅客一起走，行波和电场不是这种简单的关系，没有什么东西把电子绑在行波的波峰上。

在加速过程中，波在前进，电子也在前进，在这个意义上它们是相互独立的，但它们又是相互联系的，当同步条件得到满足时，场给电子以加速力，电子从场中获得能量，反之，同步加速条件受到破坏，电子落入减速相位，则电子会把自身的能量交换给场。

在同步加速过程中，电子在行波场的作用下速度越来越快，而行波场传播速度按着人们的设计越来越快，当电子速度逐渐接近光速时，波的速度可设计为等于光速，维持电子一直处于波峰附近。在这个意义上，电子好像骑在波峰附近前进，不断获得能量。

B．慢波结构——盘荷波导

a．行波沿圆形波导管的传播：由于金属界面的存在，在圆形波导管中不能传播轴向的平面电磁波，电磁波在波导管中是反射着前进的，类似声波在一个空管中传播的情形。从不同的管壁反射后合成的波就是波导中传播的电磁波，它必须满足金属管壁的边界条件（电场必须垂直于波导管的金属表面、不能有沿着波导管金属表面的切向分量、磁场必须平行于波导管的金属表面、电场和磁场的方向必须处处垂直等）。由于这些条件的存在，波导管中传播的电磁波在空间的分布和随时间的变化规律就会基本保持不变。

我们知道，在光滑圆形波导管中能传播的最简单的电磁波是 TM_{01} 波，其电磁场的空间分布如图 4-49 所示。

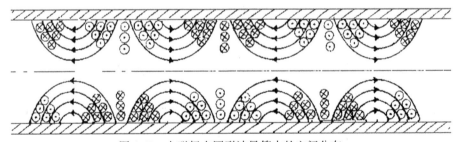

图 4-49 电磁场在圆形波导管中的空间分布

TM_{01} 波表示这种波是横磁波，磁力线都落在横截面上，没有纵向分量。TM_{01} 名称的含义是：脚码的第一个数字"0"表示场沿辐角变化的次数为 0，第二个数字表示场沿径向变化的次数为 1 次，TM_{01} 波就是表示场沿辐角变化是均匀的，没有变化，而沿径向只变化 1 次。

由于光滑金属边界的存在，TM_{01} 波的相速度大于光速，因此不能有效地加速电子。

b．盘荷波导——慢波结构：图 4-50 为盘荷波导结构示意图。微波在这样具有皱折边界的波导内传递时，通过调节这些皱折的深度（$b-a$）、膜片孔径（$2a$）、膜片的间距（D）

和膜片的厚度（t）可以控制微波在其中通过的相速度。在这些尺寸中，膜片厚度 t 对相速度影响很不灵敏，膜片厚度的选择主要取决于机械强度及膜片内孔圆弧倒角附近高频电击穿强度。在确定盘荷波导尺寸时，膜片厚度是可选择的参量，对 10cm 波段的加速管，一般选 $t=4\sim6$mm，个别也有选 2mm 的；膜片间距 D 对相速度的影响也不是主要的，然而它对盘荷波导内建立起的行波场强却有

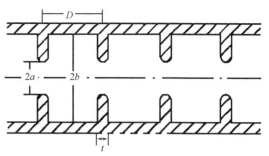

图 4-50　盘荷波导—慢波结构结构示意图

较大的影响，如果盘荷波导内膜片太稀，则微波功率在单位距离内消耗相同的功率时所建立起的场强就很低，不能满足加速的要求；膜片太密，就会增加高频电流流过的表面面积，增加功率消耗。因此就存在一个最佳的间距范围，一般在一个导波波长内有 3～4 个膜片（即 $D=\lambda_g/3\sim\lambda_g/4$，$\lambda_g$ 为波导波长），同时膜片间距的选择和盘荷波导加速管的工作模式选择是联系在一起的。所谓工作模式是两个加速腔之间相移，一般选 90° 或者 120°，相移 90° 的工作模式为 $\frac{\pi}{2}$ 模；相移 120° 的称工作模式为 $\frac{3\pi}{2}$ 模，前者对应的膜片为 $D=\frac{1}{3}\lambda_g$，后者对应为 $D=\frac{1}{4}\lambda_g$；膜片孔径的确定主要依赖于盘荷波导中加速场强的要求，要求加速场强越高，孔径 a 就应越小。但 $\frac{a}{\lambda}$ 过小，则该加速管的色散变得越严重，对频率自动稳定系统提出很高要求，$\frac{a}{\lambda}$ 值一般选择在 0.10～0.13。为了传播相速一定的波，当 a 值决定之后，b 值就被唯一的确定下来了，盘荷波导的皱折深度（$b-a$）是对波速最敏感的尺寸，$b-a$ 越大，就越接近径向传输线波导波长的 1/4，则波速越慢。

C. 盘荷波导的重要特性——色散特性：根据给定的微波频率及一定的相速度要求而设计和加工出来的盘荷波导加速管，不但能传播所设计频率的微波，而且在设计频率附近的一个范围内（存在着一个通频带）的微波也能传播，只不过不同频率的微波有不同的相速度，这是盘荷波导传播系统的一个很重要的特性，这种波速依赖频率的关系称为"色散"关系。这可解释为当微波频率发生变化时，主要起慢波作用的皱折深度相对于导波波长发生了相对的变化，微波频率升高了，即所要传播的微波波长变短了，这时盘荷波导的皱折深度 $b-a$ 相对已经变短的微波波长而言显得长了，这样它将起着更大的慢波作用，使相速度变慢。反之，微波频率降低，则相速要增加。

色散特性是盘荷波导最主要的特性，从色散特性可以衡量加速管的相速度对微波频率的敏感程度。强色散的加速管，当微波频率稍有变化时，其相速度将有很大的改变。影响加速管色散程度的主要参量是盘荷波导膜片孔径 a 值，a 值较小，$\frac{a}{\lambda}$ 值也减少，则色散程度增加，$\frac{a}{\lambda}$ 值越小，色散越厉害。微波频率的变化导致相速度的变动，从而会导致电子同步条件破坏，致使电子相对于波滑相。

图 4-51 为某行波加速管的相速度与频率依赖曲线-色散曲线。该加速管的设计频率为 $f_0=2998$MHz，预定相速度为 $\beta_p=1$。从图中可以看到，当微波频率离开 f_0 时，相速

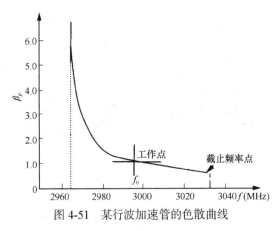

图 4-51 某行波加速管的色散曲线

度也就偏离开原定的数值,频率增加会导致相速度的降低,频率降低,相速度则会增加。从图中还可以看到,实际上存在一条通频带,当频率高于或低于某一数值时,波都不能传播。

D. 相位稳定条件:电子注入加速管是连续的,在一个脉冲期间,电子不可能同时在波峰时机注入,而注入的电子也有一定的初速度,所以严格满足同步条件的电子很少,即使在波峰上的电子也会由于偶然的扰动(如加速场的振幅、相速度的微小变化)而偏离平衡位置,使电子相对于波的位置产生滑动,称为滑相,亦称为相运动或相振荡。相运动必须控制在加速相位的范围内,这是电子得到持续加速的前提。科学家在研究同步加速器的时候发现了自动相位稳定现象。如果同步电子在单位时间的能量增益不是取在波峰上,而是在 0°～90° 存在一个平衡相位 φ_s,该相位上电子速度的增加等于波相速度的增加。当电子注入的相位 φ 相对于平衡相位 φ_s 的偏移值 $\Delta\varphi = |\varphi - \varphi_s|$ 在一定范围内时(也称俘获区间),这些电子可以围绕平衡相位做稳定的相运动,实现准同步加速,这就是自动相位稳定现象。

如果平衡相位越接近 90°,允许的偏差值 $\Delta\varphi$ 可以越大,但此时在单位距离上电子获得的能量就越小,加速效率也越低。如果平衡相位越接近 0°,允许的偏差值 $\Delta\varphi$ 可以越小,但此时在单位距离上电子获得的能量就越大,加速效率也越高。在电子注入到加速管时,既要考虑到使大多数电子能稳定加速,又要考虑到使加速管的加速效率较高,所以在电子枪和主加速段之间都加有群聚腔(图 4-52),使注入到主加速段的电子大多

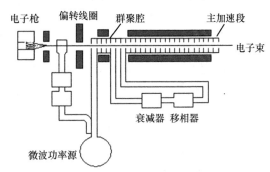

图 4-52 行波加速器群聚腔示意图

数集中在波峰之前一个较小的相位范围内,可以有各种不同形式的聚束器(或聚束段)实现相位汇聚。行波加速器为了结构紧凑,常常把聚束器和主加速管制作在一起,成为主加速管的一部分,称其为"聚束段"。聚束器的一个重要指标就是俘获系数,它是指在 360° 范围内注入电子有多大的比例能被行波电场俘获,加速到最终获得应有的能量,好的聚束段可以将 70%～80% 的注入电子俘获(称俘获系数为 70%～80%)。

加速波导中的平衡相位 φ_s 是逐渐变化,在起始端接近 90°,在主加速段平衡相位 φ_s 逐渐接近 0°,加速效率逐渐提高。

E. 行波加速波导的类型:现在的盘荷波导几乎都是用高导电无氧铜制造,可分为常阻抗和常梯度两种。对于常阻抗型(constant impedance),所有的加速腔结构都是一样的,沿轴向的功率衰减系数保持不变,加速场沿轴向逐渐减小;对于常梯度型(constant gradient),加速腔的结构不一样,沿轴向的功率衰减系数逐渐增大,加速场沿轴向可以保

持不变，它是通过逐渐减小加速管轴耦合孔径来实现的。

从常阻抗和常梯度行波加速波导的断面结构图可以看出，常阻抗型所有加速腔的结构都是一样的（图4-53A），而常梯度型加速腔的孔径从左到右逐渐减小（图4-53B）。

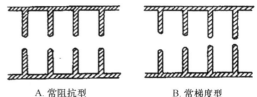

A. 常阻抗型   B. 常梯度型

图 4-53 盘荷波导的类型

尽管常梯度型比常阻抗型行波加速管的结构复杂一些，但它有很多优点，第一是单位长度上的功耗均匀；第二是波导中各处的场强均相等；第三对频率的变化不太敏感；第四受射束负载影响小；第五对射束的突然中断也不太敏感。但在实际应用中，理想化的常梯度型行波加速管比较少，大多数采用近似常梯度设计，即整个波导由许多均匀小段组成，各个小段的孔径和波导的内径逐渐减小。

4）行波加速结构的基本特性：描述行波加速结构性能的基本参量有很多，前面也涉及一些，现简单概括如下。

A. 工作频率与工作模式：

a. 工作频率（f）是加速管最基本的参数，加速管其他很多参数的特性都与工作频率有关。目前大多数医用直线加速器的工作频率都在 S 波段的 2998MHz 或 2856MHz。

b. 工作模式（φ）定义为每个周期结构（每腔）上的相移，表示为：$\varphi = \dfrac{2\pi}{m}$

m 是指一个波长中包含的腔数或盘片数。例如 $\dfrac{\pi}{2}$ 模式表示加速波导中每腔相移 90°，即一个波长中包含 4 个腔。目前医用直行波加速管大多使用 $\dfrac{\pi}{2}$ 模式和 $\dfrac{2\pi}{3}$ 模式。

B. 行波电场强度与微波功率的关系：前面讲过，a/λ 是影响行波电场强度的主要因素之一，但是对于一根成品加速管而言，盘荷波导的尺寸都是一定的，a/λ 就是一个定值，这时影响行波加速管电场强度的主要因素就是输入的微波功率 P_0。当 f 为额定工作频率，在没有注入电子束流（空载）时，行波加速管的电场强度 E_z 可以用以下公式近似计算：

$$E_z \approx 0.697 \frac{\lambda}{a^2} \sqrt{\eta P_0}$$

式中，η 为加速管内的空间谐波系数，P_0 为加速管入口处的微波功率初始值。

可见 E_z 正比于 P_0，因此可以通过调节输入的微波功率来改变行波加速管的电场强度，实现对行波加速器输出的射线能量的调节。

E_z 也与 λ 呈正比关系。由于行波加速管是个色散系统，具有一定的"通频带"，所以在一定的范围内可以通过调节微波波长 λ（也就是调节频率 f）的方式来改变行波电场的强度以达到电子能量转换的目的。这种通过改变频率来转换电子能量的方式称为跳频控制。现代高能医用行波电子直线加速器就是采用跳频的方式调节电子能量，实现输出多档不同能量的电子线；而光子则不能通过这种方式改变能量，一般采用改变微波输入功率的方式来选择输出高能还是低能 X 射线。

C. 相速度与群速度：相速度，即相位传播速度，是指电磁波在盘荷波导中传播时相位移动速度。能量传输速度和相位传播速度不是一回事，相速度是波的一种状态的传播速度，基波场在波导中相位传播速度可以远大于光速，而能量传输速度只能小于或等于光速，常用群速度来反映能量传输的速度。

能量传输过程是电磁场在加速管中建立和传输的过程。微波能量通过加速管每一个腔时，首先要进入每一个皱折槽，把皱折槽的电磁场建立起来，然后经槽底反射出来，再往前传输，因此能量传输速度是比较慢的。

盘荷波导是个色散系统，不同频率的波在其中传播的相速度也不同。通过加速管的微波频率不是单色的，而是存在一个频谱，即存在一个不同频率的集合群，能量传输的速度（群速度）指的是这个波群幅值最大值的移动速度，常用 V_g 表示。能量传输速度是频谱中所包含的各频率组成的波群所合成的幅值最大值移动速度，这也是群速度名称的由来。显然它不同于单一频率的波的移动速度。对于 $\frac{\pi}{2}$ 模而言，

$$V_g = k \left(\frac{a}{b} \right)^4 \qquad (4\text{-}11)$$

式中，k 为一常数，a 为盘片孔径，b 为波导内径。$\frac{a}{b}$ 越小，则群速度越小。

从加速器的稳定性考虑，群速度越大越好，即波导的色散小，这样频率不稳定引起的相速度变化就较小，对电子的动力特性影响也较小；另一方面，加速场的振幅与群速度的平方根成反比，群速度越大，则加速场降低。实际选取群速度时要兼顾加速器的稳定性和效率。

D. 衰减常数：微波功率在盘荷波导传输的过程中，在盘荷波导内壁必然会激励起高频电流，高频电流会引起加速管发热，常称为高频损耗。它会引起微波功率沿加速管衰减，可用衰减系数来反映沿加速管功率损耗的程度，记为 α。微波功率沿加速管的变化正比于 α 和该处功率 P，即

$$\frac{\mathrm{d}p}{\mathrm{d}z} = -2\alpha P \qquad (4\text{-}12)$$

而衰减系数 α 和盘荷波导的尺寸、相速、频率有关。膜片孔径越小，$\frac{a}{\lambda}$ 值也越小，衰减系数 α 越大，衰减系数 α 还和材料及表面状态有关。

E. 分流阻抗：高频电流的产生和微波电场的建立是紧密联系在一起的。当然不同的加速管结构、不同的加速管几何尺寸、不同的相速度在消耗相同的功率条件下，会建立起不同幅值的场强。为了衡量这一性质，在行波加速管中引入一个行波分流阻抗 Z_T 的概念，用来表示在加速结构中建立起的加速场强的平方与单位长度加速结构所损耗的微波功率的比值，表示为：

$$Z_T = \frac{E_z^2}{-\dfrac{\mathrm{d}p}{\mathrm{d}z}} = \frac{E_z^2}{2\alpha p} \qquad (4\text{-}13)$$

分流阻抗是一个很重要的参数，人们总希望大一些。在消耗相同的微波功率时，能建立起更高的加速场强，它和盘荷波导的工作模式有关，工作于 $\frac{2\pi}{3}$ 模时，Z_T 最高。减少膜片厚度对 Z_T 的提高也有好处。在 10cm 波段，一般 $Z_T = 50 \sim 60$（MΩ/m）。

F. 品质因数（Q 值）：无载品质因数（Q 值）表示加速管的衰减特性，定义为谐振腔

中存储的能量与微波周期的每弧度上腔内微波能量的损耗之比。把几个同样的腔放在一起，储能和损耗按相同的比例增加，Q 值保持不变。

对于行波加速管而言，是指注入额定功率的微波后，加速管处于谐振状态时，加速腔内单位长度上储存的行波电场能量与微波角频率的乘积除以腔内单位长度上消耗的微波功率，我们把它定义为行波品质因数 Q_{T_0}，表示为：

$$Q_{T_0} = \frac{\omega_0 \frac{dW}{dz}}{-\frac{dP}{dz}} = \frac{\pi f_0 \frac{dW}{dz}}{\alpha P_0} \qquad (4\text{-}14)$$

式中，ω_0 和 f_0 分别表示微波额定角频率和额定振荡频率，dW/dz 表示单位长度上储存的微波能量。

可见在电场能量一定的情况下，微波损耗越低，Q_{T_0} 就越高。为了减少微波损耗，我们希望 Q_{T_0} 值尽可能大一些。Q_{T_0} 的大小是由加速管的内部结构尺寸来确定的，一般 $Q_{T_0} \approx 8000 \sim 10\,000$。

G. 转换效率：加速器的微波功率一部分消耗在管壁上，一部分作为束流负载，剩下的被吸收负载吸收。加速器出口的束流功率与入口的微波功率之比称为加速器的转换效率 η。

$$\eta = \frac{I_{脉冲束流} \times 输出电子能量}{加速器输入射频功率} \qquad (4\text{-}15)$$

行波加速器的工作效率一般可达 40%，以高频热损失的形式消耗在管壁上的微波功率约占 50%，其余的被吸收负载吸收（约占 10%）。不同的加速管及同一加速管的不同工作状态，微波功率的分配和加速管的效率并不完全相同，但都存在一个最佳效率。在最佳效率后继续增加束流负载时，由于束流负载的能量下降太多，效率反而下降了。

H. 建场时间：微波功率从加速管入口传输到加速管的末端并建立起稳定的行波电场是需要时间的，这段时间称为建场时间，记作 τ_{FT}。建场时间与加速管的几何长度和微波功率的群速度 V_g 有关。现在的行波加速管一般都是非均匀波导，建场时间可用下式表示：

$$\tau_{FT} = \int_0^L \frac{1}{V_g} dz \qquad (4\text{-}16)$$

建场时间是行波加速管的一个重要参数，显然越小越好，它与群速度呈反比关系，增加群速度可以缩短建场时间。

一般医用行波加速管的建场时间 $\tau_{FT} = 0.4 \sim 0.6\,\mu s$。

3. 驻波加速方式

（1）基本理论模型：图 4-54 是一种用时变电场按直线加速电子的模型。在一系列双圆筒电极之间，分别接上频率相同的交变电源，如果该频率 f_a 和双筒电极缝隙之间距离 D 满足 $D = \dfrac{1V}{2f_a}$ 的关系（V 为电子运动速度），则电子可以得以持续加速。

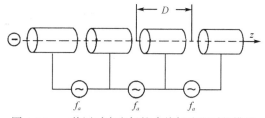

图 4-54　一种用时变电场按直线加速电子的模型

再假设在具有中空的圆形膜片之间加上一个静电场，与电源的正极和负极相连的两个膜片相当于两个电极，如果相邻电极之间分别接上相同频率的交变电源，就会形成图4-55所示的幅度随时间上下振荡但空间位置保持不变的交变电场波形。当电子处于图中1、3、5的位置时，如果电压波形正好是图中实线所示的形状，则电子得到加速，电子穿过电极中心孔的时候，没有电场，依靠惯性电子继续运动到相应的下一个区域（图中2、4、6位置），如果这时电压波形正好是图中虚线所示的形状，即极间电场发生逆转，电子可以得到继续加速。按此顺序增加电极，就可以达到更高的电子能量。这就是驻波加速管的基本理论基础。

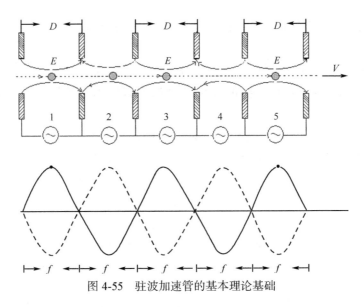

图 4-55 驻波加速管的基本理论基础

通过理论推导可以得到，如果 f 代表交变电源频率，极间距离为 D，电子的平均速度为 V，若满足以下关系式时，电子就可以得到持续加速：$D=\dfrac{1V}{2f}$。

但是这种理论加速模型在一般的电气工程中很难实现，这是因为，假设 $D=5cm$，V 近似光速，通过公式计算，$f=\dfrac{1V}{2D}=3000MHz$，理论上分析和实践经验都表明这么高频率的电功率是不可能用一般的电线来传递的，因此需要通过其他的途径来解决这个问题。通过不断探索，科学家们寻求到一种谐振腔列的方式可以解决这一难题。这种谐振腔列就是我们所说的驻波加速管。

驻波工作方式在加速管的末端不接匹配负载，而接短路面，使微波在终端反射，所反射的微波沿电子加速的反方向前进，如果加速结构的始端也放置短路面，那上述的反射功率在始端再次被反射，在长度合适的加速管内，反射波和入射波相位可保持一致，两者叠加，在加速管内形成驻波状态。所以说驻波加速管的加速犹如一场交变电场的"接力型"加速方式（图4-56）。

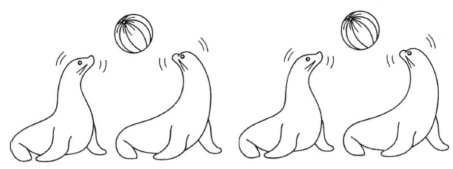

图 4-56　用海豚传球来形象比喻驻波电场加速电子

当加速管比较短时，驻波加速方式比较有利，在相同的微波功率、相同的加速结构下，驻波加速可获得较高的能量。

（2）工作原理

1）驻波电场的形成过程

前面讲过，行波加速管中的射频功率是单方向传播的，多余的功率由终端的匹配负载吸收。而驻波加速管则是在加速管的两端接短路面，使射频功率能在其中来回反射形成驻波。无论哪种驻波加速结构都可看成是一系列以一定方式耦合起来的谐振腔链，在谐振腔轴线上有可让电子通过的中孔，在腔中建立起随时间振荡的轴向电场，轴上电场的大小和方向是随时间交变的，电子沿轴线方向不断加速，能量不断提高，这种振荡的包络线都是原地不动的，所以称为驻波。

驻波可以看作是无数个沿相反方向传播的行波的组合，再用行波的观点来分析，便于理解。图 4-57A 说明了 $\frac{\pi}{2}$ 模式驻波加速管中两个相反方向传播的行波形成驻波的过程。

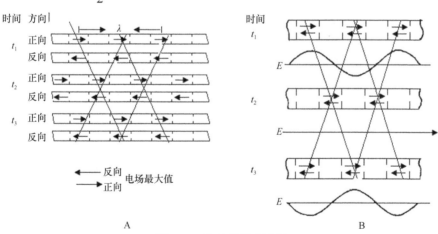

图 4-57　驻波的形成过程

从左到右前向传播的波在加速管的末端全部被反射回来，反向波从右到左传播，前向和反向电场在 t_1 和 t_3 处叠加，在 t_2 处相互抵消，场强为 0，结果波的相位空间是静止的，而幅度随时间变化（图 4-57B），这就是驻波。

2）驻波电场对电子的加速作用：图 4-58 说明了电子在驻波电场中的加速过程。t_1 时刻电子受电场力的作用做向前加速运动；t_2 时刻电场处处为 0，此时电子得不到加速；t_3 时刻电场正好反向，但电子此时已运动到它的后半周，又处在加速状态；以此类推，t_4 时刻

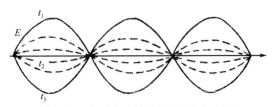

图 4-58 电子在驻波电场中的加速过程

电场由反向恢复到 0, 电子也得不到加速; 直到 t_5 时刻电场恢复到 t_1 时刻的状态, 电子又正好处在它的加速场, 重复同样的过程。在 t_1 与 t_2 时刻间, 由于电场由正向 0 变化(即幅值变小), 相位却保持不变, 此时电子仍受到加速场的作用而增加能量, 其他时刻也是如此。因此可以看出, 驻波加速管有一半腔实际上在所有时刻电场为 0, 只起耦合和输送微波功率的作用, 称为耦合腔, 另一半起加速作用的腔称为加速腔。

3) 驻波加速管的工作原理: 如图 4-59 是工作在 π 模的典型驻波结构的场分布图。轴线上的中孔既是束流通道又是实现腔间耦合的耦合孔, 波幅和波节的位置不随时间变化, 而每个腔内的场强大小和方向都随时间发生变化, 出现场强最大值和零值的地方是不随时间变化的, 场是位置和时间的函数, 在每一个腔中, 电场强度可表示为:

$$E_z(z,t) = E_z(z) \cos \omega t \qquad (4-17)$$

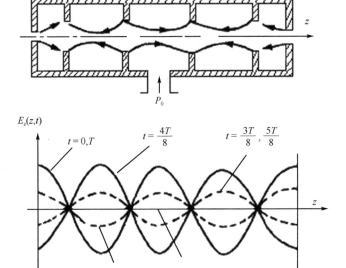

图 4-59 工作在 π 模的驻波结构中的场随时间和距离的变化

其中 $E_z(z)$ 为场的包络线, 可以分解成不同的谐波。不同的驻波结构, 由于边界条件不同, $E_z(z)$ 的形状会有差别。

$$E_z(z) = \sum_{-\infty}^{+\infty} A_n \cdot \cos \frac{(2n+1)\,\pi z}{D} \qquad (4-18)$$

式中, A_n 表示各谐波的幅值。

当 1# 腔处于加速半周, 电场随时间渐渐从小到大, 而方向又正好合适加速电子时, 2# 腔的电场方向却是减速的, 但过一会, 当 1# 腔的场值随时间变成减速方向时, 2# 腔电场的方向变得能正好加速电子, 因此可以设想如果让电子在 1# 腔的场正好由负变正那一瞬间

（场强正是加速方向）注入其中，电子在前进时场强不断增加，电子不断获得能量，场强正好到达峰值时，电子也正好到达腔的中央。其后场强开始下降，电子在后半腔中飞行，当场强开始由正变负时电子正好飞出 1# 进入下一个腔，这时 2# 腔的场强又正好由负变正，电子在 2# 腔中又能继续加速获得能量。如果这种安排能得到满足，电子就可不断获得能量，这就是 π 模工作时驻波加速过程。

在满足同步条件下，电子在一个驻波腔中的能量增益 W_e 为：

$$W_e = e \int_{-\frac{D}{2}}^{\frac{D}{2}} \sum_{-\infty}^{+\infty} A_n \cos \frac{(2n+1)\pi z}{D} \cdot \cos \omega t \cdot dz \qquad （4-19）$$

根据同步条件，$\omega t = \dfrac{\pi z}{D}$，代入上式得：$W = e \dfrac{A_0}{2} D + e \dfrac{A_{-1}}{2} D$ （4-20）

式中，A_0，A_{-1} 分别为驻波的基波和 -1 次谐波的幅值。可见 π 模工作时，只有基波和 -1 次谐波对电子能量增益有贡献。

4）同步加速条件：驻波加速能够得持续进行，也必须满足同步加速条件。

如图 4-60 所示，在加速管左右两端适当位置放置短路板，形成一种电磁振荡的驻波状态。

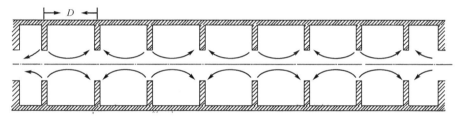

图 4-60 利用盘荷波导形成的驻波加速场分布

若加速管结构中所有腔体都谐振在一个频率上，相邻腔间的距离为 D，腔间电场相位差为 180°，即腔间电场刚好方向相反，接近光速 c 的电子在一个腔飞跃的时间为 $t = \dfrac{D}{c}$，正好等于加速管中电磁场振荡的半周期，电子的飞跃时间与加速电场更换方向时间一致，从而能持续加速。因此，同步加速条件可以表述为：

$$\frac{D}{c} = \frac{T}{2} \qquad （4-21）$$

即电子渡越腔体（腔长为 D）的时间正好等于微波振荡的半周期 $\dfrac{T}{2}$。

5）驻波和行波的关系：其实驻波加速也不是从原则上完全区别于行波加速的另外一种新的加速原理。前面也讲过，任何驻波都可以看作是无数个相反方向传播的行波的组合，所以驻波加速也可以用行波的观点来分析。

所以：

$$E_z(z,t) = E_{ZF}(z,t) + E_{ZB}(z,t) \qquad （4-22）$$

其中

$$E_{ZF}(z,t) = \sum_{-\infty}^{+\infty} E_n \cos \left[\omega t - \frac{(2n+1)}{D} z \right] \qquad （4-23）$$

$$E_{ZB}(z,t) = \sum_{-\infty}^{+\infty} E_n \cos \left[\omega t + \frac{(2n+1)}{D} z \right] \qquad （4-24）$$

$E_{ZF}(z,t)$ 和 $E_{ZB}(z,t)$ 分别表示向前和向后传播的行波，$A_n = 2E_0$

如图 4-61 所示，给出了一个向前行波和向后行波叠加形成一个驻波的示意图。根据行波同步加速条件可知，电子进入这样的加速结构时，在电场作用下获得能量。从上面介绍的驻波同步加速条件可知，此时能与电子同步的行波波速应为：$V_p = \dfrac{D}{T/2}$，即电子走了距离 D 之时，正好波经历了半个周期，因此 $\omega t = \dfrac{\pi z}{D}$，将它代入上式（4-23），在 $\left(-\dfrac{D}{2} \sim \dfrac{D}{2}\right)$ 范围内积分，得到电子在一个腔中（距离为 D）所获得的能量 W_e：

$$W_e = e\int_{-\frac{D}{2}}^{\frac{D}{2}}\sum_{-\infty}^{+\infty} E_n \cos\left[\frac{\pi z}{D} - \frac{(2n+1)\pi z}{D}\right]dz + e\int_{-\frac{D}{2}}^{\frac{D}{2}}\sum_{-\infty}^{+\infty} E_n \cos\left[\frac{\pi z}{D} + \frac{(2n+1)\pi z}{D}\right]dz$$

$$= e\,E_0\,D + e\,E_{-1}\,D = e\,\frac{A_0}{2}\,D + e\,\frac{A_{-1}}{2}\,D \qquad (4\text{-}25)$$

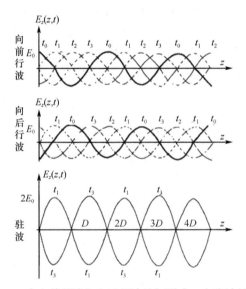

图 4-61　一个向前行波和向后行波叠加形成一个驻波的示意图

计算结果和利用驻波观点分析完全一致，即只有向前行波中的基波和向后行波中的 -1 次谐波（向后行波中的 -1 次谐波其实也是一种向前行波）对电子能量增益有贡献，而其他谐波对电子能量增益的效果都为 0。

可见电子在驻波加速结构中的加速过程也可以用行波观点来分析。然而这并不是说明驻波和行波加速结构的效果是一样的，更不能讲两种加速结构的性质相同。由于驻波加速结构有两个终端短路面，使得驻波加速结构有很多不同于行波加速的性质。

6）驻波加速管的分类和基本结构：驻波加速管常常有以下几种分类方式：一种是按每一个腔的平均相移来划分，分为 π 模、$\dfrac{\pi}{2}$ 模、0 模；一种是按结构包括的周期数来划分：单周期、双周期、三周期；一种是按耦合方式来划分：轴耦合、边耦合、环腔耦合；一种是按电磁场耦合方式来划分：电耦合、磁耦合；还有人按驻波结构发展的顺序来划分，分为第一代、第二代和第三代驻波结构。目前驻波结构还在不断发展，今后还会有新的结构出现。

π 模结构的驻波加速管虽说结构比较简单，微波功率的转换效率也比较高，但它存在对内部尺寸结构的精度要求太高、对束流负载过于敏感等缺点，使得它工作不够稳定，难以推广；$\frac{\pi}{2}$ 模结构的驻波加速管是最稳定的驻波加速模式，但只有半数腔体可以加速电子，加速效率太低，在很长时间内也没有得到发展。双周期边耦合驻波加速结构就是综合了单周期 π 模结构和单周期 $\frac{\pi}{2}$ 模结构的优点研制而成的。

如图 4-62A 所示，从外观上看，这种加速管的外周边有许多"耳朵"，它们是"边耦合腔"的外壳。右端连接电子枪，左端连接偏转靶室。与行波加速管的微波功率都从起始端注入不同，高能驻波加速管的微波功率一般都是从中间注入，微波功率主入口是一种方形波导，与离子泵相连，用来保持管内高度真空状态；管内的加速腔也是由许多盘荷膜片构成，每个膜片都有中心孔，它们既是腔与腔之间的电场耦合桥梁，又是被加速电子前进的通道；每个加速腔都与邻近周边上的两个腔体相通，这些边腔没有电子通过，只起耦合作用，称为"边耦合腔"（图 4-62B）。由于加速腔和耦合腔的振荡周期不同，而且耦合腔又设在边缘，所以这种加速管结构被称为双周期边耦合驻波加速管。

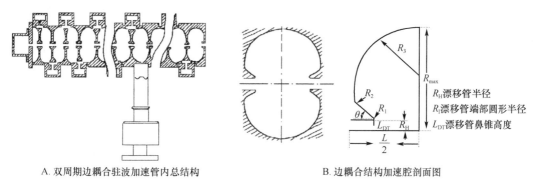

A. 双周期边耦合驻波加速管内总结构　　　　　B. 边耦合结构加速腔剖面图

图 4-62　双周期边耦合驻波加速管

由于 $\frac{\pi}{2}$ 模的独特优点，目前绝大部分驻波加速器的加速管都采用 $\frac{\pi}{2}$ 模结构。$\frac{\pi}{2}$ 模边耦合双周期结构在驻波电子直线加速器的发展中起着很重要的作用，对它的研究最系统，也最充分，无论是在设计还是在加工方面都积累了丰富的经验。无论是在理论上还是实际中 $\frac{\pi}{2}$ 模边耦合双周期结构有着最高的分流阻抗；它工作在通频带中央，耦合腔中的场和耦合腔本身的频率误差无关，可以对加速腔型进行独立化设计而不用考虑耦合的因素、耦合腔完全移至束流轴线以外，不存在耦合腔的场和束流相互作用的问题；边耦合结构对加工公差要求低等，另外它还有频率稳定性好、对负载不敏感、调谐方便等优点，因此得到广泛应用，目前为止它在驻波加速器领域仍占据着最重要的地位。

边耦合双周期结构也有一个发展过程。如图 4-63A 所示，$\frac{\pi}{2}$ 模单周期结构具有最大的模式间隔，具有最大的群速度，因此工作稳定性最好。但它有半数腔不激励，只起功率耦合的作用，因此整个结构的分流阻抗很低。

为了保持 $\frac{\pi}{2}$ 的优点，又能提高分流阻抗，人们对驻波加速结构进行了改进，把工作在

$\frac{\pi}{2}$ 模腔链中的耦合腔加以压缩，而延长加速腔，只要两者谐振频率保持一致，则腔链仍显示 $\frac{\pi}{2}$ 模工作特性。由于加速腔得以延长，分流阻抗提高了，腔链由两种结构周期不同的腔体组成，而变成双周期结构，如图 4-63B 所示。

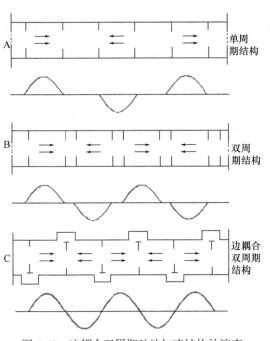

图 4-63　边耦合双周期驻波加速结构的演变

美国科学家进一步提出把耦合腔从束流轴线上移开，放在加速腔的外边，加速腔的外壁上有耦合孔和边耦合腔耦合，相邻的加速腔通过边耦合腔相互耦合在一起，这样就让加速腔之间形成了"π 模结构"的形式，相邻加速腔之间的中孔只起束流通道的作用，不起功率耦合作用，如图 4-63C 所示，这样加速腔长度扩展了一倍，从而有可能获得最大的分流阻抗，这就是演变成边耦合驻波加速结构。其后他们对腔体不断加以优化，为了提高时间渡越因子，在束流通道上增加了鼻锥，两鼻锥间隙和腔长之比为 2 : 1，束流孔道直径为 38.1mm，工作频率为 805MHz。为了减少耦合腔的尺寸，在腔两底面贴上两块圆柱体，对腔体进行电容加载，把圆筒型加速腔变成圆拱型，这一措施既减少了腔损耗又增加了腔内贮能，使分流阻抗大约增加了 10%，同时又对漂移管进行了改造，把漂移管做成三角锥形（$\theta = 30°$），和管壁圆弧过渡，鼻锥端部也做成圆弧形，最后把加速腔的腔型优化设计成如图 4-62B 的样子，分流阻抗又提高了大约 10%。

双周期边耦合驻波加速结构的振荡频率主要取决于径向尺寸而不是轴向尺寸，在相同的振荡频率下，不同的腔体结构可以有不同的振荡频周期，将耦合腔移到周边之后，轴向空间全部都是加速腔，这样相邻加速腔之间的中心孔只是电子束流的加速通道，驻波电场的相互耦合是通过边耦合腔实现的。所以这种驻波加速结构形式上还是工作于 π 模结构，可以保持驻波长度与加速腔膜片间距的尺寸相等，应用现有频率的微波源就可以满足同步加速条件。但实际上这种结构的驻波加速管仍然显示 $\frac{\pi}{2}$ 模的腔链特性，所以双周期边耦合驻波加速结构具有 $\frac{\pi}{2}$ 模和 π 模两种驻波加速结构的优越性。

尽管边耦合结构有很多优点，但它加工较复杂，焊接有一定的难度。20 世纪 70 年代，又出现了磁轴耦合双周期驻波加速结构，如图 4-64 所示。它最大的特点是把边耦合腔放回了轴线上，加速腔和耦合腔通过肾形孔在磁场的作用下相互耦合。它最大的优点是整个结构为轴对称，利于加工，简化了制作工艺，但耦合腔位于轴线上，占据了一定的位置，限制了加速腔的长度，使结构的分流阻抗稍有下降，不适合高功率的状况。

7）驻波加速管的基本特性

A. 单色特性：从前面的介绍可知，建立驻波电场必须满足以下几个基本条件。注入加速管的微波频率必须能形成正向行波和反向行波；且两者的振荡频率、相位移角度必须相等，方向相反。虽然正向行波和反向行波可以具有色散特性，但对于驻波加速管来说，除了额定的微波频率可以建立所设定工

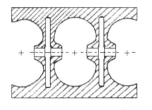
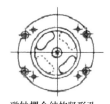

磁轴耦合结构肾形孔

图 4-64 磁轴耦合双周期驻波加速结构示意图

作模式的驻波外，其他频率的微波很难同时满足以上条件。不能建立驻波电场也就不可能满足同步加速条件，所以注入驻波加速管的微波频率必须与设计的腔结构严格调谐。

驻波加速管与行波加速管不同，是单色结构，或者说是单频微波器件，其工作频率很窄，对微波频率的变化非常敏感，微小的变化就会引起微波传输功率的较大波动。

B. 驻波电场强度与微波功率的关系：驻波加速管内建立的驻波电场强度除了与加速管的结构和加速腔的几何尺寸有关之外，在谐振的条件下还与馈入加速管的微波功率有关。在没有注入电子束流负载（空载）时，驻波电场强度与微波功率的关系可用下式表示：

$$E_s = \frac{2\sqrt{\beta_c Z_S L P_0}}{1+\beta_c} \qquad (4\text{-}26)$$

式中 E_s 表示驻波电场；β_c 表示腔体之间的耦合系数，它简接表示微波在驻波加速管内的谐振程度，在满足严格的谐振条件下，$\beta_c=1$；Z_s 表示驻波加速管的有效分流阻抗；L 代表加速管的长度；P_0 代表微波初始功率。

可见，驻波加速管内建立的电场强度与微波功率的平方根呈正比，在其他条件一定的情况下，通过改变微波注入功率就可以改变驻波电场强度，继而改变射线束的能量，这点与行波加速管是一致的。但是由于驻波加速管内的微波功率在各个加速腔内均匀分布，使得驻波电场强度在各个加速腔内大小相等，不像行波电场那样衰减，因此相同的额定能量下，驻波加速管的长度比行波加速管短。

与行波加速管不同的是，驻波电场强度与微波波长 λ 之间不是明显的正比例关系，而是通过 β_c 发生关联；由于驻波加速管是单色系统，微波波长 λ 改变，也就是频率 f 发生改变，直接结果是破坏了驻波形成的条件。所以一般情况下不能用改变微波波长的方法来改变设想的输出能量，通常是采用改变微波功率与束流负载相结合的方法来选择。

C. 渡越时间因子 T：电子穿过加速结构（腔）需要的时间称为渡越时间。在渡越时间内腔中的场是变化的，遵循 $E_z(z,t) = E_z(z,t)\cos(\omega t)$。

电子不可能都感受到电场的幅值，因此电子渡越加速腔时，所获得的能量 ΔW 总是小于轴上电场的线积分 V，定义 ΔW 和 V 之比为渡越时间因子 T

$$T = \frac{\int_{-\frac{l}{2}}^{\frac{l}{2}} E_z(z)\cdot\cos\left(\frac{\pi z}{l}\right)dz}{\int_{-\frac{l}{2}}^{\frac{l}{2}} E_z(z)\,dz} \qquad (4\text{-}27)$$

式中，$\Delta W = \int_{-\frac{l}{2}}^{\frac{l}{2}} E_z(z)\cdot\cos\left(\frac{\pi z}{l}\right)dz$；所以 $\Delta W = eVT$

T 总小于 1,其值与腔体结构和场强的分布 $E_z(z)$ 有关,一般总希望结构有较高的 T 值,一个加速波导的渡越时间因子越大,则电子获得的能量也越大,电场利用越充分,通常 $T \approx 0.8 \sim 0.85$。

D. 单位长度的分流阻抗 Z 与有效分流阻抗 Z_s:单位长度的分流阻抗等于所建立起的跨越腔最大电压平方与单位长度上消耗的微波功率之比,记为 Z,通常也称特征阻抗。

$$Z = \frac{\left[\int_{-\frac{l}{2}}^{\frac{l}{2}} E_z(z)\mathrm{d}z\right]^2}{PL} = \frac{V^2}{PL} \tag{4-28}$$

式中,P 为损耗的功率;L 为加速腔的长度;$E_z(z)$ 是结构轴线上场强的幅值;V 为跨越腔的最大电压,等于轴上电场幅值的线积分。

由定义可知单位长度的分流阻抗是在没有束流负载时驻波加速管的固有特性,但加了束流负载以后情况就会发生改变,因此就有了有效分流阻抗 Z_s 的概念,它是反映一个驻波加速管加速效率最本质的参数,是单位长度上的有效分流阻抗,它等于电子所获得能量平方与单位长度上所损耗的微波功率之比,记为 Z_s(或 ZT^2)。

$$Z_s = \frac{V^2 T^2}{PL} = ZT^2 \left(\mathrm{M\Omega}\big/m\right) \tag{4-29}$$

ZT^2 与腔型密切相关,因渡越时间因子 $t \leqslant 1$,所以 $Z_s < Z$,说明加了束流负载后,Z_s 会下降,微波的分流热损耗会增加。对于 S 波段的驻波加速腔,一般 $Z_s = 85 \sim 100(\mathrm{M\Omega}/m)$。驻波加速管的加速效率一般小于 50%。

E. 无载品质因素 Q_{S0} 和有载品质因数 Q_{sl}:无载品质因素 Q_{S0} 指的是注入额定功率的微波后,加速管处于正常谐振时加速腔内储存的能量与微波角频率的乘积除以腔体内的微波损耗。记为 $Q_{S0} = \dfrac{\omega_0 W}{P_w}$

在电场能量一定的情况下,微波损耗越低,Q_{S0} 就越高。Q_{S0} 值的大小是由驻波加速管的内部结构尺寸决定的,一般 $Q_{S0} \approx 15\,000$。

由于负载时有效分流阻抗会降低,所以负载时的品质因数也会降低。有载品质因数 Q_{sl} 与 Q_{S0} 之间的关系可以表示为:

$$Q_{sl} = \frac{1}{1+\beta_c} Q_{S0} \tag{4-30}$$

耦合系数 $\beta_c = 0 \sim 1$,分别对应于失谐和最佳谐振两种状态,所以有 $Q_{sl} \leqslant Q_{S0}$。在最佳谐振状态时,$\beta_c = 1$,$Q_{sl} = \dfrac{1}{2} Q_{S0}$。

F. 驻波加速管的建场时间:驻波电场是微波功率在加速管内来回反射建立起来的,它是时间的函数,其空间位置不变。在谐振状态下,驻波电场的建场过程可表示为:

$$E_T = E_m \left(1 - \mathrm{e}^{\frac{-\omega_0 t}{2Q_{sl}}}\right) \tag{4-31}$$

E_m 表示电场强度稳定值。驻波加速管的建场时间 t_{fs} 定义为达到电场强度稳定值 E_m 的

$\left(1-\dfrac{1}{e}\right)$ 倍所用的时间。根据上式可以得出：

$$t_{fs} = \frac{2Q_{sl}}{\omega_0} \qquad (4\text{-}32)$$

可见在最佳谐振状态下，t_{fs} 与 Q_{sl} 呈正比。驻波建场时间要比行波建场时间长 2.5～3.5 倍，达到 1.0～2.1 μs。

4. 与行波加速结构相比，驻波加速结构的优缺点

（1）在微波功率相同的情况下，驻波加速结构可以在更短的长度获得更高的能量，而且聚焦系统简单。因此驻波加速器的机型小，结构轻便，总功率消耗小。

（2）驻波加速腔的场强高，可以实现较低的电压注入，一般情况下 V_{inj}=1～10kV，从而降低了对电子枪的耐压要求，减少了电子枪的高度（只有 3cm 左右），缩短了加速结构的总体尺寸，而行波加速结构 V_{inj}=40～60kV，电子枪的高度较高，通常在 20～30cm。

（3）驻波加速管做成密封结构，其静态真空度可达 0.133×（10^{-5}～10^{-6}）Pa（10^{-8}～10^{-9} Torr），工作真空度可达 0.133×10^{-6} Pa（10^{-9} Torr），都比行波加速管高一个数量级，因此电子枪可以采取氧化物阴极，有利于降低阴极工作温度，延长电子枪的寿命。

（4）驻波加速结构场的建立需要较长的时间，一般 1.5 μs 左右的场值才能达到稳定值的 90%，因此必须采用长脉冲的微波功率源，脉冲宽度一般为 4 μs，而行波加速结构微波功率的脉冲宽度一般是 2 μs。

（5）驻波加速结构的窄带工作特性使得设备对自动频率控制系统有更高的要求。驻波加速管 AFC 系统的稳定度由容许的 X 射线辐射剂量率的稳定度来决定的。当剂量率的稳定度为±3%时，频率稳定度要求在±20kHz 左右。驻波加速管虽然有多个分立的谐振频率，但满足电子动力学设计要求的只有一个工作频率，当频率偏差超过±200kHz 时，微波功率根本不能进入驻波加速管，所以驻波加速管 AFC 系统只有一个工作节点；行波加速结构频率稳定性的要求与行波加速管的色散特性有关，当频率偏离工作频率时，会引起电子相对于波的滑相，使能谱变坏，能量降低。行波加速管要求频率稳定度在±60kHz 左右，行波加速管容许多个不同的工作频率，每个频率对应不同的能量。

（6）驻波加速结构的建场时间及聚束过程不充分，电子的能谱远差于行波加速器。为了减少束流经偏转后的宽度，多采用 270° 消色差偏转结构，这种偏转结构对束流能量、束流位置和入射角度上的波动能自动纠正，以保持靶点的大小和位置的稳定。有了这个系统可以省去射线自动均整系统，但它同时增加了照射头的体积，提高了等中心高度。

行波和驻波加速器各有特点，在它们之间进行绝对的比较是很困难的。虽然驻波加速器采用的技术比较先进，但凭这一点我们也不能笼统地认为驻波加速器就比行波加速器好。驻波加速器也有它的缺点，如电子能谱较差，低能成分的电子多，加速管采用密封结构，一旦出现故障必须整根替换，无形中增加了维修成本。

目前在国际上有行波医用电子直线加速器和驻波医用电子直线加速器两大阵营。行波加速器以瑞典医科达（Elekta）公司为代表，驻波加速器以美国瓦里安（Varian）公司和德国西门子（Siemens）公司（不过从 2012 年起逐渐退出加速器市场）为代表，这三家公司是目前世界上医用加速器领域最主要的竞争对手。在国内，原来的北京医疗器械研究所（简称"北医所"，现已归并到医科达公司）和山东新华医疗器械公司采用的是驻波结构，而江苏扬州的海明医疗器械公司采用的是行波结构。两类加速器各有千秋，都能满足临床放射治疗的实际需要，所以不能简单评价哪种加速器好或差。

（二）微波功率源及微波传输系统

1. 微波的概念　微波是电磁波谱中介于普通无线电波（长波、中波、短波、超短波）与红外线之间的波段（图 4-65 为电磁波谱图），它是属于无线电波中波长最短即频率最高的波段，波长 1mm～1m（对应频率范围 $3\times10^8\sim3\times10^{11}$ Hz）。人们把微波分成了许多波段，不同频率（波长）段微波有着不同的波段名称，如表 4-4 所示。

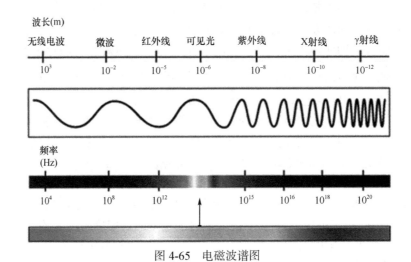

图 4-65　电磁波谱图

表 4-4　微波频率段的划分

频率段	频率（GHz）	波长（cm）	中心频率（GHz）
L	0.39～1.55	76.9～19.3	1.30
S	1.55～3.90	19.3～7.7	3.00
C	3.90～6.20	7.7～4.8	5.45
X	6.20～10.90	4.8～2.8	9.38
K	10.9～36.00	2.8～0.8	24.00
Q	36.00～46.00	0.8～0.7	34.8
V	46.00～56.00	0.7～0.5	50.00
W	56.00～100.00	0.5～0.3	80.00

医用电子直线加速器一般采用 S 波段 2998MHz 或 2856MHz（波长 10cm）的微波频率。

2. 微波的主要特点　微波本质上是一种电磁波，但由于它频率高，波长短，所以在产生、传输方面有着不同于普通无线电波的特点。

（1）微波的产生和放大不能使用普通无线电设备中广泛使用的常规真空电子振荡管和放大管的有源器件。

现代医用加速器中采用"磁控管"或"速调管"作为微波功率源。其中磁控管是集微波产生与功率放大于一体的大功率微波器件，而速调管则仅仅只是一种微波功率放大器，其必须同时配备可以产生激励作用的小功率微波源（RF drive）。

（2）必须使用同轴线或波导管等特殊传输方式传输微波。

在低频时，用任意两根导线就可以把交流电功率或交变电磁波信号传输到负载，而且对导线形状也没任何限制。但是随着频率的提高，波长变短，导线的集肤效应（一根导线可以看成许多细导线组成的，对于中间的细导线而言，围绕它的磁通量最多，电感量最大；而越靠近外边的细导线，围绕它的磁通量就越少，电感量也越小。这样通过导线的电流频率越高，中间部分的电抗比外边部分的大得越多，电流越向导线的表面流动，这种现象称为趋肤现象，亦称集肤现象）和辐射效应（当被传输型号的波长与两根导管的距离可以相比拟时，信号源的能量将通过导线向空间辐射，使传输到负载的能量大大减少，称为辐射效应）变得越来越不可忽视，越来越多的电功率都被消耗在输送过程中，到了微波段就不能用任意形状的两根导线来传输了。

（3）微波传输方式和传输线的选择，不但要考虑传输过程中的损耗、效率和容量大小问题，同时也要考虑传输系统的频带特性和结构尺寸的合理性等问题，因此不同频段的电磁波需采用不同的传输结构和相应的传输系统。不同类型的传输线适合于不同频段和不同场合下电磁波的传输，在微波阶段，采用最多的是圆形波导、矩形波导和同轴电缆等传输结构。

（4）在微波频段，由于频率过高，不再有单纯的电阻、电感和电容等集中参数元件，不能完全套用低频电路的定律来分析。

在低频电路中，电场能量全部集中在电容器中，磁场能量全部集中在电感器中，电阻元件消耗电磁能量，导线既没电阻也没电感，不消耗能量。在微波频段，元件中的电场和磁场已构成一个整体，电容器中有电感分布，电感器中有电容分布，电场能量和磁场能量同时存储在电容器和电感器中，导线传输过程中处处有消耗，并存在分布电阻；沿导线周围分布着高频磁场，并存在着分布电感；沿两导线分布着高频电场，并存在分布电容，所以微波电路采用的是分布参数元件。不能完全套用低频电路的定律来分析，能量的传播一般不用电压和电流，而是用电场和磁场。

3. 微波功率源

（1）磁控管

1）磁控管的基本构造：磁控管的种类很多，现代加速器使用的磁控管大部分都是多腔磁控管。它可以工作在脉冲状态和连续波状态，所以按工作方式，磁控管也可分为脉冲磁控管和连续波磁控管。在连续波工作状态下，磁控管阳极施加的是固定直流高压，使其连续工作；在脉冲工作状态下，阳极施加的是高压脉冲，输出脉冲功率可以比平均功率高近千倍。多腔磁控管一般由阴极及灯丝加热系统、阳极及谐振系统、磁铁、能量输出装置、调频机构和冷却系统组成，如图4-66所示。

A. 阴极及加热灯丝：脉冲磁控管的阴极一般是圆柱形旁热式氧化物阴极，位于磁控管的中央，由灯丝通电加热而使阴极发射电子；脉冲磁控管要求阴极应有很高的脉冲发射能力，因其面积较大，脉冲值可达几十甚至几百安培。连续波磁控管则要求阴极具有低的逸出功、低的工作温度和高的发射率；一般采用涂钍钨阴极。阴极质量的好坏不仅影响磁控管的寿命，而且还影响输出功率和工作的稳

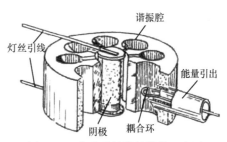

图4-66　多腔磁控管的结构示意图

定性。

B. 阳极及谐振系统：磁控管的阳极相对于阴极处于高电位，起着收集电子的作用。同时，它实际上又是一个谐振系统。如图 4-66 所示，与阴极同轴的阳极是环绕着阴极的一个大无氧铜块，上面开了若干个圆孔和槽缝，每一个圆孔就是一个圆柱形谐振腔，各谐振腔通过槽缝相互耦合，形成阳极谐振系统。阳极谐振系统决定磁控管的工作频率和频率稳定性。

当磁控管工作时，在阳极块和阴极之间的内腔区域出现高频交变电磁场，阴极发射的电子与其相互作用交换能量，所以这个区域也称为"作用空间"。

C. 磁铁：磁控管工作时需要很强的磁场，一般在 0.1～0.6T，磁场的方向与阴极轴平行。磁场可用永久磁铁或者电磁铁两种形式，永久磁铁使用时不消耗功率，具有磁场可靠性和稳定性高的特点；电磁铁体积和重量都较大，需要直流激励点源，但磁场强度调整很方便。大功率的磁控管多采用永久磁铁，中功率磁控管多采用电磁铁。

D. 能量输出装置：由于磁控管阳极块的谐振腔是通过电磁场耦合在一起的，因此微波能量可以从任何一个腔输送出去。能量输出装置由输出窗、耦合环、阻抗匹配器和传输线组成。将微波功率由谐振腔耦合到外负载多采用同轴线型或波导型的结构，通常同轴线型输出装置与磁控管之间采用磁环耦合，用于低功率结构；在高功率时则采用槽缝耦合的波导输出装置。能量输出装置必须保证功率匹配传输和真空密封。

E. 调频机构：由于加速管的工作频率很窄，而磁控管的频率又受很多因素的影响，为了得到最佳的束流输出，必须要求磁控管的工作频率可调，它取决于谐振腔的等效电感和电容。用于改变磁控管工作频率的装置称为调谐机构，分为机械调谐和电调谐两种方式。磁控管工作频率的调谐主要是采用机械调谐的方法。

F. 冷却系统：磁控管的工作效率一般只有 30%～50%，调制器输出的功率大约有一半以热的形式消耗在阳极上，因此必须采取适当的冷却措施。根据功率的大小一般可以分别采用自然冷（散热片风冷）、水冷和油冷三种，加速器的磁控管一般采用水冷方式（阳极壁上有散热槽）。

2）磁控管的工作原理：磁控管工作的物理过程非常复杂，从严格意义上讲至今还不是十分清楚。我们也只能从使用磁控管的角度简单地介绍一下其工作的物理过程。

总的来说，位于磁控管作用空间的电子同时受到 3 个场的作用，即恒定电场、恒定磁场和高频交变电场，形成如图 4-67 所示的群聚轮辐旋转的图像。恒定电场将阳极电源（外加脉冲调制器）的能量转变为电子的动能；恒定磁场使电子运动轨迹弯曲、作旋转运动；

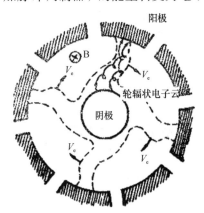

图 4-67　磁控管中的轮辐状态旋转电子

回旋运动的电子流激发耦合腔链谐振，产生微波段的高频交变电磁场。反过来高频交变电场与电子相互作用，使电子减速，将电子的动能转变成微波能。与驻波加速管类似，磁控管也是一个驻波谐振腔链，只不过绕成了环状，首尾相接，电子不作直线运动，而是作回旋运动；还有一个不同是加速管的电子处于加速相位，微波能转换成电子的动能，而磁控管中电子处于减速相位，从外加电源处获取动能转换成微波能。

3）磁控管的使用及维护：磁控管的工作状态对医用直线加速器的运行水平至关重要，不但直接影响加速器的稳定性和输出射线的品质，而且对磁控管的使用寿命也很重要。

A．阴极和灯丝的供电问题

a. 磁控管的寿命主要取决于灯丝的寿命：阴极是发射电子的源泉，磁控管对阴极温度特别敏感。灯丝加热电流过小，阴极发射电子不足，磁控管工作不稳定，但阴极温度过高又会导致寿命大大缩短，因此必须保证阴极工作在规定的温度内。

在加阳极电压以前，灯丝必须加到额定的电压，而且要保证足够的预热时间。工作过程中若阳极电压中断，灯丝必须加到满电压，在长时间准备工作时可以切断灯丝电压或降至额定值的 70%左右，这样对磁控管的寿命大有好处，同时也不会影响正常运行。

b. 电子回轰阴极与灯丝供电的降压曲线：磁控管振荡产生后，会有一部分电子回轰阴极，使阴极温度升高。轰击阴极的功率一般占输入功率的 10%～30%，因此需要减少或者完全去掉灯丝加热功率才能保证阴极温度不致升得太高而损坏。随着设备运行的重复频率提高，回轰现象越严重。为防止阴极温度过高，应按厂家提供的灯丝电压降压曲线来调整灯丝电源。

c. 旁路电容防止灯丝打火：由于多腔磁控管的阳极是接地的，因此阳极和阴极间存在静电场，实际上是通过脉冲变压器的次级线圈在阴极上加负脉冲高压形成的，因此在与阴极等电位的灯丝电源输入端需加一定的旁路电容，以防止灯丝打火。

B．防止磁控管打火：在实际工作中，经常会遇到磁控管打火的问题，表明磁控管工作不稳定，根据磁控管阳极平均电流表指针的猛烈偏转可知打火现象的发生。正常工作的磁控管，在每一百万个工作脉冲内最多只有一次打火现象，偶尔一千个脉冲中有 3～5 次打火也还是允许的。打火过于频繁，很容易损坏磁控管，因为打火时阴极和阳极之间发生剧烈的发电现象，形成短路，停止振荡；同时又有强大的离子流轰击阴极，有可能使其发射能力降低而损坏；由于磁控管是调制器的负载，打火时脉冲高压全部加到调制器的闸流管上，有可能损坏调制器。因此遇到磁控管打火时因立即停止工作。磁控管打火多半是以下原因造成的：

a. 磁控管工作状态突然改变时，经常会产生打火现象：比如突然升高阳极电压、提高脉冲重复频率或增大脉冲宽度等均可引起磁控管打火；快到寿命的磁控管打火现象会迅速增加。磁控管的打火问题限制了脉冲宽度和重复频率，应当注意不要让它们超过使用手册规定的允许值。

b. 磁控管的灯丝预热不足，阳极电流过大也会引起磁控管的工作不稳定和打火现象的发生。

c. 磁控管的老练：所谓"老练"就是把磁控管的阳极电压分几个阶段逐步增加到额定值的过程。在每一阶段让磁控管连续工作一定的时间，若发生打火就降低阳极电压至不打火为止，当磁控管稳定工作一段时间后才可换到更高的电压阶段，一直到阳极电流比额定值略大 2%～5%（有的可到 10%），并保持 30 分钟左右，如果磁控管仍能稳定地工作，则可以认为"老练"结束。

磁控管老练的作用主要是消除磁控管内的残余气体，提高真空度，纯化阴极和改变阴极发射的不均匀。由于磁控管在制造过程中不可能完全排除管内气体，因此在阴极和阳极这些金属的表面和内部总会吸附有微量气体，存放久了，这些气体就会释放出来使磁控管的真空度下降，此时若加高压就会形成气体放电，即使在规定的条件下工作，磁控管也会发生打火，这种性质的打火可用老练的方法来克服。根据磁控管内真空度变坏的程度不同，老练的时间从几分钟到几个小时不等，磁控管存放的时间越长，老练需要的时间也越长。一般存放的磁控管应每隔一定时间老练一次，一定时间的轮流使用会相应地延长磁控管的寿命。

C. 频率漂移：磁控管频率漂移按其性质分为两类。

a. 慢变化：频率慢变化发生在脉冲与脉冲之间，而脉冲内的频率基本上是一致且稳定的。引起频率慢反应的原因很多，主要有：温度变化导致磁控管频率变化，磁控管腔体同样存在热胀冷缩的现象，磁控管工作频率随温度升高而降低；电源电压波动，使调制器输出的脉冲不均匀；负载变化产生频率牵引；机头的转动使阴极相对阳极的位置发生改变；灯丝变形使阴极的温度不均匀，等等。频率的慢变化可通过 AFC 系统稳定。

b. 快变化：在一个脉冲内发生的频率变化，可能是由于阳极电流波动引起的电子频移，因此要求脉冲电压的平顶变化小于 2%~5%，有时甚至要求小于 1%。

如图 4-68 所示，调制器脉冲前沿、后沿的上升和下降的速率太慢，可能激励起低电压型寄生振荡，也可引起脉冲内频率的变化。因此一般要求脉冲电压前沿为脉冲宽度的 10%~20%，后沿电压为脉冲宽度的 20%~30%。在脉冲的全部宽度发生振荡与磁控管的质量有关。

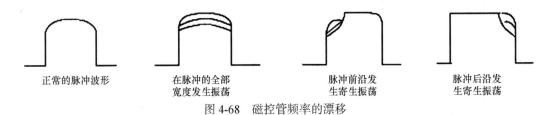

正常的脉冲波形　　在脉冲的全部宽度发生振荡　　脉冲前沿发生寄生振荡　　脉冲后沿发生寄生振荡

图 4-68　磁控管频率的漂移

D. X 射线：高功率的磁控管不仅能从阴极而且从磁控管的输出波导也能产生 X 射线，其强度随阳极电压的增大而增大，因此要求磁控管有足够的防护，防止对人体产生危害。

（2）速调管：是速度调制管的简称，它是利用电子渡越时间效应对电子注进行速度调制，进而获得密度调制的一种微波功率放大器，它将电子注直流能量转换为微波能量。它的频率范围从 UHF 段到 100GHz，输出功率从毫瓦级到百余兆瓦，功率增益从几分贝到上百分贝，大小从掌心大小到几米长的大管。

速调管根据不同的使用条件和结构特点可分为不同的类型。按工作方式分为脉冲速调管和连续波速调管；按管子的电子注数分为单注速调管和多注速调管；按结构特点分为内腔速调管和外腔速调管；按电子运动方式分为直射式速调管和反射速调管等。

大功率速调管在微波电子管中占有重要的地位，它具有输出功率大，增益高、寿命长及稳定性好等特点，高能医用电子直线加速器多采用速调管作为微波功率源。由于速调管的内阻比磁控管高，需要调制器提供 150~200 kV 的高压脉冲电压。整个设备较为庞大并配有油箱，不宜旋转，不能像磁控管那样都装在旋转机架中，需通过旋转波导接头与装在旋转机架中的微波传输系统相连。速调管的价格昂贵，使用和维护的好坏直接其性能和寿命，因此了解其结构和基本工作原理非常重要。

1）速调管的基本构造：图 4-69 为多腔速调管的结构示意图，它是目前应用比较广泛的大功率速调管微波源。这种速调管的主体部分是中间的四个谐振腔：输入腔、第二腔、第三腔和输出腔；左边是阴灯丝和阳极；右边是收集极和微波输出窗；速调管的外面套有聚焦线圈，内部装有冷却水路。同时为了保持速调管内处于高度真空状态，在输出窗的波导上还要加装一个真空粒子泵（钛泵），钛泵还可以通过电离电流的大小对管内的真空状态进行实时监测。速调管需要由高压脉冲供电，阴极部分需要浸泡在高压绝缘油内。

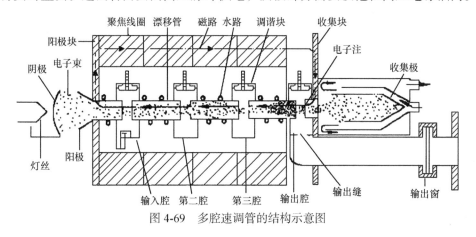

图 4-69　多腔速调管的结构示意图

2）速调管的基本工作原理：如图 4-69 所示，从阴极发射的电子经电子枪高压加速的作用形成均匀的电子注，穿过一系列的谐振腔到达收集极，这时如果有高频信号馈入输入腔并且与腔产生谐振，则可在输入腔中激起高频振荡；电子注闯过腔的间隙时受到高频场的作用，在正半周穿过间隙的电子受到高频场的作用而减速，而负半周穿过的电子得到加速，即受到速度调制，电子速度变得有快有慢；在漂移管中继续前进的过程中，快电子逐渐赶上慢电子使电子注中电子分布疏密不均，这种现象称为群聚，因大量的电子聚在一起有散焦的作用，所以速调管的外面需套一个大功率的聚焦线圈，以便实现对高速运动的电子产生更大的径向聚焦作用。群聚的电子穿过第二腔时，在腔内感应起高频电流，由于第二腔也调谐在工作频率，感应电流将激起比第一腔更强的高频振荡，反过来又使电子注受到更强的速度调制。如此反复，当电子注入第三腔、第四腔（输出腔）时，激起一次比一次更强的高频震荡，振荡的能量通过输出腔的耦合机构传到输出波导，再通过输出窗输出。

很显然，当群聚的电子越过最后一个谐振腔（输出腔）时携带很高的能量，所以就在其末端设置有收集极，收集极一般是一个空心圆筒，是一个既无电场又无磁场的独立空间，以便于电子流在其中散开，防止热量过分集中。群聚的电子直接撞击收集极后，剩余的能量变成大量的热能，因此收集极的冷却降温很重要，一般是采取油冷和水冷相结合的办法。因为有大量的电子能量以热能的形式散失，所以速调管的能量转换效率通常只有 30%~50%。

3）速调管的射频驱动器：前面讲过，速调管只是一个微波功率放大器，本身不能振荡，必须配备微波射频驱动器（微波激励源）来产生射频信号，然后由速调管进行功率放大，通过波导系统将电子输送到加速管进行加速。射频驱动器是用于驱动大功率速调管的小功率射频振荡器。通常是采用频率稳定性很高的固态振荡器输出小功率的连续波信号，再经 PIN 二极管调制成一定脉宽的脉冲信号，最后经几级功率放大，达到数百瓦的功率电平输出，用于速调管的输入。

速调管调谐的频率及带宽主要由射频驱动器（微波激励源）来决定；在一定的增益条件下，速调管输出的功率随微波激励源输出的脉冲而变化，激励源的输出功率对速调管来说则是输入功率。医用加速器微波激励源的峰值功率约为 300W，脉冲宽度为 12μs，输入到增益约为 40 dB 的速调管，经放大后输出的脉冲功率约为 3 MW。

4）速调管的使用及维护：速调管非常昂贵，使用及维护的好坏直接影响它的性能和寿命。因此严格履行操作规程和做好平时的维护和保养必不可少。

A. 保护高压绝缘

a. 大功率速调管的工作电压高达 100kV 以上，耐压是必须首要解决的问题。一般速调管多采用将电子枪灯丝及阴极高压部分一并浸泡于变压器油箱内以保证高压绝缘。因此在速调管和磁场线圈的安装与拆卸时，必须避免将水带入高压油箱，否则将导致所有高压油报废。速调管的安装试水要在与高压系统相接之前进行，拆卸前应事先放水或者采用压缩气体排水。

b. 安装和拆卸速调管时，不要用手去触摸陶瓷，要保持各个瓷件的干净，否则将引起绝缘电阻下降，引起高压放电。

B. 重视冷却系统

a. 大功率的速调管的效率一般为 30%～50%，即电子注的直流功率有很大一部分未转变为微波功率，而是在管内转换为热能。电子剩余的功率绝大部分消耗在收集极上，因此必须高度重视收集极的冷却，同时还有一部分散焦电子打到管体的其他部位，这部分热量不及时传出也会使管体温度上升，引起速调管工作不稳定，严重的还可能使漂移管阳极头等处烧熔，因此也必须重视管体的冷却。

b. 每次开机前都要检查水循环系统是否工作正常，保证各部分（包括收集极、管体、电磁线包、输出窗及电子枪等）冷却所需要的水流量、进口允许的最高水温、最高水压等都在正常范围内。

c. 在安装和更换速调管及安装磁场线圈时一定要防止漏水。

C. 保持真空状态

a. 大功率的速调管通常都配有钛泵，用以维持管内的高真空，同时也可以检测真空度。直流高压老练和高频测试前一定要先启动钛泵电源，并检查钛泵是不是正常工作。通过监测钛泵电流的变化可以及时发现真空度的变化。

b. 速调管在不使用时需储存在洁净、阴凉、干燥的环境中，并要定期启动一次钛泵，以维持良好的真空度。

（3）微波传输系统：在低频时，只需要用两根导线就可以把功率从电源传输到负载。而且对导线也没什么特殊要求。但是随着频率的提高，波长缩短，导线的电磁辐射效应和趋肤效应越来越明显，也越来越不能忽视。所以微波功率是不能用任意形状的导线来传输的。

实际工作中，选择传输线不仅要考虑传输过程中的损耗要小、传输效率要高和传输的功率要足够大等因素，还要考虑传输系统的频带特性及尺寸的合理性等问题，因此，不同频段的电磁波需要采用不同的传输系统。传输线的种类有很多，按其传播电磁波的特征可分为三类（图 4-70）。

双导体传输线：这类线传输横电磁波，又称 TEM 波传输线，如双导线、同轴线、带状线、微带线等。

金属波导：这类传输线由均匀介质填充，传输横电波或横磁波，以及传输 TE 或 TM 色散波，又称为色散波传输线，如矩形波导管、圆波导、脊形波导、椭圆波导等。

介质波导：这类传输线上的电磁波沿传输方向上既有磁场分量又有电场分量，电磁波沿传输线的表面传输，又称表面波传输线，如介质波导、镜像线、周期结构圆柱波导、涂介质层的单导线等。

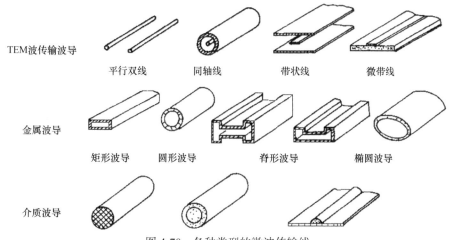

图 4-70　各种类型的微波传输线

TEM波传输波导：平行双线　同轴线　带状线　微带线
金属波导：矩形波导　圆形波导　脊形波导　椭圆波导
介质波导

在微波段采用最多的是同轴线、矩形波导、圆波导和微带等。

在电子直线加速器的微波系统中用到的主要是矩形波导和圆波导，在测量及控制线路中用到的是同轴线和微带原件。

1）同轴线：在微波传输及微波测量和检测系统中常会用到同轴线。同轴线在结构上可分为硬同轴线和软同轴线两种类型。硬同轴线的外导体是一根铜管，内导体是一根铜棒，内外导体间用介质圈支撑。一般来说硬同轴线可传输较大的功率，单位长度的功率衰减也较小。软同轴线的外导体也是一根铜管，是由一层或数层铜丝编制而成，内导体是一根或数根铜丝，内外导体之间填充损耗较小的绝缘介质（如聚乙烯、聚四氟乙烯），最外面还有一层保护套。

软同轴线与硬同轴线相比传输的功率小，损耗也较大，但它的优点是可以折弯。

2）波导元件：波导管是空心的金属管，通常由黄铜、无氧铜或铝材料构成。由于电磁波被屏蔽在金属管内，避免了辐射损耗，与同轴线相比减少了趋肤效应引起的热损耗（无内导体）和高频介质损耗（无需介质作绝缘支撑），因此波导管被广泛应用于高功率微波传输中。

A. 波导接头：是保证微波正常传输的重要环节，特别是高功率传输系统的连接不但要保证良好的电接触，还需要有足够好的气密性，以满足系统真空度的要求。

波导接头按截面形状不同分为矩形波导接头和圆形波导接头。焊接在波导管起固定作用的连接元件称为法兰。波导连接的好坏直接影响微波的正常传输，连接不良会导致接头处损耗增加，发生反射、泄漏甚至打火。对于低功率的微波传输通常采用接触式法兰连接即可；但在高功率微波传输时，法兰平面必须磨平，需要较高的光洁度，法兰盘的表面要与波导的中轴线严格垂直，连接时要保证波导端口严格对准，口径边缘接触处有良好的导电性。图 4-71 为常见的几种法兰连接。

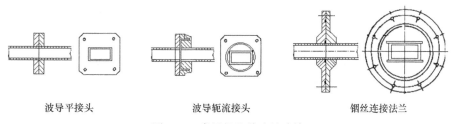

波导平接头　　波导轭流接头　　铟丝连接法兰

图 4-71　常见的几种法兰连接

医用加速器的机架在治疗过程中有时需要作旋转运动，而安装在机架上的加速管、速调管和环流器等元件必须保持不动，这种情况就不能采用法兰固定连接，需用旋转接头，以实现固定微波源（速调管）与转动微波负载（加速管）之间的微波功率传递。旋转接头一般也是由两只分别用矩形波导和圆形波导焊接而成的部件构成，圆形波导的横截面被放在矩形波导的宽壁上，两个部件的旋转是以圆形波导的横截面处作为旋转平面的。

旋转接头也分为同轴线型和圆波导型两种，通常前者用于低功率微波传输，后者用于高功率的微波传输。加速器中传输的是大功率微波，当采用速调管时就必须采用圆波导型旋转接。

B. 弯曲波导：微波功率从微波源传输到加速管的路线上有时需要改变线路的方向，以满足机械结构总体设计的要求，如图 4-72 所示，不同类型的弯曲波导可以实现各种变换。电场方向改变需使用 E 面弯曲波导；磁场方向改变需使用 H 面弯曲波导。软波导有一定的柔性，可以提供微小的弯度和曲度，便于安装定位，通常用于刚性微波元件间微小偏差的补偿，同时还可以减小微波源、微波窗与加速管之间的机械应力。

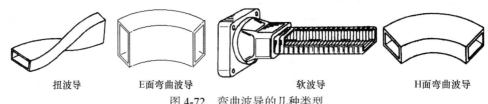

扭波导　　　　　E面弯曲波导　　　　　软波导　　　　　H面弯曲波导

图 4-72　弯曲波导的几种类型

C. 定向耦合器：是一种具有方向性的功率分配器，由主波导和副波导构成，它能从主传输系统的正向波中按一定的比例分配部分功率至副传输系统，而基本上不从反向波中分出功率。利用定向耦合器可以对主传输系统中的入射波和反射波分别取样，用于监测系统的功率电平、频率或频谱，也可以用来提供自动控制电路所需的信号，所以定向耦合器是一种很有用处的微波元件。

定向耦合器的种类很多。从结构上看有波导型、同轴型或微带元件，都是通过各种不同的小孔或窄缝来实现主副回路的耦合。如图 4-73 显示了各种定向耦合器，定向耦合器一般安装在取样波导上。

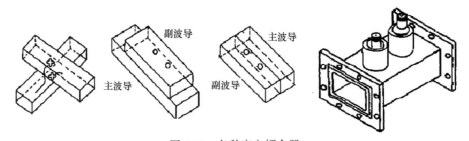

副波导　　主波导　　主波导　　副波导

图 4-73　各种定向耦合器

D. 波导分支及波导桥：在微波传输线路中经常会用到 T 形分支接头实现功率的合成分配或定向传输。T 形接头包括 H-T、E-T 和双-T 分支波导，如图 4-74 所示。

H-T 分支波导垂直接到直波导的窄壁上，也称为并联 T。

E-T 分支波导垂直接到直波导的宽壁上，常用于功率分配或阻抗匹配。

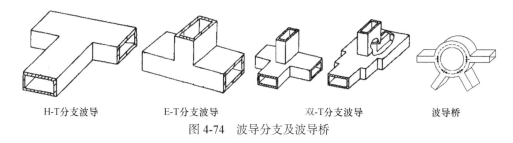

| H-T分支波导 | E-T分支波导 | 双-T分支波导 | 波导桥 |

图 4-74　波导分支及波导桥

双-T 分支波导是 H-T 和 E-T 分支波导组合而成,因此它兼具有两者的某些特点,双-T 分支波导也被称作魔-T 分支波导。

波导桥是常用的一种微波电桥,是由四个分支线的环形电路所组成,它对频率变化比较敏感,不宜应用于宽频带工作。

E. 波导窗:为了提高加速器微波传输系统的功率容量,防止击穿打火,通常波导系统是充满绝缘气体(氟利昂、六氟化硫等)以提高击穿场强,而加速电子则需要加速管保持真空状态。波导窗的作用就是连接并密封真空和和充气部分,同时让微波能够顺利通过,微波通过的时候功率损耗极小。波导窗的结构如图 4-75 所示。

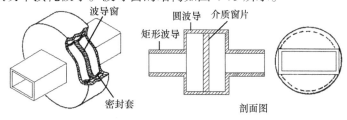

图 4-75　波导窗

通常采用盒形窗,在一段圆波导中焊接了一个介质窗片,材料为陶瓷,陶瓷窗片是一个高纯度的氧化铝圆盘,在满足足够的强度前提下应尽量减小其厚度,通常厚度为 2～3mm。

与圆波导两端相连的是矩形波导,因此存在波的转换和匹配问题。高功率波导窗还常在窗体外加冷却水套。

F. 模式(波型)转换器:组成微波传输系统的各个元件结构不同,其中传输的电磁波工作波型也是不相同的。如同轴波导转换就是从同轴线的 TEM 波转换成矩形波导的 TE_{10} 波;盒形窗的圆波导工作于 TE_{11} 而与之相连的矩形波导是 TE_{10};又如加速管工作于 TM_{01} 波而与之相连的传输波导也存在波型转换的问题等。图 4-76 所示的是同轴波导转换器。

G. 吸收负载:在微波传输或元件测试中常常需要终端匹配负载。终端匹配负载的作用是利用介质吸收系统输出的功率,形成终端无反射的匹配状态。吸收负载分为面吸收和体吸收两种结构。

用于小功率的面吸收终端负载,是在波导宽边电场最强处安置的一尖劈形介质片,一般做成波导形式,由 1～3 片吸收片构成,其表面上真空镀有镍铬合金或涂覆一层

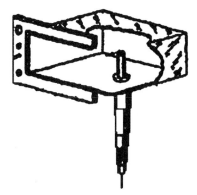

图 4-76　同轴波导转换器

石墨的电介质（玻璃、胶木等），用于吸收微波能量。其功率容量一般为 W 级（平均功率），常用于微波测量。

加速器常需要能吸收平均功率达几百甚至几十千瓦的匹配负载，一般使用水作为吸收负载（图 4-77A），微波渗入水中，被水吸收后转变为热能，经流动的水排出，这种水吸收负载为体吸收结构，用于大功率终端匹配负载。

比较理想的大功率吸收负载是如图 4-77B 所示的干式风冷大功率负载，采用的是固体吸收材料，如碳化硅和羟基贴等。干式负载牢固可靠，不需要附加供水系统，无漏水隐患，功率容量略小于水负载。

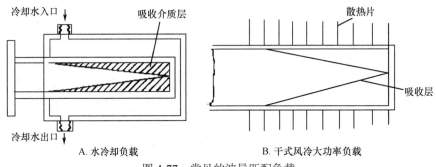

A. 水冷却负载　　　　　　　　　　B. 干式风冷大功率负载

图 4-77　常见的波导匹配负载

H. 衰减器和移相器：为了调节传输的微波功率电平或改变微波信号的相位，在微波电路中常用到衰减器或移相器。

衰减器用于改变功率的大小。吸收式衰减器可以把部分功率吸收后转化为热能散发掉，达到衰减的目的，另一部分能量则继续向负载传输。衰减器通常是在波导中放置一片与吸收负载类似的吸收介质片，放置的方向与电场方向平行，原则上离宽边中心线越近，衰减量越大。通常按衰减片在波导中的位置是否可调分为可变衰减器和固定衰减器，位置的改变是靠支撑介质片的两根小杆进行的。

至于移相器，由于波的相移等于相移常数与长度的乘积，所以改变波导长度或改变相移常数均可移相。一般来说改变波导长度不方便，通过在波导类似衰减器的结构中插入不吸收微波功率的负载，可以通过介质系数的变化改变相移常数，达到移相的目的。

I. 铁氧体隔离器及环流器：为了防止传输系统中产生的反射波进入微波功率源，影响其工作的稳定和安全，通常要用到隔离去耦元件。隔离器及环流器就是对传输的入射波和反射波呈现方向性的元件，其中都应用了铁氧体材料。铁氧体材料是微波技术中常用的一种各向异性材料，它的各向异性原理涉及固体物理、材料物理的理论，较为复杂，这里就不介绍了。

（4）医用电子直线加速器的微波传输系统

1）行波电子直线加速器：如图 4-78 所示的为行波加速器微波传输系统示意图。前有输入耦合器，后有输出耦合器，通频带较宽，铁氧体需要吸收的反射功率也不大，所以行波加速管微波传输系统只需配备一个承受反射功率不大，反向隔离也不需太大的谐振式隔离器就行。为了保证行波方式的正常运行，在输出耦合器终端需配有吸收高功率的水负载。

2）驻波电子直线加速器：如图 4-79 所示的为低能驻波加速器微波传输系统示意图。

低能驻波加速器的加速管实际上一个高Q的谐振腔，频带宽度仅为200～300kHz，磁控管或加速管工作稍微有一点不正常就会失谐，形成全反射，反射功率的平均值可达千瓦量级，一般的谐振器承受不了这样大的反射，因此驻波加速器需要采用铁氧体环流器当隔离器使用。低能驻波加速管多采用全密封结构，仅需要小离子泵（钛泵）来维持真空。

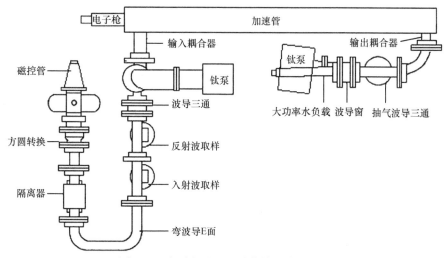

图 4-78　行波加速器微波传输系统示意图

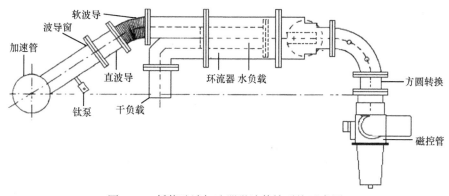

图 4-79　低能驻波加速器微波传输系统示意图

以速调管为功率源的高能驻波加速器由于速调管不能安装在旋转的机架上，只能另设固定机柜，因此微波传输系统中必须有旋转波导的接头。

（三）电子注入系统

电子注入系统是医用电子直线加速器的核心部件之一。加速管中的所加速的电子束是由电子枪提供的。

1. 电子枪的基本结构与分类　加速器要求注入加速管的电子束具有一定的能量、一定的流强、一定的束流直径和发散角，电子枪的功能就是发射满足要求的电子束流，因此电子枪应满足以下基本要求：有足够的发射能力，同时也能提供足够的脉冲电流；束流应能从零到极大值连续可调，对特定的工作状态束流能保持稳定；电子束流直径和发散角在要求的范围内，束斑要小，电荷分布分布均匀对称；能够承受足够的耐压强度；结构简单、寿命长、易于安装加工和维修。

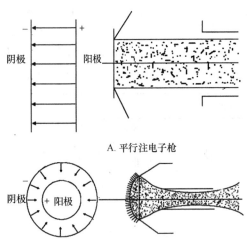

A. 平行注电子枪

B. 轴对称收敛电子注球型电子枪

C. 平面对称收敛电子注圆柱型电子枪

图 4-80　电子枪按电子注形状划分的三种基本类型

根据不同的分类方式。电子枪可分为以下类型：

（1）按电子注的形状分类

1）平行注电子枪：电子注的横截面保持不变，如图 4-80A 所示。

2）轴对称收敛电子注球型电子枪：电子注的横截面为圆形，相对于纵轴对称，在后面路径上横截面逐渐收敛，如图 4-80B 所示。

3）平面对称收敛电子注圆柱型电子枪：电子注横截面的厚度远小于宽度，相对于某一平面对称，在后面路径上横截面逐渐收敛，如图 4-80C 所示。

医用加速器所用电子枪一般为轴对称收敛电子注球型电子枪。

（2）按电极数分类

1）二极电子枪：无论哪种类型的电子枪，组成结构都是基本相同的，都是由电子发射极（阴极）、电子注形状的限制极（聚焦极）和电子加速的引出极（阳极）三部分组成，这种电子枪的灯丝是电子发射极。它的阴极并不发射电子，只是为了形成聚焦电场而设置成凹形电极，如图 4-81 所示。枪灯丝的一端接通电源后，经过预热就具备了发射电子的能力。通常在饱和范围内，枪灯丝电流越大，灯丝温度越高，发射能力就越强，但枪电流也不能无限制的大，太大可能会损坏灯丝。电子枪的阳极与加速管对接，经阳极孔发射出的电子注会直接进入加速管被连续加速。

因为行波电场具有特定的振荡周期，所以电子不能连续发射，而是要适应行波电场的周期变换，以满足同步条件。因此在阳极和阴极之间不能施加直流静态电场，需要施加脉冲负高压，阳极需要接地以保证工作安全。选择不同的脉冲幅度可以改变电子枪的电子射程，改变脉冲发射时间可以调节电子枪的电子注入相位，改变脉冲宽度可以适当调节电子发射数量。这种电子枪的最大特点是结构比较简单，一般可以现场拆卸和更换安装，维修费用比较低。

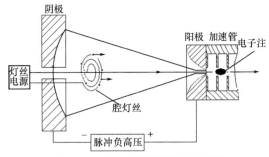

图 4-81　二极电子枪的结构与原理

2）三极电子枪：对于一定的阴、阳极电压，束流的大小主要由阴、阳极间的距离和阴极的大小决定。为了在不改变阴、阳极电压的情况下能在较大的范围内控制阴极电流的发射，通常在阴、阳极间加上一个栅极，达到以小的功率（或电压）控制大的注电流的目的，这种利用设置栅极来控制注电流的电子枪称为栅控枪或三极枪，如图 4-82 所示。

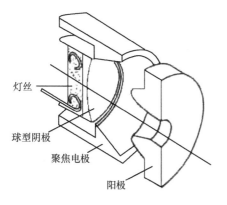
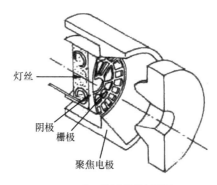

灯丝
球型阴极
聚焦电极
阳极

灯丝
阴极
栅极
聚焦电极

A. 二极电子枪剖面图　　　　　　　　　　　　B. 三极电子枪剖面图

图 4-82　二极电子枪与三极电子枪构成比较

三极电子枪的阴极也是凹形电极，但是枪灯丝是加在阴极上的一组加热丝，这种电子枪的灯丝只是为了给阴极加热并不发射电子。阴极的作用除了形成聚焦电场外，还是电子的发射极。由于阴极凹面的发射面积比二极电子枪灯丝的发射面积大得多，所以发射能力也大得多。除了阴极和阳极外，在阴极发射面附近加装了一层网状栅极，其作用就像栅栏门一样可以控制电子的发射与中止。这种电子枪的阳极也是与加速管直接连为一体，电子注经过特殊形状的阳极中间孔进入加速管。待机时，由于灯丝的加热作用，在阴极表面会聚集大量的自由电子，为了储存电子以备适时发射，在栅控极加上低于阴极的负电压，一旦停止施加负电压或在栅控极加上一个正脉冲，大量的聚集电子就会一起涌向阳极并进入加速管，如果再加上栅控极的负电压，就像关上栅栏门一样阻断了电子的继续发射，等待下一个脉冲周期到来时再继续下一个循环。这种电子注的发射方式可以在一定程度上增加驻波电场对电子的俘获效率，所以在驻波加速器上得到普遍应用，如图 4-83 所示。

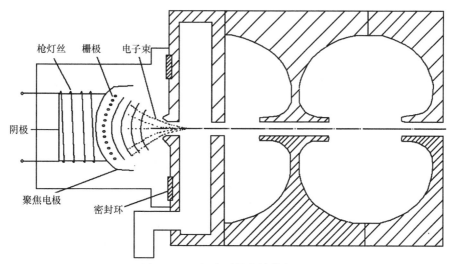

枪灯丝　栅极　电子束
阴极
聚焦电极
密封环

图 4-83　三极电子枪的结构与原理

驻波加速管的真空度要求很高，一般现场不容易处理，所以有的驻波加速器将加速管和三极电子枪做成一个整体，一旦电子枪发生故障，加速管就要整体报废，维修成本非常高。虽然有些驻波加速器也做成可拆卸结构，但整个电子枪的结构比较复杂，拆卸之后真空处理也比较困难，维修费也比较高。

2. 电子枪的阴极　阴极是电子枪的重要组成部分，用来发射电子。阴极选用的材料与结构设计是电子枪的技术关键。按制备材料不同分为四大类型。

（1）纯金属阴极（如钨阴极等）。

（2）薄膜阴极：这类阴极是在金属的表面覆盖一层活性物质薄膜构成的，如覆钍钨阴极等。

（3）氧化物阴极：这类阴极是在基础金属上涂敷一层电阻较大的厚膜金属氧化物构成的，如碱土金属氧化物制成的阴极。

（4）储备式阴极：储备式阴极的本质是薄膜阴极和厚膜阴极相结合的产物，它是在多孔钨阵列的基底上填充一定比例的氧化钡、氧化钙和三氧化二铝构成，因多孔金属中的活性物质可以不断储存并发射电子，所以称为储备式阴极。

储备式阴极工作温度较高（1100℃），表面的钡层会随使用时间的增加而损耗，因此阴极有一定的寿命。延长阴极使用寿命最有效的方法是在表面涂上锇、铱或钌，一般情况下阴极温度每降低100℃，阴极的使用寿命就可以增加10倍。储备式阴极的电流密度较高（可达$100A/cm^3$），产生的有毒气体少，寿命也较长，常用在微波设备中。

氧化物阴极的工作温度相对较低，大约800℃，最大电流密度只有$1A/cm^3$，常用在电流较小的场合，如阴极射线管等。

电子枪的结构设计必须全面考虑动态电场的加速形态和电子注的俘获效率等问题。因行波加速电场具有"自动聚束"的功能，对电子注的俘获效率较高，较少的电子发射数量就能满足输出剂量的要求，所以行波加速器一般是配备结构比较简单、发射电子能力相对较弱的"二极电子枪"；驻波加速器则不同，它具有"散焦特性"，对电子注的俘获效率较低，为了获得相同的输出剂量率，必须增加电子发射数量，因此必须配备具有电子储存功能的"三极电子枪（栅控电子枪）"。

（四）高压脉冲调制系统

医用加速器为了得到很高的加速场，要求微波的瞬间功率很大，为了产生兆瓦级的输出功率，采用一般的直流高压电源是很难实现的，必须采用脉冲负高压为磁控管或速调管供电。向微波源提供脉冲负高压是产生高微波功率的必要条件。

同时为了满足电子同步加速条件，必须对电子发射的时机（相位）、发射的数量（脉冲波形和幅度）等进行有效的控制，所以可以说"高压脉冲"和"脉冲调制"是一个问题的两个方面。为了产生高功率的微波，必须设置高压脉冲电源；为了实现电子与加速电场的同步，必须设置脉冲调制器，两者共同构成高压脉冲调制系统。

图4-84显示了调制器的基本结构。电源提供的电能储存在储能电路中，隔离电路防止储存的能量反流到电源电路，开关电路将储存的能量以脉冲的方式向脉冲变压器释放，然后驱动磁控管或速调管。一台加速器性能的稳定性和工作的可靠性与调制器产生的脉冲质量有直接的关系。

1. 脉冲调制器的主要技术参数　衡量脉冲调制器的主要参数有以下几种。

（1）脉冲波形：通常用脉冲幅值、上升和下降时间、脉冲宽度和冲顶部波动系数来表示。如图4-85所示，横坐标代表时间t，纵坐标代表脉冲幅值U。

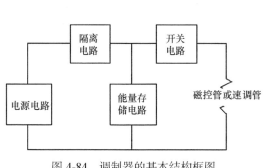

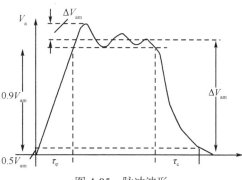

图 4-84　调制器的基本结构框图

图 4-85　脉冲波形

1）脉冲幅度 V_{am}：是指脉冲波形顶部波动范围的平均高度。因调制器脉冲波形的平顶部一般处于振荡状态，所以常用脉冲顶部振荡幅值的平均值来表示脉冲幅度的大小。

2）脉冲前沿 τ_{φ}：一般以脉冲幅度 V_{am} 的 5% 上升到 90% 所需的时间，为脉冲上升时间。

3）脉冲后沿 τ_{c}：一般以脉冲幅度 V_{am} 的 90% 下降到 5% 所需的时间，为脉冲下降时间。

4）脉冲宽度 τ：一般以脉冲幅度 V_{am} 90% 处的波形宽度来表示。

5）脉冲顶部波动系数 G：指的是脉冲顶部的变化量 ΔV_{am} 与脉冲幅度 V_{am} 的比值。

6）脉冲重复频率 F_{m}：单位时间内脉冲个数，常用每秒种脉冲数（pps）表示。

（2）调制器的负载特性：脉冲调制器的主要负载是磁控管或速调管及电子枪，只有当调制器的内阻与负载的阻抗匹配时才能输出最大的功率。加速器中一般都是采用脉冲变压器来解决负载匹配的问题。

高压脉冲调制系统的脉冲幅度必须按照磁控管和速调管的要求来设计，因此它产生的高压负脉冲幅度是非常高的，而脉冲宽度则非常窄。通常行波加速器的高压脉冲宽度为 $2\mu s$，驻波加速器为 $1\sim 6\mu s$（$4\mu s$）。

2. 高压脉冲形成的原理　脉冲调制器有四种：钢管调制器、线型调制器（也称软管调制器）、磁调制器和阵列调制器。这里只讨论前两种。

如图 4-86 所示是钢管调制器的基本线路。它实质上是一个阻容放大器，开关管是真空电子管（钢性开关管）。工作过程为：直流高压电源先通过充电电阻向储能电容充电，在充电电压近似等于电源电压以后，把宽度一定的低压脉冲加到开关管的栅极，使开关管导通，于是储能电容向负载电阻放电，从负载上得到一个宽度由低压脉冲决定的大功率脉冲。它的输出脉冲前沿比较陡，时间抖动小，能够满足对脉冲波形、宽度、功率、重复频率的各种要求。缺点是体积大、重量重、造价高，在加速器领域未得到应用。

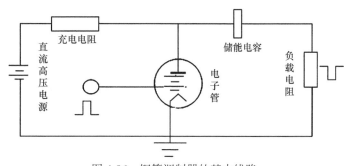

图 4-86　钢管调制器的基本线路

如图 4-87 所示是线型调制器的基本线路。用传输线（或脉冲形成网）取代储能电容，用氢闸流管（或可控硅）取代了电子管，用充电电感做充电隔离元件。工作过程为：直流高压电源先通过充电电感向传输线充电，充电电压近似等于电源电压的 2 倍。然后把一个宽度要求不严格的低电压脉冲加到开关管的栅极上，使开关导通，接着传输线通过导通的开关管向负载放电，最后从负载上得到一个高压大功率宽度由传输线长度决定的脉冲，只要传输线的特性阻抗与负载阻抗相等，输出脉冲电压就近似等于电源电压。这是使用最广的一种调制器。

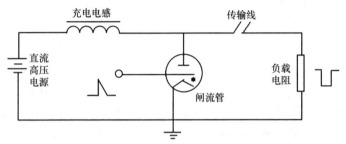

图 4-87　线型调制器的基本线路

3. 脉冲调制器电路　如图 4-88 所示为一种典型的线型调制器电路。

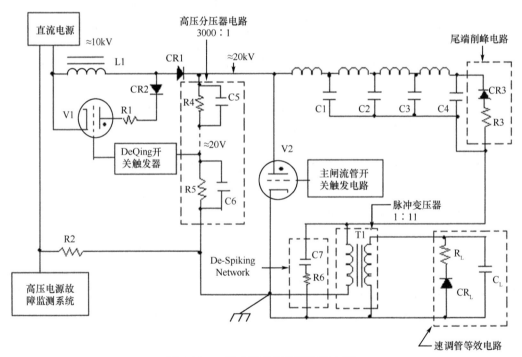

图 4-88　一种典型的线型调制器电路

（1）组成：整个电路主要由充电回路、放电回路两大部分组成；另外还有起稳压作用的 DQ 电路、高压分压电路、负载匹配电路、尾端削峰电路、速调管等效电路、闸流管触发电路等。

充电回路由直流电源、充电电感 L1、充电二极管 CR1、仿真线（或脉冲形成网络 PFN）组成。

放电回路由仿真线（PFN）、主闸流管 V2、脉冲变压器组成。

由闸流管 V1、电阻 R1、二极管 CR2 组成 DQ 电路。

由 R4、C5、R5、C6 组成高压分压电路；C7、R6 组成负载匹配电路；CR3、R3 组成尾端削峰电路；R_L、CR_L、C_L 组成速调管等效电路。

（2）工作原理：高压直流电源（10kV）通过充电电感 L1 和充电二极管 CR1 对由 C1、C2、C3、C4 等组成的脉冲形成线（PFN）充电，得到的电压约为电源的两倍（20kV）。当加速器需要高压脉冲时，主闸流管开关触发电路触发闸流管 V2，使其导通。脉冲形成线上储存的能量通过闸流管 V2、脉冲变压器的初级绕组放电，在次级产生高压脉冲，送到速调管或磁控管及电子枪,由于速调管反应到脉冲变压器初级上的阻抗近似等于 PFN 的特征阻抗，所以在放电过程中，PFN 上电压的一半（约 10kV）降到脉冲变压器的初级，另一半降在 PFN 上。脉冲变压器的初、次级绕组比为 1：11，因此在脉冲变压器次级绕组上可获得约 110kV 的脉冲电压。适当调节 V2 的触发频率，即可得到所需的重复脉冲。

为了稳定脉冲幅度，通常使用低 Q（DeQing）电路，即通过降低充电电感 L1 的 Q 值的方法，将其储存的能量释放掉，使它不能继续对 PFN 充电。它的工作原理如下：由 R4、R5、C5、C6 组成的高压分压电路在充电回路中分出一个低电压，把它与一个恒定的参考电压比较，当充电电压达到指定值时，开关触发器电路触发闸流管 V1 导通，于是充电电感上 Q 值迅速降低，充电停止，储存在 L1 中的能量通过闸流管 V1、R1、CR2 释放掉，从而保证脉冲成形线上的电压稳定。通过这种方法，只要我们适当调节参考电压的大小，就可以在 PFN 上得到我们想要的电压。

4. 脉冲调制器的关键部件——闸流管 在脉冲调制器中，开关器件是用来控制储能元件向负载放电的，因此开关器件是脉冲调制器的关键部件之一。作为线型调制器的开关器件应具有点火时间稳定、消电离速度快、管压降低等特性。氢闸流管点火时间很稳定，点火时间跳动小于 40mμs，消电离速度快，管压降比较低，管内装有氢发生器能够不断补充管内被吸掉的气体，寿命大大延长（约在数千小时以上），加速器的脉冲调制器放电回路大都采用氢闸流管作为开关器件，低 Q 电路除了用闸流管外也可用可控硅。

（1）氢闸流管的结构：普通的氢闸流管是充气三极管，由三个电极组成，分别是阳极。栅极和阴极，特殊的高压氢闸流管除上述三电极外还多一个预触发栅极。阳极和栅极要求有良好的导电性能、导热性能、耐高压、熔点高及抗溅散等特性。

图 4-89 为氢闸流管的结构示意图。阳极（6）是一个平面圆盘，四周和上面都用屏蔽网（1，2）与其他部分隔开。阳极的下面 2～3cm 是控制栅极（7），上面覆盖着一层细栅网，下面有栅极的点火极隔离（8），以防止阳极电场穿过栅极到达阴极。1、2、7、8 相互联系，都处于栅极电位，它们都被固定在圆筒形栅极壳（3）内。阴极（4）采用旁热式氧化物阴极，其外面是双股螺旋加热灯丝（5），阴极周围包围着保温屏蔽（9），最外层是玻璃罩（10），这种闸流管通常工作在正栅模式，具有正触发启动的特性。在启动时必须有一个触发栅极，加上超过栅极点火电压的触发脉冲，以提供点火所需的栅路电流。

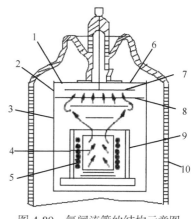

图 4-89 氢闸流管的结构示意图

闸流管内装有氢气发生器，它是一个填有钛氢化合物粉末的小管，外面绕以热丝，在加热时释放出氢气。通常加热氢气发生器的热丝与加热氧化物阴极的灯丝并接在一起，因此管内气压跟灯丝电压有关，并要求有 5～10 分钟的预热时间，气压不足会使管压降增大，致使阳极过热，从而缩短了闸流管的寿命，同时还会使闸流管失去控制能力；气压过高会使消电离时间增长，致使闸流管发生连通现象。由于气压与氢发生器的温度密切相关，在使用闸流管时，灯丝电压的变动不许超过额定值的±5%。

（2）氢闸流管的工作原理：当 PFN 充电时与充电后，闸流管的阳极和阴极间承受着 PFN 的全部电压，但因管内充有一定压强的氢气，在没有导电的离子时管子是截止的，作为开关器件，它是断开的。将一定的触发脉冲加到氢闸流管栅极以后，整个管子的击穿过程（即转变为开关的闭合状态）可分为三个阶段，如图 4-90 所示。

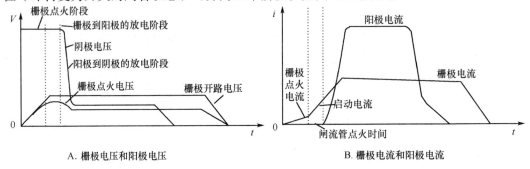

图 4-90　氢闸流管的工作原理

第一阶段是栅极放电点火阶段。在此阶段内，栅极电流随着栅极电压的增加而增加，直到栅极电压增加到电离电位时，栅极空间才开始发生电离。电离程度将随着栅极电压的增加而增加，直到栅极电流增至点火电流时，栅极才发生放电点火。点火后栅压开始下降，栅流开始显著增大。

第二阶段是放电由栅极向阳极的发展阶段。在栅阴空间由于电弧放电开始形成的等离子区浓度逐渐增大，并开始扩展。等离子区内靠近栅孔的电子由于阳极电场的作用向阳极运动，使栅阳空间的气体电离，阳极电路出现放电前的阳流，此电流随着栅极电流的增加而增加。当栅极电流达到启动电流时，放电前的阳流可达到临界值（阳极点火电流），于是放电由栅极发展到阳极。

第三阶段是阳极到阴极的电弧放电阶段。在此阶段内，阳极电压迅速下降，阳极电流急剧增大。第三阶段又叫闸流管的击穿阶段。

在击穿阶段结束之后，闸流管就进入比较稳定的放电阶段。根据阳极电流的大小及阴极质量的好坏，在闸流管上产生 70～200V 的管压降。只要维持阳极电压足够高（大于导电时管压降），闸流管就会继续维持弧光放电，这时栅极已失去控制作用，栅极电压的大小对阳极电流没有影响。这是因为管子点火后，电极间形成大量正离子，它们把栅极负电场完全屏蔽起来，这时管子的工作与热阴极充气二极管相似。当阳极电压降为零，气体不能维持电离，放电阶段结束，栅极外面的正离子与电子复合，这是闸流管的消电离过程，经过一段时间，栅极又重新恢复控制作用。消电离时间与气体的扩散系数成反比，因此气体越轻，消电离时间就越短。从这点上讲，氢闸流管当然是最好的。

（3）闸流管的使用与维护：闸流管是一种比较昂贵的消耗性元件，为了延长它的寿命，必须正确地使用和维护。

1）预热要充分，灯丝电压要稳定。闸流管必须维持一定的阴极温度和气压才能正常工作。一般要求预热 3～5 分钟才能加上阳极电压。阴阳极间管压过大，二次发射严重，强烈的正离子轰击阴极表面，可能造成溅散和打火，破坏阴极。灯丝电压决定了阴极温度，如果温度太高，一方面是氧化物阴极发生还原反应，缩短寿命，另一方面会由于管内气压太高造成连续放电而跳闸；如果温度过低则会引起阴极发射不足，管内气压过低，限制了电流的上升。一般要求闸流管灯丝电压的变动范围为额定值的±5%左右。

2）打火连通现象。闸流管在未被触发之前，不应该出现打火现象，否则应考虑闸流管的耐压性能变差，气压变高要及时检查。闸流管在工作中气体会不断减少，工作状态不断变化，所以要及时调整闸流管的工作状态，选择最佳的工作点有利于延长其寿命。

3）闸流管不能启动。可分为两种情况：一种是栅极不能点火放电，可能是灯丝不工作或阴极发射性能变坏或触发电路故障所致；另一种情况是栅极已经点火放电，但整个管子不能过渡，这可能是由于栅极电流没能达到阳极点火电流，放电不能够从栅极发展到阳极所致。不同的厂家闸流管的设计参数各不相同，互换时要充分考虑。

4）闸流管的安装、使用和放置的方式应保持竖直或横向状态，不可倒置，倒置后可能使氧化物阴极的粉末进入栅阳空间，使管子不能正常工作，出现打火或损坏现象。

（五）束流控制系统

束流控制系统由聚焦系统、导向系统及偏转系统组成。聚焦系统主要是为了使加速束流在加速过程中不致因受到射频电磁场的作用及束流内部电子之间的空间电荷作用力而散开或因外部杂散磁场作用而偏离轨道，使其能最终顺利地打靶或引出。导向系统用于校正因安装原因或外部磁场作用引起的轨道偏斜。偏转系统用于改变束流的运动方向。

1. 聚焦系统 在加速器中，不管是行波还是驻波结构都会配置聚焦线圈和相应的聚焦系统。

聚焦系统也称聚束系统，它的主要作用是使加速的电子束流聚集在加速管轴线附近。因为电子之间会相互排斥，在加速过程中电子流具有"散焦"的趋势，这样会降低电子的俘获效率和电子束流的能谱分布特性。所以必须在加速管外周套上 1～2 组聚焦线圈，对电子束流进行聚焦。

聚焦线圈是束流聚焦系统的主要部件，一般是采用高强度扁平漆包线绕制，可以获得比圆漆包线更高的填充系数和更大的电流密度。另外也有采用扁平铝带或扁平铜带加涤纶绝缘带绕制而成，其导热性、同轴性和填充性更好，电流密度更大，同样体积的线圈可以获得更大的磁场强度。在加速管较长时，为了能够分别调节聚焦电流获得比较理想的聚焦磁场分布，可将聚焦线圈分成几组匝数不同的线圈。在行波加速管开始的几个加速腔常需要适当增加匝数，以获得更强的聚焦效果。

实际应用中的聚焦线圈一般需要加上十几安培到几十安培的直流电。为了获得稳定的聚焦磁场，就必须保证聚焦线圈中的电流稳定，因此对聚焦系统中的供电电源的要求很高，目前加速器中多采用开关型稳流电源，这种电源体积小，效率高，输出稳定，具有恒流源的特性，因此得到了广泛应用。

聚焦线圈工作时会产生大量的热量，温度过高会导致机壳内温度过高烧坏聚焦线圈，所以必须对聚焦线圈采取必要的冷却措施。通常采用水冷却方式，有的是在聚焦线圈的金属骨架内通水，有的直接在空心线圈内通水，冷却效果更好。

2. 导向系统 由于电子枪、加速管和偏转系统等各部件存在加工误差，以及部件之间的相互对接存在安装误差等原因，电子束往往会稍微偏离设计的束流中心轴线，这将使电子枪发射的电子束在进入加速管入口时不在中心轴线上甚至电子束都无法正常通过加速管微小的孔道完成后续的加速；另外如果从加速管输出的电子束偏离设计的中轴线，则经过偏转系统偏转后，束流中心位置相对于设计要求会有偏差，从而使照射野内剂量的均整度和对称性难以保证，因此需要引入束流导向装置来纠正这种方向和位置的偏移。

在实际工作中，一般是在电子枪和加速管入口之间的漂移管上（枪端）安放一组输入导向线圈，用于引导电子束沿轴线进入加速管，而在加速管的出口和偏转系统之间的漂移管上（靶端）同时安放了一组输出导向线圈，保证束流进入偏转系统的入射位置和方向满足设计的要求。

每组输入导向线圈或每组输出导向线圈由两对螺线管形成圈或两对马鞍形成圈组成，两对线圈分别用来在水平面对束流进行左右导向和在垂直面对束流进行上下导向。

3. 偏转系统 与导向系统和聚焦系统的目的不同，偏转系统的任务是改变电子束流的运动方向，使其按照所需要的角度输出射线，同时还可以根据不同的偏转半径来筛选不同能量的输出电子，进一步提高电子直线加速器输出射线的能谱特性。

医用加速器的加速管都是横置在一个可以绕等中心轴旋转的机架上，大体呈水平方向。若要用于治疗则必须通过偏转磁铁偏转变成垂直方向的电子束流并经过均整器或散射箔才能形成所需要的 X 射线或电子线，这样才能对平躺在治疗床上的患者实施等中心放射治疗，所以偏转系统的首要作用是改变束流方向以适应放射治疗的需要。

我们知道加速器产生的电子束流并非单能射束，驻波加速管的能散度则更高，这种束流中存在不同能量的现象称为"色差"特性，在实际应用中当然是希望色差越小越好。根据电磁场理论，在相同的磁场强度作用下，电子能量越高，偏转半径越大；反之能量越低，偏转半径越小。利用这一特点，可以通过偏转磁铁来筛选加速后的电子束流，通过调整偏转磁铁的磁场强度，让电子经过偏转后正好可以从辐射头引出，这样可以有效地提高输出射线的能谱特性，所以"消色差"也是偏转系统的任务之一。现代医用加速器一般是按照加速管的色散特性来设计偏转系统，这样的结构通常被称为消色差偏转系统。

由于行波加速管的能散度较低，而驻波的能散度较高，从消色差的角度来考虑，这两种加速管需要采用不同的"消色差"结构，以达到相同的射线输出特性。常用的偏转系统分三类：90°、270°偏转系统和滑雪式偏转系统等。

（1）90°偏转系统：早期低能医用加速器通常采用最简单的 90° 偏转结构，因为低能机一般只有一个输出能量，所以偏转磁铁都采用永久磁铁，结构简单，但消色差能力较低，只能让达到标称能量的电子垂直出射，无法校正能量偏移的电子，入射电子的能量稍有改变就会使电子束流撞击靶的位置与角度发生偏移，使治疗射野不对称，如图 4-91 所示。

（2）270°（或 261°）偏转系统：驻波加速管现在基本上都采用 270°全消色差偏转系统（图 4-92），可以得到比较理想的消色差效果。270°全消色差偏转系统除了偏转、消色差和聚焦作用外，还对束流波动有自动补偿的作用，对电子的能量、位置、方向的波动都不敏感，保证了射线方向的稳定性和靶点的对称性，大大降低了对均整系统的要求，但是它的偏转真空盒结构较为复杂，束流在垂直方向要占住两个偏转半径，因而整机的等中心高度较高。为了能够输出不同能量的射线，这种偏转系统也采用电磁铁结构，通过输入不同强度的偏转电流，可以产生不同强度的偏转磁场，从而可以有选择地输出设定能量的射线。当输入的偏转电流确定了以后，射线的输出能量也就确定下来，所以常用偏转电流的大小来限定加速器的输出能量。

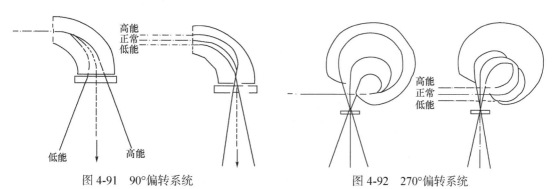

图 4-91　90°偏转系统　　　　　　　　　　图 4-92　270°偏转系统

（3）滑雪式偏转系统：这种偏转系统广泛应用在医科达（Elekta）加速器。它由三种不同角度的电磁铁构成，可以根据不同的输出能量来设定不同的偏转电流，从而产生不同强度的偏转磁场，因此这种结构可以通过消色差功能有选择地输出射线能量，同样当输入的偏转电流确定了以后，射线的输出能量也就确定下来，这种偏转系统加速电子的轨迹呈波浪形，所以称为"滑雪式"偏转，如图 4-93 所示。由于采用了三组近乎在同一水平的 90°偏转电磁铁系统，它保持了机头垂向尺寸小、机架等中心高度低的特点，同

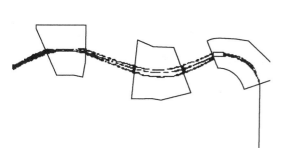

图 4-93　滑雪式偏转系统

时又提高了光学聚焦精度。滑雪式偏转系统是比较适合高能行波医用电子直线加速器的消色差偏转系统。

同样，偏转系统在工作时会产生大量的热量，通常采用水冷却方式冷却。

（六）真空系统

1. 真空技术在医用加速器的应用　加速器的正常运行离不开真空技术。真空技术在加速器中的作用主要有：

（1）避免加速管内放电击穿。为了有效加速电子，加速管内需建立很强的微波电场，所以要求加速管要维持高真空甚至超高真空状态。

（2）防止电子枪阴极中毒或灯丝氧化。尤其是全封闭的驻波加速管采用的是氧化物阴极，有害气体会使阴极中毒，对真空的要求更高。

（3）减少电子与残余气体的碰撞损失。

（4）微波功率源如磁控管或速调管都需要在超高真空条件下才能正常运行。

2. 医用加速器加速管的真空系统结构

（1）全封闭的驻波加速管：这种加速管在出厂前经过整体焊接、严格真空检漏、高温真空去气处理，封离时已经保持了高真空状态，工作时由一台小离子泵（3~5L/s）来维持超高真空。如图4-94所示，低能加速器都采用这种全封闭式结构。

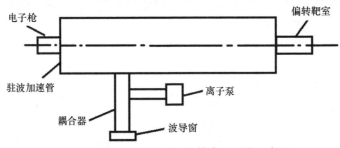

图4-94　全封闭的驻波加速管真空系统示意图

（2）可拆卸密封的驻波加速管：一些高能驻波加速管在使用过程中，某些寿命器件（如电子枪阴极）有时需要更换，通常将电子枪的阴极设计成可拆卸的密封结构，因为更换这些器件后需要再次抽真空，所以配置的离子泵抽速较大（20L/s），同时在电子枪的部位又增加了一台离子泵（8L/s），如图4-95所示。

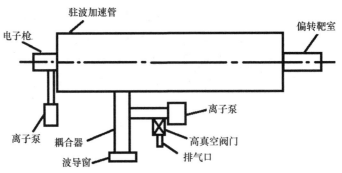

图4-95　可拆卸密封的驻波加速管真空系统示意图

（3）可拆卸密封的行波加速管：一些高能行波加速管的密封设计为可拆卸的金属密封，一旦寿命器件如电子枪、偏转靶室、离子泵等发生问题时可以现场更换。这种结构配置的离子泵抽速也很大，一般配置两台离子泵（20L/s），分别安装在两个耦合器的波导三通上，如图4-96所示。

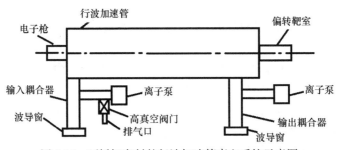

图4-96　可拆卸密封的行波加速管真空系统示意图

3. 真空度的单位　真空度是表示气体的稀薄程度，真空度的高低通常用气体的压强表示，气体压强越低，表示真空度越高，反之压强越高，真空度就越低。

在 MKS 单位制中，气体压强的单位为 N/m^2（牛顿/米^2），称为帕斯卡，简称帕（Pa）。早期都是以毫米汞柱表示真空度，规定 760mmHg 为一个标准大气压，称为 1 托（Torr）。它们之间的换算关系为：

1 标准大气压（ATM）$=101\,325$ Pa ≈ 0.1MPa

1 托（Torr）$=1.333\,224 \times 10^2$ Pa

1Pa$=7.5 \times 10^{-3}$ Torr

1984 年 2 月，国务院发布了《关于在我国统一实行法定计量单位的命令》，明确规定了以国际单位制为基础的我国法定计量单位。其中关于压强、压力、应力包括真空度等物理量的计量单位规定采用国际单位制中的导出单位"帕斯卡"，单位符号为"Pa"，定义为垂直于面积为 $1m^2$ 的表面上均匀作用 1N 的压力，即 1 Pa=1 牛顿/米^2，早期使用的真空度单位"托"、"毫米汞柱"已逐渐淘汰。

4. 真空的获取　用于获取真空的器械称为真空泵，按其工作原理，真空泵可分为两大类。

（1）压缩型真空泵：其工作原理是将气体由泵的入口端压缩到出口端排出到泵外，例如：①利用膨胀-压缩作用的旋片式机械真空泵；②利用气体黏滞牵引作用的蒸汽流喷射泵；③利用高速表面牵引分子作用的涡轮分子泵等。

（2）吸附型真空泵：其工作原理是利用各种吸气作用将气体吸附排除，如①利用电吸附作用的溅射离子泵；②利用物理或化学吸附作用的分子筛吸附泵、低温泵等。

另外，真空泵还可以分为有油真空泵和无油真空泵，如旋片式机械泵、油扩散泵等属于有油泵；分子筛吸附泵、低温泵、离子泵都属于无油泵。加速器一般都采用无油泵，以获得清洁的真空。

5. 医用电子直线加速器的真空度要求　在医用电子直线加速器中，行波加速管的真空度一般要求保持在 1.33×10^{-5} Pa（1×10^{-7}Torr），驻波加速管的真空度一般要求保持在 1.33×10^{-7}Pa（1×10^{-9}Torr），如此高的真空度是不可能用机械式真空泵来实现的（最好的机械式真空泵也只能达到 10^{-3}Pa 数量级的真空度），必须采用"吸附型"真空泵，加速器中通常采用的是溅射离子泵（也称潘宁泵或钛泵），简称"离子泵"。为了达到所需要的高真空状态，先采用机械型真空泵将系统内的真空度抽至 10^{-3}Pa，然后再使用溅射离子泵，直至达到所要求的真空度后，仍要保持钛泵的通电状态，以维持加速管内的高真空度。

6. 溅射离子泵的基本结构　离子泵通常有二极钛泵和三极钛泵两种结构（图 4-97），主要是由阳极、阴极、磁场和电源四大部分组成。其中阳极处于整个泵体的中心位置，其两面隔开一定距离分别安装了两片阴极板，阴极板的外面安装的是永久磁铁，磁场方向与阴极板垂直。一般情况下阴极和阳极一起密封在不锈钢外壳内，通过绝缘端子外接高压电源，在泵体的外壳上有法兰接口，可通过密封圈与加速管紧密相连，永久磁铁和泵体之间相对独立，分别安装，相互位置可做适当调节。

不论是二极结构还是三极结构，溅射离子泵的阳极一般是由许多直径为 12～40mm、壁厚为 0.1～0.3mm 的不锈钢材质薄壁圆筒排列构成，阴极是由金属钛制成的片状金属板，阳极和阴极之间相隔一定的间隙。工作时阳极和阴极间的电压为数千伏的直流高压（一般是 3～7kV），这样在阳极两边的间隙内建立起直流高压电场，同时永久磁铁在两片阴极之间形成平行于阳极轴向的稳恒磁场。溅射离子泵就是在稳恒电场与稳恒磁场的共同作用下，通过阴极钛板的吸附作用来达到除气的目的。

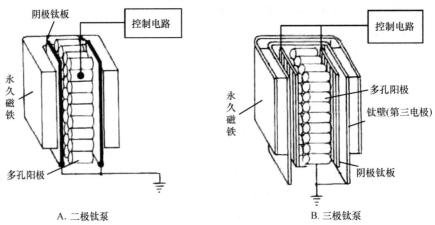

图 4-97　溅射离子泵的基本结构

7. 溅射离子泵的排气机制　溅射离子泵的基本工作原理是利用钛金属具有很强吸气能力而设计的。其基本除气机制是利用电离气体产生的正离子轰击并溅射钛板阴极，气体分子被吸附于钛板内，从而达到除气的目的。

当活性气体分子碰撞在新鲜的钛膜上时，由于化学吸附作用形成稳定的钛化合物，随后又会被不断地蒸发与溅射而形成新的钛膜覆盖层，新钛膜又继续吸附气体分子，从而形成连续、稳定的除气能力。活性气体分子电离后激发为亚稳态，化学活性增强，除气速度也得到了增加。非活性气体（如氢、氦等惰性气体）被电离后，在电场力的作用下打在钛膜上，随即被蒸发的钛膜"掩埋"掉。

溅射离子泵对 N_2、O_2、CO、CO_2 等气体的排出主要是靠离子溅射而沉积于阳极筒内壁上的钛膜的化学吸附；对 H_2 的抽除有化学吸附，也有扩散、吸收与溶解作用；对 He、Ar、Ne、Kr、Xe 等惰性气体的排除主要靠离子的"掩埋"作用。

（七）水循环冷却系统

加速器工作时有很多部件会产生大量的热量如加速管、磁控管（或速调管）、聚焦线圈、导向线圈、偏转线圈、脉冲调制器、靶和吸收负载等，这些部件只有在特定的温度条件下才能稳定工作，产热后必须及时进行冷却，一般采用水循环强制冷却自动恒温系统。

1. 水循环冷却系统构成　图 4-98 为加速器中典型的水循环冷却系统结构框架示意图。

水循环冷却系统主要由水箱、水泵、热交换器、控制阀、回流管、软水管、温度监控系统和水压表组成，机架里面的加速管、偏转磁铁、聚焦线圈、导向线圈、偏转线圈、初级准直器、靶等和机柜里的速调管、环流器、射频驱动器和脉冲变压器等都与水循环冷却系统相连接。

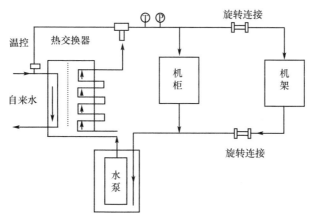

图 4-98　加速器典型水循环冷却系统组成框架图

2. 水循环冷却系统工作原理　图 4-99 是一种二次水循环自动恒温系统，它包括内循环和外循环两套循环回路，两个回路中的冷却水互相隔离，通过内热换器进行热量交换。

图中右半部分是内循环回路，主要包括加速器工作时需要强制冷却的产热部件，通过内循环水泵产生的循环水流将热量带走；左半部分为外循环回路，主要包括一套制冷系统、一个冷却水箱、一个外循环水泵和温度控制器件等。

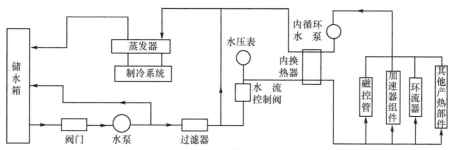

图 4-99　水循环冷却系统工作原理

现代高能医用加速器之所以采用二次恒温水循环系统，主要是因为内循环系统的水温精度可以设置得比较高，一般可以达到 ±0.5℃左右，同时水质也可以得到保证，可以避免内部一些细小管径的管路因杂质而堵塞。对外循环系统，要求则比较低，可以使用常规制冷方式，也可以使用水塔冷却或直接使用地表水冷却。一次恒温水循环系统虽然结构简单，成本也较低，但温度和水质都得不到有效的保证。

3. 对水循环冷却系统的基本要求　不管是采用哪种冷却方式，水循环冷却系统都应满足以下基本要求。

（1）恒温水的控制温度及控制精度要在一定范围内可以调节。一般恒温水的温控范围在 10～40℃，典型温度是在 22～23℃，温控精度一般在 ±1～±3℃，不同的设备型号略有不同。如果设置精度太低，水温波动大，会影响加速器工作的稳定性；精度太高，水温波动小，对温控系统的要求也会提高，成本也相应会增加。

（2）系统要完善的故障报警及联锁功能。当出现水温过高或过低、水压或水流出现异常、水位过低等各种情况时能够及时、准确通知加速器控制系统，并能进行联锁保护，保证加速器安全稳定地运行。

（八）剂量监测系统

对于医用加速器而言，剂量系统的准确与可靠的运行是非常重要的。

1. 剂量监测系统的构成　剂量监测是由透射型电离室来完成的，它们安装在治疗头内，对治疗束进行采样，既要实时监测输出剂量的准确性，又要测量射野内剂量的分布状态。IEC601-2-1 号文件介绍了放射安全性的指标和剂量监测系统的测试要求，也明文规定医用直线加速器必须有两套独立的剂量监测系统，两套独立的电离室，以提高系统的安全可靠性。"双路"和"独立"意味着两套剂量监测系统的任何部件（电离室、放大电路、电源和显示电路等）都不能共用，确保一路有故障时另外一路仍能正常工作，或任何能导致两套剂量系统都不能正常工作的部件故障时立即停止辐射。

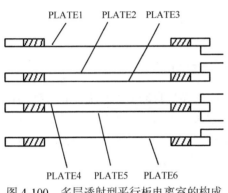

图 4-100　多层透射型平行板电离室的构成

用于高能医用加速器的剂量监测的电离室一般为多极多层透射型平行板电离室，实际上是由多个平行板电离室组合构成的剂量测量装置。如图 4-100 所示，其中第一层（PLATE1）包含径向和横向两组对称测量板极，用来测量射野内剂量的均匀性；第四层（PLATE4）和第五层（PLATE5）是用来测量输出剂量的两片独立板极，测量数据分别称为第一通道剂量和第二通道剂量，两个通道剂量是为了进一步保证输出剂量的可靠性而设置的，其他几层是用来产生电离电场的板极。

2. 剂量监测系统的功能

（1）通道 I（积分剂量 I）用作主回路，当计数达到与预设剂量相符时，设备自动停止辐射。

（2）通道 II（积分剂量 II）用作后备，预设数比通道 I 大 10% 或剂量大 40cGy，在通道 I 故障未自动停止时启动，使加速器停止辐射。

（3）两通道不一致程度超过某一值时停止辐射。

（4）高剂量率联锁。剂量率超过最大值两倍时立即停止辐射。

（5）均整联锁。当四个象限的电离室电极（前后左右）给出的电离电流不对称性大于2%时停止辐射。

（6）备用电池能够在突然断电的情况下使积分剂量、时间与弧度度数得以保存。

同时为了区别加速器的正常停机和因故障引起的不正常停机，除主回路积分剂量到达预设值后自动停机外，其他情况下（通道 II、预设时间、剂量率过高、均整性不好等）的停机系统都会给出提示，提醒操作人员。

（九）应用与机械系统

用于放射治疗的 X 射线和电子线是在辐射头内产生的，从加速管输出端发射出来的辐射束不能直接用于治疗患者，必须经过辐射头和各种附件的修整形成剂量分布均匀，射野大小合适的治疗束后，方可应用于放射治疗。这些需要通过应用与机械系统来完成，医用加速器的应用与机械系统由辐射头、机架和治疗床组成。

1. 辐射头　图 4-101 为典型的辐射头结构及 X 射线和电子束产生示意图。

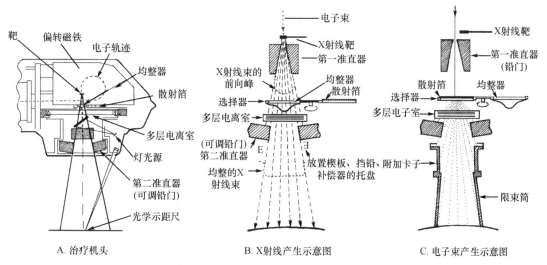

A. 治疗机头　　　　　B. X 射线产生示意图　　　　C. 电子束产生示意图

图 4-101　典型的辐射头结构及 X 射线和电子线产生示意图

辐射头提供射束的修整、屏蔽、定位和监测功能，这些由组成机头的相应结构来完成。辐射头由电子引出窗、靶、初级准直器、均整块（散射箔）、次级准直器、电离室、附件插槽、电子线限光筒、光野灯与反射镜、源皮距指示灯（光距尺）和屏蔽块等组成，有的辐射头在电离室和反射镜组件之间装有一套自动楔形过滤器，有的把楔形过滤器作为标准附件，使用时手动插入在托架附件的插槽中。机头最外面套有由高密度屏蔽材料如铅、钨或铅钨合金等组成的厚屏蔽壳，辐射头须提供足够的屏蔽使辐射泄漏水平符合辐射防护标准规定。

辐射头的旋转和准直器的运动是靠马达来驱动的，可以通过有线手控盒来控制，手控盒还可以控制治疗床的运动，也是光野指示灯、治疗室灯和激光定位灯的开关。

为了防止机架与治疗床或其他物体相撞，辐射头通常配有防碰撞安全系统，这种防撞功能一般用合适的保护环或压力传感器来实现。

辐射头中的一些结构也是射束传输系统的一部分，如偏转系统、真空系统等，电离室等是剂量监测系统的一部分，前面都已经介绍过，这里主要介绍机头里面的其他结构。

（1）电子引出窗：一般采用 0.1～0.5mm 的钛片，钛的密度低，熔点高，机械强度好，真空与焊接性能优越，对电子的阻挡作用也很小。但它是加速器真空系统的薄弱环节，易出现故障。

（2）靶：构成材料一般为金或钨。用重金属元素作为靶材料，产生的 X 射线剂量率高，其次重金属元素熔点高，耐热性也好。

现代加速器多采用复合靶。单靶通常由金或钨等高原子序数材料制成，为了阻止全部的加速电子穿过，其厚度必须大于电子的射程，也称为厚靶。复合靶由靶片、吸收片和过滤片组成，靶片和单靶一样，也是由金或钨等高原子序数材料制成，但其厚度则按获得最大 X 射线剂量率来选取。厚度通常小于电子在靶片中的射程，也称为薄靶；吸收片的作用是吸收穿过靶片的电子，过滤片则是用于吸收低能 X 射线。所以采用复合靶可以提高高能

X 射线的产额，有效地阻止电子的穿透，减少低能 X 射线和电子的污染。

（3）初级准直器和次级准直器：辐射头内有两对射束准直系统，固定的初级准直器（第一准直器）和可变的次级准直器（第二准直器），俗称光阑或者钨门。X 射线束要经过两级准直才能到达治疗部位。

初级准直器位于电子引出窗下方，为 X 射线和电子线共有，一般用密度很高的钨合金制成，通常为圆台形或四棱台形，限制了 X 射线束的最大射野，同时减少了漏射线。圆台形初级准直器是固定的，四棱台形则是可旋转的，各个面和各个方向都能够与次级准直器良好匹配。

次级准直器是可调的，为减少 X 射线束的穿射半影，准直器的内端面与以靶为圆心的径向线一致。传统的次级准直器由两对光阑组成，上下排列，相互垂直，它们的边缘通常是弧形或者近似弧形。次级准直器决定了 X 射线照射野的大小，并与电子线限光筒一起形成所需要剂量分布要求的电子线射野。

在早期的医用加速器中，次级准直器的每对光阑只能对称运动，形成轴对称矩形射野。随着照射技术的不断改进和临床用途的扩展，次级准直器由传统的上、下两对对称运动形式发展到一对对称，另一对不对称式或两对都不对称式（双独立准直器）。现代独立准直器的相对光阑能够彼此跨过线束中心轴向对侧运动一段距离（等中心平面 10~20cm）。独立准直器主要用于旋转切线照射和解决共面与非共面相邻野的衔接问题；通过计算机控制独立准直器在治疗过程中的运动，可以产生任意动态的楔型野和一维或二维调强剂量分布。现代多数新型加速器都配有此种准直器。

次级准直器在早期的加速器中也只为 X 射线治疗模式用。当转换到电子线治疗模式时，次级准直器自动开到最大射野位置。为了减轻电子线限光筒的重量和改善电子线剂量分布特性，现代新型加速器在电子线治疗模式时采用了次级准直器（二级准直器）自动跟随系统，即当插入某一大小的限光筒时，X 射线的二级准直器自动开到与该限光筒相匹配的位置。对所使用电子束限光筒的匹配位置，厂家出厂前已经调整到位。

（4）均整器（或散射箔）：从电子引出窗引出的 X 射线必须使用均整器均整后才能在治疗距离处获得长和宽均为 35~40cm 大小满足一定的平坦度和对称性要求的治疗用射野。均整器通常用铅作为材料。现代双能直线加速器为了使两种能量都能获得符合治疗要求的射野，用了两种不同的均整器，两个均整器和电子散射箔都安装在旋转托盘上，通过转动旋转托盘来选择相应的线束修整装置。

电子束不经打靶直接引出使用，形成电子束治疗。引出的电子束大约为直径 3mm 的笔形束，亦需经过散射箔将其扩散到满足一定均匀性的治疗射野范围。散射箔通常由铅或铜制成，其厚度的选择应使绝大部分电子被散射而不产生轫致辐射。一些现代新型直线加速器采用电磁扫描方式对笔形束进行扩散，可以减少电子束中的 X 射线污染程度。

（5）楔形过滤器：为了适应临床治疗的需要，通常需在射线束的途径上加上特殊过滤器或吸收挡块，获得特定形状的剂量分布。楔形过滤器（楔形板）就是最常用的一种过滤器。

楔形板一般是用高密度材料如铜或铅制成，连同固定托架放置在准直器上侧近源的位置或准直器下方远离源的位置，但后者必须保证楔形板距离患者皮肤 15~20cm。常规楔形板有 15°、30°、45°和 60°，需要手动安装，增加了劳动强度和接触感生射线的机会。

为了克服以上缺点，各大加速器厂家纷纷对楔形治疗技术进行了改进。其中，Elekta

公司开发了动态楔形板技术，利用单一的 60°楔形板在微机的控制下，自动组合成 0°～60°的任意楔形角的剂量分布，这种技术称为单楔形板自动楔形过滤系统，亦称一楔多用。Varian 公司研发了利用微机来控制独立光阑的移动和剂量率的变化，不用任何楔形板就能形成 15°～60°四种楔形剂量分布的技术，比机械楔形板的效果还好，称为动态楔形过滤技术，现在发展到 10°～60°可以形成七种楔形剂量分布，称为增强的动态楔形技术（enhanced dynamic wedge，EDW）。

（6）电子线限光筒：电子线限光筒有方形、圆形等各种不同的尺寸，多用不锈钢制成，它主要起限定照射野和减少照射区半影的作用，同时限光筒内壁对电子线的散射作用改善了射野边缘的平坦度，但限光筒内壁产生的次级电子能量较低，增加了患者皮肤剂量。

电子线限光筒安装在辐射头相应的附件插槽中，除去电子束旋转治疗用的限光筒外，其筒端必须达到治疗距离或离治疗距离为 0～5cm 处，以保证电子束射野在皮肤表面的半影最小。

（7）光野灯与反射镜、源皮距指示灯：为了在给患者治疗时能准确地将病灶置于辐射束所包含的范围内和实施准确的治疗，加速器设置了模拟光学指示系统（模拟光野灯和反射镜）和辐射源到辐射入口处距离指示的光学指示系统（源皮距指示灯，亦称光距尺）。通过光野灯和光距尺可以直观方便地给患者摆位。

光野和 X 射线辐射野的误差一般要求在 2mm 之内，光野灯要求强度高、寿命长，机械稳定性好。灯丝要接近点光源，这样才能产生明亮清晰的照射野，减少半影。光野灯安装在偏离射束轴线处，通过轴上的反射镜沿照射方向反射，通过适当调整，可以使光野灯的灯丝"相当于"X 射线靶中心。在采用 X 射线治疗时，通常在射束的中心轴上安放一片薄金属或玻璃反射镜，采用电子线治疗时必须将它移开，否则会产生电子散射。反射镜也可以用镀银或铝的塑料薄膜，因它对电子的散射小，在电子束治疗时不必移开。但不管是那种情况，反射镜必须定位精确，保证光野和 X 射线辐射野的严格重合。

在辐射头射束出口处安装有一片薄的透明胶片或塑料薄膜作为参考面，可以避免外界的灰尘污染和其他物品掉入并损坏辐射头内的结构。射束的中心参考位置（十字交叉）标注在上面，作为摆位参考标识。

光距尺是以可见光的形式指示某一垂直于辐射束流轴的平面至辐射源距离的一种光学装置，它由支撑结构和光学系统组成。

支撑结构上有可调节光学系统角度和相对于投影面距离的调节机构。光学系统由介质膜反射镜、冷光束卤钨灯光源、分划板和投影镜组成。分划板使用微电子技术在镀膜的光学玻璃上刻出距离指示线和数字，用来指示束流轴平面至辐射源的距离（图 4-102），分划板上的刻度和数字的间距、粗细和长度由成像原理计算确定。一旦确定了光距尺在机器上的安装位置，即确定了光学系统与束流轴的相对位置，分划板上的刻度和数字也就被确定下来。介质膜反射镜将卤钨灯发出的光束聚集在分划板上，穿过数字和刻度，通过投影镜将数字

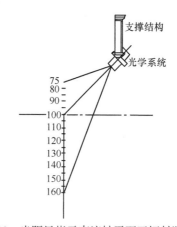

图 4-102 光距尺指示束流轴平面至辐射源的距离

和刻度成像于束流轴上。

光距尺通常安装在辐射头前侧或后缘或者机架上，由于光距尺投影的像只在束流轴上是真实的，所以光距尺在垂直于束流轴平面上的投影距离指示也只有一点是真实的，那就是与束流轴的十字线重合的那一点，该点指示的距离就是辐射源到该平面的距离。临床上正是利用这一原理来确定患者体表的辐照入射点到辐射源的距离。

2. 机架　在医用加速器中，旋转机架是一个重要部件，它的刚度和旋转轴承的跳动误差直接影响机器的主要精度指标——等中心精度；它的运行平稳性和角度位置误差直接影响临床治疗精度，因此机架的刚度、机架转动的平稳性和转角的位置精度是设计和制造中的重要部分。

机架的主要作用是携带辐射头做0°～360°范围内的顺、逆时针旋转，使辐射头发射出的辐射束可随机架旋转而改变入射方向。

（1）机架的分类：到目前为止，医用电子直线加速器的机架基本设计为两种形式，即支臂式和滚筒式。大多数采用支臂式。支臂式机架的结构特点是：大多数电气设备和主机都安装在一个房间（治疗室）内，便于维修和调试；而滚筒式机架则是把旋转驱动部件和电气设备都安装在假墙后面，整个治疗室显得较为整洁。无论哪种形式的机架，都有一个底架，作为机架的基础，它被水平地安装在治疗室地板之下并与地基固定。

1）支臂式支架：由底架、机座和旋转机架组成，底架与地基相连，机座固定在底架上，支撑着机架旋转。辐射头安装在旋转机架的前端，加速管直立安装。旋转机架通过主轴与安装在机座上的交叉滚子轴承悬臂式连接，驱动组件安装在机座内，由驱动电机、减速器、链传动等组成。

机座和旋转机架上的结构空间内安装有许多电气设备。在机座内安装了自动充气系统、脉冲调制器电源、磁控管灯丝电源、低压电源机箱、控制系统电源等；在旋转机架上安装了真空电源、电子枪灯丝电源、高压脉冲调制器、磁控管及微波传输组件、自动稳频系统（AFC）等设备，如图4-103所示。

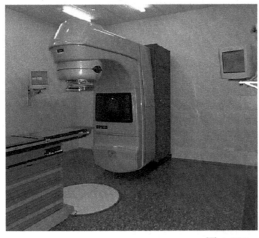
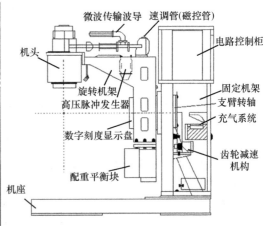

图 4-103　支臂式机架

高能驻波加速器的加速管相对较短，通常就在1m左右，有的还不到1m，"支臂形"结构可以满足设计需要。现代高能医用加速器中，只要是"支臂形"结构，就基本上都是驻波加速器。

2）滚筒式机架：图 4-104 为滚筒式支架结构。辐射头安装在支臂的末端，加速管沿支臂长轴方向卧式固定在支架上，电子枪安装在加速管的后方并从滚轮的后侧方伸出。支臂和旋转滚筒连接，滚筒有两对摩擦轮支撑（接触），其中一对摩擦轮由一套电机减速装置驱动，摩擦轮滚动时利用摩擦力使滚筒转动，摩擦轮和电机减速装置都固定在底架上。

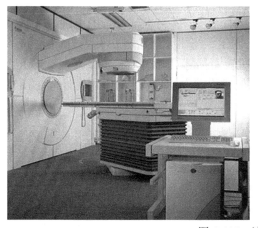 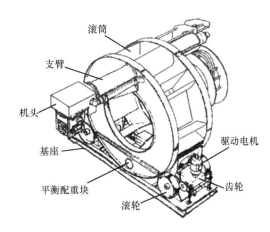

图 4-104　滚筒式支架结构

围绕加速管后端的四周，安装了磁控管、闸流管、波导管、高压器件、内循环水泵等相关结构，配重块用以保持整机的机械平衡。滚筒内还装有许多电路板及相关配件。

为确保设备和人员的安全，设备安装要求以滚筒的前侧为界，安装前后区域隔离墙，形成内外两个房间。内部为设备区，外部为治疗区，治疗区仅仅只能看到包着外壳的加速管的前半部分和机头，前隔离墙的左右两侧各装有一个显示屏，用来显示相关的控制指令和治疗参数，墙上还挂有一个手控盒，用来控制加速器的运动和形成照射野的大小和形状。

高能行波加速器的加速管都比较长，其长度可以达到 2.5m 左右，"滚筒式"设计符合其结构特点，在现代高能医用加速器中，只要是"滚筒式"结构，就基本上都是行波加速器。

（2）等中心高度：是机架的一个主要参数。等中心高度等于地面到等中心的垂直距离，或者是地面到旋转机架轴线的距离。等中心高度的确定要考虑以下两个方面的问题。

1）机架携带辐射头做 180° 旋转过程中，辐射头顶部不能与地面相撞。即等中心的高度必须大于机架旋转轴到辐射头顶的距离。医用直线加速器的源轴距一般为 1000mm，因此等中心的高度不可能小于 1000mm。

对于那些加速管直立式安装的加速器（能量小于等于 6MeV，加速管的总长度一般在 335mm 左右），从旋转机架轴线到辐射头顶部的距离应该不小于源轴距 1000mm+加速管的长度+辐射头顶部防护层厚度+外罩厚度，一般在 1380mm 左右。

对于加速管沿支臂长轴方向卧式安装的加速器（能量大于等于 10MeV 的加速管，管体较长，不可能直立安装），增加了束流偏转系统。从旋转机架的轴线到辐射头顶部的距离应该不小于源轴距 1000mm + 束流偏转系统长度 + 辐射头顶部防护层厚度 + 外罩厚度，一般在 1300mm 左右，相对于直立安装的要小。

2）从临床摆位的角度考虑，等中心高度不应太高，太高会影响摆位。

目前加速管直立式安装的加速器，都把治疗床公转盘做成向下凹的球面，这样可以让机架旋转到180°时，辐射头顶部不与地面相撞，而摆位又可以站在相对较高的位置。这种加速器的等中心高度一般为 1330mm 左右；卧式安装的加速器的等中心高度一般不超过 1300mm。

（3）机架旋转限位装置：在辐射头、旋转机架上安装的各种电气设备的电缆，以及水、气管路都是从旋转机架中穿过引向机座后进行固定，当机架旋转时，电缆会受到扭转。为防止机架连续向一个方向旋转造成电缆多圈扭转而损坏，加速器都安装了一个限位装置，通常安装在机座前下方。该装置限制旋转机架只能在±180°（有的机器设计成±185°）内连续运转。

（4）旋转机架的角度指示装置：机架旋转的角度是临床需要的一个重要参数，一般机器都设计有机械指示和数字指示，由安装在旋转机架上的刻度盘显示出来。刻度盘装配在一对轴承上，与轴承的外圈固连，随机架旋转；而角度指示针（针摆）与轴承内圈固连，在针摆的下方装配有一块铅坠，在重力的作用下，指针始终与地面垂直，不随机架转动，从而实现角度指示。

机架角度的数字显示是通过一套采样装置取样的，该套采样装置由同步齿形带传动装置和电位器组成。大同步带轮装配在主轴上，小同步带轮与电位器相连，当机架旋转时，与齿带轮齿合的同步齿轮将机架的旋转角度输入给电位器转换成电阻（电压）值，反馈给运动控制电路，运动控制电路根据电位器的电阻（电压）值，转换成旋转机架的角度值，在控制台显示器上和治疗室的显示屏上显示出来。

（5）配重：由于临床治疗空间的要求，辐射头相对于机架旋转轴线而言是偏心安装的，为满足辐射防护的要求，辐射头中很多部件都是采用密度很大的铅合金和钨合金制造，因此整个机架的重心偏离旋转中心。为消除重心偏移产生的不平衡力矩，减小机架旋转的驱动力矩，保证运行的平稳性和安全性，在旋转机架与辐射头对称的一侧装有配重，使机架处于任何角度位置时基本达到静力矩平衡。配重分为基本配重和调节配重，基本配重是整个配重重量的主体，调节配重用于平衡整机装配完成后的状态，比如如果要在辐射头下部安装多叶准直器，则需要增加一定调节配重，使旋转机架基本达到静平衡。

3. 治疗床　是用于支撑患者的装置。治疗床整体可以绕等中心做旋转运动，与机架旋转运动组合，使得辐射束可以从任何方向入射病灶。治疗床有床面、纵向和横向移动部件、垂直升降部件、公转部件组成，可获得 x, y, z 三个方向的直线运动和治疗床整体绕等中心的旋转运动。为方便摆位，治疗床的纵向运动、横向运动和公转运动都设计有电动和手动两种方式。正常工作情况下，治疗床的垂直升降为电动方式，但当机器运行中出现意外停电需要升、降床面时，需要手动装置来完成。

现代加速器的治疗床面都采用非金属材料（碳素纤维或有机玻璃等），最大程度地减少次级射线的产生。为保证有足够的刚度，有的床面框架用金属材料制作，为使金属构件尽可能地远离照射区，减少射线的再次散射，床面框架一般都做成"口"形状，根据肿瘤的部位情况可以调头交换使用（即将床面旋转180°），使射线束不经过金属构件区域。为了方便操作，在治疗床的两侧通常都装有控制按钮。

治疗床的升降机构有好几种形式：双层剪式、链传动式和液力驱动柱式。双层剪式和液力驱动柱式都具有相当大的升降范围，链传动式结构紧凑。现在有的公司推出了一款 Z 式升降结构的治疗床。

治疗床升降机构与公转组件的转盘固定在一起，治疗床公转轴线也是一条基准轴线，它是由治疗床公转轴承的旋转中心决定的，公转轴承的径向跳动值和轴向跳动值都直接影响机械等中心误差。

（十）电气控制系统

医用加速器的电气控制系统包括电源分配、高压调制、功能控制、运动控制、信号检测和联锁保护等部分。由于不同加速器的实际控制线路千差万别，本节只能简单介绍一下医用直线加速器的基本控制关系（图 4-105）。控制原理和过程从略。

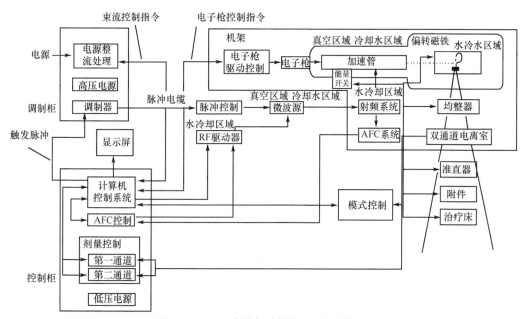

图 4-105　医用直线加速器的基本控制关系

（十一）充气系统

波导要传输足够大的微波功率，需要加有较强的电场，为防止放电，除了抽真空外还可用充高压绝缘气体来解决。常用的气体有六氟化硫、氟利昂等，它们都含有卤素元素，对电子有较大的亲和力，易形成负离子而复合成中性。另外它们分子质量大，电子射程短，电子难以积累起足以碰撞电离的能量，击穿电压较高。

由于这些气体保存在钢瓶中呈液态蒸发成气体后使用的，故压力基本上保持稳定恒定，用完前不易察觉，因此应经常保存一瓶备用。

系统中压力过低时联锁打开，加不上高压，压力过高时安全阀会释放多余的气体，如果此时安全阀不工作，会引起波导变形，要特别注意。

七、配套设备

（一）多叶准直器

多叶准直器（Multi-leaf Collimator，MLC）是近十年来才开始应用于医用加速器照射技术的装置。MLC 应用以前主要采用铅挡块的方式实现肿瘤照射野的几何适形，但该方法复杂且费时较多。当初设计 MLC 的主要目的也只是代替射野铅挡块，形成不规则射野，提高摆位效率。随着计算机技术的发展，利用 MLC 不仅可以实现射野形状与肿瘤靶区的高度一致，同时还可以实现静态和动态 MLC 调强技术。

与铅挡块相比，MLC 有着无法替代的优势：设计一个 MLC 适形野所需的时间仅仅是制作一个挡块的 1/3；需要的工作区域空间小（电脑工作站与挡块制造车间相比）；不用进入机房即可设置多个照射野；同时能避免因挡块脱落致患者受伤等，现在 MLC 已逐渐成为医用电子直线加速器的标准配置。

1. 多叶准直器的工作原理 多叶准直器有手动及电动两类，后者的功用远大于前者，是主要的形式。手动多叶准直器是通过手动驱动每个叶片，达到调整辐射野轮廓的目的；电动多叶准直器是通过计算机控制多个微型电机独立驱动每个叶片单独运动，达到射野动态或静态成形的目的，如图 4-106A 所示。

多叶准直器通常还需与辐射头的次级准直器配合使用，因为对于大部分不同形状和大小的靶区，一般只有少部分叶片处于有效射野的范围之内，其余的那些处于有效射野范围之外的叶片应该是左右成对地合在一起，以防射线泄漏。但是，为避免成对叶片相对碰撞引起机械损伤等故障，通常留有少许间隙。这样就必须对加速器常规治疗准直器规定一个相对有效射野的最小外接矩形野，使之既可屏蔽有效射野外各对未完全闭合叶片端面间隙的漏射线，又能遮挡相邻叶片之间微小间隙处可能的漏射线，并将相应的控制数据传输给对应的控制系统，从而实现最小矩形野和 MLC 有效射野的自动设置及跟随，如图 4-106B 所示。

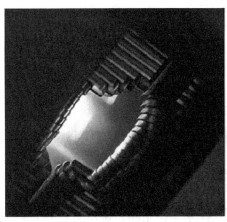
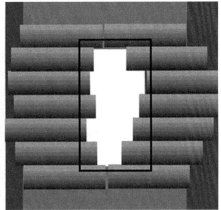

A. MLC 形成的射野　　　　　　B. 次级准直器的自动跟随(最小外接矩形)

图 4-106　MLC 形成的射野和次级准直器的自动跟随（最小外接矩形）

2. 多叶准直器的基本结构 从原理上说，MLC 的设计思想很简单，但设计制造可靠的 MLC 系统却带给了人们巨大的技术挑战。从问世直到现在，MLC 的结构设计就一直在改进、完善。为适应各种不同的功能和用途，世界各国先后推出多种结构形式的多叶准直器。纵观其历史发展，多叶准直器主要是围绕着提高适形度、减小透射半影、降低漏射、适应动态射野与动态楔形板等高级功能展开的。例如，叶片对数由少到多、叶片宽度由大到小、最大照射野按需要向大和小两端发展、聚焦方式由无聚焦到单聚焦或双聚焦、相邻叶片之间由平面接触到凹凸插合、对侧叶片由不过中线到过中线且行程由小到大等。再加上独立驱动机构硬件的快速开发，使得 MLC 系统功能大增，逐渐向满足临床应用要求、降低造价、便于加工、操作简便、高可靠、低故障的方向迅速发展。现在商品化的 MLC 叶片数目稳步增加，120 个（60 对）、160 个（80 对）叶片已经面市，覆盖最大 40cm×40cm 的射野范围；在等中心处的提供投影为 1.5～6mm 宽，最大可达 10cm×10cm 射野的微型多叶准直器（micro MLCs）目前也已经商品化，它们适合于放射外科与头颈部治疗使用。

（1）多叶准直器单个叶片的外形结构：MLC 组成的基本单元是单个叶片，一般由钨或钨合金制成。图 4-107 为 MLC 多叶准直器单个叶片的外形结构。叶片宽度为垂直于射线穿透方向和叶片运动方向的叶片物理厚度，它等于叶片两侧面的宽度；叶片长度为平行于叶片运动方向的物理长度；叶片顶面为近放射源一侧的叶片表面，与之相对的为叶片底顶面；叶片的高度为沿射线入射方向的叶片顶面和底面间的物理高度；叶片端面为叶片伸入射野内形成射野边界的表面；相邻叶片沿宽度方向平行排列构成叶片组，两个相对的叶片组组合在一起构成 MLC。

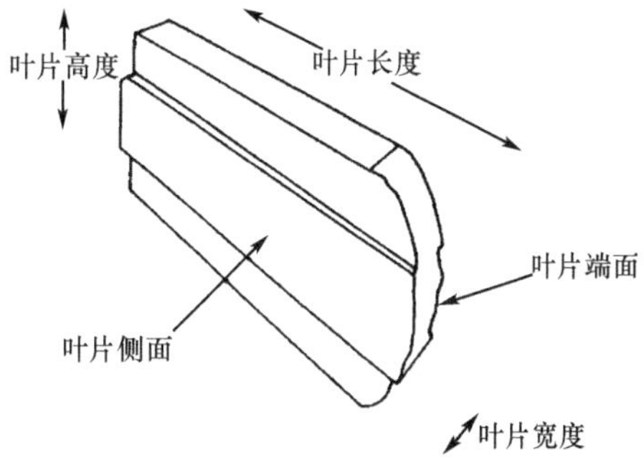

图 4-107　单个 MLC 叶片的外形结构

叶片的宽度直接决定了 MLC 所组成的不规则野与计划靶体积（PTV）形状的几何适合度（适形度）；叶片越薄，适形度越好，但加工也较困难，驱动电机等机构越多且复杂，造价也会相应提高，因此必须在适形度和造价之间作合理的折中选择。考虑到对剂量分布的影响，即使使用无限窄的叶片，能达到的剂量分布精度也是有限的，Bortfeld 等从理论上给出了最佳的叶片宽度。对于单层 MLC 设计，叶片宽度（等中心处的投影宽度）不应大于 1.5～1.8mm。如果进一步减小宽度，不仅无益，而且使叶片间隙与叶片宽度的比值更小，导致漏射线的比重增加。但实际上考虑到加工制造的难度和高昂的成本，临床应用中，MLC 叶片的宽度一般是 1cm，用于立体定向放射治疗的微型 MLC 对叶片投影宽度要求较高，一般为 1.6～4.5mm。例如：

Elekta MLC 由 40 对、7.5cm 厚的钨合金叶片组成，每片在等中心投影的宽度为 1cm，常规治疗的最大野为 40cm×40cm。

Siemens MLC 由 29 对、7.5cm 厚的钨合金叶片组成，内部的 27 对叶片，每片在等中心的投影宽为 1cm，内组合为 40cm×27cm，外部 2 对宽为 6.5cm，内外组合野为 40cm×40cm。

Varian MLC 由 26 对或 40 对（或 60 对）5cm 厚的钨合金叶片组成，每片在等中心投影宽为 1cm（60 对中的内 20 对为 0.5cm），长为 16（40）cm。常规放射治疗最大野为 40cm×26（40）cm，与叶片对数量有关。主要用于 X 线刀治疗的 Varian 120MLC 由 60 对叶片组成，中间叶片投影宽度为 2.5mm，外侧叶片投影宽度为 5mm，最大野为 22cm×40cm。

Brain－LABm^3 MLC 由 26 对叶片组成，中间 14 对叶片宽 3mm，叶片的左右两侧各有 3 对 4.5mm 宽的叶片，最外侧 6 对叶片宽 5.5mm。最大射野为 10cm×10cm。

叶片的高度必须能将原射线的强度衰减到5%以下，即至少需4.32（一般取4.5）个半价层的厚度。由于需保持叶片间低阻力的相对动态移动，叶片间留有一定的微小间隙，不可避免会有一些漏射线，降低叶片对原射线的屏蔽效果，所以叶片高度需适当加厚，一般不少于5cm厚的钨合金。如果将漏射线剂量降到1%以下，通常需7.5cm厚的钨合金。

（2）叶片纵截面的设计：叶片纵截面的设计非常重要而且复杂，对厂家来说是个挑战。纵截面形状主要取决于两个因素。

1）要保证相邻叶片间和相对叶片合拢时的漏射剂量最小，这就决定了叶片的侧面多采用凹凸槽相互镶嵌的结构。凹凸槽的位置可加工在叶片高度的中部，但由于这种结构要求加工精度高、技术难度大，使用中有时发现个别叶片因运动阻力大而发生故障，所以后来不少厂家生产的叶片采用了台阶式结构。图4-108A为不同厂家设计的MLC凹凸槽的位置。

2）叶片的底面和顶面必须在与运动方向垂直的平面内会聚到X射线靶的位置，这就决定了叶片的横截面应是梯形结构，即底面的宽度应大于顶面的宽度，使得任何一个叶片都与从源（靶）辐射出且通过此面的射线平行。所有叶片都在以辐射源为圆心，以辐射源到叶片底面距离为半径的圆周上运动，就可构成无穿射半影的双聚焦结构，如图4-108B所示。

为了减少叶片端面对射野半影的影响，叶片端面的设计尤其重要。通常有两种设计类型；弧形端面(如Varian MLC和Elekta MLC)和直立端面(如Siemens MLC和Scanditronix MLC)。

采用弧形设计后，在叶片沿垂直于射线中心轴方向运动的任何位置，都能使原射线与端面相切，但是在MLC控制软件中，要对叶片位置函数做非线性偏置补偿。采用弧形端面可能使射野的半影增大，而且半影的大小会随叶片离开射束中心轴的位置而变化，但如果合理地选择端面的曲率半径，可在叶片的全部直线运动行程中，使射线与端面的切弦长度近似保持不变，这样就可使射野半影基本上不随叶片位置变化而保持常数。

采用直立端面设计时，叶片可有两种运动方式。

1）叶片沿以X射线源（靶）为中心作圆弧形轨迹运动，这时无论处于任何位置，其端面总是与原射线相切（如Scanditronix MLC）。

2）如果叶片沿垂直于射束中心轴方向作直线轨迹运动，则叶片在达到指定位置后必须自转一个小角度，以便使其直立端面与原射线的扩散度相切（如Siemens MLC）。由于叶片很多，这种转角设计在技术上有一定的难度。

（3）叶片端面的设计：MLC叶片端面的设计有无聚焦、单聚焦及双聚焦结构三种类型（图4-108）。

1）无聚焦结构：早期的MLC主要是用于头部和病体小病变的微型MLC，大都是无聚焦的叶片平移结构。这种叶片上下左右等厚，叶片全部采用平移运动，叶片上下所组成的射野大小和形状相同，不能消除穿射半影。对小野，因射线束的张角很小，影响不大；但对大野，会造成临床不能接受的较大半影。例如，德国DKFZ公司早期生产的Mirco MLC（40对叶片，1mm宽度，最大射野6cm×6cm）及中国科学院大恒公司和广东威达公司生产的手动微型MLC等都属于无聚焦结构（图4-108）。

2）单聚焦结构：这种结构使所有叶片都在以辐射源为圆心，以辐射源到叶片底面距离为半径的圆周上运动，使叶片的端面始终与射线束平行，消除了叶片运动方向上的穿射半影。但在垂直于叶片运动的方向上，因叶片上下等宽，所以还是有穿射半影，称为单聚焦结构。1996年以前Varian和Elekta公司生产的用于体部放射治疗的大型MLC（最大射野为40cm×40cm）大都是这种单聚焦结构（图4-108）。

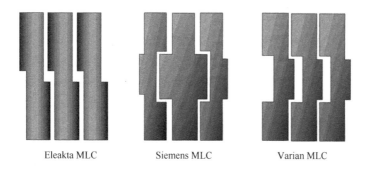

Eleakta MLC　　　　Siemens MLC　　　　Varian MLC

A. 叶片的纵截面设计

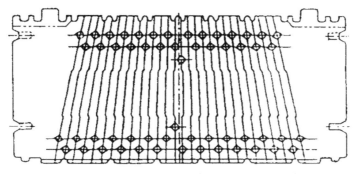

Siemens MLC侧视图,使用聚焦设计和凹凸槽结构

B. 叶片的纵截面设计(侧视)

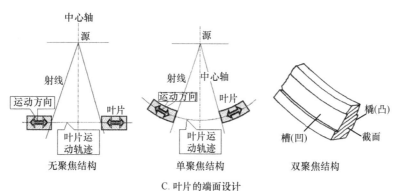

无聚焦结构　　　单聚焦结构　　　双聚焦结构

C. 叶片的端面设计

图 4-108　叶片的纵截面端面设计

　　单聚焦结构未聚焦方向的穿射半影可以用加速器原有的同方向的一对聚焦式初级准直器给予消除,这也是要求治疗机协同配合实现最小外接矩形野的原因之一。

　　3)双聚焦结构:对于安装在无聚焦二级准直器治疗机上的MLC,有必要采取双聚焦结构(图 4-108)。双聚焦结构是将单聚焦结构的MLC的每一个叶片在宽度方向加工成非等宽的发散状,端面呈现梯形上小下大,每个端面的向上延长线都应相交于放射源点。换言之,必须使每个叶片的双侧面和端面在任何位置都始终与其相邻的射线束平行。这种结构装在任何治疗机上都能消除穿射半影。

　　当然,消除半影的聚焦设计与MLC的安装高度有关(图 4-109),还要考虑电路连接、配重、结构空间、驱动控制等多种因素。由于加速器机头的结构复杂,设计要求高,对已在使用的加速器机头进行改造会产生多种困难，所以除中小型附加外挂式 MLC 之外，多叶准直器的双聚焦叶片结构都是由加速器厂家配套生产的。

（4）MLC 的安装：MLC 分为内置式和外置式多叶准直器两种安装形式。内置式多叶准直器一般都是电动的，安装在加速器治疗机头内，替代原有的一对独立准直器；外置式有电动的、也有手动的，是一个完全独立的装置，可根据需要安装在治疗机治疗头的下端面。

内置式多叶准直器目前有以下三种不同的安装形式。

1）以 Elekta 公司为代表，MLC 代替加速器 G-T 或 Y 方向的上叶准直器（upper jaw replacement），并在 MLC 和下叶准直器之间增加一对后备型（back-up）薄片准直器（图 4-110），它跟随 MLC 叶片运动，进一步强化 MLC 叶片对射线的衰减。

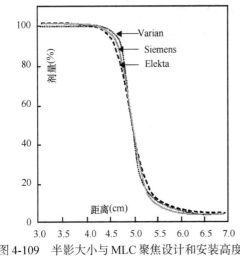

图 4-109　半影大小与 MLC 聚焦设计和安装高度的
关系

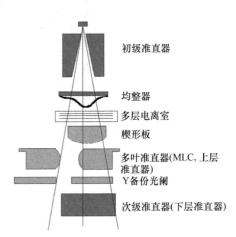

图 4-110　Elekta MLC System

Elekta MLC 叶片在 Y 轴方向上运行，加速器在 X、Y 轴上分别备有 7cm 及 3cm（后备型薄片准直器，亦称备份光阑）厚的准直器。X 轴的准直器厚一些主要是因为 MLC 本身不能完全关闭，可防止射线的漏射，Y 轴准直器则可减少 MLC 运动时叶片间的漏射。叶片间最大漏射量为 4.1%，平均为 1.8%。不全关闭的叶片漏射量可达 51%，经过 X 轴准直器阻挡后可降为 0.3%，同样叶片间的漏射率可降为 0.4%。

这种安装方式因叶片靠近放射源，形成相同射野大小时，MLC 叶片运动范围较小，叶片长度可以缩短小，MLC 结构紧凑；同样因叶片远离等中心，叶片实际宽度与等中心处投影宽度比值小，对叶片加工的精度要求高，对叶片位置的控制难度较大。

2）以 Siemens、Scanditronix、GE 等公司为代表，MLC 代替加速器的下叶准直器（lower-jaw replacement），如图 4-111 所示。

3）以 Varian、NOMOS 公司为代表，MLC 直接安装在上叶准直器和下叶准直器下面，替代射野挡块托架的位置，位于标准二级准直器的下方，成为三级准直器（tertiary collimator），如图 4-112 所示。

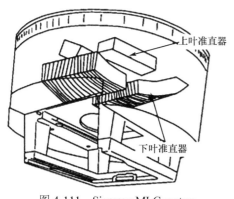 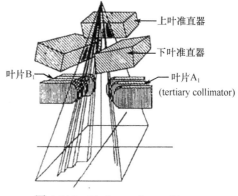

图 4-111　Siemens MLC system　　　　图 4-112　Varian tertiary collimator

　　这种结构的最大优点是一旦 MLC 出了故障，可直接将 MLC 从治疗头上拆下，使用射野挡块，患者能继续得到治疗；缺点是因准直器较多较重，加重了加速器旋转臂的负荷，缩短了治疗头到等中心的距离，会给一些特殊病种（如乳腺癌治疗时患者手臂上举抱头体位）的治疗摆位造成一定的困难。

　　图 4-113 显示了 Varian、Siemens 和 Elekta 三大加速器厂家 MLC 的安装位置与靶之间的距离关系。

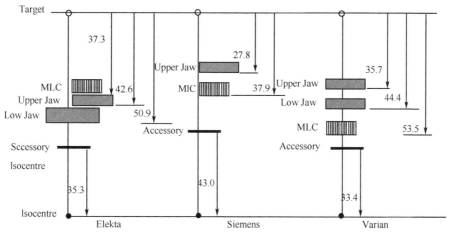

图 4-113　三大加速器厂家 MLC 的安装位置与靶之间的距离关系（单位：cm）

（5）防漏射结构

　　1）MLC 叶片的漏射：MLC 叶片间存在两种漏射线，即相邻叶片间的漏射和相对叶片合拢时端面间的漏射，如图 4-114 所示。

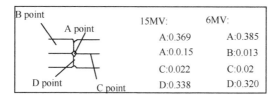

图 4-114　相邻叶片间的漏射和相对叶片合拢时端面间的漏射

MLC 漏射线的来源，如图 4-115 所示。

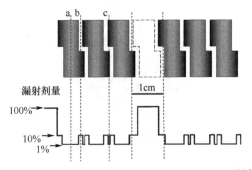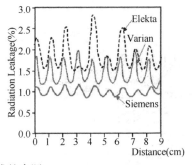

图 4-115　MLC 漏射线的来源

　　假设叶片结构为台阶式，线束 a 通过叶片的整个高度，漏射剂量线为原射线的 1%；线束 b 通过叶片的半个高度，漏射剂量线为 10%；线束 c 通过相邻叶片侧面交界面，漏射剂量线为 1%，这些只是概念上的定性分析，漏射线剂量的分布要通过测量才能得出。

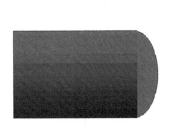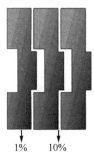

图 4-116　弧形端面和凹凸槽结构（tongue and groove）

　　2）防漏射结构：临床应用要求每个叶片独立运动灵活，摩擦力小，相邻叶片之间不能挤靠太紧，但太松又容易引起射线泄漏。为解决这一矛盾，各大加速器厂家都将叶片设计成凹凸槽结构，如图 4-116 所示。将每个叶片加工成一面带凹槽，另一面带凸榫，使相邻两片之间以槽榫凹凸迭合，利用射线只能直线传播的特点获得很好的防漏射效果。

　　这种槽榫凹凸结合既不必太紧，也不必太深。例如，Elekta 公司的 MLC 由 40 对钨合金组成，叶片厚度 7.5cm，在等中心平面上的投影宽度为 1.1cm，相邻叶片的槽榫凹凸重叠厚度在等中心平面投影只有 0.1cm，所以相邻叶片的投影中心距离为 1.0cm，其漏射率可确保小于 2%。

　　同时，为了将相对叶片关闭时的漏射线剂量减低到规定要求的水平，使用备份光阑（如 Elekta MLC 中的后备薄型准直器）和常规准直器（如 Varian MLC）的自动射野跟随系统很有必要。

　　（6）过中线设计：随着 MLC 用途的进一步开发，非线性动态楔形野、动态调强野及各种不同形状和复杂剂量分布的射野越来越多，常常要求成对的叶片从最远的一端一前一后以不同的变速度同向运动到另一端。单个叶片的运动范围应该能够跨过线束中心轴到对侧某一位置，这是实现调强功能的必要条件，并成为现代衡量 MLC 功能强弱的重要指标之一；当然叶片过中线距离应尽可能大，一般不应小于 12cm，如 Varian MLC 最大过中线行程为 20cm，Siemens MLC 最大过中线行程为 10cm，Elekta MLC 最大过中线行程为 12.5cm。

　　（7）多叶准直器叶片的控制：为使每个叶片随时分别到达准确的位置，各生产厂家采用了不同的叶片控制方式，但都必须包括如下三项内容。叶片位置的监测：包括使用机械限位开关监测叶片的开关状态、光学摄像系统和线性编码器等；叶片控制逻辑：包括控制叶片的开关状态、叶片位置、叶片运动速度和剂量补偿等；叶片运动到位机构，采用数字方式或模拟方式控制叶片的到位。

1）叶片位置的监测：为确保叶片安全、可靠地到位，必须定时监测叶片的位置。对于开关式准直器（如 NOMOS MiMiC），使用的是机械限位开关来监测叶片的开关（ON、OFF）状态；另一种较常用的方法是用高精度的线性电位器作为线性编码器，它具有很好的线性度和精度，但因为接线太多、占据空间较大，一旦电位器出现问题，在结构紧凑的 MLC 中较难查找故障，必须用高可靠、高质量的电位器；还有一种监测方法是用光学摄像法（图 4-117）：它是在加速器治疗头内的原射野灯光系统中增设一个分光镜，把 MLC 上端面反射回来的光线经分光镜反射到 MLC 的位置接收器。较常用的接收器是 CCD 摄像机，它将视频信号转换成数字信号后，送给 MLC 控制器中的图像处理器，即可监测 MLC 的叶片位置。这种光学摄像系统的优点是：可实时显示 MLC 的叶片位置、接线少、空间分辩率高、位置线性度好。但 CCD 摄像机不耐辐射，需经常更换。

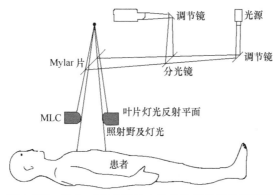

图 4-117 Elekta MLC 系统中叶片位置光学检测装置

2）叶片位置的控制：叶片位置的确定和控制到位是实现 MLC 功能的先决条件。叶片位置应与它拟形成的射野边界相一致。线性编码电位器或光学摄像系统所记录或显示的叶片位置应相当于灯光野的大小，也必须是实际射线野的大小。对直立端面的双聚焦型 MLC，因其端面总是与射线扩散相平行，所以其射野的校对方式与常规方法相同，但对弧形端面的 MLC 叶片，因为灯光指示的是端面切点的位置而不是原射线强度被削弱 50% 的位置，致使情况变得复杂，如图 4-118 所示。

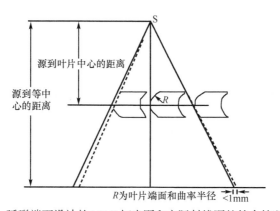

图 4-118 弧形端面设计的 MLC 灯光野和实际射线野的符合情况示意图

现在计算和实践也已证明：在使用的射野范围内，灯光野和射线野之间的最大差别不超过 1mm。在有的 MLC 上，采用缩短光源到等到中心距离 1cm（SAD =99cm）的措施，将灯光野的指示范围稍加扩大，即可使之与射线野符合，但这时下叶准直器的灯光野会比射线野略大。为解决这个问题，在下叶准直器的上端面附加一对薄铝片消光器，使两者相符。

以上方法解决了等中心层面灯光和射线野的不符合问题，但对非标称源皮距的照射还是会有误差，因此在有的设计中，是将射线野大小与 MLC 叶片的对应位置都列成表格存入 MLC 控制微机中，只要知道处方射野的大小，就可得到叶片应运动到的位置。叶片运动控制逻辑中还可根据治疗需要（如是否调强）来控制叶片运动的速度、相对叶片和相邻叶片之间的碰撞问题等。

3）叶片驱动机构：对于开关型 MLC（又称二进制式，二进制指只有开和关两种状态），通常采用活塞气动式控制，可使叶片快速进入开、闭状态，叶片到位监测使用机械限位开关。优点是几乎实时完成到位动作，到位准确；缺点是噪声较大，电路复杂，较难维护。

对于非开关型的标准 MLC，一般都采用微型电机驱动，每一个叶片对应单独的电机，并通过丝杠将电机的旋转运动变成叶片的直线运动，电路简单，到位准确。叶片的运动方向（准直器的角度）会影响 MLC 形成的射野与 PTV 的符合度，实际应用中必须由专门的 MLC 处方准备系统（MLPS）通过评估计算叶片位置和控制驱动文件，由 MLC 的控制计算机执行。叶片的运动速度可设计在 0.2～50mm/s 范围，常用的速度是 1～2cm/s。

4）叶片位置的校对：是保证叶片精确到位的重要措施。它是把来自 CCD 摄像机的像素信号或来自线性电位器的电压信号与叶片的位置进行一对一的校对，并定期重复进行。

各公司生产的 MLC 自校对系统也各不相同。因为 Siemens MLC 是双聚焦叶片，光野与射野有很好的一致性，所以厂家是通过光野来校准射野的。校准原理：通过取样（20，10，0，–10）四个位置上的控制变量来完成校准，其他位置上的控制变量通过插值得到。校准前需先确定校准参考位置，确定 SAD 平面。Varian MLC 校准是通过机械参考位置来进行校准的，利用 MLC Carriage 承载整组叶片做整体运动，以 Carriage 在最外侧的起始位置作参考位置，通过红外线及光栅定位。事先预置一束与 MLC 运动方向垂直的窄长红外线束，固定在机头内作为 MLC 在外侧的参考，用一个机械尺（alinment tool）作为 MLC 在内侧的参考。当驱动 MLC 时，叶片就自动跨越红外线，叶片截取红外线的宽度后与叶片位置的编码信息进行比较，按预先列出的几何关系计算公式定标后存入 MLC 控制计算机的相应表格中。Elekta MLC 校准是利用预置在机头内的四个点（参考反射器）构成一个固定的参考射野框架，作为定位参考。控制叶片位置的四组参数分别是：MajorGain 控制整组叶片（或参考叶片）的位移误差；MinorGain 控制单个叶片（相对于参考叶片）的位移误差；MajorOffset 控制整组叶片（或参考叶片）相对于参考点的定位误差；MinorOffse 控制单个叶片（相对于参考叶片）相对于参考点的定位误差，利用 XV 胶片对一组预置缺省射野进行照射，用黑度计进行 MLC 射野的刻度。

5）MLC 叶片运动限制：为减小总治疗时间，必须优化叶片的连续（有序）运动，其中限制叶片的运动是重要因素。不同的 MLC 生产厂家采用不同的方式，如图 4-119 所示。

Varian MLC 系统采用插植式设置：即一侧的叶片可插入对侧两相邻叶片之间；Siemens MLC 采用平齐式设置：即双侧叶片相接但禁止插入；Elekta MLC 采用非接触式设置：即双侧叶片间禁止接触且保持 1cm 的间隙，射线通过该间隙的泄漏由后备准直器来遮挡。

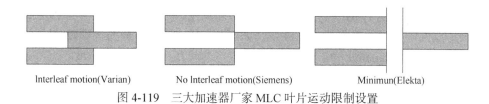

| Interleaf motion(Varian) | No Interleaf motion(Siemens) | Minimun(Elekta) |

图 4-119　三大加速器厂家 MLC 叶片运动限制设置

6）治疗准直器或后备准直器的自动跟随：治疗或后备准直器的自动跟随是为了屏蔽相对叶片闭合时和相邻叶片之间的泄漏射线，这种自动射野跟随系统对减少相对叶片闭合时的漏射线很有必要。除 Elekta 公司用后备准直器跟随外，其他大部分厂家均采用标准的加速器治疗准直器进行跟随，跟随准直器的位置由相应 MLC 叶片当前位置的编码信号进行控制。

7）MLC 控制文件的生成：MLC 控制文件包括 MLC 叶片位置生成文件和 MLC 叶片位置驱动文件两部分，前者是把治疗射野的大小和边界翻译成 MLC 相应叶片的位置坐标，生成叶片位置文件；后者是把生成叶片位置文件转换成叶片位置驱动文件，再由 MLC 的控制计算机完成。叶片位置驱动文件包括叶片位置坐标监测、叶片运动控制逻辑、叶片速度控制、治疗和后备准直器跟随等，并且要与加速器的出束开关系统在线连接。MLC 叶片位置坐标生成文件是在翻译器中进行的，这种翻译器大多是下列三种方式之一：配有数字化仪并与 MLC 控制计算机在线连接的计算机；配有数字化仪的离线计算机，它可接受模拟定位机的射野定位片或 CT 模拟定位机的数字重建影像（DRR）；CT 模拟定位机或治疗计划系统本身可直接产生叶片位置生成文件。无论何种方式，生成文件的输出格式一定要与 MLC 控制计算机的接受格式相同。"翻译器"目前没有统一的名称，不同厂家有不同的命名，按其功能有人将它命名为 MLC 处方准备系统（MLC prescription preparation system，MLPS）。MLPS 与加速器 MLC 控制计算机的关系如图 4-120 所示。

在线型 MLC PPS 通过网络直接与 MLC 控制计算机联结；离线 MLC PPS 可以通过局域网络服务器（LAN）或其他介质如软盘，将 MLC 生成文件装入 MLC 控制计算机中去。目前三维治疗计划系统特别是具有逆向计划设计功能的

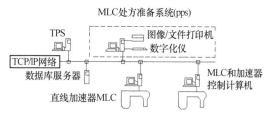

图 4-120　MLPS 与加速器 MLC 控制计算机的相互关系

三维计划系统，生产厂家都将 MLC PPS 融入自己的系统中，通过 LAN 与加速器 MLC 控制计算机在线联结。

常规准直器形成矩形射野的处方剂量（加速器剂量仪跳数 Mu）是通过等效方野的射野输出因子（S_{cp}）进行转换的，附加射野挡块变成不规则射野时，准直器散射因子（S_c）基本不变，射野输出因子（S_{cp}）只随体模散射因子（S_p）的改变而改变。对 Varian MLC，因它是替代射野挡块的位置，所以 S_c 仍由常规准直器的矩形开口确定，MLC 的设置只影响 S_p 值的大小。但对替代常规上或下准直器位置的 MLC（如 Elekta、Siemens 等），因 S_c、S_p 同时改变，计算变得相对复杂，而且算法还依赖于 MLC 的具体位置。

8）多叶准直器叶片的设置

A. 叶片位置的设置方法：常规 MLC 在临床应用的首要条件是 MLC 叶片形成的射野

形状能够适合 PTV。因为 MLC 叶片有一定的物理宽度，形成的射野边界必然是锯齿形，叶片边缘形成的等剂量线近似为正弦波形，如图 4-121A 所示射野的半影较难定义，建议用有效半影（effective penumbra）的概念。有效半影（P）为 80%（或 90%）正弦形等剂量曲线的波峰到 20%（或 10%）正弦形等剂量线的波谷间的距离，记为 $P_{有效（80\%\sim20\%）}$ 或 $P_{有效（90\%\sim10\%）}$。P 有效的大小决定于叶片的宽度、叶片端面的形状、MLC 离开放射源的位置、射线能量和组织深度等，而 50% 正弦形等剂量分布的位置直接决定了叶片的位置。

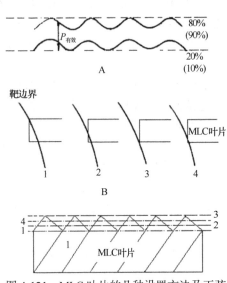

图 4-121　MLC 叶片的几种设置方法及正弦形的等剂量分布

如图 4-121B 所示，目前有四种安排叶片位置的方法。按叶片端面与靶区边界的三种不同几何相交方式，方法 1、方法 2、方法 3 分别命名为内交（in-field）、中点交（cross-boundary）和外交（out of field）。"内交"方式对保护靶周围器官和组织有利，但有一部分靶区得不到处方剂量的照射；"外交"方式可保证靶区边界有足够的剂量，但会使靶周围的部分正常组织和器官受到靶区边界相同剂量的照射；"中点交"恰是"内交"和"外交"方式的折中选择，是最为常用的一个安排叶片位置的方式。

B. 叶片运动方向的确定：叶片运动方向即准直器的转角，会影响 MLC 叶片形成的射野与 PTV 的符合度。Brahmer 认为 MLC 叶片运动的最佳方向应该与靶区的最短轴平行，如对简单椭圆形靶区，叶片运动方向应平行于椭圆短轴。Du 亦认为最佳的叶片运动方向应满足以下条件：要求的靶面积（通过 BEV）保持不变、相邻叶片位置偏差应该最小、前两个条件的联合效应最小。

（8）多叶准直器的验收和质量保证与质量控制：MLC 作为一种准直器，它应该具有常规准直器的一切性能指标，包括 MLC 旋转中心轴与线束中心轴的符合性、MLC 形成的照射野与灯光野的符合性、MLC 本身及相邻叶片间、相对叶片合拢时的漏射线等都应符合要求。由于 MLC 的单个叶片是独立运动的，每个叶片到位的准确性、每个叶片端面形成的射野边界、叶片运动范围、叶片运动速度等彼此之间可能会有区别，必须对每个叶片逐一检查。检查内容包括：单个叶片的端面和侧面在等中心处的投影（灯光影和射线影）、叶片的编号顺序、每个叶片的运动范围、叶片位置的数字指示、相对叶片的灯光野与射线野的符合性等，核心是叶片位置的检查。

一种多野曝光技术被推荐用于确定 50% 射野边界与叶片端面位置间的关系，在与射野中心轴垂直的等中心平面处，放置一张 14 英寸×17 英寸（1 英寸=2.54cm）低灵敏度胶片，在其上面放置相应 X 射线能量建成厚度的组织替代材料，用 MLC 设置 8 个射野，每个射野为 5cm×40cm，由射野中心向双侧对称排列，每个射野曝光时设置的剂量仪跳数，使胶片的黑度大约为 0.75。照射从一侧开始，前一个射野的右（或左）叶片的位置，正好是下一个射野的左（或右）叶片的位置，8 个射野照射完毕后，在均匀黑度分布的胶片上会出现 7 条左右叶片交换位置时的线条影。对直立端面型叶片，两次曝光后，线条影应是一条直线，任何点的黑度残缺或加重，表明相应位置的叶片的到位精度有问题，需要调整。对弧形端面的叶片，沿线条方向，用高分辨率的扫描黑度计进行测量，黑度高于或低于平均黑度 20% 的位置的相应叶片的位置亦应调整。沿线条影垂直方向进行黑度扫描，每个窄条野的 50% 剂量（经黑度剂量曲线修正并扣除线条影的黑度后）边界，应为叶片的停留位置。叶片位置与射野大小精确对应之后，用方格纸进行灯光野与射线野的对比检查。

MLPS 的软、硬件及 MLPS 与 MLC 控制计算机间通信的检查，也是 MLC 验收和常规质控的一项重要内容。MLPS 数字化仪的精度和线性直接影响 MLC 叶片位置的精度，必须进行校对。用一系列已知大小和形状的、规则的和不规则的射野，可以检查 MLPS 和 MLC 控制计算机组成的整个系统的射野精度，检查结果必须登记在册。MLC 构成的静态或动态不规则射野较难用常规肉眼方法进行查看，只能依靠叶片联锁系统的有效性。联锁系统包括硬件联锁、软件联锁及使这些联锁有效或失效的 MLC 叶片运动到位的位置误差允许量的大小，还应包括防止叶片非法运动的软件措施（如进入 MLC 操作口令、意外中断命令等）的有效性。

（二）电子射野影像系统

为了验证放射治疗过程中摆位是否正确，需要在出束以前以成像的方式进行验证。传统的验证方法是利用加速管产生的射线拍摄射野照片，再与模拟定位片或设计治疗计划生成的数字重建影像（DRR）进行比较，确定误差是否在允许的范围内已决定能否实施放射治疗。但是由于胶片冲洗需要一定的时间，射野照片只能作为验证记录用，不能起实时纠正摆位误差的作用，已经不能满足现代放射治疗技术的要求。自 20 世纪 80 年代起，各大加速器厂家纷纷推出先进的电子射野影像系统，近年来已成为射野验证技术的主流并配置在加速器上，称为射野影像装置（Electron Portal Imaging Device，EPID），如图 4-122 所示。

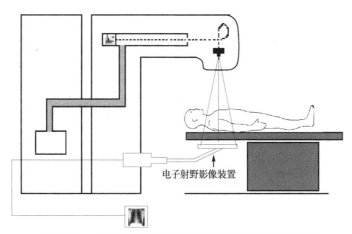

电子射野影像装置

图 4-122 在加速器上安装的电子射野影像装置示意图

1. 电子射野影像装置的工作原理 电子射野影像装置一般由射线探测器和射线信号的计算机处理系统两部分组成。不同系统的差别主要表现在前一个部分，后一个部分对所有系统均是相同或相似的。依据射线探测方法的不同可以将 EPID 系统划分为荧光探测器、非晶硅阵列平板型电子射野成像装置（固体探测器）、电离室矩阵型电子射野成像装置（液体电离室探测器）三大类型。

（1）辐射荧光影像系统（荧光探测器）：与 X 射线机的荧光电视系统类似，主要由 X 射线探测器和光学摄像系统组成。X 射线探测器也称金属荧光板，由金属板和氧硫化钆荧光屏组成；光学摄像系统由 45°角倾斜的反射镜、透镜和摄像机组成，其结构和工作原理如图 4-123 所示。

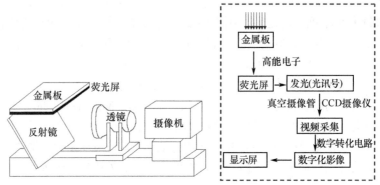

图 4-123　辐射荧光影像系统的结构和工作原理

其工作原理是：当光子束穿过人体入射到金属板，与其发生相互作用而产生电子，电子打到荧光屏上发出荧光。荧光形成的影像经反射镜和透镜组成的光路传到摄像机，经摄像机记录后成为电子图像最后传到负责处理的计算机，形成实时图像。这类系统的优点是：作为探测器的荧光屏可以做得很大，容易得到较大的面积以覆盖整个患者的解剖结构范围，金属荧光板的成本也较低；空间分辨率高，这主要取决于荧光屏的厚度；成像速度快，可达每秒 30 帧。但由于镜子倾斜占空间，造成系统体积很大，妨碍摆位，只能安装在加速器机架上；由于金属荧光板的散射和反射镜的重复反射，造成摄像机的成像光采集率很低及错位采集形成眩光效应，会出现成像的位置误差。

（2）非晶硅阵列平板型电子射野成像装置（固体探测器）：固体探测器系统是用非晶硅或非晶硒等材料做成的半导体阵列。它有两种工作方式：间接方式和直接方式，前者是有闪烁体把射线变成可见光，再用非晶硅光电管生成电信号；后者则用非晶硒直接将射线转化成电信号（图 4-124）。固体探测器具有体积小、效率高、分辨率高和动态范围大的优点，是目前 EPID 技术的开发热点，并已由各加速器厂家迅速应用到其加速器产品上（图 4-125）。

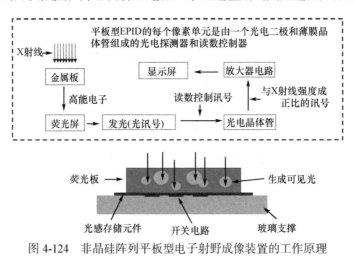

图 4-124　非晶硅阵列平板型电子射野成像装置的工作原理

非晶硅阵列平板型电子射野成像装置主要由金属荧光板和非晶硅光电探测板组成，前者和荧光系统的金属/荧光转换板完全相同，后者其实是大型的半导体集成电路板。非晶硅是一种高抗辐射性能的半导体材料，将其直接置于高能辐射下也不会损坏。将由非晶硅组成的光电二极管和薄膜晶体管矩阵安装在 1mm 左右厚度的玻璃底板上，组成二维光电晶体管矩阵电路，使之成为一个薄层大面积的光电探测器，直接置于 X 射线荧光探测板后面，构成了平板型 EPID。非晶硅阵列平板型 EPID 的每一个像素单元是由一个光电二极管和薄膜晶体管（场效应

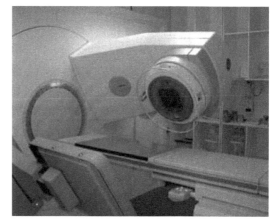

图 4-125　非晶硅阵列平板型 EPID 安装在加速器的机架上

管）组成的光电晶体管探测器和读数控制器，紧贴金属/荧光转换板。当荧光板接收 X 射线信号而发光，在光电管内产生空穴电子对，在外加电压的作用下，光电管自身的电容内形成储存电荷，它代表每个像素的信号，光电晶体管单元将储存的信号（与接收到的 X 射线强度呈正比的）传送至放大器电路，再由计算机转换为数字图像信号。非晶硅阵列平板型 EPID 的数据读取速度快，可以以电影的方式实时监测和验证射野位置的变化。它不会产生眩光效应；图像质量比其他种类的 EPID 要高；仅以 1～2Mu（cGy）的曝光剂量即可得到相当或优于慢感光胶片射野照片（4～7 Mu）的图像质量。但是由于其外围的读数和放大电路是由常规半导体元件构成，易受辐射损坏，虽然这部分电路并没有直接暴露在照射范围内，治疗室内的散射线和辐射泄漏仍会对其寿命产生影响，一般 5 年左右就要更换。

直接方式是扫描非晶形硒探测器，直接将射线强度转换为电信号。利用非晶形硒做成的光导体直接将 X 射线转换成代表图像的电荷，采用有源矩阵读取。与非晶形硅影像阵列相比，此方法不需要金属/荧光转换板，是一种更直接的方法。

（3）电离室矩阵型电子射野成像装置（液体电离室）：美国 MD Anderson 肿瘤研究中心和芬兰癌症研究所开发的 EPID 系统采用扫描液体电离室（scanning liquid ionization chamber，简称 SLIC）作为射线探测器。如图 4-126 所示，SLIC 是由一个 256×256 的微型液体电离室矩阵组成，电离室上下各有一块 1.5mm 厚的纤维印刷板，每块印刷板上有 256 条 1.27mm 宽的铜电极，相邻两铜片中心距离为 2.5mm，在两块印刷板间填充着 1mm 厚异辛烷作为电离介质，电离室矩阵的前面覆盖着 1mm 厚的钢板作为剂量建成材料，每个电离室的大小为 1.27mm×1.27mm×1.27mm。当采集信号时，通过依次接通每一行电离室的极化电压（300V），256 个静电计同时读取这一行内的 256 个电离室的电离电流，采样 10 次得到平均电流，形成一幅图像信号，32.5cm×32.5cm FOV 的扫描时间是 5.9 秒，更短的时间可通过降低空间分辨率的办法实现。

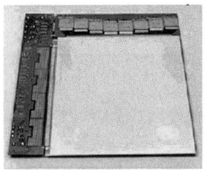
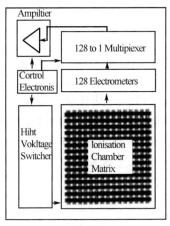

探测器: 256×256液体电离矩室降

矩降大小:32.5cm×32.5cm

空间分辨系:1.27mm

源到探测的距离:130cm

Megavoltage "Camera" Cassette

图 4-126 扫描液体电离室矩阵

电离室矩阵型 EPID 结构紧凑,有很好的几何测量精确度;但所需的成像采集时间较长,必须降低机器的剂量率来进行图像采集以减少患者的受照剂量。由于电离室矩阵的数据读取采用逐点扫描方式进行,容易受加速器输出剂量率变化影响而引起伪影,对加速器剂量率的快速稳定伺服电路有更高的要求。同时液体电离室的膨胀效应使其测量效果对机架角度较敏感,不同机架角测量的差别可达 3%～4%,因此,在使用前必须对机架角进行校准。如图 4-127 所示,液体电离室矩阵类型的 EPID 通过一只可伸缩的机臂连接到加速器上。

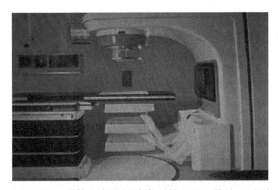

图 4-127 液体电离室矩阵类型的 EPID 通过一只可伸缩的机臂连接到加速器上

2. 电子射野影像装置(EPID)的性能参数 EPID 重要的性能参数有空间分辨率和对比分辨率,其他的参数还有信噪比、扫描时间、FOV 和显示矩阵大小等。空间分辨率是反映系统在高对比度下分辨临近小物体的能力,与放射源大小、源-患者-探测器三者之间的几何关系及显示矩阵的大小有关,其他因素如屏厚、探测器和患者的运动也会有影响。

对比分辨率又称密度分辨率,表示系统所能区分密度差别的能力。目前一般采用对比细节分析法,利用一些对比细节体模来评价一个系统的对比分辨率,其中使用最普遍的是 Shalev 设计的一个铝制体模,亦称"Las Vegas"体模。体模呈方形,表面钻有直径分别为 1mm、2 mm、4 mm、7 mm、10mm 和 15mm,深度分别为 0.51mm、1.0mm、2.0mm、3.2mm 和 4.8mm 的孔。对比-细节曲线描绘对比值和相应级上最小可见孔影直径之间的关系;另一种方法是用一个有很多孔的圆柱形体模,在这些孔中分别注入不同密度的物质,通过成像后绘制对比-细节曲线来评价系统的对比分辨率。

3. 电子射野影像装置(EPID)的临床应用 EPID 最初设计是为了解决射野和患者治疗的几何位置的实时验证问题,但 EPID 实际上也是一种快速二维剂量测量系统,现在人们也越来越重视其剂量学特性，使 EPID 的临床应用越来越广泛。

（1）在质控方面的应用：EPID 可以取代胶片、电离室等设备测量射野的半影、均整度、对称性等，也可以用于验证射野的大小和形状；用于摆位时射野位置的验证（图 4-128），包括治疗前校正射野、离线评价患者摆位、治疗前和（或）治疗间校正患者摆位等；用于射野的设计与验证，利用 EPID 可以很方便地进行补偿器的设计与厚度分布的验证。

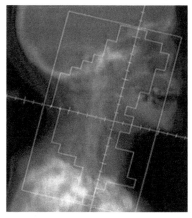
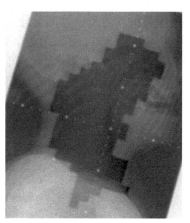

A. 治疗计划系统生成的DRR　　　　B. EPID拍摄的射野验证片

图 4-128　EPID 用于射野位置的验证

（2）在剂量验证方面的应用：EPID 实际上是一个辐射探测器，经过适当刻度可以当作剂量仪使用。测量的结果是探测器所在平面的剂量分布，也就是透射剂量分布，可以验证患者的实际受照剂量；利用 EPID 得到的射野影像，可以转换为射线束穿透患者后形成的"剂量分布影像"。由于 EPID 可以在治疗过程中的不同时刻多次测量，因此可以利用其结果分析患者器官移动对剂量分布造成的影响。同样，经过严格的比对测量和校准，并在建立良好的修正算法模型的前提下，EPID 也可以成为实时监测和验证 IMRT 和 3D-CRT 等精确治疗的剂量和评估器官位移引起剂量误差非常实用的工具。EPID 测量的结果经修正后与电离室测量的结果偏差可控制在 5% 左右。

第四节　立体定向放射治疗设备

一、立体定向放射治疗的起源和设备的发展

1951 年瑞典神经外科专家 Lars Leksell 提出立体定向放射外科概念，立体定向放射外科（stereotactic radiosurgery，SRS）是根据立体定向原理，使用一次性大剂量窄束射线精确地聚焦于颅内不能手术的良性病变（如脑动静脉畸形等），使之产生局灶性的破坏而达到治疗的目的。由于是多个小野集束定向照射，靶区内及周围射线剂量分布有其特殊性，在病灶得到不可逆转损毁的同时，周围正常组织的所受的剂量很小，其结果类似进行一次外科手术，所以这种技术也称为"射线刀"。以产生 γ 射线的 ^{60}Co 作为射线源的 SRS 技术称为 γ 刀；以产生 X 射线的医用电子直线加速器为放射源的 SRS 技术称为 X 刀。

立体定向放射治疗的首台原型机是一台能量为 200kV 的深部 X 射线机，因剂量学特性不能满足临床要求而被放弃。1968 年 LekSell 及其同事在瑞典 Kaeolinska 设计并安装了第一代 γ 刀（图 4-129A），该机采用立体定向的原理，标定患者颅内病灶的坐标位置，用 179 个 ^{60}Co 源排列成半球形，经过准直，使射线束精确地从不同方向对病灶集中照射，在病灶区域形成焦点，产生盘形坏死灶，前后径 3mm，左右径 5～7mm，这种照射野的设计使病灶周围剂量锐减而免遭破坏，其边缘锐利，形同刀割，所以称为 γ 刀，主要用于功能神经外科疾病的治疗；1975 年 Leksell 教授设计出第二代 γ 刀（图 4-129B），采用 201 个 ^{60}Co 源，使其产生球形放射野，等剂量分布更加合理、剂量梯度更大，同时位置误差也减少到 0.1mm，且可更换准直器，可采用多个等中心治疗形状不规则、大小不一的病变。1984 年 Bunge 设计出第三代 γ 刀（图 4-129C），它分为 U 型和 B 型两种，仍使用 201 个 ^{60}Co 放射源，首台安装于阿根廷的布宜诺斯艾利斯，采用 CT、MRI 或 DSA 进行照射靶点三维坐标定位，使用半手工和半计算机化的 Kula 剂量计划系统进行剂量设计，1993 年医科达公司推出 Leksell GammaPlan（LGP）剂量计划系统，实现了计算机图像处理、照射靶点设计和剂量计算一体化。

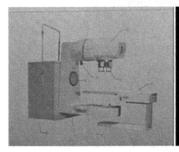 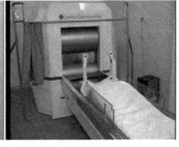 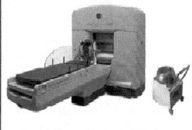

A. 第一代 γ 刀　　　　　　　　B. 第二代 γ 刀　　　　　　　　C. 第三代 γ 刀

图 4-129　γ 刀的发展演变

1998 年底 Elekta 公司对 B 型 γ 刀进行改进，将人工调整靶点坐标的工作完全由智能化计算机完成。1999 年推出了智能化 C 型 γ 刀（第四代 γ 刀），C 型 γ 刀是在原 B 型伽马刀准直器头盔上安装计算机控制的三维坐标自动摆位系（APS）。APS 可拆卸，当去掉 APS 后，仍可进行人工调整照射靶点坐标。在 C 型 γ 刀的使用过程中，Elekta 公司对 APS 系统进行不断的完善，计算机剂量计划软件进一步升级，从而出现了 4C γ 刀（第五代 γ 刀）。C 型 γ 刀的出现，避免人工调整三维坐标时的误差，减少医护人员进出 γ 刀治疗室的时间，整个治疗过程明显缩短。2006 年 5 月，Elekta 公司宣布了具有革命性创新意义的第六代 γ 刀（Leksell-Gamma-Knife-PerfexionTM），它的体积比目前使用的 γ 刀大，准直器系统由原来的半球形改良为圆柱锥形状，圆柱内的空间增大近 3 倍，可以将头部及颈部置于准直器内，治疗范围从脑部扩大到颅底、头颈部、颈椎、颈部脊髓和鼻咽部等。第六代 γ 刀使用 192 个 ^{60}Co 源，其治疗床在计算机的控制下也可进行上、下、左、右移动及前进和后退。γ 刀的准直器全部安装在 γ 刀的内部，无须人工更换准直器头盔，治疗过程中的自动化程度进一步提高，精确度和安全性也得到了进一步提升。只需要在 LGP 上设计好治疗计划，并将计划传输到控制 γ 刀的计算机，然后将患者安放在治疗床上，头架固定在治疗床的卡坐上，最后按动治疗按钮，治疗的全过程即可自动完成。

在我国，1996 年经过第一军医大学等单位联合攻关，研制出中国第一台旋转式 γ 刀，通过国家鉴定并投入临床应用，如图 4-130 所示。

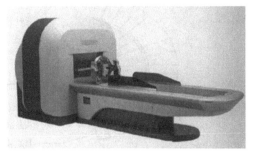

图 4-130 OUR-XGD 型旋转式头部 γ 刀

几乎在第三代 γ 刀装置安装使用的同时及稍后，德国 Fischer 公司、瑞典 Elekta 公司、美国 Radionics 公司先后推出了新的立体定向放射外科设备，他们利用直线加速器 6～15MV 的 X 射线非共面多弧等中心旋转照射，实现多个小野三维集束照射病变，起到与 γ 刀相同的作用，称为 X 射线立体定向放射手术（stereotactic radiosurgery，SRS），俗称"X 刀"，特征是小野三维集束单次大剂量照射病变。SRS 和三维适形放射治疗（3D-CRT）相结合，称为立体定向放射治疗（stereotactic radiotherapy，SRT）。

根据每次剂量的大小和射野集束的程度，SRT 治疗又分为两类：第一类 SRT 的特征是使用小野三维集束分次大剂量照射，此类治疗均使用多弧非共面旋转聚焦技术。三级准直器一般为圆形，治疗的病变较小（直径≤3cm）。第二类 SRT 治疗是利用立体定向技术进行常规分次照射，射野及计划靶区（PTV）都比较大，此类治疗特指三维适形放射治疗（3D-CRT），特别是调强适形放射治疗（IMRT），除了分次剂量大小有差别外，两者并无本质区别，只是随着计划靶区的增大，多弧非共面照射的聚焦能力逐渐减弱，非共面旋转会减少，甚至会采用固定野照射。

二、立体定向放射治疗设备的工作原理

从工作原理上讲，X 刀与 γ 刀的工作原理却是一致的，只是它们使用的放射源不同。

（一）γ 刀的工作原理

1. 聚焦原理 γ 刀将多个 ^{60}Co 放射源发出的 γ 射线精确聚焦，单次或分次大剂量照射预选病灶，可致死性地摧毁靶点内的肿瘤组织，或通过 γ 射线在肿瘤靶区内形成放射剂量的积累，逐渐达到肿瘤组织的致死量，杀死病变组织。同时由于射线采用旋转聚集的方式（图 4-131A），射线经过人体及正常组织只受到瞬间的照射，靶点外射线锐减，因此焦点处病灶受到的是持续性的高剂量照射，周围正常组织受到的是扫描式的低剂量照射，拉大了肿瘤组织和正常组织之间的剂量剃度，能有效杀灭肿瘤，减轻周围组织的损伤。

2. 适形调强原理 各种不同型号的准直器可以形成大小不同的焦点剂量球，剂量球的坐标是固定不变的，通过移动三维治疗床去适合这个焦点剂量球以达到治疗目的。如图 4-131B 所示，对于各种不同形状的肿瘤，通过各种不同大小的剂量球对其进行填充，从而达到适形的目的；每个球的剂量可以通过照射时间来控制，从而实现了立体定向条件下的调强。

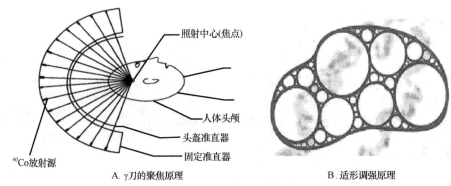

A. γ刀的聚焦原理   B. 适形调强原理

图 4-131   γ 刀的工作原理

（二）X 刀的工作原理

X 刀是通过直线加速器机架的旋转、照射野的二次准直和治疗床角的变化来实现对病灶的大剂量非共面多弧聚焦照射。治疗前通过 X 刀的立体定位系统将病灶准确牢固地定位于等中心处，在治疗过程中射束能始终对准病灶，使其接受高剂量的射束照射，同时病灶周围的正常组织的射线受量锐减，取得类似手术刀的治疗效果。

1. 直线加速器机架的旋转与单平面照射   在放射治疗过程中，如果将治疗床固定在某一位置，通过加速器机架旋转实施照射的方法称为单平面照射旋转照射，射束旋转形成一个通过等中心的平面状照射野（图 4-132）。

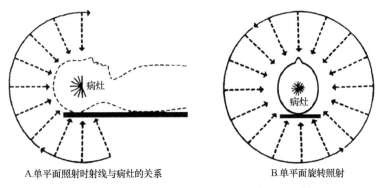

A. 单平面照射时射线与病灶的关系   B. 单平面旋转照射

图 4-132   直线加速器机架的旋转与单平面照射

2. 直线加速器照射野的二次准直   加速器在旋转过程中，通过控制输出剂量，使机架每旋转 1° 输出的剂量为 0.5～5Gy，调节单位弧上的输出剂量，使病灶所接受的剂量随照射弧度的增加而增加，达到剂量的预定值。

加速器内常规配置的射野准直器，称为一次准直。在进行 X 刀治疗时需附加另外一套准直装置，使经过一次准直的射线得到再次准直，称为二次准直系统，经过二次准直输出的是圆形截面射束。在实际应用中，需根据病灶的大小选用不同孔径的二次准直器。

3. 治疗床角的改变与非共面旋转照射   在治疗床位置一定时，机架旋转一周形成一个照射平面，如将床改变一个角度，则又可以形成一个新的照射面，以此类推，则可以形成多个通过等中心（病灶）的照射面，因此病灶所接受的射线剂量是多个照射面剂量叠加而成，形成非共面多弧聚焦照射（图 4-133）。X 刀就是采用这种方式，使病灶区域的剂量高度集中，而周围的正常组织受量锐减。

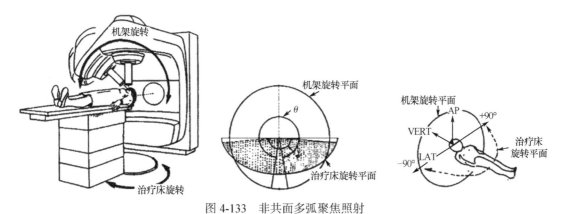

图 4-133 非共面多弧聚焦照射

三、立体定向放射治疗设备的精度要求

SRT 治疗的靶区直径一般是几个毫米到几个厘米（≤3cm），周围又大多是对射线十分敏感的重要器官或正常组织，因单次剂量很大，所以对治疗计划和摆位的要求非常严格。具体表现为：靶区中心的剂量偏差小于±2%，靶点定位误差为不超过±1mm，90%的等剂量曲线要包绕靶区，靶区边缘 90%～50%的剂量跌落应在毫米级，90%～10%的半影范围不超过 2cm，剂量的空间分布的偏移为±1mm 等。

Elekta 公司 γ 刀的机械等中心精度可以做到±0.3mm，X 刀治疗的等中心精度取决于加速器的等中心精度，但目前常规放射治疗用的加速器等中心精度只能达到±1mm，不能完全满足 SRT 治疗的要求。为此 Varian 公司设计了一种适应作 X 刀治疗的 6MV X 射线单光子直线加速器 Varian 600SR，等中心精度可提高到±0.5mm，原来 Varian 600C 型加速器的二级准直器被圆形准直器替换，机头更加紧凑，等中心稳定性更好。X 刀治疗的精度同时还取决于靶点定位精度（包括 CT/MRI 定位、靶坐标重建）、基础环固定系统的可靠性及治疗摆位的准确性三个重要因素。

从治疗精度看，X 刀和 γ 刀基本相同。Elekta 公司 γ 刀装置由于受准直器头盔尺寸的限制，等中心处最大射野只能达到 18mm，而 X 刀治疗射野可以达到 40～50mm，从这点上讲 X 刀比 γ 刀治疗应用范围更广，特别对恶性肿瘤的分次治疗，γ 刀的治疗实施比较困难。因此在 SRT 设备中，X 刀设备占主流。

四、常用的立体定向放射治疗设备简介

瑞典 Elekta γ 刀装置如图 4-134 所示。它的主体结构是一个半球形的金属屏蔽系统，使用 201 个 ^{60}Co 源，每个 ^{60}Co 源活度 1.11TBq（30Ci），分布于头顶部北半球的不同纬度和经度上，每个 ^{60}Co 源均有双重不锈钢屏蔽，^{60}Co 源发射的 γ 线经准直器线束后聚焦于半球的中心，该点称为焦点，源到焦点的距离为 39.5cm。准直器分内、外两层，外层与 ^{60}Co 源一起固定在主机内，内准直器为半球形盔，孔洞大小分别为 4mm、8mm、14mm、18mm，可根据病变的大小选择应用。

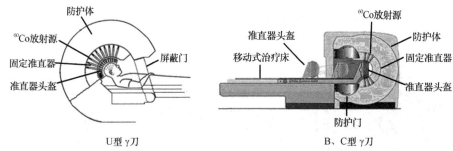

图 4-134　瑞典 Elekta γ 刀装置

　　我国澳沃（OUR）公司研制出旋转 γ 刀装置采用旋转聚焦的原理，将 30 个可旋转的 ⁶⁰Co 源围绕焦点螺旋排列成 6 组，装置在半球形壳体上（纬度 14°～43°），源的直径为 2.6mm，⁶⁰Co 源的总活度为 6000 Ci，治疗患者时每个 ⁶⁰Co 源可围绕病灶中心做锥面旋转聚焦运动，由于射线不以固定的路径穿过正常组织，剂量得以分散，提高了照射野边界的清晰度和剂量的锐利度，如图 4-135 所示。

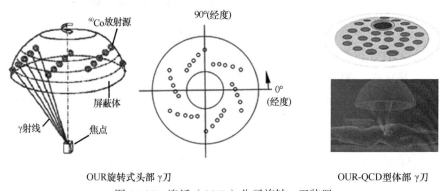

OUR旋转式头部 γ 刀　　　　　　　　　OUR-QCD型体部 γ 刀

图 4-135　澳沃（OUR）公司旋转 γ 刀装置

　　我国深圳海博公司研制的超级 γ 刀，用旋转的方法实现多野集束照射，可用于头、体部肿瘤的立体定向放射治疗，它用 18 个 ⁶⁰Co 源分两排排列，总活度为 177.6 TBq（4800Ci）。

五、立体定向放射治疗装置的主要结构

　　立体定向放射治疗装置通常由立体定位系统、计划设计系统、治疗实施系统三部分组成。立体定位系统和计划设计系统是 X 刀和 γ 刀治疗装置所共有的，它们间的区别仅在于 X 刀是以直线加速器为基础的，而 γ 刀是以 ⁶⁰Co 源为治疗装置。三大部分的基本任务是建立患者治疗部位的坐标系，进行靶区（病变）和重要器官及组织的三维空间定位和摆位，制定一个优化分割靶区（病变）和重要器官及组织的治疗方案，实施立体定向照射。目前 X 刀治疗通常采用 4～12 个非共面小野绕等中心旋转，可以达到 γ 刀集束照射同样的剂量分布。

（一）立体定位系统

　　1. 基础环　　立体定位系统是保证 X 刀和 γ 刀治疗精度最基本的系统，由影像定位和治疗摆位两大部分组成，基础环是将两者联系起来的核心部件，它是患者治疗部位坐标系的参照物，分为单次照射环和分次照射环，或有创环（手术固定型）和无创环（非手术固定型）两大类。通过特定的固定装置，使基础环与头骨形成准刚性结构，在患者的治疗部位建立一个在整个治疗过程中保持不变的三维坐标系统。

国际上通用的照射环主要有下面几种：

（1）单次照射环

1）Talairach 系统：该系统由一个定向仪底盘、4 个与底盘相垂直的支撑架及固定装置构成，固定装置置于患者颅骨钻孔内。

2）LeKsell 系统：该系统包括一个具有 x、y、z 刻度的立方体框架，通过 4 根碳棒固定在患者的颅骨上，借助侧方的固定环，框架上可以安装一个能够在三维方向自由移动的弓形架。

3）Todd-Wells 系统：该系统是利用球心原理制成的立体定位仪。患者的头部固定在头架内，弓形架可以在三维方向上自由移动，半径为 135mm。

4）Reichert-Mundinger 系统：该系统有一个环形基架，手术时将基架固定在患者头部较低的部位，基架上还连接有一个可移动的半弧形供弓。

5）Brown-Roberts-Wells（BRW）系统：该系统是专门为 CT 定位设计，它具有一个导向弧形弓，一个与 CT 相适合的头环，一个刻度环和一个基座。CT 定位靶点的测定需先将患者的头部固定于定向仪的头环上，然后通过扫描刻度环得到的数据确定 x、y、z 三维坐标。

6）Cosman-Roberts-Wells 系统：把 Todd-Wells 系统的弧形半径原理与 BRW 系统相结合，使改良后的头环不仅可以用于 CT，还可以用于 MRI、血管造影和 PET 的定位。

7）Brainlab 系统：该系统是专门为 X 刀系统设计，有一个通用的固定头环，根据需要可配合使用 CT、MRI、血管造影定位架。固定头环配有供气管插管等抢救措施用的位置，以保证治疗时的安全。

单次照射环都为有创环（手术固定型），它能达到很高的体位固定精度，尽管它也可以用作分次治疗，但实际应用起来很不方便，如图 4-136 所示。颅脑及头颈部主要是骨结构，可使用基础头环，这种方式也称为有环系统。

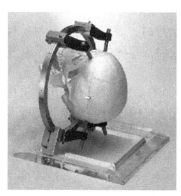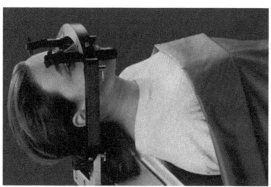

图 4-136　有创环（手术固定型）

（2）分次照射环

1）Laitinen 头环：由 Laitinen 设计，采用鼻夹塞和两个耳塞固定。可以用于 CT、MRI

定位，其靶点定位采用直接测量方法获得。

2）Leibinger 面模系统：为 Fischer X 刀系统所采用。用石膏制作头部面模，将面模分为上下两半固定于头环上，患者每次治疗前必须将头部完全合适匹配在面模中，以保证定位的准确性。这种系统的重复定位精度可达到±2mm 以内。

3）BrainScan 面模系统：采用热塑膜材料，将患者的头部额面和枕面制作热塑模，固定在头环上进行 CT 扫描，在以后的每次治疗中均需要配戴面模，以保证定位的准确性，它的误差同样可以控制在±2mm 以内，如图 4-137 所示。

4）Gill-Thomas（GTC）头环：由前环、后环、牙模、束带和枕板等组成，重复定位的精度可以控制在±1mm 以内。GTC 头环是目前分次照射环中重复定位精度最高的系统。

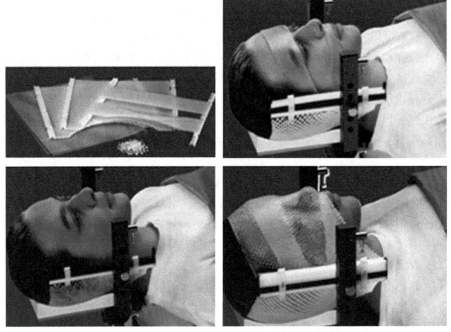

图 4-137　无创环（非手术固定型，热塑膜材料固定）

但若将立体定向治疗技术推广到胸、腹部病变的治疗时，因解剖部位的特殊性，不可能使用这种有环系统。因此胸、腹部病变的立体定向放射治疗体位固定必须重新建立类似于上述基础环的替代系统。

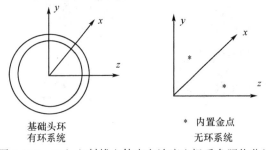

图 4-138　X（γ）射线立体定向治疗坐标系参照物分类

如图 4-138 所示，可用患者体内治疗部位的特殊骨结构，至少 3 个或 3 个以上的特殊点代替；或通过在病变（靶区）周围手术植入至少 3 个或 3 个以上的金点标记来代替；也可以在患者治疗部位的皮肤上找到至少 3 个或 3 个以上的标记点。不论是体内解剖标记、体外标记，还是体内置金点标记，要求标记点设置好后，它们与病变（靶区）间的相对位置形成似刚性结构，能够起到坐标系参照物的作用。在从定位到分次治疗的过程中，通过标记点能够维持患者治疗部位坐标系的一致性。但它同时会受到以下三个因素的影响：呼吸和器官的运动、患者治疗部位皮肤的弹性移位及定位和摆位时标记点的确认方法，这些会影响标记点实际位置，进而影响标记点与病变（靶区）间的相互关系。

瑞典 Elekta 公司率先在中国市场推出它的全身立体定位框架系统，该系统由真空负压袋、CT 定位框架、治疗摆位框架组成（图 4-139）。它在患者皮肤表面和下肢设置 6～8 个标记点，依靠这些标记点力求保持在整个治疗过程中体位的一致性。但因它的标记设置在体表，患者的皮肤都会有一定的活动度，每次摆位时，患者躺在真空负压袋中的感觉不一定每次都一样，皮肤的松紧状态也会不一致，要保持整个治疗过程中体位的完全一致性几乎不可能，但与常规治疗利用激光定位灯摆位相比重复摆位的误差还是小得多。

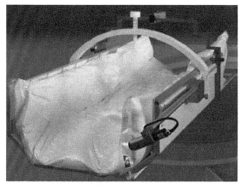
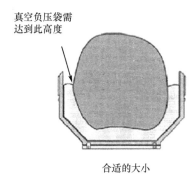

真空负压袋需
达到此高度

合适的大小

图 4-139　瑞典 Elekta 全身立体定位框架系统及真空负压袋在框架中的合适高度

预埋金点技术是用手术的方式将金球置于组织内，该技术的实现原理与设定体内特殊骨解剖标记的原理一样。行 CT 扫描后通过影像重建，可找到金点或解剖骨结构与病变间的相互空间关系及金点或解剖结构与定位框架间的相互空间关系，摆位时体位一旦固定，在加速器下拍摄正、侧位照片，传输到计算机系统，寻找金点或解剖骨结构与摆位框架（即定位框架）间的相互空间关系，确定病变在当前标记条件下的位置。对于内置金点或选择骨解剖结构的技术，因它们距离皮肤较远，位置不会受到皮肤松紧状态的影响，同时因它们距离病变较近，非刚性结构的影响亦比在皮肤上标记小得多。但以上两种方法同样不能克服呼吸或器官运动对位置精度的影响，对于多数病变，近病变的解剖骨结构不易找到，即使能找到，一般骨结构的体积较大，高能 X 射线显像也不清楚，标记点位置确定也较困难。预埋金点技术是一种创伤性技术，而且每次摆位都要拍摄重定位正、侧位片，患者占床时间延长，它只适用于小体积病变的多次大剂量 X 刀治疗，皮肤标记技术可用于大病变的 X 刀治疗。

2. 定位、摆位框架　基础环、金点和皮肤上标记都提供了患者坐标系的参照物，它们与定位、摆位框架一起，构成患者治疗部位的坐标系。用于 CT/MRI 的定位框架一般由相应的线段状的显像材料构成 "N" 或 "V" 字形，如图 4-140 所示。

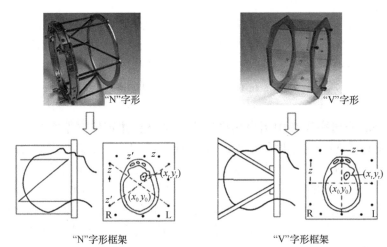

"N"字形   "V"字形

"N"字形框架   "V"字形框架

图 4-140　头部定位和摆位框架

　　"N"字形和"V"字形定位框架具有坐标的直读性，它们一般由四片组成，固定于基础环上后组成一个长方体。"V"字形的设计使"V"字两条边组成的等腰三角形底边与高相等，等腰三角形的中间竖条与环平面垂直，可根据它在 CT 图像上的位置判断 CT 扫面层面是否与环平面平行，或计算出扫面层面的倾斜程度。"N"字形定位条的两条边与环平面垂直，距环平面的 z 坐标值由它们的平行边条和"N"字形斜条在影像上的相对位置 z 和 z' 确定，若 z 和 z' 两者的和为一常数，说明 CT 扫描平面与环平面平行。否则可根据其和值的大小来判断扫描层面的倾斜程度。

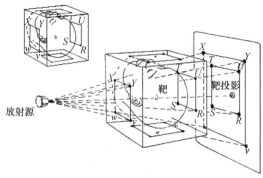

放射源

图 4-141　DSA 血管造影和体部无环重定位技术使用的定位框架

　　用于 DSA 血管造影和体部无环重定位技术，需要另一种定位框架。它也是由四片组成的一个长方体，附加于基础环上，每片上有四个定位标记。如图 4-141 所示，在 X 线片上留下 8 个标记点，重建后得到血管畸形或金点的位置。

　　摆位框架由 x，y，z 标尺和坐标指示器组成。摆位框架与定位框架的坐标系相同，均是以基础环为坐标的参照物。由计划系统计算出靶区的中心坐标，利用激光定位灯和治疗床的运动，将靶区中心坐标位置置于加速器的等中心位置。γ 刀摆位框架直接安装在治疗床头，也是由 x，y，z 标尺和坐标指示器组成，通过床的运动，将靶点中心坐标置于 γ 刀装置的焦点位置。摆位框架的坐标指示器一般采用毫米分度尺，若用电子指示器，每次摆位时必须先校对坐标原点。

　　综上所述，定位框架和治疗摆位框架都是立体定向系统的重要组成部分，它们皆通过基础环和各自的适配器与 CT/MRI/DSA 等影像设备的诊断床及加速器的治疗床相连接，如图 4-142 所示。

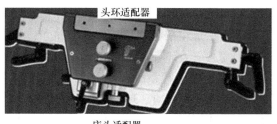
头环适配器

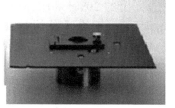

床头适配器　　　　　　　　　　　准直器适配器

图 4-142　立体定向放射治疗中使用的部分适配器

在做 CT/MRI 扫描或 X 射线造影时，定位框架安装于基础环上，扫描结果在 CT/MRI/DSA 图像上留下定位框架的标记点。通过检测标记点的相互位置，计划系统中的三维坐标重建软件计算出病变和重要器官的空间位置（靶点的三维坐标）、范围及大小。治疗时利用治疗摆位框架将病变（靶区）中心置于加速器的等中心位置或 γ 刀的焦点位置。

（二）立体定向准直器

瑞典 Elekta γ 刀装置有四组准直器（头盔），它们在焦点平面处的射野直径分别为 4mm、8mm、14mm、18mm，使用时需人工更换。

奥沃 γ 刀装置有四组不同的准直器，直径分别为 4mm、8mm、12mm、18mm，加工在同一个准直体上（图 4-143）。使用时自动切换。

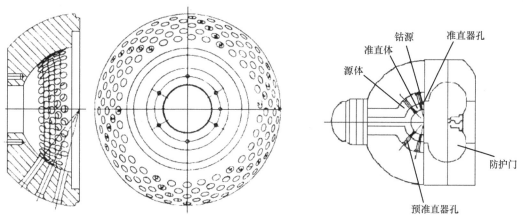

图 4-143　奥沃（OUR）γ 刀准直体示意图

立体定向准直器通过适配器附加于直线加速器的治疗准直器下端，形成三级准直器，它们的内径一般为圆锥形，在等中心处最大直径为 50mm，如图 4-144 所示。德国博医来公司有可以在筒内加铸成型铅块的准直器及可在照射过程中改变射野形状的自动微型多叶准直器。

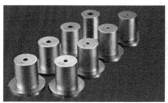
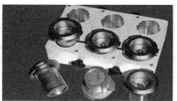
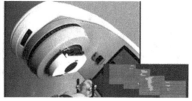

图 4-144　以加速器为基础的 SRS（SRT）准直器的几种方式

加速器射野的 20%～80%范围的半影一般在 6～8mm，采用三级准直器可将加速器 X 射线射野半影进一步降低到 3mm 以下，大大增加了治疗剂量分布的锐利度。因延长源到准直器底端的距离可有效地减少射野的半影宽度，在不影响机架旋转范围的情况下，三级准直器下端距离等中心越近越好。对头部立体定向治疗系统，此距离一般取 25～30cm；对胸、腹部治疗兼容的立体定向治疗系统，此距离一般取 30～35cm。圆形准直器的另一优点是省去了照射过程中准直器的旋转。当立体定向治疗的适应证扩大到治疗体积较大的肿瘤时，必须开展分次治疗，准直器的形状应该是不规则的，目前有手动、自动两种微型准直器，前者在照射过程中射野形状不能改变，不能作多弧非共面旋转；后者在照射中射野形状可以改变，可作多弧非共面旋转。

（三）立体定向治疗计划系统

在立体定向治疗中，三维治疗计划系统是不可缺少的极其重要的组成部分。治疗计划系统的重要任务是：根据输入的带有定位标记点的 CT/MRI/DSA 图像，重建出包括体表轮廓在内的病变和重要器官与组织结构治疗部位的三维立体图像；规划射野入射方向、大小及剂量权重及等中心位置，制定出优化分割病变和正常组织（特别是重要器官）的剂量分布的治疗方案；打印输出治疗方案的细节及治疗摆位的详细数据。一个完善的立体定向治疗计划系统应具备以下基本功能：计划系统必须是三维的，包括三维图像重建及显示，其中至少有横断、冠状、矢状及治疗床在不同位置时加速器机架旋转平面的 CT/MRI 图像重建及显示；剂量计算必须是三维的，剂量归一的方式及参考剂量线（面）的选择必须遵从 ICRU 第 50 号报告的有关规定；系统具有下列基本的评估治疗方案的软件工具：病变（靶区）及重要器官的横断、冠状、矢状面内，以及 CT/MRI 图像为背景的等剂量线分布及截面剂量分布；提供射野方向观（BEV）功能，使医生、物理师能够从放射源方向观察射野与病变（靶区）的适合度及重要器官和组织结构的相互空间关系；实现 CT/MRI 图像与 X 射线血管造影（正、侧位）片间等中心位置及等剂量曲线显示的映射，这是一项极其重要的功能，它能帮助医生进一步确认制定的治疗方案的等剂量分布与病变（靶区）的适合情况，病变（靶区）、重要器官和组织的剂量体积直方图（DVH）显示，DVH 图以定量的方式告诉医生或计划设计者靶区或重要器官内剂量大小与受照射体积间的关系，一个好的治疗计划应使靶区内接受参考剂量线水平的剂量体积不小于靶区体积的 90%；靶体积与等剂量面的三维显示，从另一侧面定性地显示等剂量面与靶区表面的三维适合情况，如图 4-145 所示。

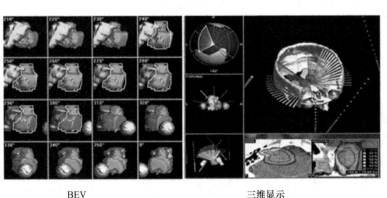

|BEV|三维显示|DVH曲线|

图 4-145　立体定向治疗计划系统的基本功能

六、特殊的立体定向放射治疗装置——赛博刀

赛博刀（Cyberknife）是美国斯坦福大学医疗中心研制开发的全新的精确放射治疗设备，它是现代机器人技术和小型直线加速器（6MV）相结合的产物，其治疗精度误差小于1mm，是目前最先进的立体定向放射治疗设备。它采用高阶计算机立体定位导向，自动跟踪靶区，无须使用创伤性的固定头架就能确保放射治疗的精确性，为临床肿瘤治疗提供了一种全新的方法，它可应用于全身大多数部位的肿瘤的治疗，是真正意义上的治疗全身肿瘤的"刀"，兼具放射外科和放射治疗两种功能。

（一）Cyberknife 的组成

Cyberknife 的组成，如图 4-146 所示。

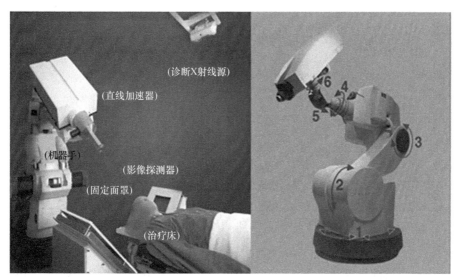

影像跟踪和加速器部分　　　　六轴系统

图 4-146　Cyberknife 的组成

1. 紧凑型 6MV 直线加速器　Cyberknife 使用了一种全新轻便的直线加速器。它工作在 X 射线的高频段（9.3GHz），大幅降低关键部件的尺寸和重量，重量仅为常规加速器的1/10，保证了整个投照系统的机械精度在 1mm 以下。根据二级准直器的大小，可以在 80cm的治疗距离上可以产生直径为 5mm、7.5mm、10mm、12.5mm、15mm、20mm、25mm、30mm、35mm、40mm、50mm 及 60mm 的圆形射野。最大射影（不使用二级准直器）可以产生大于 70mm 直径的圆形射野，用来进行校准和治疗质量保证方面的测量；剂量率大约为 300cGy/min，两道独立的剂量监测系统保证输出剂量误差在 1%以下。

2. 带有 6 个自由度的计算机控制机器手　提供非等中心和非共面的精确治疗方式，拥有 6 个自由度的活动方向，其灵活度比人的手臂高，比现行平面旋转机架的加速器有更大的灵活性，可以接近传统立体定位放射外科所无法达到的病变部位。

可以引导加速器在距离病灶 60～100cm 的球面上任意位置工作，而误差保持在 0.5mm内。在治疗过程中，加速器可以追踪患者的微小移动，一旦被实时影像系统检测到病灶的

移动，同步系统就会重新计算并且将新的同步数据传送给机械系统，反馈调整加速器的机臂而不必进行人为操控。机械臂以大约 1.5cm/s 的速度运动，机头的位置每秒也在变化，对靶区的照射也不是连续的，而是从多角度、多方位（多达 1200 个方位）分别照射。

3. 自动定位床 搭配可以在上下、左右、前后、旋转及倾斜五种不同运动方向的精确治疗床（图 4-147），可以补偿在床满负荷以及完全伸展状态下床头的倾斜。床可以在距地面 81.8～135cm 范围内垂直升降，纵向运动 37.4cm，横向运动 15.7cm。床头上的部分设计了适配器插销及一个与 CT 床连接的接头插槽，同一个头托可以在赛博刀上和 CT 床上通用。

4. 提供正交 X 射线图像的成像系统 两组诊断用 X 射线管球（呈 90°交叉照射）安装在天花板，成像在两组非晶硅阵列平板型影像探测器上，实时取得患者的数字影像，并传送至影像处理系统。配合实时立体影像导引及红外线追踪系统，全程实时"追踪"病灶，精确地对病灶进行"手术"治疗，如图 4-148 所示。

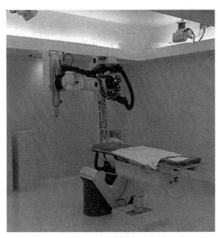

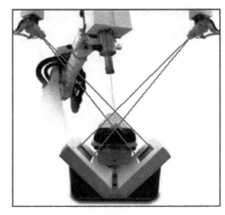

图 4-147　Cyberknife 搭配的五种不同运动方向的　　图 4-148　Cyberknife 的正交 X 射线图像成像系统
精确治疗床

5. 治疗计划系统与控制工作站 在所有立体定向放射治疗系统中，Cyberknife 以独特的灵活的操作系统为临床提供最大范围的治疗选择。它既可提供正向治疗计划也可提供逆向治疗计划；既可单次治疗，也可分次治疗；也可以提供非等中心投射，兼容放射外科和放射治疗两种功能。

（二）Cyberknife 的技术特点

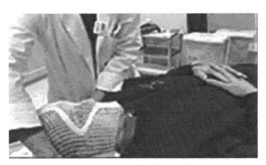

图 4-149　治疗前给患者制作无创性网眼面罩

1. 使用人体骨骼结构作为参考框架，无需使用固定头架或体架 常规的立体定向系统，需使用有创性立体定位框架固定患者，为定位和摆位提供基本参考点。Cyberknife 系统采用先进影像引导技术在治疗全过程中追踪靶目标，无需定位框架同样能够保证治疗精度。

为了防止患者有较大的移动，可以给患者制作一个无创性网眼面罩或者体模，如图 4-149 所示。当然 Cyberknife 也支持采用有创性固定架。

2. 剂量均匀性和适形性好，疗效显著 非等中心照射技术可使射线剂量在病变部位有良好的均匀性和适形性，明显消除剂量分布上的冷点和热点，疗效显著增强。

传统立体定向放射治疗技术是通过 γ 刀特定的几何学和直线加速器等中心旋转方式实现的。这种方式产生出近乎于均匀的球体剂量分布。如图 4-150 所示，来自于四个不同方向的 X 射线照射到同一个靶点（等中心），接受高剂量照射区的组织呈八边形。如果在一个圆弧角内设计更多的照射野来进行旋转照射，那么高剂量区的边缘将变得更加圆滑。在二维空间里射野可以呈多个环形分布，因此三维空间高剂量区可以呈球形分布，但这种剂量分布在治疗大多数不规则的病变时却不是十分理想。传统的立体定向放射治疗技术在治疗不规则病变时，只能设计数个剂量球状均匀分布的射野，然而这种方法会引起有些区域的射线剂量过多或者

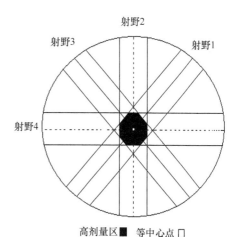

图 4-150　射野设计方向与剂量分布的关系

过少，产生热点和冷点，导致部分组织剂量超标或不足。正常组织超量照射将导致并发症增加的危险性，冷点会因肿瘤细胞受照剂量不足而复发。

其他的立体定向设备都使用等中心治疗或多个等中心治疗，采用单一的或多个球形剂量分布重叠包围病灶。等中心治疗对球形病灶是有效的，但是对不规则病灶会导致明显的剂量分布不均匀，如图 4-151 所示。相比之下，能灵活操作的 Cyberknife 系统机器手，可以从任意点发出射线照射到病变部位，在病变部位形成无等中心射线聚集，无等中心治疗允许使用非对称的照射。计划程序优化了射线方向的设定，并且能让均匀的剂量分布于形状高度不规则的病灶中，达到近似适形的剂量分布。

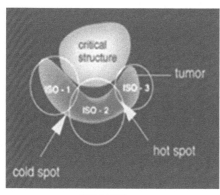

图 4-151　等中心照射与无等中心照射的剂量分布比较

3. 先进的影像引导技术可以在治疗过程中实时追踪病灶的移动 Cyberknife 系统的影像引导技术在治疗全过程中追踪靶目标，与原始 CT 扫描图像作比较，反复确定病灶与骨骼结构的关系。如果影像摄像机监测到患者的任何移动，系统的加速器会根据病灶移动的位置进行非常精确的重新定位。如果病灶位移超过允许范围，系统则会自动中断治疗，并且提示操作人员注意，待操作人员确认无误，复位后继续进行治疗。

由于头颈部器官相对固定，X 射线实时跟踪系统是每 10 秒钟获取一次影像信息，而对于胸腹活动性脏器而言，这一间隔时间显然太长，而胸腹部脏器的位置总在不断的变化中。Cyberknife 在 X 射线影像跟踪系统的基础上引入了一套红外线跟踪系统，两者结合，实现了对活动脏器的实时跟踪。

胸腹部脏器和身体的骨性标志之间没有固定的位置关系，需要要在病灶或其周围植入金质的标志物（内标志物）作为 X 射线跟踪系统的探测标识，此标志物放置在与病灶保持相对固定的位置上，并在患者的胸腹部皮肤上粘贴固定 4～6 支可发光的二极管（外标志物），由红外线摄像机接收这些二极管位置变化的信息，并连续不断传送到中央处理系统。

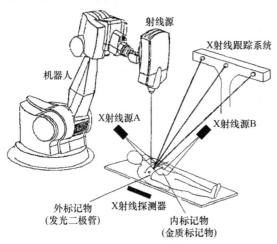

图 4-152　胸腹部活动性脏器跟踪放疗系统

在平静呼吸条件下，计算机将内标志物和外标志物的相对运动轨迹进行综合计算，找出针对该患者的、以体表红外标志物为参照的病灶运动轨迹，机械臂可以根据连续的红外线跟踪系统接收的信息，始终跟随病灶的运动，从而实现实时跟踪照射，此时 X 射线跟踪系统处于关闭状态；当患者因深度呼吸等动作使得病灶的运动幅度超出了红外跟踪调节的范围时，红外线跟踪系统将命令加速器停止照射，同时启动 X 射线探测系统，对病灶进行自动重新定位，确认后再开始照射，如此反复完成整个治疗过程，如图 4-152 所示。

第五节　模拟定位机

一、普通模拟定位机

普通（常规）模拟定位机应用于放射治疗始于 20 世纪 60 年代。在这个过程中普通模拟定位机也在不断的发展中。在这之前，一直沿用诊断 X 射线机进行肿瘤的诊断和定位。诊断 X 射线机用于肿瘤的诊断可以较清晰地确定病变的范围，但由于诊断和治疗时患者的体位不一致，而且需要同时确定病变的深度、照射野的方向和大小、治疗机大、小机头和治疗床的旋转角度等相关参数，这些因素决定了诊断 X 射线机用于肿瘤的定位和射野的设计存在着相当大的误差和困难，因此必须对诊断 X 射线机进行改造，才能应用于肿瘤的放射治疗。

（一）普通模拟定位机的结构

常规模拟定位机主要是由机头、准直器、影像增强器、机架、定位床、操作控制台及安全连锁装置等部分组成，如图 4-153 所示。X 射线机头和准直器是常规模拟机的关键组成部分。

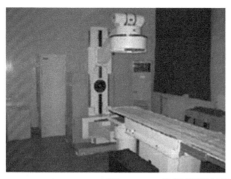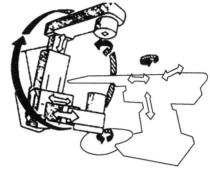

图 4-153　常规模拟定位机及其运动功能示意图

1. 机头　机头里面的主要结构是 X 射线管，其作用是产生 kV 级 X 射线。X 射线管靶焦点的大小与 X 射线影像的清晰度有密切的关系。常规模拟机的焦点到机架旋转轴的距离（SAD）通常为 80～100cm，焦点到片盒的距离（SID）可达 120～140cm，而大多数诊断 X 射线机的靶焦点到影像增强器或胶片暗盒表面的距离为 70cm，也就是说常规模拟机的源片距大约是诊断 X 射线机的 2 倍，由于平方反比的关系，模拟机需 8 倍多的曝光量（mAs）才能获得诊断 X 射线机的影像质量，这就要求模拟定位机有高电压大功率输出的 X 射线发生器和 X 射线球管。X 射线球管的靶不仅要能承受短时间大电流的曝光，而且其焦点大小也需适当，以避免射野"井"型界定线的放大和模糊，现在常规模拟定位机都采用双焦点，通常使用小焦点进行透视和定位，小焦点的面积为 0.3～0.6mm^2，功率≥2kW。为了改善由于 X 射线机的靶焦点到影像增强器之间的距离过大造成的 X 射线影像质量的下降，许多厂家都采用了增强脉冲透视代替传统连续透视，在脉冲透视条件下，采用瞬间大剂量曝光代替小剂量连续曝光，可以弥补连续透视下 X 射线剂量不足的问题，极大地改善了图像质量。

2. 准直器　准直器是界定射野的装置，由遮线器和"井"形界定线组成。遮线器一般是由铅板构成的单叶或多叶复合结构，它的作用是限定有效的 X 射线射野，减少杂散射线对患者的辐射；当需要观察某一部位微细结构时，缩小 X 射线射野可以减少散射 X 射线对图像质量的影响，提高图像的对比度。"井"形界定线是进行照射野设计的实现装置，它在 x、y 方向各有由两条高原子序数做成的金属丝组成界定线，用于界定病变和器官的位置，即射野位置和范围；在双曝光时用于观察病变和周围器官之间的位置关系。模拟机的准直器和治疗机一样，能够旋转。为了模拟现代新型直线加速器独立准直器的功能，现代模拟定位机的遮线器和"井"形界定线均做成了独立运动式，可以对称或不对称运动。和治疗机一样，模拟机机头内还装配有光野指示系统和光距尺，指示射野的大小和源皮距，机头下方还可以选配适合不同治疗机挡块托架的插槽。

3. 影像增强器　主要作用是当 X 射线透过人体后，将不同强度的 X 射线投射到输入荧光屏上，在荧光屏内侧的光电阴极按荧光的强弱产生不同数量的光电子，光电子受阳极正电位的吸引高速飞向阳极，穿过阳极小孔投射到输出荧光屏上，显示出亮度增强的影像（影像增强器能将输入屏上微弱的 X 射线影像增强一万倍左右），通过摄像机经光电转换后在监视器上显示影像信息。

影像增强器可以做上下、前后、左右三个方向的运动，在做前后、左右方向移动时要保证机架旋转到任何角度时影像增强器的中心不能发生相对位移。影像增强器顶面装有安装胶片暗盒的盒槽及可以旋转的片盒托架，并带有透视和照相连锁机构。

4. 机架 模拟机的机架主要由固定机架和旋转臂组成。固定机架内装有驱动和传动机构使旋转臂能够作等中心旋转。模拟机的机架除了能模拟治疗机的等中心旋转功能外，还能上下调节，可调节范围一般为 80～100cm，以适应不同的治疗机对源轴距（SAD）的要求。

5. 定位床 模拟机定位床的作用是模拟治疗机治疗床的各种运动，它运动的方向和范围与治疗机完全一致，并符合 IEC 对治疗床的要求。

定位床由床体公转底座、床面升降结构、床面前后运动机构、床面左右运动机构、床面自传机构和床面板组成。床体公转底座以辐射束轴为中心做旋转运动，其旋转范围一般大于 180°；床面升降结构沿辐射束轴做垂直运动；床面前后运动和左右运动机构驱使床面作纵向和横向运动；床面自传机构是床面以床体的偏心轴为中心进行旋转（非等中心旋转），以适合患者特殊部位放射治疗的需要。床面除了应具有承载患者的重量外，还应有良好的 X 射线穿透性能，现代模拟定位机的床面多用碳纤维材料，以保证床面板有良好的刚度和良好的 X 射线穿透性能。床面的两侧一般都附有安装固定体位的体位固定器的适配槽等。

6. 操作控制台 是模拟机的控制中枢，模拟机的各种机械运动、X 射线曝光条件的选择和各种运动状态的显示与检测、各种连锁保护装置的启闭都是通过操作控制台来实现的。

操作控制台一般分为三大部分：透视和照相条件选择调节部分；各种机械运动控制及机械运动、射野"井"形界定线的数字显示部分和图像显示部分（图像显示器），分列于控制台的不同区域。现代模拟机可以通过网络把图像资料传输到治疗计划系统。

7. 安全连锁装置 模拟定位机至少要提供下列安全保护装置。

（1）急停开关：至少在控制台和治疗床两侧安装急停开关，以便在非常情况下能够方便快捷地中止模拟机的运动和 X 射线辐射。紧急情况解除后按动此开关，恢复到待机状态。

（2）影像增强器防碰开关：当影像增强器向上运动或治疗床床面向下运动，以及机架旋转臂做旋转运动时，可能与上述两个部件相撞，这时影像增强器、床面和旋转臂都会停止运动。待复位后方可正常运动。

（3）防护门连锁：防护门开启后射线自动中止，以保护工作人员免受照射。

（二）普通模拟定位机的工作原理

（1）以 X 射线管焦点为辐射源模拟替代治疗机的辐射源，如医用加速器的靶点及 ^{60}Co治疗机的 ^{60}Co 源。

（2）模拟机的机械运动可以模拟治疗机在放射治疗时的各种几何条件。

（3）通过电视系统（监视器）直接观察肿瘤放射治疗时所设射野的形状、大小和靶区中心及选择合适的机架角、准直器角等。

（4）通过测距灯确定肿瘤中心至体前皮肤和或体后皮肤的距离（治疗深度）。

（5）以影像增强器顶面到等中心的距离、辐射源到皮肤的距离、辐射源到等中心的距离，以及测量肿瘤在等中心处各个方位的尺寸等为医生制定放射治疗计划提供各种所需的数据。

（6）模拟机室也需要设置激光定位灯，用来确定模拟空间的等中心位置，使通过模拟机制订的放射治疗计划在治疗机上能够实现。

（三）普通模拟定位机的功能

模拟定位机除了透视和摄影的功能外，还应具有模拟治疗机有关机械参数的功能。在治疗设计过程中模拟定位机可以帮助医生完成以下几个方面的工作：①靶区及重要器官的定位；②确定靶区（或危及器官）的运动范围；③治疗方案的确认（治疗前模拟）；④勾画射野和定位、摆位参考标记，拍摄射野定位片或证实片，检查射野挡块的形状及位置，如图 4-154 所示。

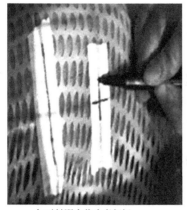 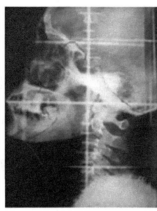 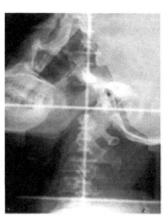

勾画射野定位参考标记　　　　　确定靶区　　　　　射野挡块形状及位置的验证

图 4-154　普通模拟定位机的功能

但概括起来就是两件事：

1. 为医生和计划设计者提供有关肿瘤和重要器官的影像信息和机械信息　如治疗距离处射野方向的 X 射线平片（BEV 片）或正侧位 X 射线片及机架旋转角度、准直器旋转角度、源瘤距、源皮距、升床高度等机械参数等，这些信息能直接为治疗计划设计使用。通过治疗距离处的 BEV 片可以设计制作射野挡块或多叶光栅形状；或通过垂直于射野中心轴方向的 X 射线片设计制作组织补偿器等，这些 X 射线片可以通过扫描仪或网络连接传输到治疗计划系统或直接使用。

2. 用于治疗方案的验证与模拟　完成后的治疗计划在实施治疗前必须经过验证和模拟，尤其是精确治疗的三维计划都是通过计算机软件在"虚体"上完成的，这些计划能否准确地是实施在患者身上需要模拟与验证。模拟与验证是附上射野信息，完全按治疗条件如治疗体位、机架转角、准直器转角、治疗床转角、源皮距或源瘤距等，进行透视和照相，并与治疗计划系统给出的 BEV 图（DRR 片）进行比较，在允许的误差范围内才能在治疗机下实施治疗。

模拟机拍摄的定位和验证 X 线片是静态影像，可以利用带有标记的定位框架或在患者体内设置内、外标记，在透视状态下观察靶区和器官的运动范围，进一步确认照射范围实施的可行性和与周围重要器官之间的位置关系。一旦可行，治疗计划的相关信息（如等中心投影的位置）需要标注在患者皮肤或体位固定器上，标记要清晰、可靠，作为以后分次治疗的摆位依据，在整个疗程中不能变动。

（四）模拟定位机的发展

1. 数字化 现代新型模拟机都配有专用数字影像模拟工作站，可以在工作站上对 X 射线影像进行编辑，调整窗宽、窗位，测量感兴趣点的深度与距离等；可以直接设计不规则射野的铅挡块和多叶准直器形状；可在图像上添加标注信息；能按预先设定的治疗机条件自动生成不同治疗机的治疗计划；各种结果和影像都可储存在电脑中，可以反复查阅，可以打印生成各种文字资料，也可以通过网络传输。

2. 网络化 现代新型模拟机都配备有网络传输接口，均采用标准的 DICOM 3 或 DICOM RT 协议，可以直接与治疗计划系统和治疗机连接并传输治疗计划。

二、模拟 CT 机

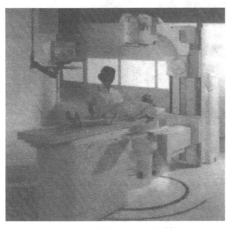

图 4-155　模拟 CT 机的外观

模拟 CT 机是在常规模拟定位机的基础上，将准直器沿患者横向开成一条缝隙，在原来的影像增强器的表面放置上百个 X 射线探测器，在 X 射线球管出束的同时，让机架旋转 360°，将采集到的患者断面扫描信息资料进行反向处理，产生类似 CT 断层扫描的图像，如图 4-155 所示。

模拟 CT 机技术最早开始于 20 世纪 70 年代，因当时技术不太成熟，图像质量不能被临床使用。后来 Varian 公司引进了数字技术，对图像技术进行了改造。它将 X 射线准直器（遮线器）开成横跨患者身体的窄长束，并偏向患者的一侧，影像增强器也偏轴设置在患者的一侧并包括等中心。影像增强器的信号输出给线阵排列的 500 个光敏二极管；另一组二极管线阵列位于影像增强器的前表面，覆盖 X 射线束和患者被扫描的解剖范围。对每一个机架角，只取患者横断面的一半数据，经过 360° 旋转后，可获得整个扫描截面的信息。机架旋转速度为每分钟一圈，边旋转边读取数据。因模拟机的旋转机架为开放式的，旋转速度不可能太快，通常扫描时间要比普通 CT 机要长，胸腹部脏器的图像质量也因为呼吸和器官运动而变差。

模拟 CT 机的主要优点是有效扫描射野大（可以达到 90cm），但大视野长距离（X 射线球管到探头的距离）的扫描增加了 X 射线球管的负荷和热量。Varian 模拟机中 X 射线球管到探头的距离为 150cm，而常规 CT 机仅为 90～100cm，因此同样的扫描厚度和噪声水平，模拟机的 X 射线球管负荷和热量比常规 CT 机高，限制了模拟 CT 机在同一时间能够获取的扫描层数，也就限制了扫描的厚度，用于三维图像的重建因图像质量差而比较困难。总的来说模拟 CT 机技术还不太成熟，目前还很难在临床上推广应用。

三、CT 模拟机（CT-simulation）

在过去的 20 年里，放射治疗技术得到了迅速的发展，由普通常规放射治疗技术发展到立体定向、三维适形调强等精确放射治疗技术，治疗计划也由二维发展到三维，乃至逆向三维治疗计划，放射治疗技术实现的这些突破性进展与 CT 模拟机的发展与成熟密切相关。

现代 CT 模拟机不仅可以像诊断 CT 机一样为治疗计划的设计提供高质量的影像资料，而且还可以帮助治疗计划系统进行组织不均匀性校正，提高治疗剂量的准确性；借助复杂的的计算机软件，将计划设计的照射野的三维空间分布结果投射到 CT 重建的患者解剖治疗上，在激光定位系统的帮助下，实现对治疗条件的虚拟模拟。因此从某种意义上讲，现代 CT 模拟机综合了部分影像系统、计划设计系统和传统常规模拟机的功能。

（一）CT 模拟定位机（CT-Sim）的构成和工作原理

CT 模拟定位机主要由三个部分组成：一台大孔径的 CT 扫描机，一套具有 CT 图像三维重建、显示和射野模拟功能的工作站，一套射野激光模拟器，如图 4-156 所示。

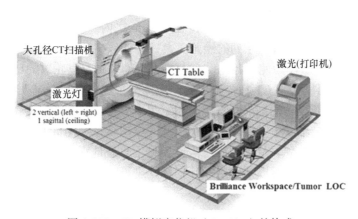

图 4-156　CT 模拟定位机（CT-Sim）的构成

1. 大孔径的 CT 扫描机

（1）CT 扫描机：三维治疗计划系统重建靶区和周围重要器官时，需要采集大量的薄层人体横断面影像资料。为适应 CT 模拟系统多层扫描的要求，在设计上，CT 模拟机的 X 射线球管应该较诊断 CT 机的要求更高。常见螺旋 CT 模拟机 X 射线球管的热负荷为 0.2～5.2MHU，阳极冷却速率可达 0.9MHU/min。

对于诊断用 CT 扫描机，通常的扫描体位采用 70cm 的孔径就足够了，而对于 CT 模拟机而言，CT 扫描时采用的体位与治疗时的体位是一致的。为了满足放射治疗计划的要求，常常需要设置一些特殊体位，如乳腺癌患者手臂上举抱头等，这些特殊体位无法通过 70cm 的扫描孔径，因此 CT 模拟机需采用大孔径的 CT 扫描机。大孔径的 CT 扫描机的扫描视野为 40～60cm，不仅可以扫描患者身体的全部轮廓而且体外体位固定设备上的一些特殊定位标记也会同时包含在视野中，这些都是利用三维计划系统设计放射治疗计划不可或缺的影像资料。现在 Pihilp 大孔径 CT 模拟机的孔径可达到 85cm，扫描视野（FOV）为 60cm，可以满足放射治疗计划设计的要求。

（2）影像探测器：目前所有 CT 模拟机的扫描视野均小于其 CT 扫描环的物理孔径，为了减少影像重建过程中患者轮廓和体外体位固定设备上的一些特殊定位标记等信息资料的丢失，CT 模拟机应选用最大的像素单元面积（即 FOV）来重建 CT 影像。

现代 CT 模拟机的优化设计常常希望降低 X 射线的能量，同时保持快速、高质量的影像采集能力，这就要求 CT 模拟机的探测器应具有较高的空间分辨率和较快的影像采集效率。螺旋 CT 模拟机通常选用固体探测器或填充氙气的电离室组成探测器阵列。现代第三代 CT 模拟机的探测器阵列由 1000 个组成，而最新的第四代 CT 模拟机的探测器阵列增加到 4800 个。

图像质量直接关系到靶区和重要器官勾画的准确性，一般要求空间分辨率为 15LP/mm，低噪声。由于 CT 值可以直接被计划系统用来进行剂量计算，因此 CT 值的采集要求一定要准确，通常 CT 值的偏差不能超过 2%。

（3）定位床：为了使患者外形呈圆弧状并尽可能位于 CT 扫描环孔径的中央，以减少影像重建时的误差，诊断用 CT 扫描机的治疗床设计为弧形。而放射治疗设备使用的治疗床都为平板床，这就要求 CT 模拟机在扫描时也需要采用平板床，以尽可能保持与治疗时体位的一致性。为了减少散射线对 CT 值产生的干扰，通常使用低密度的碳素纤维床板。定位床进床的精度对保证影像重建的质量和 DRR 图像的准确性具有重要的意义。一般要求在最大负载下，定位床的进床精度应保持在 0.5mm 之内。

2. CT 模拟工作站　具备一系列的绘画工具，方便医生勾画肿瘤靶区和危及器官的轮廓。许多 CT 模拟工作站还为使用者提供自动或半自动勾画器官轮廓的功能。

CT 模拟工作站可以利用 CT 扫描得出的图像序列重建出虚拟三维人体模型，借助复杂的计算机软件，将计划设计的照射野三维分布结果重叠在 CT 重建的患者解剖资料上，在相应的激光定位系统的辅助下，实现对治疗条件的虚拟模拟（virtual simulation）；通过勾画肿瘤靶区及敏感器官轮廓，从虚拟三维人体模型上直观地观察肿瘤靶区的位置、大小、形态及和相邻脏器的关系；可以帮助治疗计划系统进行组织不均匀性校正，提高剂量计算的准确性。

CT 模拟工作站还具有 BEV、DRR 等多种视觉评估功能。BEV（beam's eye view，射野方向观视图）是将通过患者的射线束轴、射束限定的范围和勾画的靶区结构投射到相应的虚拟胶片平面上形成的投影，通常叠加在 DRR 图像上，形成一个合成的模拟定位片。通过 BEV 可以沿射野中心轴方向观看射野与患者治疗部位的关系，确定射野的等中心、大小及设置挡块，如图 4-157 所示。

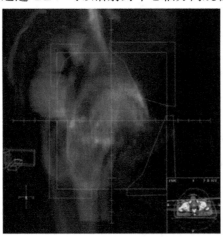

图 4-157　某前列腺癌侧面照射叠加了 BEV 的 DRR 图

DRR（digital reconstruction radiography，数字重建的射线影像）是通过患者的 CT 数据追踪一束从虚拟源位置投射穿过患者到达一个假设胶片平面的射线产生的，沿任意一条射线路径的衰减系数总和在 X 射线胶片上会产生一个模拟光学密度（optical density，OD）数值。如果从单一个虚源位置出射的所有射线的衰减总和都在这个假设的胶片平面上的相应位置处显示出来，其结果就是基于所有三维 CT 数据所形成的一个人工合成 X 射线影像，并可用于治疗计划设计。通过 DRR 可以得出类似常规模拟机射野定位片的图像，方便虚拟计划的验证，如图 4-158 所示。

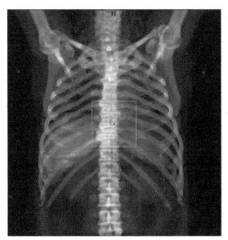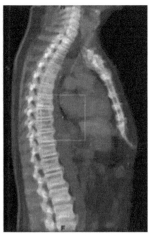

图 4-158　DRRs

3. 射野激光模拟器　CT 模拟机需要激光定位系统来辅助摆位，分为内置和外置两部分。内置激光灯位于 CT 机架内，可以进一步辅助患者摆位，指示定位 X 射线束的实际位置；外置激光定位系统由安装在机架两侧提供水平面、垂直面激光线和安装在天花板上提供矢状面的三条激光线组成，具有标识体表定位标志，寻找等中心点等重要作用。对比常规模拟定位机所用的激光系统，三维激光系统通常是"两移动一固定"，可以在矢状和水平两个平面上自由移动，配合 CT 定位床在垂直面上的运动，可以达到三维定位的目的。

　　射野激光模拟器通过数据传输系统接口接受 CT 模拟工作站提供的治疗数据，然后将接受的射野的大小、形状精确地投射到患者的皮肤表面，便于做体表标记。它与传统的常规模拟激光定位灯有以下两个方面的不同：第一，常规模拟激光定位灯只是模拟定位机和治疗机的机械等中心的位置指示器，它通过患者皮肤上的靶中心投影标记，将靶区置于模拟定位机和治疗机的机械等中心的位置进行射野验证和等中心摆位。目前常常使用以下两种方法来实现。方法Ⅰ（图 4-159A），在 CT 扫描前，将不透射线的标志物大致置于病灶附近的位置，CT 扫描图像包含这些不透射线的标志物的信息，设计治疗计划找到靶中心，然后在模拟定位机下利用激光定位灯标出靶中心在体表的投影（前面及左、右三个方向）；这种方法的优点是简单、快速，不需要专用 CT 模拟机，可直接用于放射治疗，但它很难保证体位的重复性和标记的中心点不移位。方法Ⅱ（图 4-159B），利用 CT 扫描图像勾画体表和靶区轮廓，预确定靶区中心，利用 CT 模拟机可移动的激光灯直接在患者体表标出靶中心的投影，设计治疗计划找到靶中心的精确位置后，利用坐标平移，修改以前标注在体表的靶中心投影。这种方法解决了方法Ⅰ不能保证体位重复性的问题，也不需要扫描前在体表设置不透射线的标志物，但它需要特制的可移动的激光定位系统。以上两种方法都是基于靶中心与机械等中心在体表的投影通过与激光定位灯重合的原理进行体位重复性的模拟，但在实际治疗中，射野不可能只取三个固定方向，所以这两种方法都不是真正意义上的射野模拟。第二，利用射野激光模拟器可以实现真正意义上的射野模拟。方法Ⅲ（图 4-159C），这种射野激光模拟器除了保留常规模拟激光定位灯作为靶中心与机械等中心在体表的位置指示器功能外，增加了在患者体表外周投影的激光指示功能，这种方法是先找到靶中心在体表的投影位置，然后按照计划系统确定的射野，通过射野激光模拟器显示或勾画出射野在体表的投影（射野的入射形状），这种方法不仅保证了体位的一致性，还保持了射野的一致性。

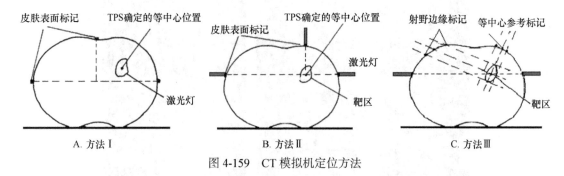

图 4-159　CT 模拟机定位方法

射野激光模拟器可以安装在 CT 模拟机内或与 CT 模拟机配套。但射野激光模拟器围绕 CT 定位床旋转角度是有限制的，并不能把所有部位的照射野都投射到患者皮肤上，一般等中心治疗仅需要在患者皮肤表面作上等中心标记即可执行治疗，相比之下，激光射野模拟器的方法过于复杂化，也不是 CT 模拟机所必需的，但其在射野验证方面还是有一定帮助的。

（二）4D-CT 模拟技术

用于治疗设计的 CT 图像应该能准确地反映靶区和器官的位置、形状和体积，而在呼吸运动的影响下，胸、腹部器官和肿瘤处于不断运动中，并且随呼吸运动周期的变化而变化，CT 所采集的图像会因此而发生严重的失真。针对呼吸运动对 CT 影像的影响，各影像设备生产厂家纷纷开发了新一代 4D 动态 CT 影像采集与虚拟模拟定位系统。基于四维时间与空间的动态靶区定位进行 IMRT 等精确放射治疗计划的设计与实施，将成为以后放射治疗技术的发展方向。

4D-CT 模拟技术是在常规 CT 采集图像的基础上，配合呼吸门控技术，使静止的 CT 图像成为可以反映呼吸运动和器官真实形态的动态影像，使之成为四维时空成像，从而可以个体化评估肿瘤在呼吸运动中的移动范围，准确地了解肿瘤在不同时相的大小、形状和位置，更合理地设计治疗计划。

4D-CT 采集图像的原理与 CT 进行心脏成像时采用的心电门控采集相类似，都需要获得相应的扫描触发信号。心电成像是以心电信号作为采集触发信号的，而 4D-CT 是利用呼吸信号进行同步采集的，在 CT 扫描的同时，利用呼吸门控装置监控患者的呼吸，将不同呼吸时相的 CT 图像进行标记，这样 CT 采集到的每层图像均带有时相标记，然后按不同时相分为多套三维图像，从而得到图像采集部位在 1 个呼吸周期内的完整运动图像。经过 CT 工作站的后处理，获得含有呼吸运动信息和反映真实的器官运动的 CT 图像。

按采集方式不同，4D-CT 分为前瞻性呼吸门控和回顾性呼吸门控图像采集技术。

1. 前瞻性呼吸门控　前瞻性呼吸门控技术指的是在 CT 采集前就将所需要的呼吸时相确定，在固定的呼吸时相进行轴位触发扫描，每次扫描仅得到一幅图像，在一次扫描结束后，CT 床移向下一个位置进行扫描。由于每个床位的扫描均在同一呼吸时相进行，因此可以获得某一呼吸时相的全部数据，获得相对静止的 CT 图像，如图 4-160 所示。

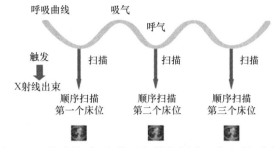

图 4-160 前瞻性呼吸门控（扫描均在同一呼吸时相进行）

前瞻性呼吸门控的作用在于避免呼吸运动产生的伪影，获得肿瘤靶区和周围器官的准确形状，并可以配合呼吸门控放射治疗。由于它是在单层 CT 上实现的，扫描时间很长，也仅能得到某一呼吸时相的图像，信息量非常有限，无法观察到肿瘤随呼吸的动度及形态的变化，因此在应用上还有一定的局限性。

2. 回顾性呼吸门控 回顾性呼吸门控技术指的是由多层螺旋 CT 一次采集全部呼吸时相的图像，并在扫描结束后，将不同呼吸时相的图像进行回顾性筛选和分类（吸气末、呼气末等），因此可以获得全部呼吸时相的全部数据，如图 4-161 所示。它利用 CT 电影模式，在同一呼吸时相进行连续扫描，同时获得多幅图像，在这个呼吸周期结束后，CT 床再移向下一个位置进行扫描。由于是连续的电影模式扫描，可以得到不同位置、不同呼吸时相的大量的数据信息，通过计算机软件处理，可以自动将不同时相的图像提取、分类，并进行轮廓勾画，从而使其成为可以表达呼吸运动和反映靶区真实形状的动态图像。

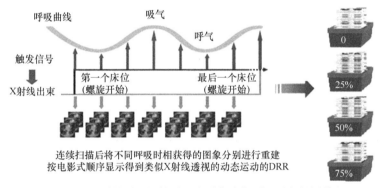

图 4-161 回顾性呼吸门控（一次采集全部呼吸时相的图像）

回顾性呼吸门控的意义在于可以获得呼吸状态下的动态影像，观察靶区的运动范围；重建真实的动态靶区形状；制定个性化的 PTV；有目的地选取合适的呼吸时相进行门控放射治疗。回顾性呼吸门控技术的应用为四维图像引导放射治疗的实现奠定了影像学基础。

第六节 射野挡块与体位固定设备

既要给肿瘤靶区足够的照射剂量，又要保护周围邻近的正常组织和重要器官，是设计放射治疗计划时必须考虑的两个问题，而肿瘤靶区往往又呈不规则形状，需要在射线路径上设置一些遮挡物使射野形状与肿瘤靶区形状尽可能的一致，这样才能使在肿瘤病变得到很好控制的同时又能使周围正常组织的损伤降到最低。临床上最常用的遮挡物是铅挡块、独立准直器和多叶光栅。独立准直器和多叶光栅在前面章节中已经讲过，这里就不再重复了。

一、X（γ）射线挡块技术

射野添加挡块的目的是将矩形射野变成不规则形状，满足靶区和计划的要求，保护射野内的重要器官和正常组织免受不必要的照射。

（一）挡块材料及所需厚度

射野挡块一般选用高原子序数材料，以前多用纯铅制作，但由于纯铅的熔点较高，达到 327℃，制作困难，对每位患者制作特定形状的纯铅挡块不现实，一般只作为射野标准挡块使用。而低熔点铅（lower melting-point alloy lead，LML）克服了这一缺点，其熔点约为 70℃，密度近似等于 9.4g/cm^3，约为纯铅的 83%，是由 50% 的铋、26.7% 的铅、10.0% 的镉、13.3% 的锡组成的合金。其制作方法是先熔化铅、锡，后加铋、镉熔合即成。表 4-5、表 4-6 和表 4-7 分别列出了用这种低熔点铅合金制作挡块时，不同 X（γ）射线能量宽束、窄束的线性衰减系数和半价层（HVL）厚度，以及不同能量 X（γ）射线穿射 5% 时所需要的挡铅厚度。

表 4-5　X（γ）射线能量宽束在 LML 中的线性衰减系数和半价层值

X（γ）能量	线性衰减系数 μ（cm^{-1}）	半阶层（HVL）（cm）	LML（7～7.5cm 厚）的穿射量
^{60}Coγ 射线	0.520	1.34	0.020
4MV X 射线	0.459	1.51	0.032
6MV X 射线	0.419	1.65	0.043
10MV X 射线	0.399	1.74	0.050

注：宽束条件更适合于临床应用

表 4-6　X（γ）射线能量窄束在 LML 中的线性衰减系数和半价层值

X（γ）能量	线性衰减系数 μ（cm^{-1}）	半阶层（HVL）（cm）	LML（7～7.5cm 厚）的穿射量
^{60}Coγ 射线	0.5776	1.20	0.0130
4MV X 射线	0.5776	1.20	0.0130
6MV X 射线	0.4880	1.42	0.0263
10MV X 射线	0.4200	1.65	0.0430

注：窄束条件适合于物理计算

表 4-7　不同能量 X（γ）射线穿射 5% 时所需要的挡铅厚度

射线质	铅（mm）	LML（mm）
1mm Al HIV-X	0.2	0.2
2mm Al HIV-X	0.3	0.4
3mm Al HIV-X	0.4	0.5
1mm Cu HIV-X	1.0	1.2
3mm Cu HIV-X	2.0	2.4
4mm Cu HIV-X	2.5	3.0
^{137}Cs γ 射线	30.0	36.0
^{60}Co γ 射线	50.0	61.0

续表

射线质	铅（mm）	LML（mm）
4MV X 射线	60.0	73.0
6MV X 射线	65.0	79.0
10MV X 射线	70.0	85.0
25MV X 射线	70.0	85.0

挡块下的组织不仅受到射野内散射线照射，还会接收到挡块本身的穿射剂量，所以在设计射野挡块时要考虑到这些因素，适当增加或减薄厚度，以达到规定点的剂量。对于 X（γ）射线，为了避免挡块的次级电子到达皮肤，托架到皮肤的距离（TSD）与射野半径之比的最佳值为：$\dfrac{\text{TSD}}{\text{射野半径}} = 4$。故对于高能 X（γ）射线而言，射野小时，$15\sim20\text{cm}$ 就可以避免电子污染，射野较大时，因托架到皮肤距离由于等中心距离的限制而不能太大，可使用含铅的托架或者电子滤过器。

根据被挡组织和器官的处方剂量，射野挡块分为全挡、半挡、1/4 挡等。使原射线的穿射量不超过 5% 的射野挡块，称为全挡块。

根据半价层的定义，有

$$(\text{HVL})^n = (1/2)^n = 0.05 \tag{4-33}$$

$$n = \ln 20/\ln 2 = 4.32 \tag{4-34}$$

即理论上需要 4.32 个半价层，就可以将原射线减弱到 5% 以下，临床上一般使用 $4.5\sim5$ 个半价层。而半挡只需一个半价层，3/4（穿射 1/4）挡约需要 2 个半价层。半价层值参照表中的宽束半价层，如 ^{60}Co γ 射线的全挡块约需 6.1cm 厚的 LML，6MV X 射线的全挡块约需 8cm 的厚的 LML。为了减少制作规格，临床上一般是按照机器的最高能量确定射野挡块的厚度，通常 X 线挡块的厚度为 $7.5\sim8\text{cm}$。

（二）挡块的斜面

由于射线边缘呈几何发散状，如果射野挡块是直形的，射线穿过挡块会产生穿射半影（图 4-162），所以挡块斜面应与射线几何发散度一致才能减少半影。虽然有些治疗设备厂家提供了常用的斜面挡块，但建议有条件的单位还是制作个体化的斜面挡块为好，由于治疗部位的不同，厂家提供了常用的斜面挡块不一定与射线几何发散度一致，也会产生穿射半影或者剂量不足。个体化的挡块可以将屏蔽铅块连为一体，使相邻射野挡块之间不再存在间隙，减少了摆位时间，提高了摆位重复性，治疗精度也得到提高。

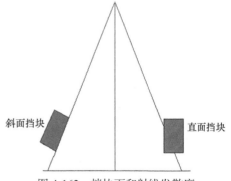

图 4-162 挡块面和射线发散度

（三）低熔点铅挡块的制作

1. 挡块制作所需设备与材料

（1）热丝切割机：以前都采用手动热丝切割机制作挡块，误差大，而且费时。现在大多数单位都采用电脑程控热丝切割机，不仅效率高，精度可以控制在 1mm 左右。切割机的外形结构如图 4-163 所示。

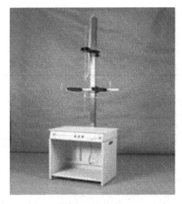
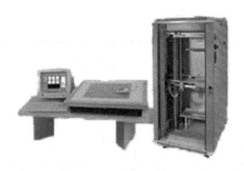

手动热丝切割机　　　　　　　　　　　电脑程控热丝切割机

图 4-163　热丝切割机

电脑程控热丝切割机主要由数字化仪、热丝切割柜和相应的软件组成，有条件的可以选配绘图仪。通过数字化仪可以把射野轮廓传输到电脑切割软件；绘图仪可以打印出任何距离比例下的射野轮廓，简化挡块的制作，方便挡块的验证；热丝切割柜是切割高密度泡沫生成挡块阴（阳）模的部分，电脑程控热丝切割机对泡沫的切割通过以下两种方式实现：第一种方式是将镍铬丝固定不动，通过电脑切割软件控制泡沫在 x、y 两个方向上作弧形运动；另外一种方式是将泡沫固定，让镍铬丝在 x、y 两个方向上作平行同步运动。由于第二种方式所需的空间比较小，大部分电脑程控切割机都采用第二种切割方式。

（2）温控熔铅炉：熔铅炉是将低熔点铅加热熔化使其保持液态的设备。通常将熔铅炉加热温度设定在 70℃，超过这个温度自动停止加热保持恒温状态，如图 4-164A 所示。

（3）材料：高密度泡沫（密度在 0.02～0.03g/cm² 较为合适，至少要保证三面平整，互相垂直，如图 4-164B 所示）、低熔点铅、各种胶带、固定螺丝（帽）及各种工具等。

（4）通风设备：液态的低熔点铅会蒸发，修整挡铅时还会有低熔点铅的粉尘，为了防止其对工作人员的伤害，需要配备通风设备，保证空气的流通。

（5）冷却平台（可选）：可以帮助铅挡块快速冷却，减少患者等待时间，为可选件，如图 4-164C 所示。

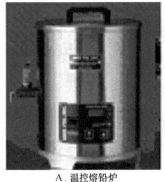
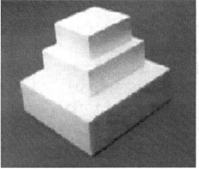
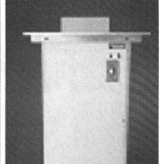

A . 温控熔铅炉　　　　　　　　B. 高密度泡沫　　　　　　　　C. 冷却平台

图 4-164　挡块制作所需的其他设备和材料

2. 挡块的制作过程　挡块的制作流程如图 4-165 所示。

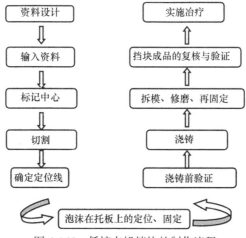

图 4-165　低熔点铅挡块的制作流程

（1）资料设计：利用医生在模拟定位机拍摄的射野片（XR 片）、患者体表或治疗计划系统（TPS）勾画出的射野形状设计出铅挡块轮廓图，如图 4-166 所示。

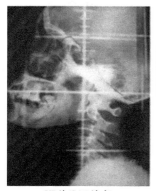 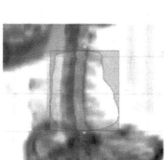 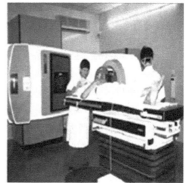

XR片(SAD治疗)　　　　　　TPS轮廓(精确放疗)　　　　　　体表轮廓(SSD治疗)

图 4-166　设计挡块资料的来源

（2）输入资料：利用数字化仪（或其他输入设备）将轮廓图输入电脑，设置好源托距（STD）和源片距（SFD），形成射野文件。

（3）标记中心：在轮廓的射野中心线处设置标记，使中心线在泡沫上相应位置留下切痕，以此作为定位用。

（4）切割：在热丝切割机柜内装上合适厚度（由射野挡块厚度决定，通常为 8cm）的高密度泡沫，设置好镍铬切割丝的温度，切割出带有射野形状的泡沫阴（阳）模。

（5）确定定位线：连接泡沫底部两两相对的切痕，便可在得到一个"+"线，为铅模的中心。

（6）泡沫在托板上的定位、固定：用双面胶将泡沫阴（阳）模固定，在托板的适当位置钻孔并垂直镶上螺钉，用于固定铅挡块。

（7）浇铸前验证：选取一张相应治疗机使用的托板，按方向将泡沫的底部 "+"线与托板的中心"+"线重合。然后将托板放置验证托架源托距（STD）处，铅挡块轮廓图放在设计距离处验证，合格后方可进行下一步。

（8）浇铸：将熔化后的低熔点铅浇入泡沫内，注意温度不要太高，要慢速多次浇铸。

（9）拆模、修磨、再固定：将挡块内表面的飞边、毛刺修整打磨掉，再固定时要注意挡块的方向及左右。

（10）挡块成品的复核与验证：复核包括患者的姓名、住院号、挡块的方向、左右、中心线是否重合及是否固定牢固等；验证合格后方可实施照射。挡块成品如图 4-167 所示。

挡块验证及评价由以下三步完成：

1）托架验证：包括浇铸前验证及挡块成品验证，如图 4-168 所示。

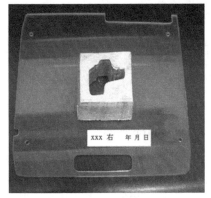
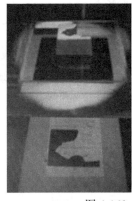
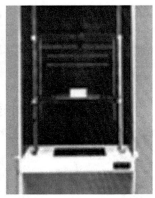

图 4-167　挡块成品　　　　　　　　　图 4-168　挡块托架验证

2）验证片（XR）验证：在定位机下完成，如图 4-169 所示。

3）证实片（γR）验证：在治疗机下完成，如图 4-170 所示。

各单位可根据自身的质控水平制定出适合本单位的挡块合格标准。通常为在等中心（SAD=100cm）距离处，挡块摄片（或投影）中的内轮廓遮挡阴影与资料中遮挡内轮廓线偏差若在±3mm 范围内，视为合格。

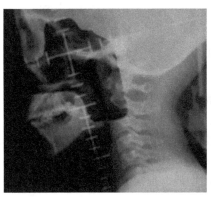
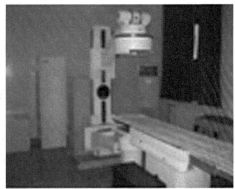

图 4-169　验证片（XR）验证

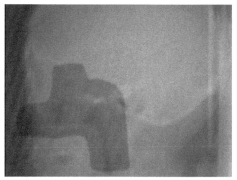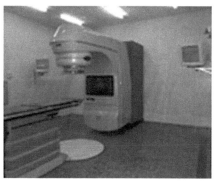

图 4-170　证实片（γR）验证

二、电子线挡块技术

（一）挡块所需厚度

如图 4-171 所示，显示了电子线在铅介质中的衰减情况。从中可以看出铅厚度的微小变化都会对电子线剂量产生较大的影响。如果挡铅厚度过薄，剂量不仅不会减少反而会有所增加。一般情况下，挡铅厚度应略大于所需要的最小厚度。由于高能电子轰击散射箔、准直器或 LML 后会产生韧致辐射，对于较高能量的电子束则需要较厚的 LML。对于不同的机器，由于散射箔和限光筒设计不同，产生的韧致辐射份量也有很大的差别，所以对应的表 4-8 中的 LML 厚度也可能会随加速器型号的不同而有所变化。

电子线挡块厚度的正确选择要依据不同电子线能量的挡铅材料的穿射曲线，如图 4-172 给出了完全阻止不同能量电子束所需挡铅的厚度，显示最低的挡铅厚度（mm）大约为电子束能量的（MeV）数值的 1/2（图 4-172），不过从更加安全的角度考虑，可将挡铅厚度再增加 1mm。表 4-8 给出了常用不同能量电子束穿射 5% 时所需要的挡铅厚度。

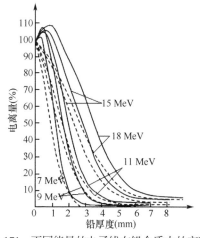

图 4-171　不同能量的电子线在铅介质中的衰减情况

平行板电离室测量，照射野为 6.3cm×6.3cm（虚线）、10.5cm×10.5cm（实线）

表 4-8　不同能量电子束穿射 5% 时所需要的 LML 厚度

电子线能量（MeV）	LML（mm）
4	2.3
6	4.4
12	8.5
16	18.8
20	25.0

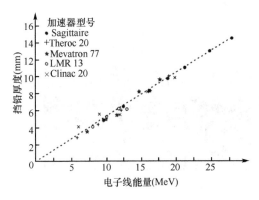

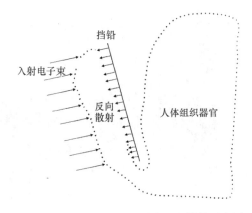

图 4-172　完全阻止不同能量的电子束所需挡铅厚度　　图 4-173　内挡铅引起电子线反向散射示意图

（二）电子线外挡铅技术

电子线外挡块的制作方法与 X（γ）射线挡块类似，所不同的是将切割出来的泡沫模型放入加速器相应大小的专用电子线挡块模具中浇铸成模。模具厚度通常为 1cm，以便制作出来的挡块能屏蔽多种能量的电子线。现代医用加速器都配有不同面积的电子线治疗标准限光筒，治疗时可以将挡铅插入相应大小的限光筒末端插槽中，离患者皮肤 0～5cm 处照射，对于较低能量的电子线也可以直接用铅皮放置在患者体表需要被遮挡的部位。

（三）电子线内挡铅技术

在有些情况下，用电子线治疗某些部位的病变时需要用内遮挡的方式以保护周围正常组织，在照射偏侧、位置不深的病灶（如眼睑、嘴唇、耳翼等部位的病变）时需要用到内挡铅技术，这时挡铅厚度应选择屏蔽所用能量电子线所需要的最小挡铅厚度。

内挡铅同时会在铅和组织接触的界面处产生电子线的反向散射（如图 4-173），使该部位的剂量增加 30%～70%，而且随遮挡介质原子序数的增大而增大，随电子线能量的减小而减少。为了消除这种影响，作内挡铅时，需在铅挡块和组织之间加入一定厚度的低原子序数物质（如有机玻璃或在挡铅外面包裹一层蜡等），这些物质本身产生的散射比较少，同时又可以吸收挡铅产生的反向散射。

三、组织补偿技术

组织补偿的概念最早是由 Ellis 在 20 世纪 50 年代提出的。组织补偿器可以修正射线束的倾斜、身体表面的弯曲、组织不均匀性的影响，还可以改善不规则野剂量分布等。补偿器的设计可以适合上述几个功能的任意一个或全部。

为了使用方便，组织补偿器一般不使用组织替代材料而选择金属材料如铜、铝、铅等来代替，大多数情况下使用低熔点铅。组织补偿器对射线的作用应与被替代的组织等效。

组织补偿器的设计制作与射野挡块制作类似，用手工制作非常困难，而且精度也很难达到要求，现在大多使用计算机控制的三维或二维半切割机制作，如图 4-174 所示。

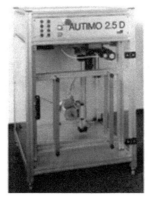
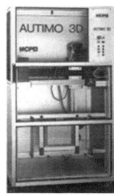

图 4-174　计算机控制的二维和三维切割机

其制作过程为：先确定通过补偿应该达到的等剂量线面，可以是靶区表面也可以是某一组织的层面；然后根据等剂量线面求得缺损组织厚度的二维分布；再根据缺损组织厚度分布，按比例求出组织补偿器厚度的二维分布，通过电脑程控切割机制作补偿器的泡沫阴模，最后浇注低熔点铅阳模，冷却后经过修整即完成了组织补偿器的制作；或直接切割补偿材料生成组织补偿器，图 4-175A、图 4-175B 和图 4-175C 分别说明了 3D 切割原理、组织补偿器的制作方式和制作过程。

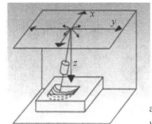
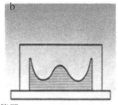

a. 直接用补偿材料切割成的补偿器
b. 直接用补偿材料切割成的补偿器形状然后填入防护材料

A. 3D切割原理示意图　　　　　B. 组织补偿器和制作方式

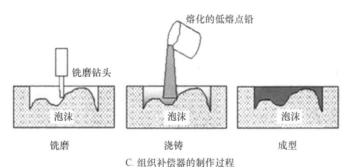

C. 组织补偿器的制作过程

图 4-175　组织补偿器的切割原理和制作过程

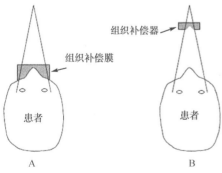

图 4-176　组织补偿器和组织等效物的区别

与组织等效物使用不同的是，组织等效物贴近皮肤，而组织补偿器通常是插在机头铅挡块插槽内，远离皮肤，相对于组织等效物而言保留了高能 X（γ）射线皮肤剂量低的优点。图 4-176A 中，组织等效物放在皮肤表面，产生一个平坦的剂量分布，但皮肤剂量会提高；图 4-176B 中，将组织补偿器插在治疗机机头相应的插槽中，形成了与图 4-176A 使用组织补偿模一样的剂量分布，因为组织补偿器与皮肤之间有较大的距离，皮肤剂量低的优点得到了保留。

四、体位固定设备

在放射治疗过程中，患者体位的固定是一个非常重要的技术环节。放射线是看不见摸不着的，要保证射线束能够准确地照射到肿瘤病灶上，除了保证治疗设备本身的射线束控制精度和机械精度外，更重要的是要保证在整个治疗过程中各分次治疗间的摆位重复性，因此良好的体位固定是开展各种放射治疗技术和提高疗效的基础，而体位的精确固定需要借助不同的体位固定设备来完成。体位固定设备按固定部位的不同为头颈部、胸腹部体位固定设备；按治疗体位的不同分为仰卧、俯卧和侧卧位固定设备等；另外一些特殊病种和特殊治疗技术有特制的体位固定设备。

（一）头颈部体位固定设备

如图 4-177~图 4-180 所示的为一些头颈部常用体位固定装置。

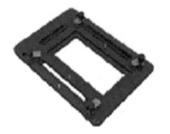
仰卧位固定装置

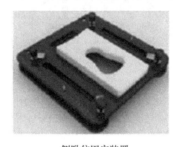
侧卧位固定装置

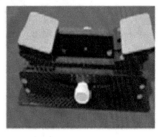
俯卧位固定装置

图 4-177　头部体位固定装置

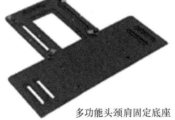
多功能头颈肩固定底座

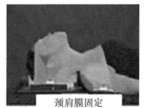
颈肩膜固定

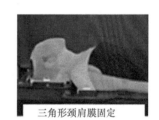
三角形颈肩膜固定

图 4-178　颈肩部体位固定装置
碳纤维底座压条固定

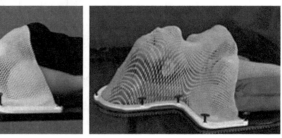

图 4-179　头颈肩体位固定装置
碳纤维底座卡座固定

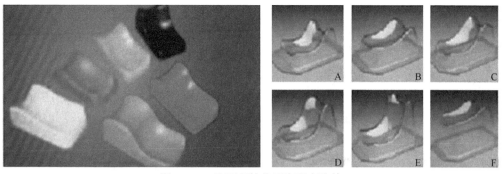

图 4-180 头颈部体位固定配套头枕
A、B、C、D、E、F 六种型号

（二）胸部、腹部体位固定设备

如图 4-181 所示的为一些胸腹部常用的体位固定装置。

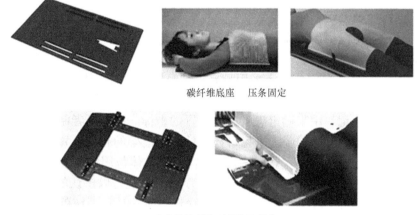

碳纤维底座　压条固定

中空设计,消除对射线的衰减

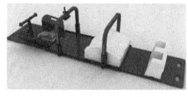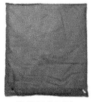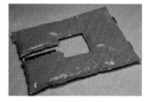

立体定位框架　　　　胸部用负压袋　　　　腹部用负压袋
图 4-181 胸腹部常用的体位固定设备

　　体位固定装置一般都是采用有机材料制成，底座通常是由碳纤维和有机玻璃组成，使用碳纤维材料可以减少对射线的衰减。头枕多由聚氨酯材料或泡沫塑料制成，有 5～6 种型号可供选择，有条件的医疗机构可以自己制作个体化的头枕。

（三）特制的体位固定设备

　　对于某些特殊病种（如急性白血病、某些恶性淋巴瘤等）需要进行全身 X（γ）射线照射，全身 X 射线治疗亭（图 4-182A）就是专为全身放射治疗设计制作的体位固定设备，

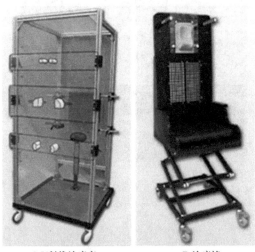

A.X射线治疗亭 B.治疗椅

图 4-182 特制体位固定设备

治疗亭上设有全身固定装置（头、胸、腹固定等）及眼、肺、生殖器官铅屏蔽模板（可垂直移动），保护这些重要器官免受照射。治疗椅（图 4-182B）设有头、胸、腹、上肢固定装置，座椅可以升降、旋转，还可以与头部固定架及面膜配合使用，实现前后位或后前位照射。

（四）体位固定的方式

头部、头颈部体位固定都采用热塑膜的方式。热塑膜是具有"记忆功能"的材料，常温下是硬的，在温度为 70℃的水中浸泡后变软，这时如果紧贴在需要固定的部位拉伸定型，待自然降温（15～20 分钟以后）就会塑形，以后保持这种形状不变，反复装卸也不会变形。

胸腹部体位固定既可以采用热塑膜固定，也可以采用真空袋固定，或者两者配合使用。真空袋内部充满低密度粒子，外面为聚氯乙稀薄膜，在抽真空负压条件下硬（固）化，从而形成各种模型。真空袋固定采用具有三维坐标体系的立体定位框架作为底座（图 4-183A）。顾名思义，三维坐标体系是在定位框架的左右、前后、上下（x, y, z）三个方向都标有刻度标记，用来确定患者空间位置的坐标。在给患者制作真空袋时，同时在患者身上做上标记，该标记确定了患者与体位固定框架的相对位置，这样可以使患者与体位固定框架的坐标保持一个相对固定的关系。体部体位固定框架底板内镶嵌有若干条不透射线的标记线（定位金属丝），作为治疗计划系统可以辨认的"隐形坐标系"，如图 4-183B 所示。在进行图像重建和设计治疗计划时，计划系统就是根据这个"隐形坐标系"确认患者与体架之间的相对位置关系，最终确定病灶在体架三维坐标系中的准确位置。

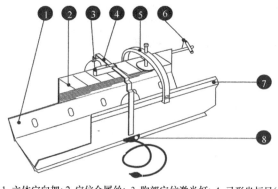

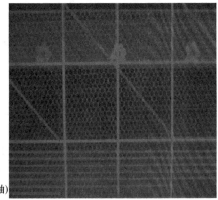

1. 立体定向架；2. 定位金属丝；3. 胸部定位激光灯；4. 弓形坐标尺(x、y轴）
5. 固定金属架；6. 腿部定位激光灯；7.坐标尺(z轴）；8.充气平衡垫

A.立体定位框架

B.体架隐形坐标系验证照片

图 4-183 Elekta 立体定位框架

第七节 治疗验证与剂量检测设备

放射线是把"双刃剑",它既能杀死肿瘤细胞,也能损伤人体正常组织,稍有不慎,不仅不能治愈肿瘤反而会对人体造成不可逆转的伤害,保证放射治疗位置和剂量的准确是精确实施放射治疗的前提,因此放射治疗前实施剂量检测与治疗验证十分重要,在精确放射治疗日益普及的今天,剂量检测与治疗验证已成为放射治疗流程中一个不可或缺的重要步骤。

一、剂量检测设备

剂量检测设备是主要用于检测医用加速器等射线装置输出射线特性的仪器和设备。保证放射治疗输出剂量的准确性是实施放射治疗前必须解决的问题。在一定程度上来说,剂量验证是剂量检测的一部分,剂量验证设备通常也具有剂量检测的功能,两者不能截然分开。常用的剂量检测设备有以下几种。

(一)电离室型剂量仪(Farmer 剂量仪)

电离室是最早的电离辐射探测器,迄今已有百年历史,至今仍在广泛应用。它是通过测量电离辐射在与物质相互作用过程中产生的次级粒子的电离电荷量来计算吸收剂量,其工作原理如图 4-184 所示。电离室由两个相互平行的电极构成,极间相互绝缘并分别连接到电源正负两端,当电离辐射(如X 或 γ 射线)与空气介质相互作用产生次级电子后,这些电子在其运动径迹上使空气中的原子电离,产生一系列正负粒子对,这些正负粒子在电离室的两个相互平行电极的电

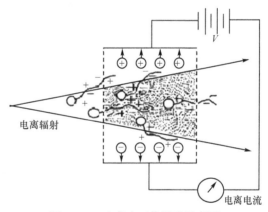

图 4-184 电离室工作原理示意图

场作用下,分别向两极漂移,引起相应极板的感应电荷量发生变化,从而在外接电路中产生电离电流,再经过静电计(弱电流放大器)放大。

这种自由空气电离室一般是国家一级或二级剂量标准实验室所配置,作为标准,对现场使用的电离室型剂量仪进行校准;适合现场(如医院)使用的电离室有以下两种。

1. 指型电离室(thimble chamber) 基本原理同自由空气电离室。图 4-185 为指型电离室的工作原理示意图,其中图 4-185A 表示设想中的电离室,中心为空气气腔,外层为圆形的空气外壳。假定空气外壳的半径等于电离辐射在空气中产生的次级电子的最大射程,进入气腔中的电子数与离开的相等,那么电子平衡就存在,这种条件下的电离室就与自由空气电离室有相同的功能。如果把图 4-185A 的空气外壳压缩,就可形成图 4-185B 所示的空气等效外壳。空气等效是指某种物质的有效原子序数与空气相等。但是由于固体空气等效材料的密度远大于空气,其达到电子平衡的厚度就远小于自由空气的厚度。例如,

对 100～250kV 的 X 射线，其空气等效壁厚度约为 1mm 就可以达到电子平衡，图 4-186A 为据此而制成的指形电离室剖面图。指形电离室室壁材料一般用石墨，其原子序数小于空气（$\overline{Z}$=7.67），而接近于碳（Z=6.0）。内表面涂有一层导电材料，形成一个电极；另一个电极位于中心，由较低原子序数的材料如石墨、铝等构成，为收集电板。由于指形电离室室壁与空气外壳等效，其中产生的次级电子数和能谱与在空气中产生的一样。但是一般作为室壁材料的石墨、酚醛树脂和塑料的有效原子序数都略小于空气，在空气腔中产生的电离电荷也会略少于自由空气电离室。为此通常选用有效原子序数略大的材料制成中心收集电极，并注意其几何尺寸和在空腔中的位置，以此来补偿室壁材料的不完全空气等效。

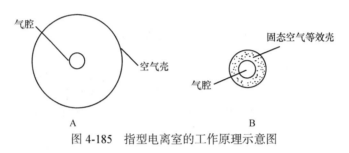

图 4-185　指型电离室的工作原理示意图

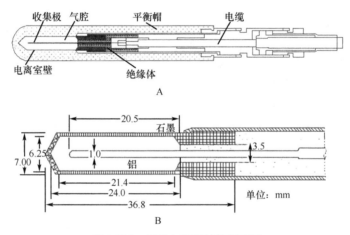

图 4-186　指形电离室结构剖面图

目前国内常用的指形电离室是 Farmer 型指形电离室，其结构尺寸如图 4-186B 所示。

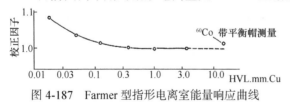

图 4-187　Farmer 型指形电离室能量响应曲线

室壁材料为石墨（纯度为 99.99%），中心收集电极为纯铝材料（纯度为 99.5%），极间绝缘材料为聚三氯乙烯—氟乙烯化合物（PTCFE）。它的灵敏体积为（0.61±0.01）cm^3。经实验确定，中心收集极的直径为 1.0mm，在灵敏体积中的长度为 20.5mm，使该种电离室有很好的能量响应特性（1%～4%），如图 4-187 所示。

Farmer 剂量仪主要由 Farmer 型指形电离室、信号放大器及气压计、温度计等器件构成，指形电离室是 Farmer 剂量仪的核心器件，如图 4-188 所示。

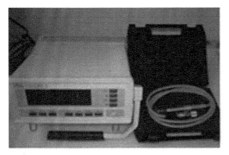
信号放大器

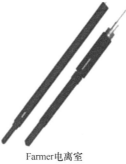
Farmer电离室

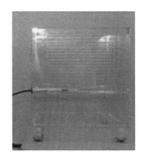
水模体测量箱(小水箱)

图 4-188 Farmer 剂量仪的构成

Farmer 剂量仪测量射线剂量需要与模体配合使用，常用的模体为小水箱。在进行剂量测量时，首先需将模体水平放置在治疗床上，然后把指形电离室小心插入模体中心的电离室套管内，根据被测射线能量的高低控制模体的高度，使指形电离室处于最大剂量点处，调整治疗床，使电离室处于治疗设备的等中心处，同时要测量水温和气压的环境参数以便对测量结果进行修正。将信号放大器放置在治疗操作室，用屏蔽电缆与电离室相连，开机测量，观察测量结果与治疗设备显示的数据是否一致，不一致则需要调整设备的输出剂量，直到与剂量仪的测量结果一致为止。

为了保证电离室的测量精度，除了每年将其和剂量测量仪一起送往国家标准实验室校准之外，还必须了解其本身的一些特性，才能正确使用并进行必要的修正。其特性有：

（1）方向性：电离室本身具有角度依赖性，电离室的灵敏度会受电离辐射入射方向的影响。其正确的使用方法是：指形电离室的主轴线要与射线束中心轴的入射方向相垂直，而后面要讲到的平行板电离室的前表面要垂直于射线束侧中心轴，如图 4-189 所示。

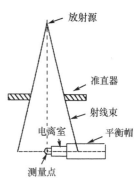
图 4-189 电离室的方向性

（2）饱和特性：辐射所致的正负离子对在到达收集极前可能扩散或者复合，从而影响电离效应与电离室输出信号之间的对应关系。当电离室工作电压较低时，正负离子复合和扩散作用突出，而当电离室工作电压过高时，正负离子运动速度大，产生碰撞电离，离子对数目变大，电流信号剧增。所以电离室必须在如图 4-190 所示的 AB 段电压下工作，在此段区域输出信号不随其工作电压而变化，成为饱和区。

（3）杆效应：由于电离室的金属杆、绝缘体及电缆在辐射场中会产生微弱电流，叠加在电离室的信号电流中，形成电离室杆的泄漏，称为杆效应，如图 4-191 所示。它影响射野输出因子测量精度，在实际应用中应尽力避免并给予校正。

对于 X（γ）射线，杆效应表现有明显的能量依赖性，能量越大，杆效应越明显；而对于电子束，表现不甚明确。另外当电离室受照范围较小时，杆效应变化较大，但当受照长度超过 10cm 时，就基本上不再变化。

（4）复合效应：即使电离室工作在饱和区，正、负离子复合效应的影响也存在，并随辐射类型、强度变化，一般使用"双电压"的试验方法校正。对于加速器的脉冲式电离辐射，尤其是脉冲扫描式辐射，复合效应的校正尤其重要；但对连续式电离辐射，如放射性核素产生的 γ 射线，复合效应则非常小。

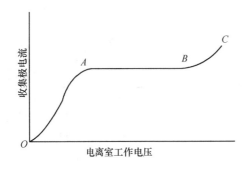

图 4-190　电离室饱和特性曲线　　　　图 4-191　指形电离室杆效应测量示意图

（5）极化效应：对于给定的电离辐射，电离室收集的电离电荷会因收集极工作电压极性的改变而变化，这种变化称为极化效应。它是由于电极结构、康普顿效应、灵敏体积以外收集到的电离而产生的，它对电子束测量的影响要高于对光子测量的影响，并随电子束能量的减少而增加。和电离室的杆效应一样，也可以通过电离室的设计和辅助电路而减弱。电离室的极化效应应控制在 0.5% 以内。

（6）环境因素：对于非密闭型电离室，室腔中的空气质量会随环境温度、气压而变化，影响电离室的测量灵敏度。其校正系数为：

$$K_{pt} = \frac{273.2 + t}{273.2 + T} \cdot \frac{1013}{P} \qquad (4-35)$$

式中，T 为电离室在国家实验室校准时的温度，一般为 20℃ 或 22℃，t 为现场测量的温度，p 为现场测量时的气压，温度单位为℃，气压单位为毫巴（mbar）。空气相对湿度的影响比较小，如果电离室校准时的相对湿度是 50%，现场测量时的湿度在 20%～70% 范围以内，就不需要校正。如图 4-192 所示的为剂量测量常用的温度计和气压计。

综上所述，为了保证吸收剂量测量的精度，除了正确使用之外，还应注意其相关技术指标，表 4-9 和表 4-10 分别给出了放射治疗测量用的电离室和静电计应具备的性能技术指标。

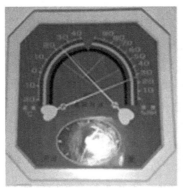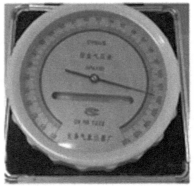

使用自由空气电离室测量计量时必须对温度和气压进行修正，当环境温度的气压发生变化时，电离室气腔内的空气质量也会随之发生改变

图 4-192　剂量测量常用的温度计和气压计

表 4-9　放射治疗测量用电离室的主要性能技术指标

漏电流	受电离辐射照射前，5 分钟，内漏电流小于 10^{-14}A；照射后，1 分钟内漏电流应小于 5×10^{-13}A 和 5 分钟内小于 10^{-13}A
重复性	^{60}Co 照射 56Gy，读数重复性应在 0.5%
杆效应	10cm×35cm 射野，电离室主轴与照射野长轴平行，照射后的读数与照射野旋转 90° 后的读数差别应小于 0.5%
能量响应	电离室对中低能 X 射线（半价层 2mmAl 到 4mmCu）的响应与 ^{60}Coγ 射线（测量时戴平衡帽）的响应系数差别小于 0.5%
角度依赖性	指形电离室沿其主轴旋转，角度依赖性应小于 0.5%
极化效应	X（γ）光子辐射条件下，改变电离室收集极极性，电离室响应差别应小于 0.5%
收集效率	用"双电压"法测量直线加速器 X 射线辐射场，剂量率为 4Gy/min，收集效率应好于 99.5%
环境影响	非密闭性电离室的灵敏体积，应在 1 小时内达到与环境的热平衡

表 4-10　放射治疗测量用静电计的主要性能技术指标

预热	预热 10 分钟后，零点漂移 24 小时内应小于 1mV
本底电流	经电离辐射照射前，以及照射后 30 秒内，本底电流小于 5×10^{-15}A
刻度线性	刻度线性好于 0.01%
环境敏感性	环境温度变化每摄氏度，零点漂移小于 150μV
馈电容的泄漏	静态时，静电计读数变化率每分钟小于 0.05%

2. 平行板电离室　能量低于 $\bar{E}_0 = 10\text{MeV}$ 的电子束，推荐使用平行板电离室测量其吸收剂量，而能量低于 5MeV 的电子束必须使用平行板电离室，对于较高能量的电子线如 10MeV 以上，也可以使用平行板电离室。其结构如图 4-193 所示。电离室的空气气腔为圆柱形状，面向射线束入射方向是入射窗，入射窗的内表面涂有导电材料，形成外电极。内电极是一个与外电极相对的圆盘，镶嵌于绝缘体中，是电荷信号的收集电极，其灵敏体积是内、外电极之间的电力线所穿过的范围，大小一般为 0.05～0.5cm³。环绕内电极，并与其有相同电位的第三电极是保护环，可保持灵敏体积边缘电场均匀性。

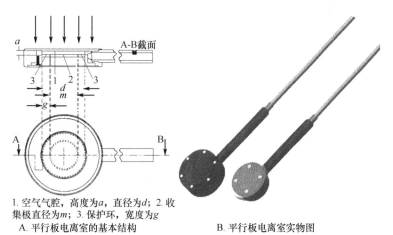

1. 空气气腔，高度为 a，直径为 d；2. 收集极直径为 m；3. 保护环，宽度为 g
A. 平行板电离室的基本结构　　　　　B. 平行板电离室实物图

图 4-193　平行板电离室

平行板电离室腔内散射扰动效应 P_{cav} 小，可以认为电离效应基本是由电子束通过入射窗产生的，而电离室侧壁产生的电离效应可以忽略。平行板电离室的有效测量点 P_{eff} 位于空气腔前表面的中心，不随入射电子束的能量而改变。为了使 P_{cav} 和 P_{eff} 的设定能够达到最大限度的合理，平行板电离室必须有一扁平气腔，其直径与高度之比较大（如 10 倍），高度不能超过 2mm，保护环宽度不小于气腔高度的 1.5 倍。同时为了减小径向射线束不均匀的影响，收集极的直径一般不应超过 20mm，入射窗厚度限制为 1mm。为了使气腔快速与外环境的温度和气压达到平衡，电离室应有气孔与外界相通。适合电子束吸收剂量测量要求的平行板电离室的特性如表 4-11 所示。

表 4-11　适合于电子束吸收剂量测量要求的平行板电离室特性

电离室几何尺寸	
入射窗厚度	≤1mm
收集电极直径	≤20mm
保护环宽度与空气气腔高度的比值	≥1.5
空气气腔高度	≤2mm
腔内散射扰动效应，P_{cav}	<1%
室壁和反向散射扰动效应，P_{wal}	<1%
极化效应	<1%
漏电流	<10^{-14}A
长期稳定性	±0.5%

（二）半导体探测器

半导体探测器是将多个半导体探头连接到剂量检测仪器上，同时检测或验证多个选定点吸收剂量的设备。

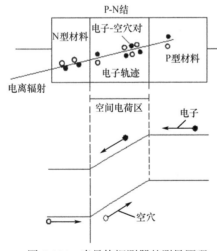

图 4-194　半导体探测器的测量原理

半导体探测器实际上是一种特殊的 PN 型二极管。如在硅晶体中掺入高一价的杂质（如磷），会形成大量参与导电并形成电流的自由电子，该晶体称为 N 型半导体；若在硅晶体中掺入低一价的杂质（如硼），会形成大量参与导电并形成电流的空穴，该晶体称 P 型半导体；通过特殊工艺把两者结合起来，在结合面两边的一个小区域称为 PN 节区。由于电子和空穴向对侧的扩散，PN 结区域形成静电场和电位差，当探测器受到电离辐射时，会产生新的载流子——电子和空穴对，在电场作用下，它们很快分离并分别被"拉"到正负两极，形成脉冲信号，所以半导体探测器也称固体探测器。其原理如图 4-194 所示。

半导体探测器一般工作在无反向偏压状态，可以减少漏电流，通过静电计短路模式测量，因此辐射剂量与输出信号有很好的线性。当前硅晶体半导体探测器主要用于测量高能 X（γ）射线和电子束的相对剂量，有很多优点。由于硅的密度远高于空气密度，在硅晶体中产生一个粒子对只需要 3.5eV，而在空气中则需要 33.97eV，所以相同体积的半导体探测器，要比空气电离室的灵敏度高 18 000 倍左右，而且这样的半导体可以做得非常小（0.3～0.7mm³），除常规用于测量剂量梯度较大（如剂量建成区、半影区）的剂量分布和小野剂量分布外，半导体探测器越来越广泛地用于患者治疗过程中的剂量监测。由于硅与水的质量阻止本领之比基本不依赖于电子束的能量而变化，半导体在电子束剂量测量中也有独特的优点，它可以直接用深度电离曲线表示百分深度剂量曲线；在小照射野的情况下，应用半导体探测器检测较低能量的电子束剂量分布也优于平行板电离室。

当然半导体在实际应用中也会受到一些限制和缺陷：由于硅的原子序数（$Z=14$）比水的有效值高，对中低能 X 射线反应截面大，因此在大野边缘或较深处等剂量分布的测量会受到影响，为了克服这一缺陷，往往会在探头的侧面及底部增加屏蔽材料，滤过低能光子，这样就导致半导体探头的方向效应变化；由于热效应，半导体即使在无偏压状态下，也会有"暗"电流产生，尤其在低剂量率辐射场中较为明显，这种效应对 N 型半导体探测器的影响比 P 型半导体探测器要大，这也是常用 P 型半导体探测器作为患者治疗中剂量测量的原因之一。高能辐射轰击硅晶体，晶格发生畸变，会使探头受损，导致半导体探测器的灵敏度下降；此外，环境温度、照射野大小及脉冲式电离辐射场这种的剂量率都会影响半导体探测器的灵敏度，因此在实际使用过程中，对每一个半导体探头都需要修正，并定期校验。

（三）胶片剂量仪

1. 胶片剂量仪的组成　胶片剂量仪一般由专用感光胶片、组织等效材料、胶片剂量分析系统等部分组成。专用感光胶片直接封装在避光的纸袋内，很薄，由厚度 0.2mm 的片基、双面或单面覆盖在片基上的含溴化银（AgBr）晶体颗粒的乳胶和乳胶保护涂层组成。当可见光或电离辐射照射到胶片上时，溴化银晶体颗粒中的银离子（Ag^+）被还原成 Ag，数个 Ag 原子就形成了"潜影"。洗片时洗片液促使晶体颗粒中的 Ag^+ 还原成 Ag，而这种转变在含有潜影的晶体颗粒中更加迅速，所以选择合适的洗片时间就形成高度差别的影像。组织等效材料主要有"固体体模"和辐射用"仿真人体模型"等类型，前者可以与水模体等效，后者可以仿真人体的各个器官。

胶片剂量分析系统包括计算机主机、胶片信息输入装置和胶片剂量分析软件三个部分。胶片信息输入装置又可分为光学密度计（又称黑度计）、扫描仪和激光数字化仪三种类型，均由光源、光探测器和移动探测器或胶片的机械传动装置三部分组成，如图 4-195 所示。

光学密度计是传统的黑度测量仪器，一次只能完成一个点的密度值测量；扫描仪是标准的计算机外部设备，一次可以完成一行的测量，测量结果作为灰度图像数据由计算机保存；激光数字化仪是一种特殊的扫描仪，它采用激光作为光源，方向性好，受环境干扰小。与光学密度计比较，扫描仪和激光数字化仪具有空间分辨率高、操作方便等优点，获得的成像数据可以由计算机处理并存档。

光学密度（optical density）用来定量表示胶片黑的程度，用符号 OD 表示，定义为：$OD=\lg(I_0/I_t)$

式中，I_0 是光线入射强度，I_t 是光线透过强度。

透明度（transmittance）也可以表示胶片黑的程度，用符号 T 表示，定义为：$T=I_t/I_0$

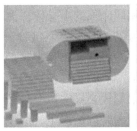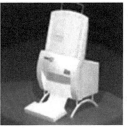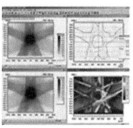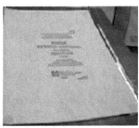

验证模体　　　　胶片信息输入装置　　　胶片剂量分析软件　　　　胶片
　　　　　　　　　　（扫描仪）

图 4-195　胶片剂量仪的组成

但是光学密度一般用于胶片黑度测量，能真实反映人眼感觉到的物体黑的程度变化，而透明度用于计算机图像显示处理。对用胶片作剂量学测量，两个概念是等效的，都需要建立剂量校正曲线，然后把测量 OD 值或 T 值转换成剂量值。

2. 胶片灵敏度随射线能量变化规律　胶片灵敏度（S）是指特定的光学密度与所接收的照射量或组织代替材料吸收剂量的比值。对于同一型号的胶片，其灵敏度与射线质（射线能量）、射线入射角度、照射剂量、洗片条件和胶片批号有关，而与照射剂量率无关。

对于 X（γ）射线，当满足电子平衡条件时，胶片灵敏度正比于胶片与水的质能吸收系数的比值：

$$S \propto \left(\frac{\mu}{\rho}\right)_{en, AgBr} \Big/ \left(\frac{\mu}{\rho}\right)_{en, 水} \tag{4-36}$$

对于 AgBr 类型的胶片，由于 Ag 的原子序数较高（Z=47），低能时光电效应占优势，高能时电子对效应占优势，其灵敏度随能量变化曲线如图 4-196A 所示，由此可见胶片只能用于 ^{60}Co γ 射线和 4～25MV 的高能 X 射线的相对剂量测量。

对于电子束，胶片灵敏度正比于胶片与水的质量碰撞阻止本领的比值：

$$S \propto \left(\frac{\mu}{\rho}\right)_{col, AgBr} \Big/ \left(\frac{\mu}{\rho}\right)_{col, 水} \tag{4-37}$$

由于质量碰撞阻止本领与靶物质的每克电子数成正比，而 AgBr 和水的每克电子数非常接近，因此胶片灵敏度随电子能量的变化小于随 X（γ）射线能量的变化，如图 4-196B 所示，因此胶片剂量仪更适合于电子束相对剂量的测量，但不能用于绝对剂量测量。

3. 胶片剂量仪的基本工作原理　应用胶片剂量仪时，将胶片直接平铺在射野内或插在组织等效材料或有关设备插槽中进行照射，然后冲洗胶片，这时胶片上显示的灰度影像就反映了辐射场的相对剂量，将灰度影像传输到计算机，利用胶片剂量分析软件进行分析。这种方法可用于剂量的定性和定量测量，包括：检查射野的平坦度和对称性；获取临床常用剂量学数据（如高能 X、γ 射线的离轴比、电子束的百分深度剂量和离轴比等）；验证剂量分布（如相邻野剂量分布的均匀性、治疗计划系统剂量计算精确度等）。测量时胶片与模体应紧密贴合，且两者边缘平齐。胶片剂量仪还可以用于放射治疗质控中光野一致性（星点测量）的检测和射野的验证。

与其他剂量仪相比，胶片剂量仪的优点是：可以同时测量一个平面内所有点剂量，减少照射和测量时间；空间分辨率高；可测量不均匀固体介质中的剂量分布。缺点是：胶片剂量仪只能验证照射区域内的相对剂量分布情况，不能验证绝对剂量。但由于简单实用，它仍然是目前临床上应用得比较普遍的剂量检测和治疗验证设备之一。

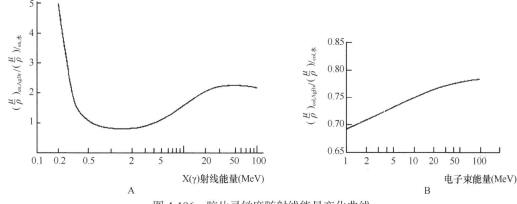

图 4-196 胶片灵敏度随射线能量变化曲线

（四）热释光剂量仪

将一种特殊的"热释光"材料按照需要制成大小不一的片状小颗粒，置放在病灶周围，经过射线照射后，拿到专用热释光剂量仪（thermoluminescent detector，TLD）测量其吸收剂量，可以间接地分析被照射病灶的吸收剂量。

根据这一特点临床上将"小颗粒"放在近距离放射治疗的核素放射源周围，用来监测和验证病灶的吸收剂量。为了监测放射工作人员受到的辐射剂量，卫生防疫部门通常为每个放射工作人员配发一个里面装有热释光"小颗粒"的小盒（个人剂量仪，见图 4-197），工作时佩戴在身上，经过一段时间后进行定量分析，可以知道每个工作人员受到的吸收剂量情况。

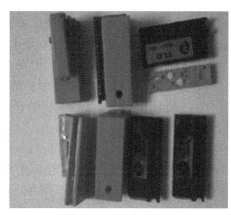

图 4-197 个人剂量仪

1. 能带理论和发光原理 按照固体能带理论，晶体物质的电子能级属于两种能带：处于基态的已被电子占满的允许能带，称为满带；没有电子填入或尚未填满的允许能带，称为导带，它们被一定宽度的禁带所隔开。在晶体中，由于存在杂质原子及有原子或离子的缺位和结构位错等，从而造成晶体结构上的缺陷，这些缺陷破坏了电中性，形成了局部电荷中心，它们能吸引和束缚电荷，在能带图上，也就是相当于在禁带中存在一些孤立的局部能级。在靠近导带下面的局部能级能够吸附电子，又称为陷阱；在靠近满带上面的局部能级能够吸附空穴，称为激发能级。在没有受到辐射照射前，电子陷阱是空着的，而激活能级是填满电子的，如图 4-198 所示。

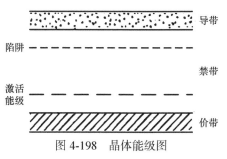

图 4-198 晶体能级图

当辐射如 γ、X、β 射线照射晶体时，产生电离或激发，使价带或激发能级中的电子受激而进入导带成为自由电子，同时在价带或激发能级中产生空穴，根据能量最小原则，这些空穴落入激活能级的概率最大，进入导带的电子落入电子陷阱的概率也最大。

在测量过程中对晶体加热，俘获的电子受热以后，获得足够的能量摆脱陷阱束缚跃回低能态，与空穴结合，同时多余的能量以可见光形式释放，称为辐射热释光（简称热释光，符号 TL），如图 4-199 所示。晶体受热时发光量越大，表明它接受的累积辐射量越大，在一定的剂量范围内，热释光材料储能与剂量成正比关系，由此原理，经过标定可以测量吸收剂量。

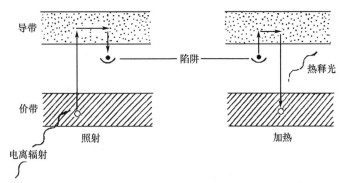

图 4-199　热释光发光原理图

常用的热释光材料为氟化锂（LiF，TLD-100），其有效原子序数为 8.2，与软组织（$\bar{Z}$=7.4）比较接近，适合临床使用。TLD 片成本低廉，可以几乎无限制地监测数十甚至数百点的吸收剂量，如果把热释光剂量仪和仿真人体模型结合使用，便可以得到体内剂量的验证。

2. 热释光探测器主要剂量学特性

（1）储能性：热释光探测器受到射线照射时能储存部分辐射能，当它被加热时，这部分能量以辐射热释光的形式放出。热释光的强度随加热温度而变化，两者之间的函数关系称发光曲线，某段区间内发光曲线下的面积，即该段区间内总光子数与被测 TLD 在辐射场中的吸收剂量呈线性关系，热释光剂量仪就是根据这种特性设计的。图 4-200 和图 4-201 分别为热释光剂量仪的结构框图和热释光发光曲线。

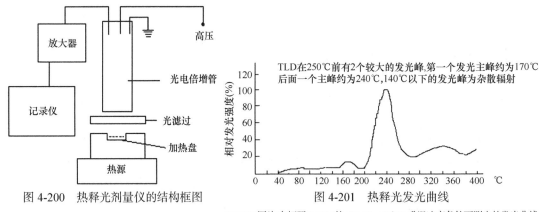

图 4-200　热释光剂量仪的结构框图

图 4-201　热释光发光曲线

CR-200 圆片，在辐照 1mGy（约 88mR）、15℃/s 升温速率条件下测出的发光曲线

为提高测量精度和改善整机的可靠性，现在的读数仪用单片机控制加热测量过程，光学系统则将热释光探测器发射的光子高效率地收集到光电倍增管光阴极上转换成电流。调节光电倍增管的工作电压可调整其放大系数，从而控制仪器的灵敏度，仪器的灵敏度可用一个光强恒定的参考光源校正。光电流经电流-频率（*i-f*）转换器变成脉冲信号，在单片机控制下对此脉冲作累积计数，结果由数码管显示，测量结果同时存入数据存储器供打印机记录并可供计算机调用。

（2）衰退和重复使用：热释光材料的剂量响应与其受辐射和加热历史有关，使用前必须退火。所谓退火就是热释光探测器基本恢复原状而可以重复使用。但这种情况下灵敏度往往会发生变化，因此在使用多次后需要对热释光探测器重新刻度。例如，LiF 在照射前要经过 1 小时 400℃高温和 24 小时 80℃低温退火。它的剂量响应一般在 10Gy 以内呈线性，大于 10Gy 出现超线性，其灵敏度基本不依赖 X(γ)射线光子的能量（图 4-202），但对于低于 10Mev 的电子束，灵敏度下降 5%～10%。热释光材料的剂量响应依赖很多条件，因此校正要

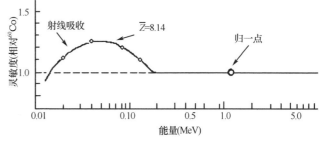

图 4-202　LiF 元件的能量响应曲线

在同一条件，近似相同的辐射质和剂量水平下进行，经过严格校准和对热释光材料的精心筛选，测量精度可以达到 95%～97%。

　　选择使用发光效率高、曲线简单、易于成型、物理化学性能稳定的热释光材料，制成不同形状和大小，可以用于剂量建成区和近距离治疗放射源周围剂量分布的测量及患者剂量监测和对比等。

　　（3）热释光剂量计的刻度：由于热释光测量是相对测量方法，因此热释光探测器在使用之前需要进行刻度。剂量仪在测读仪器上的测量读数是一相对值，需要通过刻度系数把它换算成剂量值。用于剂量刻度和监测的剂量计，应该同批同型号同规格。刻度时，应使用国家标准或 ISO 规定的 X 或 γ 参考源，且所有辐射源的值都应溯源到国家相应一级或次级标准。

（五）盖革-米勒计数器

　　盖革-米勒计数器（Geiger-Müller counter）又称 G-M 计数器，由盖革和米勒在 1928 年发明并以他们的名字命名，简称盖革计数器。它是一种用于探测电离辐射的粒子探测器，通常用于探测 α 粒子和 β 粒子，有些型号也可以用于探测 γ 射线及 X 射线。

　　1. G-M 计数管的结构　G-M 计数管有很多类型，按结构形状区分有圆柱形和钟罩形等，如图 4-203 所示。G-M 计数管通常为一密封并抽真空的玻璃管，中央是一根细金属丝作为阳极，玻璃管内壁涂以导电材料薄膜或另装一金属圆筒作为阴极构成真空二极管，同时充有一定量的惰性气体和少量的猝灭气体，一般两者充气分压比例是 9：1。所充的猝灭气体为 Br_2、Cl_2 等，如果用乙醇或乙醚等碳氢化合物作为猝灭气体，称为有机计数管。

　　2. G-M 计数管的工作原理　当计数管的阳极和阴极之间加有适当的工作电压时，管内形成柱形对称电场。射线粒子进入计数管内，引起管内惰性气体电离，形成正负离子对，在电场作用下向各自相反的电极运动，但正离子向阴极运动的速度比电子向阳极运动的速度慢得多，这种由射线引起的电离称为初级电离。当负离子靠近阳极电场强度越大，受到的作用力也越大，运动速率不断加快，碰撞到阳极附近的惰性气体分子引起次级电离。多次新的次级电离，使得在极短的时间内阳极附近产生大量的次级电子，这种现象称为雪崩。另一方面，原子激发后的退激及正负离子对的复合，都会产生大量紫外光子，这些光子可在阴极上打出光电子，这些光电子在电场中被加速，一般在 10^{-7} 秒之内就会使雪崩放电遍及计数管整个灵敏体积。在这段时间内正离子移动很少，仍然包围在阳极附近，构成正离

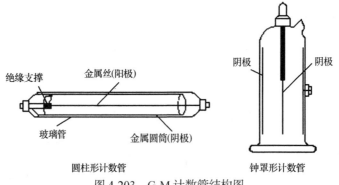

图 4-203　G-M 计数管结构图

子鞘，使阳极周围电场大为减弱。

　　猝灭气体的作用是防止计数管在一次放电之后，发生连续放电。对充有不同类型猝灭气体的计数管，其猝灭机制是不同的。对卤素管而言，由于猝灭气体的电离电位低于惰性气体，大量的猝灭气体电离，使到达阴极表面的大部分是猝灭气体的正离子，它们与阴极上的电子中和后大部分不再发射光子，从而抑制了正离子在阴极上引起的电子发射，终止雪崩放电，形成一个脉冲电信号。对于有机管而言，其猝灭气体是多原子分子如乙醇或石油醚等，它们能强烈地吸收紫外光子，可把惰性气体电离或激发后退激过程中产生的大量光子吸收掉，使得这些光子不能产生次级雪崩放电，由入射粒子引起的一次雪崩式放电过程也因此而终止，起到了猝灭放电的作用。

　　一个带电粒子进入计数管，可以引起一次放电过程，产生一个电压脉冲信号而被记录。把电压电压脉冲信号的微小变化输送到定标器上，经过电子学线路整理、甄别、放大，被特殊的记录装置记录下来，即可测得射线的放射性活度，因此 G-M 计数管对带电粒子（如电子）的探测效率近于 100%。如果被探测的是 γ 射线，可以利用 γ 射线穿入计数管壁或金属阴极时产生次级带电粒子（如光电子等）并进入计数管后引起电离产生的输出脉冲，所以 G-M 计数管不仅能探测带电粒子也能探测 γ 光子，不过对后者探测的效率很低，仅约 1%。

　　计数管的使用寿命主要受猝灭气体因素限制。对有机管来说，由于有机分子的分解而逐渐消耗减少，一般有机管的使用寿命约 10^8 次计数；对于卤素管来说，被电离的卤素离子移动到阴极后，仍可复合为分子，因此卤素分子几乎不消耗，所以卤素管的寿命更长，可达 10^9 次计数以上，同时卤素管工作电压也低于有机管。

　　3. G-M 计数管的特性　G-M 计数管的主要特性包括高压特征曲线（坪曲线）、死时间等。

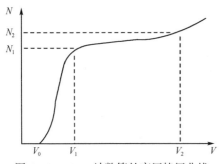

图 4-204　G-M 计数管的高压特征曲线

　　（1）坪曲线：G-M 计数管的高压特征曲线是衡量 G-M 计数管质量优劣的重要指标之一，它表示在放射源活度不变的情况下，G-M 计数管两极间的电压与计数率之间的关系，亦称坪曲线，如图 4-204 所示。

　　由图中看出，在外加电压低于 V_0 时，粒子虽然进入计数管但不能引起计数，这是因为此时所形成的电压脉冲高度不足以触发定标器的阈值。随着外加电压的升高，计数管开始有计数，此时对应的

外加电压 V_0，称为起始电压或阈电压。随着外加电压的继续升高，计数率也迅速增加，当外加电压到达 $V_1 \sim V_2$ 这一范围内时，计数率几乎不变，这段外加电压的范围称为坪区，$V_1 - V_2$ 的电压值称为坪长，计数管的工作电压就应选择在此范围的中点附近。

一般有机管的坪长为 $150 \sim 200V$，起始电压在 $800 \sim 1100V$；而卤素管坪长仅约 $100V$，起始电压在 $280 \sim 350V$ 范围内。不过计数管的坪区也并非完全平坦，随着外加电压的进一步升高，计数率也稍有增加，如电压从 V_1 升至 V_2，计数率也从 N_1 升至 N_2，其原因主要是猝灭不够完全，即猝灭气体的正离子到达计数管阴极时有少数也还可能产生次级电子，引起假计数。这些假计数是随外加电压的升高而增加的。

（2）计数管的死时间和分辨时间：每次放电后，G-M 计数管阳极周围都布满了正离子，形成所谓的"正离子鞘"，能中和随后到达的电子，使之不能形成第二个脉冲，这时即使有射线进入计数管，也不会有信号输出，这段时间称为死时间。随着正离子逐渐向阴极移动，阳极周围的正离子逐渐减少，此时产生的脉冲仍很小，也不能被记录。但随着阳极周围正离子的进一步减少，阳极收集到的电子逐渐增多，当产生的脉冲幅度正好高于定标器的触发阈时，这个脉冲就能被记录下来，这段时间称为分辨时间，用 τ 表示。由于计数管有分辨时间，所以测量放射源活度时会产生漏计数，尤其是放射源活度较强时可能产生的漏计数更多，一般需进行校正。

个人剂量报警仪是一款智能小型 G-M 计数管，利用新型单片机技术制作而成，具有很强的抗干扰能力，主要用来检测 X 射线和 γ 射线及其他辐射，从液晶屏上能直接读出辐射"剂量率"、辐射"累积剂量"和"存储累积剂量"。在测量范围内，可以固定或预置报警阈值，超过阈值或阻塞时发出声光报警，防止超量剂量，保护工作人员安全，如图 4-205 所示。

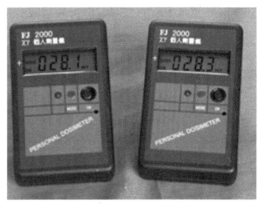

图 4-205　个人剂量报警仪

表 4-12 列出了前面所述的几种剂量仪的优缺点。

表 4-12　几种主要剂量仪的优缺点比较

剂量仪类型	优点	缺点
电离室探测器	性能稳定；使用寿命长；耐辐射性好；能量响应好；方向性好；若密封则无需温度气压校正	灵敏度较低；空间分辨率较差
热释光探测器	体积小；灵敏度高；量限宽；剂量率依赖性小；响应稳定；环境实用性好；使用方便；可以测量X、γ、β、n 等	受环境影响大；热释光会自行减弱
半导体探测器	灵敏度高；空间分辨率好；分辨时间快；电离电位低；机械强度高；体积小；抗环境能力强；线性范围宽；信号输出量大	能响差，不能做绝对测量用；输出脉冲幅度小；性能稳定性不好；虽无需温度、气压校正，但温度变化会明显增加探测器的暗电流；只能测量低能的 X 或 γ 射线
G-M 计数探测器	灵敏度高，性能稳定可靠；脉冲幅度大；结构简单；使用方便	不能鉴别粒子能量和类型；分辨时间长；计数满；工作温度范围较小

（六）水热量计

当介质受到电离辐射照射后，介质所吸收的辐射能量，除少部分可能引起化学反应外，主要转换成热能，从而导致该介质温度升高。温度的变化直接反映了介质吸收辐射能量的程度，从而确定了介质的吸收剂量。如果忽略热盈亏，1Gy 的吸收剂量可以使 1kg 水的温度上升 $\Delta T = 2.39 \times 10^{-4}$℃，测量如此小的温度变化，通常需要使用特制的热敏电阻。这种热敏电阻是一种半导体材料，能随温度的微小变化而改变其阻值，温度每变化 1℃，阻值约变化 5%，应用特制的仪器可以测量阻值的变化，即可测量吸收剂量。用量热法测量吸收剂量不需要辐射质相关的剂量参数，只需要了解水的比热，以及对热敏电阻的校准。

作为吸收剂量测量的直接方法，量热法具有良好的能响特性和极高的精度，一般在国家标准实验室里，作为吸收剂量的测量基准。

（七）化学剂量计

物质吸收电离辐射的能量而引起化学变化，化学剂量计就是通过测定这种变化来测量吸收剂量的。目前使用最普遍、测量精度最高的是硫酸亚铁剂量仪，也称 Fricke 剂量计。

它的基本原理是，硫酸亚铁经电离辐射照射，溶液中的 Fe^{2+} 被氧化成 Fe^{3+}，而 Fe^{3+} 的浓度正比于硫酸亚铁水溶液所吸收的辐射能量，用紫外分光光度计，在波长 244nm 和 304nm 处测量 Fe^{3+} 的浓度，即可确定吸收剂量。

（八）模体

可以模拟人体组织与射线相互作用的材料称为组织替代材料，这种材料必须具有与被模拟的组织与射线相互作用相同的有关物理特性，如原子序数、电子密度、质量密度，甚至化学成分。用人体组织替代材料构成的模型称为模体（phantom），它的作用是用于模拟各种射线在人体组织或器官中因散射和吸收引起的变化，即模拟射线与人体组织或器官相互作用的物理过程。常用的组织替代材料有聚苯乙烯和有机玻璃等。用于剂量测量的模体有以下几种：

1. 标准模体（standard phantom） 长宽高分别为 30cm 的立方体水模，用于 X（γ）射线、电子束、中子束吸收剂量的测定与对比。低能电子束，水模体的高度可以薄一些，但其最低高度不能低于 5cm。

2. 均匀模体（homogeneous phantom） 用固体或干水组织代替材料加工成的片形方块，构成边长为 25cm、30cm 或 40cm 的立方体，代替标准水模体进行吸收剂量和能量的常规检测。

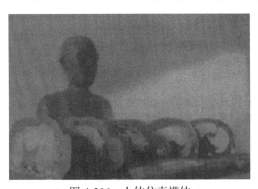

图 4-206 人体仿真模体

3. 人体模体 类似标准人体外形或器官外形的模体，又称假人（图 4-206），横向分切成数层薄片，每片中都有测量用的小孔，便于放置剂量仪。人体模体分为均匀型和不均匀型，前者用均匀的固体组织替代材料加工而成，后者用人体各种组织（包括骨、肺、气腔等）相应的组织材料加工而成。人体模体主要用于治疗过程中的剂量学研究，包括新技术的开发与验证、治疗方案的验证与测量等，一般不主张用于剂量常规校对与检查。

指形电离室测量剂量时需要与水模体配合使用，由于水作为模体使用起来不太方便，通常采用的是一种剂量特性与水模体相似的固体模体。固体模体由许多片不同厚度的固体组织替代材料组合而成，其中一片的中间预留一个能插入指形电离室的圆柱形空洞，如图 4-207 所示。测量时，可以根据不同能量的射线选择不同厚度的模体板叠放在插有指形电离室的板片上面，以适应指形电离室测量剂量对模体深度的要求。

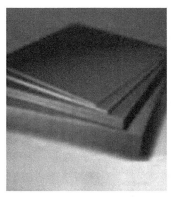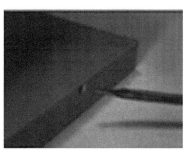

图 4-207　固体模体

（九）三维水箱系统

三维水箱系统是三维水模体辐射场测量分析仪的简称。它主要由三维水箱（水模体）、水箱内安装的两个探测器（扫描探测器和参考探测器，均为指形电离室）、精密的三维步进电机（用来带动扫描探测器移动，扫描探测器可以在三维方向上移动，扫描范围在水平平面内为 500mm×500mm，在垂直方向上不得小于 405mm）、信号放大系统、控制盒、连接电缆、计算机和软件分析系统等组成，如图 4-208 所示。

三维水箱系统的主要作用是测量加速器射野范围内辐射场的均匀性和百分深度剂量曲线等指标，对不同的射线和不同的能量要分别检测。新安装加速器后治疗计划系统所需剂量数据的采集和加速器维修更换某些部件后，也需要利用三维水箱系统进行检测。

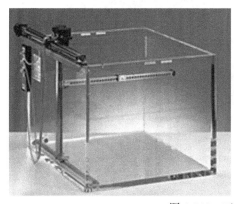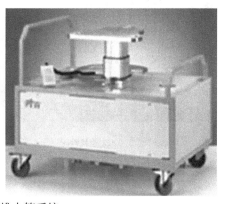

图 4-208　三维水箱系统

利用三维水箱系统进行检测时，先将三维水箱安放在加速器射野照射范围内，按照要求注入清水，调整水箱内水的高度，使其中心位置对准加速器的机械等中心，接通控制电源和信号线路，标定测量用指形电离室的机械位置，然后根据射线的不同能量，在射线照射的同时，让测量用指形电离室在水面下特定深度分别沿横向和纵向扫描或沿加速器射线的中心轴线上下扫描，就可以测量并显示出射野内射线的对称性和平坦度等均匀性指标和百分深度剂量曲线，进而调整并确定加速器各个能量输出射线的相关数据。

二、治疗验证设备

一个完整的放射治疗验证过程包括治疗位置的验证和剂量验证。

（一）位置验证设备

常用的位置验证设备有电子影像装置（EPID）、胶片、常规模拟定位机、CT 模拟机及锥形束 CT 等，这些设备在前面的章节已经提及或后面的章节要讲到，这里就不再重复了，如图 4-209 所示。

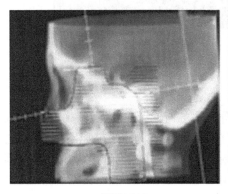
CT模拟机验证

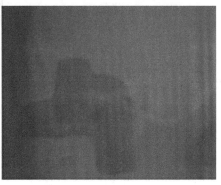
电子影像装置验证

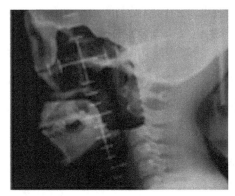
常规模拟定位机验证

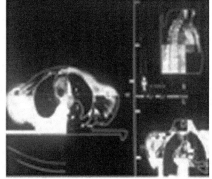
锥形束CT验证

图 4-209　放射治疗射野位置验证的几种方式

（二）剂量验证设备

调强放射治疗计划剂量验证的过程，如图 4-210 所示。

调强剂量验证的方法有：点剂量验证、平面剂量验证及三维剂量验证等。剂量验证需要使用合适的体模，图 4-211 列举了几种剂量验证体模。

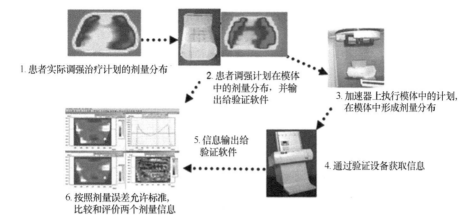

1. 患者实际调强治疗计划的剂量分布

2. 患者调强计划在模体中的剂量分布，并输出给验证软件

3. 加速器上执行模体中的计划，在模体中形成剂量分布

5. 信息输出给验证软件

4. 通过验证设备获取信息

6. 按照剂量误差允许标准，比较和评价两个剂量信息

图 4-210 调强放射治疗计划剂量验证的过程（以胶片剂量仪为例）

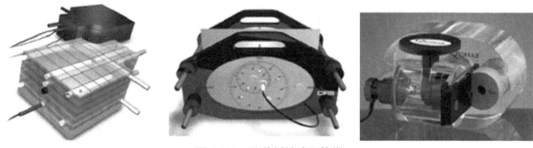

图 4-211 几种剂量验证体模

常用于点剂量验证的设备有：电离室、热释光剂量仪等；用于平面剂量验证的设备有胶片（EDR$_2$/EBT）剂量仪、半导体剂量仪、二维探测器矩阵（Matrixx、Mapcheck）及电子射线影像系统（EPID）等；用于三维剂量验证设备有 Delta4、Compass+Matrixx、Arccheck 等。

1. 点剂量验证设备 电离室、热释光剂量仪等点剂量验证设备在前面的章节有详细的介绍，这里就不再重复了。

2. 平面剂量验证的设备 二维探测器矩阵是平面型剂量仪，通常由多个电离室或半导体探头构成平面式电离室或半导体矩阵，可以同时测量辐射场内射野的平坦度、对称性、离轴比、半影等平面剂量。与之相比，指型电离室单点测量效率低，而且测量位置很难控制；胶片测量面剂量分辨率高，但是其测量过程中影响因素众多，质控繁琐。二维探测器矩阵是新型的剂量测量和验证工具，它能在很短的时间内，直接完成面剂量的测量，而且能实时显示剂量的分布信息，因此被用来作放射治疗计划的剂量验证。

二维探测器矩阵主要由两个部分组成：一是平面探测器矩阵，可以实时测量辐射场内的剂量分布状况；二是相关的软件部分，可以即时分析辐射场的测量数据并绘制出相应的剂量曲线。目前较常用的二维探测器矩阵有两种，二维空气电离室矩阵 Martixx 和二维半导体矩阵 Mapcheck，如图 4-212 所示。

不同型号的二维探测器矩阵所包含的电离室或半导体探测器的个数不同，对应的有效测量面积也不相同。如图 4-212 所示 Scanditronix Martixx 由 1020 个平板电离室组成（除了 4 个顶角），每个电离室的直径为 4.5mm，灵敏体积为 0.08cc，相邻两个电离室的距离为 7.62mm，有效测量面积为 24cm×24cm，其建成材料为 3.3mm 的等效水厚度。Mapcheck

由 445 个探测器组成，探头有效面积为 0.8mm×0.8mm，其中 221 个探测器位于中心 10cm×10cm 的区域内。

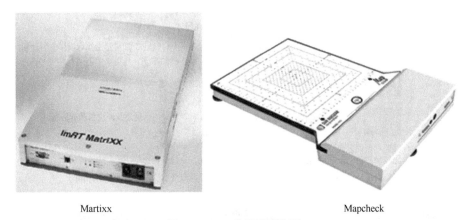

Martixx   Mapcheck

图 4-212　二维探测器矩阵

使用二维探测器矩阵进行治疗剂量的验证也有其不足之处，如需要将机架角归零后进行验证，不能实现实际角度下的剂量验证，因此可能忽略了重力对多叶准直器叶片位置精确度的影响和治疗床对剂量分布的影响等问题；另外，二维探测器矩阵测量只能获取一横断层面的验证数据，没有冠状面、矢状面数据，并且二维矩阵上下摆放的是均匀组织模体（固体水），而计划系统在非均匀组织中计算的误差远大于均匀组织。

胶片（EDR$_2$/EBT）剂量仪、半导体剂量仪和 EPID 也可作为面剂量验证使用，这里就不再重复介绍了。

3. 三维剂量验证设备　随着放射治疗技术的快速发展，出现了容积旋转调强放射治疗等新的放射治疗技术。容积旋转调强放射治疗（volume modulated arctherapy，VMAT）通过机架旋转一周或数周进行连续照射，同时动态改变控制点的子野形状、剂量率及机架旋转速度，进而以更高的调制自由度在较短的治疗时间内实现了治疗靶区高剂量和高适形度的照射，同时又保护了周边的危及器官。相对于 IMRT 来说，旋转调强放射治疗计划在设计和执行过程中具有很多动态变化的参数，增加了计划实施的不确定性，因此对旋转调强治疗剂量验证（物理验证）有更高的要求。近年来出现的一些三维剂量验证设备可以提供三维剂量分布信息，有助于了解放射治疗实际执行剂量更多的细节，可以进行体积剂量、任意平面的剂量分布和靶区及危及器官的 DVH 比较，为放射治疗安全准确地实施提供了更安全、可靠的技术保障。

目前的三维剂量验证设备有 Delta4、Compass+Matrixx、Arccheck 等，能完成弧形照射、VMAT、RapidARC 及 Tomotherapy 等治疗技术的剂量验证。

Compass 系统是一种针对 VMAT 等计划的三维验证系统，它由两部分组成：用于剂量计算分析的软件和用于数据采集的带有角度探测器的二维电离室矩阵 Martixx。使用时将 Martixx 安装在机头上，通过在各个机架角度实际采集到的相应子野的二维照射野通量，在患者的 CT 图像上重建三维剂量分布，进而与计划的剂量分布作比较，同时系统允许将患者的 CT 图像、勾划的靶区和器官、治疗计划参数、剂量分布从 TPS 导入，利用其本身建立的加速器数据模型进行重新计算，实际上 Compass 系统提供了一个独立的剂量计算功能模块，可以直接验证治疗计划系统的计算结果，或者依据测量结果间接验证。相对于其他传统剂量验证工具，它可以直接验证肿瘤靶区和正常组织的受量，结合患者的解剖结构能提供了更丰富的三维剂量分布信息，如图 4-213 所示。

Compass 系统可以把电离室矩阵实际测量得到的等中心处 1cm 网格精度的注量图通过精确的数学算法插值成 2mm 网格的注量图，很好地解决了二维电离室矩阵重建分辨率不足的问题。

Delta4 三维剂量验证系统由两个正交的二维半导体探测器矩阵嵌在圆柱形模体中，共1069 个敏感面积为 $0.78mm^2$ 的 P 型圆柱形半导体探测器，探测面积为 20cm×20cm，在中心 6cm×6cm 区域探头间距为 5mm，外围区域间距为 10mm，如图 4-214 所示。

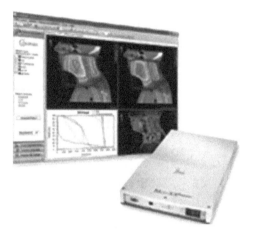
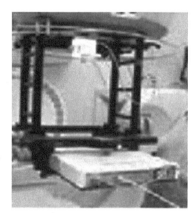

图 4-213　Compass 三维剂量验证系统

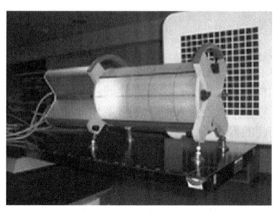

图 4-214　Delta4 三维剂量验证系统

根据二极管 N-P 区掺杂浓度的不同，半导体探头分为 N 型和 P 型。这两种探头在性能上也有差异，P 型探头的敏感度随受照积累剂量增加衰减程度比 N 型慢；在加速器辐射脉冲中，预照射后的 N 型探头出现超线性响应，因此 P 型探头具有长期的敏感度稳定性和更好剂量率脉冲稳定性，不需要做频繁的剂量校准。半导体探头存在温度效应，即灵敏度随温度升高而提高，因此在验证测量前最好把模体放在加速器治疗间存放几个小时。Delta4采用 P 型圆柱形半导体探头，具有各向同性的特性，没有角度依赖性，可完成任意角度的测量，不需对半导体探头读数进行特殊校正，验证计划时不需要对原计划做任何改变，即机架角度、小机头角度、治疗床角度都不用改变。能完成弧形照射和 VMAT、Tomotherapy、RapidARC 等治疗技术的验证。

在使用 Delta4 验证测量时，要注意各种连线是否正确，保证与直线加速器同步信号相连，剂量测量与加速器照射序列同步。Delta4 能单独测量每个直线加速器脉冲所对应的照射剂量，并按照射序列的顺序记录每个剂量脉冲对应的门控状态、肿瘤运动相位、机架角度和控制点，剂量验证测量时所有测量数据均与时间相关，Delta4 实际具有四维功能。

Delta4 圆柱形模体是均匀密度的，可增加部分不均匀密度或特殊密度插件，如骨密度、肺密度、空气等，来验证计算特殊密度剂量时算法的准确性。

Arccheck 三维剂量验证系统模体外径为 26.6cm，内径为 15.5cm，内有 1386 个 N 型半导体探头呈螺旋形排列，半导体探测器有效面积为 0.64mm^2、灵敏体积为 0.019mm^3，呈柱形放射状分布在离中心 10.4cm 的一个矩阵直径和长度均为 21cm 的圆柱面上，探头间距为 1cm，其表面建成等效水厚度为 3.28cm，探头下面有等效水厚度 3.3cm 的 PMMA（聚苯乙烯）材料，如图 4-215 所示。

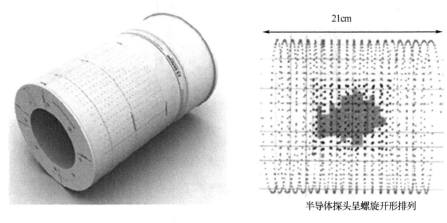

半导体探头呈螺旋开形排列

图 4-215　Arccheck 三维剂量验证系统（Sun Nuclear）

Arccheck 模体截面的形状呈圆形，类似人体的几何形状，各向同性没有角度依赖性，探测器呈螺旋形排列，每个探测器在 Y 轴上滚动增加，起到增加探测器密度的效果，使得每个照射角度有最大密度的探测器，每个射野角度有最小的探测器形状，同时可以增加取样的速度减少 BEV 投影在探头上的重叠。中心空腔可以允许不同的探测器和附件插入，中空的设计类似人体组织结构密度分布。

ArcCheck 模体比较的是圆柱分摊开后的二维剂量分布图，相当于将圆柱形的模体从一个位置剪开，摊成一个平面再与计划里的相同平面的剂量分布进行比较。

Delta4、Compass+Matrixx 及 Arccheck 等设备各有特点。Delta4 和 Arccheck 都是采用半导体探测器，探测器都呈空间立体排列，可以直接测量出三维剂量的分布，但 Arccheck 采用的是 N 型半导体探测器，探头体积小、灵敏度高，构造上的微小差异就会造成固有敏感性不同，经过射线照射后，会出现超线性响应，必须对所有的 Arccheck 探头进行相对敏感性修正。在用 ArcCheck 进行剂量验证前，必须进行模体的本底测量，以获得每个探测器的本底校准因子，同时需要确定各探测器之间相对敏感度差异，并将这个差异作为每个探测器的独立校准因子应用于实际测量中，对模体校准完成后方可进行剂量测量。使用

ArcCheck 进行剂量验证仍有需要改进的地方，在调整靶区和模体的相对位置以获得较好的测量结果过程中，如果靶区位置靠近人体中间，需要对模体进行偏心移动，使得靶区落在探测阵面上，这是由于模体中心的电离室插孔距离靶区太远，基本无法进行靶区内感兴趣点绝对剂量的测量，如果靶区靠近人体外周，虽然不用作偏心摆位，但是也无法测量绝对剂量，需要再进行一次绝对剂量的验证，这不但增加了工作量，还增加了机器的占用和损耗，在治疗患者较多的单位显得很不经济。相比较而言，Delta4 较笨重，需要手推车，使用起来不太方便；同时为了减少由于加速器输出剂量的误差引起的测量误差，在做 Delta4 校准前，需要先对加速器的输出剂量进行校准。Delta4 的校准分为四部分，参考点的测量、相对剂量的校准、绝对剂量的校准和方向性的校准，先后顺序不能变，其中参考点的测量是利用 $0.6cm^3$ 的指形电离室和剂量仪在校准模体中测量参考点的剂量，其余三步的校准是把 Delta4 主板探测器和两块翼板探测器放在校准模体中进行校准，做完校准后，把主板探测器和两块翼板探测器装回圆柱形模体中，然后做一个 20cm×20cm 盒式野校准计划的测量，作为以后每次测量前盒式野校准计划的参考计划。Compass 是在二维剂量验证基础上发展延伸而来，探测器为排列在一个平面上的电离室，验证计量时需要将 Matrixx 探测器固定在机头上，以保持探测器平面始终与射线束的中心轴垂直，这样测量出来的实际上是射线束在各个方向的通量，然后再将该通量移植到计划 CT 图像上，重新计算剂量分布，得到测量的剂量分布。整个运算过程对设备数据有依赖性，数据来源不直接；另外由于 Matrixx 和适配器具有一定重量，加速器机架在旋转过程中除了要克服自身重力对等中心的影响外，验证设备的附加重量也是不容忽视的，它也有可能成为等中心精度的影响因素之一。

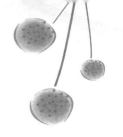

第五章　基本放射治疗技术

第一节　体位固定技术

治疗体位及体位固定对于放射治疗过程中保持患者体位的重复性和提高疗效有着极其重要的作用。随着科技的发展，高精度的放疗设备得到应用，放射治疗机（^{60}Co 治疗机、直线加速器）、模拟定位机、治疗计划系统和计算机断层扫描（CT）、磁共振断层扫描（MRI）、正电子发射计算机断层显像装置（PET-CT）等先进设备的应用可以得到高精度的肿瘤定位、高精度的计划设计和高精度的治疗。现阶段通过治疗计划系统设计的精确放疗（如 IMRT）计划，能使射野边缘的剂量分布非常陡峭，1mm 的位置误差可能造成百分之十几的剂量误差，这样会导致靶区得不到足够的治疗剂量而正常组织受到过量辐射，导致肿瘤复发或并发症增加，因此精确的治疗需要更加严格的体位固定。

一、体位的确定

（一）确定体位的原则

治疗体位的确定是实施放射治疗的第一步，选择合适的体位对能否顺利、精确地完成治疗计划很重要。放射治疗体位的确定要遵循以下原则：①满足治疗计划对射野设计的要求；②患者的舒适性；③体位的可重复性；④治疗期间可维持性；⑤射线入射方向的限制（固定装置、患者身体等与治疗机是否碰撞）等。

（二）体位确定的具体要求

一般来说，患者感到最舒适的体位往往是最容易重复和最容易摆位的体位。头颈部肿瘤、肺癌、食道癌等一般采取仰卧位；腹部病变可采用仰卧或俯卧位、前野和侧野照射采用仰卧位；后野照射时，根据床面对射线是否有阻挡作用而决定是否采用俯卧位，如果治疗床的阻挡部位可以拆去，尽量采用仰卧位；乳腺癌切线野一般用斜卧位；妇科病变则采取膀胱截石位。有些部位可以采取侧卧位，比如两野交角照射中耳癌，也有些情况可以采取坐位或斜卧位。有时要根据投照方式来确定治疗的体位，有时因治疗需要特殊体位，而设备条件有限只能改变体位，选择适应设备本身条件的治疗体位；有的患者因健康情况及生理状况，不能按照常规体位要求，可以根据不同情况来确定所需体位。

根据治疗技术的要求，可以借助治疗体位固定器（体位固定装置）帮助患者确定一个比较舒适、重复性较好的体位。制作体位固定器时，首先做好准备工作，需要治疗的部位要尽量裸露在外，不要佩戴首饰、手表等尖利物品，头颈部需要做热塑膜固定的患者要穿净面轻薄贴身的衣物，剪短头发、剃须、取出义齿等，制作过程中患者要保持平静呼吸，不得随意改变体位。在满足治疗计划设计要求的前提下，体位的选择应优先考虑患者的舒适度，尽量不强迫体位。

（三）几种常见体位

治疗不同部位的病变时，即使是采用同一体位，也会对患者有不同的具体要求。如同是仰卧位，颈部前野照射双侧颈部淋巴结时，下颌要尽量抬高，使射野上缘包含上颈淋巴结，而不照射到口腔内（图5-1）；治疗喉癌时，则要求下颌稍微放松一些，用一对水平小野进行照射（图5-2）；治疗下声门癌时，则要求患者的双肩尽量向下拉，方便下颈部有更多的空间可以照射；等中心照射垂体瘤时，下颌要尽量压低、头前倾一定角度使顶前野避开双眼，两侧用水平对穿野（图5-3）；对于头颈部单侧病变，常采用侧卧位，如中耳癌、腮腺癌等（图5-4）；中枢神经系统照射治疗髓母细胞瘤、室管膜细胞瘤时，一般采取俯卧位，垫头，尽量拉伸脊柱（图5-5）。

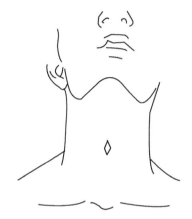
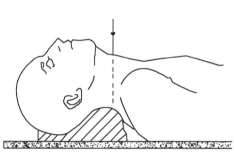

图 5-1 颈部切线野照射的正确体位

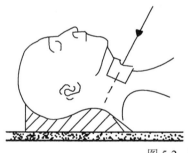
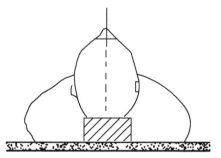

图 5-2 喉癌照射的正确体位

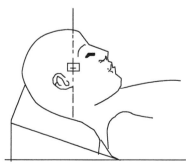
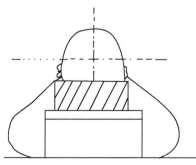

图 5-3 垂体瘤照射的正确体位

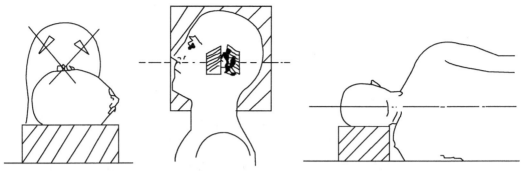

图 5-4　中耳癌照射的正确体位

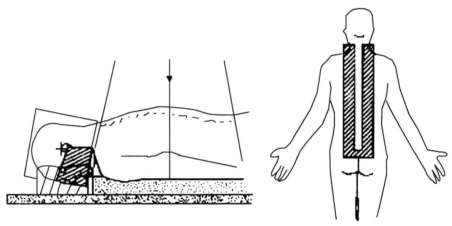

图 5-5　全中枢神经系统照射的正确体位

以上体位的正确取得与保持都需要体位辅助装置，以前常用沙袋、棉枕，但误差较大，且固定不好。现在不同的部位固定都有专用的治疗辅件，配合固定装置能取得良好的固定效果。不同的治疗辅件各自都有不同的型号，均由低密度材料构成，有良好的舒适度，射线穿透性好，重压不易变形，容易清洗（图 5-6）。

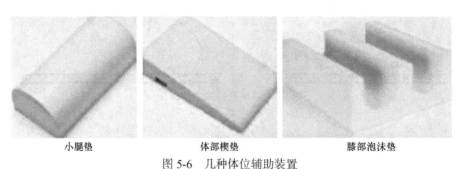

小腿垫　　　　　　　　　　　体部楔垫　　　　　　　　　　　膝部泡沫垫

图 5-6　几种体位辅助装置

二、体位固定的方式

体位辅助装置能使患者获得正确的治疗体位，但为了保证在照射过程中体位保持不变或每次摆位都能使体位得到重复，应该在此基础之上使用体位固定装置，以防患者下意识运动。20 世纪 60 年代以前使用石膏绷带，制作复杂，80 年代后期出现了紫外线软化的特殊塑料，价格昂贵，不易保存，目前国内较常用的是热塑膜、真空垫、液体混合发泡技术。液体混合发泡技术为主动塑形，较真空垫等被动塑形技术有较好的固定效果，尤其是对于儿童或体型较瘦小的和颈部需要固定的患者。

（一）石膏绷带成型固定技术

这种技术是采用 10cm 宽的石膏绷带放在患者皮肤上，与皮肤贴合，叠放三层，靠患者体热使石膏变硬，形成"绷带阴模"，修剪、堵眼后形成"器皿盆状"造型，在其内壁涂上肥皂水或石膏粉，浇注石膏糊至模满，20 分钟后拆开"阴模"，扣出"阳模"进行修复、磨平、造型、干燥，再将这个"阳模"和 2mm 厚的有机玻璃同时放入真空成型机中加热，当温度合适时有机玻璃变软，上吹气将有机玻璃凸起，同时上升"阳模"至凸起中间，抽气，真空成型，适当修剪，即成体位固定器。对于高能 X（γ）射线，为保护皮肤，在体位固定器上应按射野大小开口。此方法制作过程繁琐，现在很少使用。

（二）高分子低温水解塑料（热塑膜）固定技术

热塑膜是一种特殊合成的高分子聚酯经过一系列的物理和化学方法处理而成的新型高分子材料，为网状，需配备恒温水箱。常温干燥环境中状态稳定，在 65～70℃时会软化，有良好的顺应性和可塑性，热塑膜制成后可以直接固定在治疗床面或者患者身体下面的固定装置上，以防止患者运动，制作简单、方便，现在广泛应用于放疗患者的体位固定（图 5-7）。

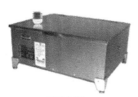 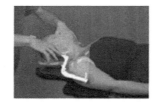 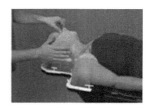

恒温水箱　　　　　待透明时取出覆盖在病人的体表轮廓上　　　　按压骨性结构或凹凸处帮助塑形

图 5-7　高分子低温水解塑料（热塑膜）固定技术

（三）负压真空垫成型技术

负压真空垫是由一个真空阀门和一个内部充填了微小低密度粒子的聚氯乙烯薄膜袋组成，当袋内空气被真空泵抽出后就会变硬成型，形成了患者印模的形状，对患者的身体形成牢固的支撑，广泛地应用于胸部、腹部和盆腔区域的体位固定（图 5-8）。与之配套的体架底部有数个可拆卸的圆滑塑料栓，用于固定真空袋与体架的相对位置。头部有两个柱状杆子，分为若干节，方便患者手臂固定，根据体位要求手握杆的位置（节数）也有不同，需做好记载。体架两侧配有有机玻璃挡板，与之形成"U"形，待真空垫制作完成后拆下。

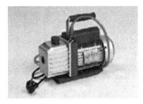
真空泵

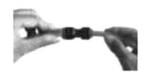
真空袋上的气阀与真空泵的吸入口连接

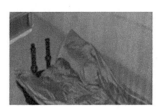
真空袋塑形后形成的患者印模形状

图 5-8　负压真空垫成型技术

制作前先确保真空垫不漏气，拉开真空垫气阀，使空气进入，真空袋变软，铺展在体架上，使袋内材料分布均匀，根据病变的大致位置及患者的胖瘦将真空垫内的材料做调整，CT 扫描区段重点照顾。制作负压真空袋时，首先将袋上的气阀连接真空泵，患者躺上来，摆好正确体位，可以稍稍扭动身体，使柔软的真空袋更好地贴合身体，少量抽气，不完全抽真空，完成第一次塑形，适当完善体位，接着第二次塑形，完全抽真空，真空垫渐渐变硬，成型，架上弓形尺，选择骨性结构明显处作为患者皮肤标记定位参考点，用激光枪或文身加深，定位参考点用于确定患者与真空袋的相对位置。对于活动度大的患者还可以在真空袋和皮肤上同时标记线，作为摆位参考。

真空袋置于立体定向体架中，位置、体积要适当（图 5-9）。患者躺在真空袋中，以达到人体最大的生理弧度为最佳。如果真空袋体积过大，超过人体最大生理弧度，患者躺入真空袋时，会使真空袋变形；真空袋体积过小时，患者在真空袋中容易发生旋转，达不到良好的固定效果。在选择真空袋型号时，要根据实际情况使用合适的真空袋。

真空袋达到此高度为宜

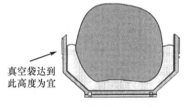
真空袋体积适当

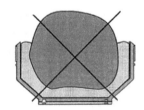
真空袋体积过大

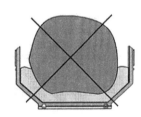
真空袋体积过小

图 5-9　真空袋置于立体定向体架中的位置和体积要求

对于已经塑形好的真空袋要安全有序地存放，不能接触带尖刺的锐利物品，以防漏气，注意远离火源（如微波炉等），定期检查是否漏气。密闭性是对真空袋的最基本要求，密闭性的好与坏直接决定了真空袋定位的精确度和可重复性。良好的真空袋，抽气后应该有一定的硬度和弹性，在整个治疗疗程中都能保持原来的形状和硬度。对于半软状态的真空袋，须重新制作及到模拟定位机下透视复位，方可供临床使用。

（四）液体混合发泡成型技术

预先在特殊的体位框架内放置一个薄膜塑料袋，将两种不同的化学液体（发泡塑料材料）混合搅拌 30～45 秒倒入塑料袋内，把口袋折叠封闭，2～3 分钟后袋内的材料开始发泡膨胀，并产生热量，铺上隔热膜将患者置于其上，袋内材料继续发泡，将人体三面包裹在内，发泡停止时温度渐渐降下来，待 10～15 分钟后即可成型，治疗部位可开窗。摆位过程跟负压真空垫类似。

三、固定装置对剂量的影响

有文献报道称，使用体位固定装置会对射线剂量产生一定的影响。热塑膜主要影响 X 射线建成区的剂量，尤其是在近表面处，但随着深度增加影响越来越小，到最大剂量深度处就几乎没差别了。所以对于 X 射线而言，使用热塑膜主要考虑的是近表面建成区剂量的改变。在三维治疗计划系统中，如果不考虑热塑膜对放射治疗剂量的影响，计算结果可能与实际剂量分布存在一定的误差（如皮肤剂量），当靶区位于剂量建成区内时，靶区的实际剂量分布与治疗计划系统计算结果可能存在较大不同；对于靠近皮肤表面的一些肿瘤如眼睑皮肤癌，使用热塑膜后其建成区剂量提高，是否考虑热塑膜对治疗剂量的影响会导致靶区的剂量分布有所不同，有可能超出 ICRU 报告中规定的剂量误差范围，这种情况下尤其不能忽略热塑膜及体位固定装置对放射治疗剂量的影响。

负压真空袋对建成区剂量也有一定的影响（有文献报道，在皮肤下 2mm 处，5cm×5cm 的射野面积，剂量大约增高 8.5%），该影响主要发生在最大剂量点以前，且随射野增大而减小，到最大剂量深度处就几乎没什么差别了；在出射方向，负压真空袋对剂量无影响，这与它们是低原子系数而反向散射少有关。

固定装置对剂量的影响与热塑膜网孔大小、真空垫厚度、底板材料、射线种类、射线能量、射野大小、测量深度等都有关系，从临床上的观察来看，有很多患者使用面罩或真空垫后皮肤反应加重就是这个原因。因此，在工作中要适当选择固定材料，热塑膜网孔拉伸大小要均匀，真空袋厚度的选择要适当，在保证适当强度情况下尽量将对表浅组织剂量的影响降到最低。固定架最好使用碳素纤维板，对射线的衰减较小。

四、头颈部肿瘤体位固定的方法

头颈部肿瘤的放疗一般采用热塑膜的方式进行体位固定。根据肿瘤的类型和临床医生的要求选择恰当的体位；根据患者的体型，选择合适型号的头枕，有条件的医疗机构可以自己做个体化的头枕，这样患者的舒适度更高，体位重复性也会更好。制作时嘱咐患者要保持平静呼吸，头颈部要尽量暴露在外，寒冷季节或患者要求穿衣时，也要要求患者着无领、光面、无扣的薄衫，以使热塑膜能与人体表轮廓尽可能地伏贴。其固定方法（以仰卧位为例）如下所述。

（一）准备

向患者介绍制作过程中的注意事项，特别是如何配合制作，消除患者的紧张情绪。

（二）摆位

根据具体的体位要求和患者体型选择合适头枕固定在体架上，请患者躺于其上，四肢自然伸直，双手紧贴腿部，务必使患者后颈部曲线与头枕相吻合，尽量不要留空隙，必要时加泡沫垫垫肩。

利用激光定位灯调整体位。升降床,使激光定位灯两侧的水平线平耳屏,两侧的垂直线通过耳根上缘;平移床,使头部正中矢状线及胸骨切迹、剑突、肚脐等都落在激光定位灯的纵线上。

(三)制作

将热塑膜网板平放于 70℃恒温水箱中浸泡,1~2 分钟至网板变透明松软为止。用双手取出,轻轻抖落网板上的水珠,放在干净的毛巾上吸掉表面的水分,然后迅速提起网板,站在患者头顶方向,把热塑膜中间对准患者头部正中线,双手均匀用力向两侧拉伸热塑膜网板至固定架底座,并固定插销。

(四)成型

用双手轻轻按压热塑膜,使它与患者的体表轮廓相吻合,特别是鼻、眼窝及嘴的凹凸处、下巴、锁骨窝、肩胛外侧等骨性结构明显处尽量不要留空隙,让热塑膜依其成型,要尽量贴近皮肤。网板下界要略微上翻,以免治疗时划伤患者的皮肤。让患者躺在床上至少20 分钟待网板完全变凉,网型已定后方可取下。

(五)复核

在模拟定位机下透视,观察"十"字线是不是位于人体正中线上,两侧是否对称。如不符合要求及时调整。

(六)标记

如有需要可在面膜上标出体表关键点(如外眦、眉间和外耳孔等)位置,方便以后摆位;标记下患者的住院号、姓名、制作日期及头枕型号等。

五、体部肿瘤体位固定的方法

体部(胸部、腹部及盆腔)肿瘤体位可采用热塑膜固定,但更多的是采用负压真空袋固定。热塑膜固定的方法与头颈部类似,下面以负压真空袋固定方式为例,说明体部肿瘤体位固定的方法。

(一)胸部肿瘤体位固定的方法

胸部肿瘤的放疗体位基本一致,都是仰卧位。制作前要告知患者注意事项,消除患者的紧张情绪,争取获得患者的最大配合;提醒患者不要佩戴尖利的饰物,修剪指甲以免戳破真空袋。制作时,患者仰卧于放置在立体定位框架中的真空袋表面,上身完全裸露,先少量抽气,便于将真空袋中的泡沫颗粒堆砌在身体的背侧,高度为腋中线的位置为宜。根据治疗射野设计要求,双手置身体两侧或上举抱肘关节以及握住固定架手柄,以不阻挡射野入射为原则。颈部和锁骨上区需要照射者,则要求头颈后仰至下颌骨下缘与床面垂直。双脚自然伸直合拢,激光定位灯的纵线需与人体正中线重合,然后抽真空成型,利用两侧的激光线在患者的胸部和真空袋之间作连线标记,以保证人体与真空袋之间的相对位置不变。

（二）腹部和盆腔肿瘤体位固定的方法

腹部、盆腔肿瘤体位固定和胸部肿瘤的体位固定一样，无特殊要求都是采用仰卧位，固定的范围需包括胸部上缘至膝关节。真空袋的制作最好在模拟定位机下完成，利用激光定位灯调整体位。患者身穿内裤平躺于真空袋的表面，双手握住固定架手柄，身体正中线与激光定位灯的纵线重合，身体两侧保持平行，将真空袋中的泡沫颗粒堆砌在身体的背侧、大腿两侧，胸部高度到腋中线为宜，腿部高度到大腿厚度的 1/2～2/3 为宜。少量抽气初步固定，在模拟定位机下透视观察，使脊柱、耻骨联合在一条直线上，两髂前上棘连线垂直于纵轴，骨盆无旋转，左右在同一高度。体位确定完成后，挤压身体两侧的泡沫颗粒，使腹部、盆腔、大腿处固定可靠，继续抽气直至真空袋成型。利用激光定位灯在腹部或盆腔的某一处标记人体和真空袋之间的位置关系。

第二节 远距离照射技术

一、机械等中心、源皮距、源轴距的概念

（一）机械等中心

1. 机械等中心的定义 医用放射学术语 GB/T 17857—1999 中对等中心的解释为：放射学设备中，各种运动的基准轴线围绕一个公共中心点运动，辐射束轴从以此点为中心的最小球体内通过，此点即为等中心。

国家标准 GB 15213—94 "医用电子直线加速器性能和试验方法" 在等中心试验方法中的描述，等中心可解释为各辐射束轴相交的平均点。

以上两种解释给出的都是一个概念：对医用电子直线加速器而言，由于其本身具有的不可以消除的机械等中心误差、限束系统误差、辐射束流方向的误差，都对辐射束轴产生影响，使得辐射束轴在机架和限束系统的全部角度范围内有一定的变化，不可能始终通过空间上的一个不动点。但是在空间上一定存在一个不动点，它是各个方向的辐射束轴在空间形成的最小包络区的形心，这个形心就是等中心点。

2. 等中心原理 放射治疗设备（医用直线加速器、^{60}Co 治疗机等）都是按等中心原理设计的。理论上在机器运行的全部角度范围内，机器的三个旋转轴（机架的旋转轴、准直器的公转轴和治疗床公转轴）应相交于一点，该点称为机器的等中心点（图 5-10）。

放射治疗设备进行放射治疗的等中心原理是：只要将患者的肿瘤中心置于等中心点上，无论旋转机架、准直器和治疗床处于什么角度，或做任何旋转，辐射野中心始终与肿瘤中心重合（图 5-11）。

等中心原理在临床上具有非常重要的意义。利用等中心原理可以灵活地确定辐射入射方向，使一些需要保护的人体组织和重要器官避开辐射通过的路径；利用等中心原理可以对同一肿瘤实施不同方向的多角度照射，既不降低肿瘤组织接受的累计剂量，又可以减少

通过路径中正常组织的累计剂量，尽可能减少正常组织的损伤，同时等中心原理也是进行弧形治疗、立体定向放疗等精确放疗的基础。

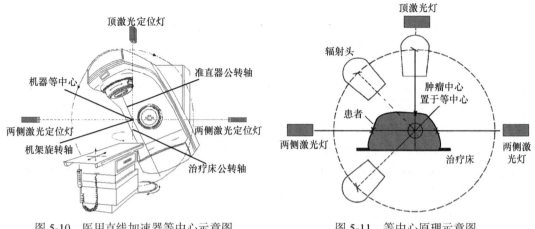

图 5-10　医用直线加速器等中心示意图　　　　图 5-11　等中心原理示意图

如果机器的等中心精度较差（即误差较大），表现为各辐射束轴线偏离较大，辐射束轴线与治疗床公转轴线偏离较大。在进行等中心治疗时，辐射野中心偏离肿瘤中心，引起较大的治疗误差。为保证放射治疗的精度，等中心精度是评价放射治疗设备的一个重要指标。国际电子技术委员会（IEC）规定，等中心偏差不能超过 2mm，即机架的旋转轴、准直器的公转轴和治疗床公转轴三根轴线应相交于一个直径 2mm 的圆内。

（二）源轴距（SAD）与源皮距（SSD）

源轴距表示放射源中心到机架旋转中心轴的距离，也就是旋转半径。源皮距表示放射源中心到患者体表皮肤照射野中心的距离（图 5-12）。

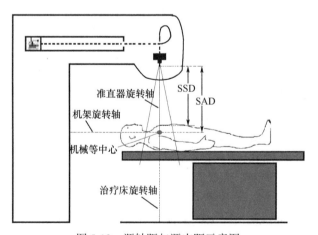

图 5-12　源轴距与源皮距示意图

二、常规远距离照射技术特点

（1）以 X 射线外照射为主，有时配合采用电子线外照射或放射性核素的近距离治疗（腔内治疗）。

（2）每次采用 2～3 个辐射野（对野、交叉野或三野），较少采用单野或多野。

（3）辐射束为锥形束，截面为可调矩形，不规则形状射野需制作低熔点铅挡块或使用多叶光栅形成射野形状。

（4）辐射野内的剂量经均整块（X 射线）、散射箔（对电子束）作用后均匀分布，必要时附加组织补偿块。

（5）用楔形过滤系统产生楔形野。楔形过滤系统有外插式（物理楔形板，通常为15°、30°、45°和 60°四种角度）、内置式（单块楔形块组合成不同角度，称为一楔多用）及动态式（独立准直器移动造成楔形野，称为动态楔形）等。

（6）多数治疗采用不同照射角度的固定束治疗，有时采用固定截面的弧形移动束治疗（arc therapy）。

（7）利用手工或计算机辅助二维放射治疗计划系统（2D treatment planning system，2D-TPS）进行优化设计，主要计算一个截面内的剂量分布。

常规放射治疗每次照射所需时间短（1～2 分钟），操作摆位简单，仍是相当一部分医疗机构最常采用的治疗方法，通常说的放射治疗就是指常规放射治疗。由于常规放射治疗只用 2～3 个矩形截面的锥形辐射束从不同角度照射，其计划区很难与靶区形状及大小一致，照射区与靶区差别更大，正常组织及要害器官的耐受剂量往往限制了靶区内治疗剂量的提高，影响局部控制率。

三、基本放射治疗技术的分类

基本放射治疗技术按治疗方式的不同分为以下三种方式。

（一）源皮距照射技术

1. 源皮距照射技术的定义　源皮距照射技术是将放射源到皮肤的距离固定，不论机头在何种位置，在标称源皮距下，将机器的等中心放在皮肤上，而肿瘤中心或者靶区中心在放射源和皮肤入射点两点连线的延长线上（图 5-13）。

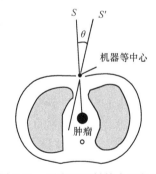

图 5-13　源皮距照射技术的定义

2. 源皮距照射技术的摆位程序及要求

（1）体位要求：根据治疗需要，借助解剖标志，安置与固定好患者体位，患者如需加体位固定装置，需按医嘱要求选用恰当的固定装置固定好体位。

（2）对机架角：检查机架角是否为 0°，如不是将机架回位 0°；若是成角治疗，将机架旋转至相应的角度。

（3）对源皮距：打开光距尺，将灯光射野中心"十"字线对准体表野中心，升降床将源皮距调到医嘱要求照射距离（通常加速器为100cm，^{60}Co治疗机为75cm或80cm）。

（4）调整照射野：调节光野指示灯，将灯光野开至体表标记射野的最小外接矩形大小，调整准直器角度，使灯光野的长边和短边分别与体表野的长边和短边完全重合。

（5）设置射野挡块：正确使用射野挡块，将照射野挡至所需形状。

（6）放置填充物：根据医嘱要求，决定是否放置改变剂量分布的补偿膜、蜡块等组织补偿物。

（7）摆位结束离开治疗室到操作台室，不要急于开机治疗，要认真核实各项治疗参数，尤其是首次放疗患者。

（8）核对治疗单，检查治疗参数是否与患者体表的射野相符（包括前、后、左、右、大小、剂量等），无误后再开机治疗，以免出现差错造成不必要的损伤。

源皮距照射技术的摆位要点是机架转角一定要准确，同时注意患者的体位，否则肿瘤全部或部分会移出射野之外，图5-14为源皮距照射技术的摆位要点示意图。

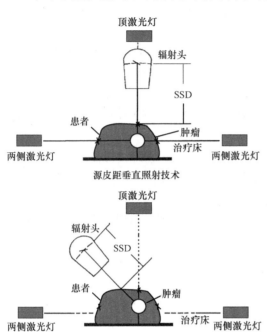

图5-14 源皮距照射技术的摆位要点示意图

（二）等中心照射技术

1. 等中心照射技术的定义 等中心照射技术是将机器等中心置于肿瘤或靶区中心上。它的特点是只要机器等中心在肿瘤或靶区中心上，机架转角的准确性及患者体位的误差，都能保证射野中心轴通过肿瘤或靶区中心（图5-15）。

2. 等中心照射技术的摆位程序及要求

（1）体位要求：根据医嘱要求摆好患者体位，正确使用体位固定装置及治疗附件等。

（2）对治疗距离：将灯光野中心"十"字线对准患者体表射野中心"十"字线，升降床使两侧激光定位灯的"十"字线与患者身体两侧的"十"字线重合。

（3）按治疗计划要求设置机架角、准直器角、射野面积等治疗参数。

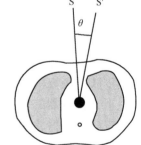

图5-15 等中心照射技术的定义

（4）设置一体化射野挡块：形成需要照射的射野形状，同时保护周围的正常组织和重要器官免受不必要的照射。

（5）设置修正剂量分布的附件：正确插入楔形板、物理补偿器等，注意插入的方向。

（6）要认真核实各项治疗参数，有条件的先进行射野验证，误差在允许范围内方可治疗。

等中心照射技术的摆位要点是升降床一定要准确，升降床的高度在模拟定位时确定。否则旋转机架角时肿瘤中心会偏离治疗机等中心，造成肿瘤全部或部分移出射野之外。

（三）旋转照射技术

1. 旋转照射技术的定义 旋转照射（ROT）技术与等中心（SAD）照射技术相同，也是以肿瘤或者靶区中心为旋转中心，只是以机架旋转运动代替 SAD 技术中的机架定角照射，可以看作是无数个多野治疗（图5-16）。这种治疗技术主要用于位于中央部位深度 10cm 以内小而且对称的靶区治疗，照射野从各个方向集中于患者体内某一点（通常为肿瘤中心或者靶区中心），可以提高

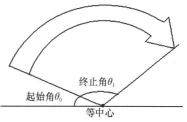

图 5-16 旋转照射技术的定义

肿瘤中心或者靶区中心的受照剂量，减少多个固定照射野之间由于射野重叠所引起的剂量不均匀，同时大大降低了表面剂量和射线路径上所经过的正常组织和重要器官的照射剂量。

医用直线加速器实现旋转照射技术需要旋转速度和输出剂量率的匹配，要求在指定的角度范围内输出剂量分布均匀。

旋转速度（r/min）=角度÷360°×剂量率（Gy/min）÷剂量（Gy）

旋转照射技术可分为 360°旋转照射和定角照射两种方式（图 5-17）。360°旋转照射指的是在机架旋转过程中同时发出射线束；定角照射指的是在机架做 360°旋转过程中，为了保护正常组织和重要器官而在某一角度范围内停止出束或类似钟摆运动，在机架旋转到某一角度时开始出束，到某一角度停止出束，往返地在规定的角度范围内出束治疗，也称荡摆治疗。

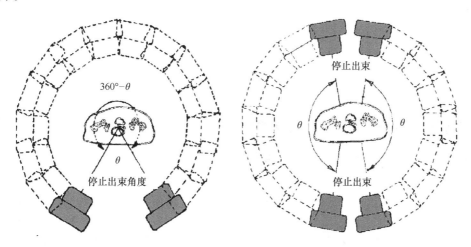

A. 360°旋转照射   B. 定角照射(荡摆治疗)

图 5-17 旋转照射技术实施的两种方式

旋转照射技术对设备也有一定的要求，要求治疗机在任何给定的速度下机架运动平稳；机架角度的位置控制精度要高；抗电磁干扰能力强（在高强度辐射状态下，运动控制系统能够正常工作）；辐射的剂量误差控制在允许范围内等。

2. 旋转照射技术的程序及要求 旋转照射技术的程序及要求与等中心照射技术一致。首先按医嘱要求摆好体位，然后对治疗距离，将灯光野中心"十"字线对准患者体表射野中心"十"字线，升降床使两侧激光定位灯的"十"字线与患者身体两侧的"十"字线重合。将照射野面积设置成治疗单上要求的大小，在不出束的情况下旋转治疗机机架一周，观察机架是否与治疗床或患者身体发生碰撞、照射部位有无遮挡等，核对各项治疗参数无误后方可开机治疗，在治疗过程中要通过监视器密切监视患者和设备的运行情况，如遇到异常情况要随时停止治疗。

（四）三种照射技术的比较

源皮距照射技术是以放射源到患者皮肤表面的距离为治疗距离进行照射，机架转角后，射线通过身体表面射野中心照射到肿瘤中心（靶区中心），这就要求机架转角一定要准确，稍有偏差，即使其他治疗参数都很准确，射束中心轴也通过身体表面射野中心，但也不一定能照射到肿瘤中心（靶区中心）或造成部分遗漏。所以源皮距照射技术时一定要先对准机架角，再对源皮距。

等中心照射技术是将肿瘤中心（靶区中心）放置在治疗机机架旋转中心轴的位置，也就是以肿瘤中心为旋转中心，以治疗机的源轴距为半径来照射的，因此，只要将肿瘤中心准确地放置在机架旋转中心轴的位置，角度稍有偏差也能保证射线照射到肿瘤部位，只是射线穿过的路径稍有不同而已，不会影响肿瘤部位的受照剂量。等中心照射技术最重要的是要准确设置升床高度，正确的升床高度能将肿瘤中心准确地放置在治疗机机架的旋转中心轴位置。因此等中心照射技术时一定要先对准治疗距离，再对机架角。

等中心照射技术还有一个优点是在变换照射野时可以不需要移动患者，可以通过旋转机架角或治疗床角而变换照射野，提高了治疗的精度，同时也减少了摆位程序，提高了工作效率。固定源皮距技术的源皮距相对等中心照射技术的源皮距要大，因此在一定深度处的 PDD 略高一点，同时由于治疗距离的拉长，源皮距照射技术的射线发散角度较等中心照射技术小一些。但对于一般射野而言，这些优点都比较小，除非是超过 40cm×40cm 的很大射野。相对 SSD 射野的剂量学优势，等中心照射的单个摆位中心（等中心）的优势显得更明显。

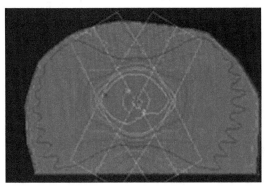

图 5-18 两侧使用 120°弧形旋转照射的剂量分布
等剂量线在没有照射的角度区域迅速缩(前后方向)

旋转照射技术可以在等中心处附近形成一个相对集中的高剂量区域，但是相对固定野照射技术它会给更多正常组织一定的低剂量。靶区在等中心处，治疗机出束的同时臂架绕患者旋转一个或者是多个弧。图 5-18 显示了两个弧的旋转照射的剂量分布。对于前列腺肿瘤、膀胱肿瘤、宫颈癌和垂体肿瘤的治疗，特别是推量照射时旋转照射是一个很有用的技术。旋转照射野边缘的剂量梯度变化没有固定射野技术的大，可以通过避开某些角度的方法使剂量远离某些区域。

　　现在由于模拟机的普遍采用,多数 ^{60}Co 治疗机和医用电子直线加速器都采用等中心设计。等中心照射技术和旋转照射技术较源皮距照射技术摆位更方便、更准确，也使等中心照射技术应用越来越广泛。等中心放疗技术也是现代大部分精确放射治疗（三维适形放疗、调强放疗及立体定向放射治疗等）的技术基础。目前源皮距照射技术仅仅只用于姑息治疗、非标称源皮距照射和电子线治疗等。

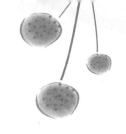

第六章　特殊照射技术

第一节　立体定向照射技术

一、伽马（γ）刀治疗技术

γ刀是指利用 ⁶⁰Co 释放出的射线作为放射源，通过准直器采用多个小野三维集束进行大剂量照射，治疗不能手术切除病变的一种立体定向放射治疗技术。因病灶周围正常组织和器官受量很小，其边缘形成像刀割的切面，形似手术治疗达到的效果，故称其为γ刀。

（一）临床应用

1. 头部γ刀治疗的适应证

（1）30mm 以下的听神经瘤、垂体瘤、脑膜瘤、松果体区肿瘤、淋巴瘤等颅内肿瘤。

（2）颅内动静脉畸形。

（3）海绵状血管瘤。

（4）一些手术不能切除干净的良性肿瘤。

（5）较小而边缘清楚的颅内转移癌。

（6）功能神经外科疾病：原发性或药物治疗无效的三叉神经痛、顽固性疼痛、帕金森病引起的运动障碍、癫痫等功能性疾病。

（7）第 7 颈椎及以上节段脊髓肿瘤。

（8）头颈部部分颅外肿瘤。

2. 体部γ刀治疗适应证　早期局限期肿瘤采用γ刀和手术均可获得相同的治疗效果。γ刀可考虑高龄、不愿手术的早期肿瘤的首选治疗，目前主要用于肺癌、肺转移癌、肝癌、胰腺癌、腹腔淋巴结转移癌、直肠癌术后复发、胆管癌、前列腺癌、宫颈癌、腹膜后肿瘤等直径小于 30mm 肿瘤的治疗。

（二）照射方法

1. 头部γ刀治疗过程

（1）治疗前准备：主要是确定γ刀放射治疗的适应证，签订治疗协议书。

（2）安装定位框架：治疗前需给患者头部安装立体定位框架，在此过程中，对患者枕额部进行消毒和很小的局部麻醉。

（3）图像获取：患者固定好后，进行 MRI 或 CT 扫描，以获取治疗计划所需的图像信息，将获得的图像的图像数据等输入计算机治疗计划系统。

（4）制定治疗计划：根据获取的图像建立三维坐标系统，给定靶区剂量，由计算机自动制定治疗方案，并将该治疗方案传输给头部刀治疗控制系统。

（5）执行治疗计划：患者进入治疗室后应严格按照治疗要求进行摆位，以最大程度减少摆位误差，这是确保γ刀治疗的关键所在。

（6）治疗结束后：告知患者注意事项，定期随访。

2. 体部γ刀治疗过程

（1）治疗前准备：确定γ刀放射治疗的适应证，签订治疗协议书。

（2）立体定位：是确保刀治疗的关键环节，其目的是实现三个确保，即确保靶区定位与治疗体位的一致性；确保多次治疗摆位的重复性；确保病灶靶点与放射线焦点重叠的精确性。因此，放射治疗技术人员必须高度重视立体定位这一环节，而且在首次立体定位时必须有医生、物理师和技术员参与，以确保其准确无误。

定位扫描：定位床内用真空袋或热塑膜将患者按治疗体位进行固定，在患者病灶附近适当选择4个标志点作为体表标记。在靶区位置安放定位标尺（"N"形线或"V"形线），而后进行扫描，扫描时要使病灶和所有的标志都在扫描范围内，根据需要选择不同层厚进行扫描。

（3）治疗计划：①靶区确定：是实现高精度治疗最重要的一环，需要高质量图像为基础。在靶区确定时要充分考虑重复摆位的误差、设备的机械误差、肿瘤自住或不自主运动的误差，以及肿瘤的大小、分化程度、边缘情况和肿瘤周围组织的敏感程度等因素。②治疗计划：当肿瘤体积小而规则时，可采用单靶点照射，当肿瘤形态不规则时，宜采用小准直器进行多靶点拟合，可获得比单靶点照射更加与病灶形态适形的等剂量曲线，而且其周围正常组织受照射的范围明显减少，对正常组织的保护更加有利。因此，在临床应用中宜采用多靶点拟合照射。

（4）治疗实施：对患者实施治疗时，首先要进行重复摆位，并提取治疗计划的数据实时照射。在治疗时要严格检查和对照每个治疗靶点的坐标与计划靶点坐标的一致性。在靶点位置偏低时，要注意观察其升床高度，避免患者与机头碰撞。在照射过程中要密切观察患者有无体位变化和不适反应。

（三）定位技术和摆位要求

1. 基础环　对头部而言，基础环是利用局部麻醉，通过特定的固定支杆和螺栓固定到患者的颅骨上，成为人体颅骨的一部分而与颅骨形成刚性结构，从而在患者的治疗部位建立起一个保证从定位、计划设计到治疗的整个过程中不变的三维坐标系统。基础环属于手术固定型或有创型，它能达到很高的体位固定精度，是联系影像定位和治疗摆位两大部分的核心部件。

当γ刀应用到胸部和腹部的病变治疗时，因其解剖部位的特殊性和使用分次治疗模式，不可能使用有环系统，因此必须建立一个类似于基础环的替代系统。就其方式而言可分为三种：①用治疗部位三个或三个以上的特殊骨性结构代替以上标记点；②在病变周围用手术植入三个或三个以上的金属标记代替以上标记点；③在治疗部位的皮肤上找到三个或三个以上标记点。

无论使体内标记还是体表标记，均要符合形成类似于颅内及头颈部的基础环与病变间的类似的刚性结构。这样在每次治疗摆位时，通过他们可以知道治疗体位下的靶区中心位置，就整个治疗过程而言，设置标记点时必须考虑以下因素：①呼吸和器官的运动对病变（靶区）的影响；②治疗部位的皮肤弹性移位对标记点实际位置的影响；③定位和摆位时标记点的确认方法。

2. 定位和摆位框架

（1）定位框架：包括定位标尺和定位床。定位标尺用于对病灶的诊断定位，可沿床两侧沟槽上下作纵向滑动。定位标尺顶板内嵌有 CT 和 MRI 可成像的"N"形或"V"形标志线，与设定在定位床底部的标志线对应，形成决定靶区位置的坐标系。计划系统借此可计算出病灶在坐标系中的坐标值及其和治疗焦点的坐标关系。定位床是治疗床的一部分，床沿外侧沟槽用于安放摆位架和定位标尺，床边刻度用于摆位架和定位标尺位置的确定。床板底部有两条 CT 和 MRI 可成像的纵向标志线，与定位标尺的"N"形线一起构成确定靶区位置的定位标志系统。

（2）摆位框架：对于头部刀，摆位框架是直接安装在治疗机的床头上，由带有 x、y、z 标尺和坐标指示器组成。摆位框架与定位框架相同，均以基础环为坐标的参照物，由治疗计划系统计算出来的靶区中心坐标，通过治疗床的运动置于 γ 刀治疗的焦点位置。摆位框架的坐标指示器都采用毫米分度尺，若用电子指示器，则每次摆位时必须注意将其调整到坐标原点。

二、X 刀治疗技术

X 刀是通过在直线加速器上采用三级准直系统或特殊限束装置或专用小型高能 X 线机，通过非共面或共面弧形照射或多野集束技术产生高度聚焦的剂量分布区，以达到高剂量集中在靶区，靶区外剂量递减迅速，靶区周边正常组织剂量小的效果，起到手术刀的作用，其特点是小射野、聚束、大剂量。X 刀主要是由改良的直线加速器、可调式治疗床、立体定向仪、剂量计划系统及计算机控制系统等组成。

（一）临床应用

1. 头部 X 刀治疗的适应证

（1）颅内不能手术、术后残留、术后复发及拒绝手术治疗的良性肿瘤，包括脑膜瘤、畸胎瘤、脊索瘤等。

（2）颅内数目不多的脑转移瘤，经手术或活检取得病理的脑胶质瘤，不易手术或对射线照射不敏感或术后、放疗后复发的肿瘤。

（3）动静脉畸形是 X（γ）射线立体定向放射治疗的最佳适应证，尤其适用于位置较深、小的或手术、栓塞后残留、术后复发者；因年迈、合并有内科疾病导致无法手术及拒绝手术治疗者。

（4）颅外头颈部肿瘤，如鼻咽癌常规放疗后局部复发或有残留者，其他头颈部恶性肿瘤治疗后局部复发或有残留且病灶较小者，也可作为综合治疗手段之一。

2. 体部 X 刀治疗适应证

（1）周围型肺癌：适用于年迈体弱无法手术及拒绝手术治疗者，可作为根治治疗手段之一。原则上要求其病灶直径应小于 6cm，临床上未发现有淋巴结及远处转移者。

（2）中心型肺癌：通常不单独使用，可与常规放疗及化疗联合应用。

（3）转移癌：各种肿瘤的肺内转移病灶均可考虑立体定向放射治疗，或配合化疗的综合治疗。

（4）纵隔肿瘤：胸腺瘤、肿大淋巴结，包括术后残留、复发者，可酌情单纯应用或配合常规放化疗综合治疗应用。

（5）肝癌：原发性肝癌或不超过 3 个病灶的肝转移癌，无广泛转移，病灶直径小于 6cm，或经介入治疗后病灶直径缩小至 6cm 以下者。

（6）盆腔肿瘤：前列腺癌、直肠术后复发，尤其是骶前复发的病灶；另外，宫颈癌、膀胱癌、卵巢癌、盆腔内转移瘤等也可酌情予以治疗。

（7）其他：胰腺癌、腹膜后软组织肉瘤等。

（二）照射方法

1. 资料采集和传输　患者用体位固定装置固定好后，行 CT 薄层扫描，尽可能使用螺旋扫描方式，能够提供直接而准确的靶区和器官的三维信息。扫描时层面轮廓必须完整，否则应将缺损部分进行人工补偿还原，扫描范围必须完整，尽量在病灶两端留有余地。人工标记点必须清晰可见，增强扫描时最好在造影剂进入病灶区域时进行扫描。此外，颅内肿瘤需结合 MRI/DSA 标出病灶的空间位置。图像传输可采用磁带或光盘，目前多采用局域联网传输。

2. 计划评价、验证和实施　根据传输的 CT、MRI 图像，勾画靶区及正常器官，标示出图片中定位点的位置，确定靶点，计算剂量分布，通常以 70%～90% 等剂量曲线作为其处方剂量参考线。治疗计划的评价可以通过等剂量曲线及 DVH 图，评价剂量分布和剂量体积的关系。利用靶区适形指数评价靶区适形性；利用生物学指标包括可控概率（tumor control probability，TCP）和不可控概率（Non tumor control probability，NTCP）；评价正常组织的剂量分布；治疗计划的验证包括位置验证及剂量验证。在医师的指导下，由物理师和技术员等按照优化后的治疗计划要求，共同参与治疗计划的实施，并不断变换治疗床的角度和转动治疗机的机架等方法完成其整个治疗过程。

（三）定位技术和摆位要求

1. 准备

（1）患者的选择：由放疗医师完成临床检查和诊断，收集影像学、病理学、临床分期及患者全身状况等相关信息，筛选 X 刀治疗的适应证。

（2）确定治疗目的：如根治、姑息或其他治疗手段相结合的综合治疗等，制定相应的放射治疗方案。

（3）制作固定装置：包括用有创或无创固定（头）体架或面罩、体模将患者固定，体部立体定向技术尚需利用横膈控制器或呼吸门控技术，以减少呼吸对靶区位置移动的影响。

2. 定位

（1）立体定位头架：立体定位系统是立体定向放射治疗的基本保证，颅内病灶立体定位主要是靠颅骨的坚固性，通过一个固定系统直接附着于颅骨的解剖结构上，这个固定系统可提供一个参考定位的框架，当以体积成像模式成像时，框架内的头部位置就在这一坐标系中确定下来。

（2）立体定位体架：主要用于颅外的立体定向定位和立体定向放射治疗，在分次放疗中可重复、精确和安全地固定患者，与常规放疗相比，其高度的可塑性允许其靶区剂量的增加。立体定向体架主要由体架、胸部标记器、立体定向弧形标尺、横膈控制器、标识物、腿部标记器、Z形标尺、水平控制器等部分组成。其机械精度在±0.5l cm内，主要系体架上装备重量引起的自身轻微变形所致。

影响重复定位精度的主要因素有：①患者的合作程度；②真空枕垫的型号；③真空垫或泡沫颗粒的精细程度；④体表标记点的准确核对；⑤工作人员的技术和经验。但在立体定向放射治疗中，肿瘤的定位更为重要，经常受到内脏器官运动的影响。

3. 摆位　头部摆位时，先将头环固定于治疗床面安装的适配器上，并以双面面罩固定，面罩紧贴患者皮肤，并在其下界文身，以保证摆位的重复性。头环平面应与患者双耳及鼻尖三点确定的平面平行，无论患者采用仰卧或俯卧位，都必须保持其头环前端指向治疗床的上方，不得有左右偏倚。头环位置的高低必须保证其病变位于CT定位架的上下环之间，头环平面与患者体轴垂直。换上治疗所需的三级准直器后，将靶点安放器固定在头环上，升床至治疗所需高度。

一般在不影响机架旋转范围的情况下，三级准直器的下端距中心点越近越好，对于头部治疗系统，此距离一般为25～30cm，体部治疗系统为30～35cm。然后精确调整治疗床面安装座上的微调旋钮，使靶点中心与准直器源束孔中心、两侧激光灯中心的"+"字完全重合。最后将安装座上的固定旋钮拧紧，再次核对摆位位置是否移动，以确保其相对误差必须在正常允许的范围内。摆位的精度主要由摆位的步骤所决定，并最终影响到治疗的精确性。影响人头部摆位精确度的主要因素有摆位框架标尺的精确度和激光灯所代表的加速器等中心的精确度，加速器等中心的精确度定期检查和激光灯精确度的定期调整是治疗质量保证的重要方面。此外，影响摆位精确度的因素还有体重可能引起的基环下沉和患者无意识的运动及分次治疗时面罩固定的重复性。患者治疗前拍摄验证片可以确定患者摆位的误差，以便及时采取补救措施，重新调整定位。至少应有两个治疗技师进行上述工作，医生也要时刻注意患者并进行医患之间必要的问答交流，出束治疗的同时也要随时注意患者的情况。

三、超声波刀治疗技术

（一）临床应用

高强度超声聚焦刀（海扶刀）的适应证及禁忌证　超声聚焦刀就是利用超声波作能源，从体外分散发射到肿瘤组织，多束高能超声波聚焦在一个点上，通过热能转化，形成一个高能治疗点，进而达到杀死或控制肿瘤的目的。高强度聚焦超声（high intensity focused ultrasound，HIFU）的治疗源为超声波。与太阳灶聚焦阳光在焦点处产生巨大能量原理类似，该技术将体外低能量超声波聚焦于体内靶区，在肿瘤内产生瞬态高温（60℃以上）、空化、机械作用等生物学效应，杀死靶区内的肿瘤细胞。这种治疗是在B超引导下对体内肿瘤实施三维适形扫描治疗，就好比是一把在体外操作，对体内肿瘤组织进行"切除"的"手术刀"。

（1）适应证：①良性疾病：子宫肌瘤、子宫腺肌症、前列腺增生等。②恶性肿瘤：腹腔、盆腔内的肝脏原发和继发肿瘤、胰腺癌、直肠癌、肾脏、子宫颈及体部肿瘤、膀胱癌、前列腺癌、个数有限的淋巴转移癌、平滑肌瘤和肉瘤、脂肪肉瘤、盆腔脊索瘤等原发、复发性肿瘤。皮肤下 1cm 的乳腺癌、转移性淋巴结、体表纤维瘤、脂肪瘤。

（2）禁忌证：①弥漫性（＞50%）肝占位；②严重的心肺肾疾患，不能完成治疗的；③终末期、放弃治疗要求的；④不能配合治疗的；⑤预计治疗通路的皮肤疼痛反应迟钝、丧失的。

高强度超声聚焦刀（海扶刀）是良、恶性肿瘤治疗的又一有力武器。

（二）基本原理及方法

1. 热效应　在局部组织产生瞬时的 60℃以上的高温，使组织发生凝固性坏死而达到消融肿瘤的目的。

2. 机械效应　组织细胞分子受到超声波的高频振荡，引起细胞溶解、功能改变、DNA 大分子降解及蛋白质变性，同时细胞间黏滞系数降低，细胞分离脱落。

3. 空化效应　高强度超声引起组织内正负压交替，引起组织内部的微小气泡发生压缩、膨胀而破裂，导致细胞坏死。

4. 破坏滋养血管　对直径＜0.2mm 的血管直接破坏、阻止血管生长因子的生成、微小血管收缩闭塞。

5. 免疫效应　间接促进 Th 淋巴细胞的发育成熟、激活细胞毒 T 淋巴细胞（CTL）活性、诱导 HSP27 表达等。促进肿瘤抗原暴露，有利于机体的血液、组织中抗体、补体与肿瘤抗原结合，合成热休克蛋白及白介素、肿瘤坏死因子等生物活性因子的聚集，形成固化瘤苗等效应，刺激机体主动免疫。

（三）高强度超声聚焦刀优势

无创、安全、无组织特异性、并发症少、疗效确切、癌性癌痛缓解率高、生活质量明显提高的优点，符合现代肿瘤治疗的基本理念；减轻患者痛苦，提高生活质量，延长生存期。同时可以与手术、放疗、化疗或介入联合治疗良恶性实体肿瘤，发挥独特的治疗效果。

根据不同肿瘤特有的生物学行为，结合患者的临床特点，与其他治疗手段相似，在治疗恶性肿瘤时高强度聚焦超声也可以采取不同的策略。

1. 辅助治疗　手术、放疗、化疗及介入后，如考虑可能存在残留或复发的倾向，可以直接进行可疑范围内的高强度聚焦超声热消融。

2. 姑息治疗　如肿瘤较大，而患者一般状况不许可时，利用高强度聚焦超声的无创性、无毒副作用等特点，对一定范围内的肿瘤进行灭活，达到减瘤目的，并利用固化瘤苗效应，达到免疫治疗效果。

3. 根治治疗　对于瘤体较小、数量有限、恶性程度低、对重要脏器没有影响的肿瘤，可以一次性对肿瘤进行热消融。

4. 综合治疗　某些肿瘤可以与手术、放疗、化疗、介入等结合，采取先后不同、调整剂量等方式，达到综合治疗肿瘤的目的。常见的如：①与放疗的结合：热疗对乏血供和乏氧的肿瘤细胞、S 期细胞易于产生热蓄积效应而将其破坏杀灭，联合放疗可提高疗效，减少放射剂量。②与化疗的结合：大血管闭塞有利于热蓄积，同时对乏血供、乏氧肿瘤细胞有提高化疗药物的作用。

四、质子刀治疗技术

1946 年 Robert Wilson 首先提出用质子和更重的离子治疗肿瘤的思想，1954 年 Tobias 等在美国加州大学 Lawrence Berkeley 实验室进行了世界上第一例质子射线治疗晚期乳腺癌的临床试验。此后瑞典和前苏联也先后开展了质子治疗的研究，美国麻省总医院在质子治疗的发展中起到了非常重要的推动作用。1961 年开始在哈佛大学回旋加速器实验室治疗脑垂体等有关疾病，如肢端肥大症、Cushing 综合征、糖尿病引起的视网膜病、动静脉畸形等。1975 年开始试用质子治疗眼球脉络膜恶性黑色素瘤、颅底软骨肉瘤、脊索瘤、前列腺癌等。

1985 年成立了国际粒子（质子）治疗协作委员会（PTCOG），进行了世界范围内的质子课题的合作研究，从 20 世纪 50 年代开始到目前，世界上已有质子治疗装置 30 多台，收治患者 4 万多人，取得了良好的疗效。近几年在国内也掀起了一股"质子放射治疗热"，目前我国山东、北京、上海、广东等地已正式建造质子治疗系统。

（一）临床应用

质子刀治疗适应证

（1）神经系统病变：对于脑胶质瘤、脑膜瘤、垂体瘤、AVM 等，特别是对儿童或当病变邻近关键器官或组织结构时（如位于视神经通路上的病灶），质子治疗的优势就凸现出来。而对其他病变如颅咽管瘤、髓母细胞瘤、癫痫、帕金森病、三叉神经痛及脊髓病变等，质子治疗的效果还有待于临床研究。

（2）头颈部肿瘤：质子对于颅底脊索瘤、颅底脊索肉瘤及其他肿瘤如鼻咽癌、鼻窦嗅神经母细胞瘤或神经内分泌性癌、听神经瘤、脉络膜恶性黑色素瘤、脉络膜血管瘤和老年性黄斑变性等的治疗效果仍有待于临床研究。

（3）胸腹部肿瘤：对于非小细胞肺癌、食管癌、纵隔肿瘤、肝癌、胃癌、胰腺癌、腹膜后肿瘤、前列腺癌、直肠癌、宫颈癌、乳腺癌、皮肤恶性肿瘤等的效果仍有待于临床研究。

（二）照射方法

1. 质子立体定向放射治疗　包括：①立体定向放射外科（SRS）：即给予靶区高剂量的一次性照射将肿瘤杀死，SRS 主要适用于颅内良性肿瘤、血管畸形、功能性疾病及体积小的恶性肿瘤；②立体定向放射治疗（SRT）：即给予靶区相对高剂量的分次照射。质子刀的原理为质子线束以一定的角度入射到患者的体内并达到肿瘤组织，此时可通过调整质子线束的能量，使其 Bragg 峰区落在肿瘤组织内，然后使机架按其旋转轴旋转。在其旋转治疗过程中，根据在不同方向上肿瘤深度不同，可不断调整 Bragg 峰的深度，使其始终包括肿瘤组织。

由于采用的是螺旋治疗方式，其照射的路径即皮瘤距在不断地发生变化，故正常组织所承受的剂量很小。而肿瘤组织始终处于质子束的 Bragg 峰区内，即最高剂量区，这样即可使得肿瘤区域比正常组织获得高得多的照射剂量。

2. 质子适形和调强放射治疗　质子适形放疗的实现主要依据 CT 和 MRI 所提供的靶区和周围正常组织在三维方向上的位置、大小和形状等资料，利用螺旋治疗床、治疗机头、准直器、治疗挡块及治疗床的相互协调运动来完成。对于线束较小的单能质子束来说，它的 Bragg 峰区很窄，故不能用于适形放疗，为此需要增宽 Bragg 峰值的峰区，即进行束流的扩展。在横向上，利用一系列散射器和准直器构成的系统，在 x 轴和 y 轴的方向上进行适形扩展，使其扩展到束流能够覆盖整个肿瘤组织，达到横向扩展的目的。在纵向上，可按照肿瘤的厚度增加束流的能量的分散范围。其目的就是使靶区内及表面处的剂量生物学效应处处相等，这就必须对照射野内各点的输出剂量率或照射强度按照要求进行调整，因此便引入了调强的概念，称之为调强治疗技术。

3. 质子扫描照射技术　质子扫描照射主要有光栅扫描（线扫描）照射和像素扫描（点扫描）照射两种，它们与适形放疗不同，适形放疗是通过散射方法将束流扩展并均匀，而质子扫描照射则是将从加速器引出的笔形束，通过偏转磁铁实现扫描。先扫描是利用 x 和 y 方向两块二极偏转磁铁扫描，点扫描是利用一块脉冲磁铁和一块扫描磁铁，配合治疗床的机械运动进行的扫描。

（三）定位技术和摆位要求

在每一个治疗室中，不论是旋转治疗机头用的治疗床，还是固定治疗机头用的治疗床，都需配有一套患者用的精密定位和准直系统，其精度要求小于 0.5mm，系统的精度决定了肿瘤的治疗精度，精确定位是发挥质子治疗的优越性的关键，为此必须解决以下三个方面的问题。

（1）固定患者的肿瘤部位，要求在 CT 诊断和质子治疗时，患者的肿瘤部位都要固定好，不能发生任何变化（如呼吸肺容积的变化），在多次重复诊断与治疗中，每次都要求患者的肿瘤位置相对于治疗床都有一个相对固定的坐标。

（2）治疗床与治疗椅的精密机械定位装置能将肿瘤体积中的任一点，移动安放在治疗机头的等中心点处，并能精确调整该点与治疗机头等中心点的位置误差小于 1mm。旋转治疗用精确移动治疗床的方法来定位，固定头部治疗用精确治疗椅的方法来定位，未完成此项任务，要求治疗床本身需带有一个完善的六维精密调整装置，有一个确认肿瘤病灶体积与剂量照射体积完全相符的定位信息。前一个任务由治疗床和治疗椅的精密机械定位装置完成，后一个任务由数字图像精密定位系统完成，这样就可以将患者的肿瘤部位正确地定位在治疗机头的治疗空间。

（3）上述定位步骤仅适用于肿瘤体积大小基本不变的情况，对于有体积动态变化的部分肿瘤，如肺癌等，则必须再加一个呼吸门控装置，利用呼吸规律来反映肿瘤的变化规律，从而再用此规律来同步于加速器的质子束，借以达到同步治疗的目的。

五、中子刀治疗技术

中子刀治疗技术是特殊的后装近距离腔内放射治疗技术，是一种融核物理学、自动控制、计算机等多门学科为一体，以治疗人体腔道或管道内肿瘤为主的大型现代化高科技放射治疗设备。

1. 中子刀治疗适应证

（1）宫颈癌、子宫内膜癌、阴道及宫颈黑色素瘤、子宫肉瘤、阴道癌。

（2）食管癌、直肠癌、肛管癌。

（3）口腔涎腺肿瘤、鼻咽癌、口腔癌、喉癌、扁桃体癌。

（4）其他肿瘤如皮肤癌、软组织肿瘤、黑色素瘤等。

2. 中子刀治疗优势

（1）治疗率高、复发率低：^{252}Cf 发出的中子射线是唯一能近距离治疗的高 LET 射线，其相对生物效应（RBE）高，对肿瘤细胞的杀伤作用强，照射后肿瘤细胞没有或很少有亚致死损伤修复，也没有潜在致死损伤修复，因而放射敏感性较差的肿瘤以及中晚期及复发的肿瘤经治疗后仍能取得较好的疗效。中子射线氧增效比（OER）低，对肿瘤细胞内氧的依赖性少，能有效克服其他射线对恶性肿瘤内乏氧细胞放射不敏感的缺陷，有更强的杀癌能力。处于不同细胞周期的癌细胞对中子的放射敏感性差别小，因此各期肿瘤细胞对中子射线都敏感，治疗效果提高，复发率降低。

（2）治疗安全、无创伤、无痛苦：中子刀治疗不用开刀、不出血、不用全身麻醉，整个治疗过程患者完全清醒，治疗安全、痛苦少，对患者健康影响小，年龄大、身体弱或不能承受手术的患者均可耐受中子刀治疗。治疗过程由计算机控制，整个治疗过程自动化、程序化，同步摄像及双向对讲监控并有各种安全联锁，确保治疗准确、可靠、安全。

（3）治疗时间短、副反应轻、并发症少：中子刀治疗每次只需 30 分钟至 1 小时，治疗采用内照射方式，中子源通过人体自然腔道或管道到达病灶，紧贴病灶直接照射肿瘤组织，向外穿透距离有限，对肿瘤外部的健康组织损伤极小。内照射放射治疗不存在外照射那样射线穿过路径上的健康组织损伤，因而治疗后副反应轻、并发症少。

3. 中子刀治疗原理　中子刀（neutron knife）的医学全称为"^{252}Cf 中子后装治疗机"，治疗原理是利用同位素中子源 ^{252}Cf 发出的中子射线，对肿瘤乏氧细胞的杀伤力大、照射后几乎没有致死（或亚致死）损伤修复、复发率低的独特优势，采用遥控后装技术，使中子源贴近病灶组织实施近距离照射，从而达到最大程度地杀灭癌细胞的同时对正常组织造成较小损伤的目的。

4. 中子刀治疗简单流程　疾病确诊、施源器置入、模拟机定位、设计治疗计划、实施治疗、拔除施源器结束治疗。

第二节　不规则照射野与楔形野照射技术

一、不规则野照射技术

（一）临床应用

不规则野照射是根据病变部位的形状或保护重要器官的需要，在规则野中加设铅挡块而形成，它避免了由于分野造成的野与野之间的剂量重叠、或分离而产生剂量的热点或冷点问题。由于肿瘤形状不规则，所以不规则野照射技术在临床治疗中应用相当广泛。鼻咽癌面颈联合野、肺癌及淋巴瘤、宫颈癌外照射等射野均系为不规则野，该照射野较常规照射野大且不规则，故将其称为大面积不规则野照射技术。

在霍奇金淋巴瘤的放射治疗中，应用不规则野照射技术较多，以其为例来介绍不规则野照射技术。

根据病变的形状或保护重要器官的需要，是在规则照射野中加设挡块形成，该照射野大且不规则。霍奇金淋巴瘤不规则野放射治疗分为斗篷野和倒 Y 野，后者又可分为腹主动脉旁±脾脏野及盆腔野。

1. 斗篷野　用来照射膈上淋巴结区，包括双颈、双锁骨上下、双腋窝、纵隔和双肺门区。

2. 倒"Y"野　用来照射膈下淋巴结区，包括腹主动脉旁、脾脏、脾门、髂总、髂内外、腹股沟、股淋巴结。

（二）照射方法

斗篷野照射时，顾名思义就是野照射像斗篷一样，披在人身上，这样就需要一个比较大的照射野才能包括所需的照射部位。在体表上斗篷野上界由乳突尖和下颌骨体中线的连线，下界要包括第 10 胸椎下缘。左右侧要包括腋窝及胸廓侧壁在内，照射面积一般在 35cm×35cm。这样大的野在标准源皮距下不能达到，如 ^{60}Co 治疗机在 75~80cm 照射距离时，照射面积最大只有 20cm×20cm。而一般直线加速器在 100cm 时，最大也只有 30cm×30cm 左右的照射野。一般较新型号的直线加速器可达到 40cm×40cm 左右的照射野。

在标准源皮距下得不到斗篷野所需的照射面积，只有利用延长照射距离扩大照射面积，从而满足斗篷野照射所需的照射面积。需延长多少距离可达到照射野的要求可用以下公式求得：$D_2=D_1×F_2/F_1$

式中，D_1 为标准源皮距（cm）；F_1 为标准源皮距下的最大方野边长 1/2（cm）；F_2 为所需斗篷野方野边长 1/2（cm）；D_2 为所需斗篷野照射方野时的源皮距（cm）。

（三）斗篷野照射立式铅挡块模板照射技术

1. 斗篷野照射立式铅挡块模板使用方法　斗篷野照射立式铅挡部位比较多，而且每个患者的照射部位及铅挡部位都是因人而异，所以必须按照每个患者的具体情况制作专用铅挡块，立式铅挡块就是每块铅挡块在托架上独立摆放。

模板式是指这种照射方式不在患者身上画体表野，而只标出定位"十"字标记点。这是如上所述斗篷野照射所需照射野形状复杂，铅挡部位较多，人体体表又是曲面。若在体表画照射野，其形状各异、杂乱无章，给对野摆位带来种种不便，而且每次体表野不清再画野也比较困难，所以用模板代替体表，把照射野的形状及应挡铅的部位都勾画到模板上。先用模板"十"字架标记对体表"十"字标记以确定体位，再用灯光野来对模板照射野，用个立式铅挡块来挡照射野内应挡部位。

2. 斗篷野照射立式铅挡块的制作

（1）切割浇铸挡铅模型：切割器对好模板中心及定位点，源至模板距离110cm，源至第一层托架66cm，上下左右量好切割范围并做标记，放聚乙烯板一块8~9cm厚穿孔切割，先切肺挡块，再切肱骨头、喉头、脑干挡块，至左侧心脏部分，先切肺挡块，后切挡心脏部分，遇弯曲地方慢切，模板勿在料边切割，谨防浇铸时漏铅。修理内壁，石膏勾缝，加硬纸底板粘牢。铅模铸造心脏挡块模都需要做恰当修整后再行铸模。

（2）熔化足够量的铅液，降温至合适温度后浇铸：倒铅速度要慢，防漏铅水，防空心有气泡，表面需堆满铅水，防冷却后凹心。灌铅水高度以 90cm 为准，4 小时自然冷却后或设法浸入冷水冷却，给予固定，等全部固定后再一起脱模。铅块脱出模型后暂时保留模型设备，进行加工打毛刺造型，平整并保持原来形状，只允许锉其表面不要锉底面。对号入座注好标签，填好姓名，前后左右不得有误，必须与摆位时相符。

3. 斗篷野照射立式铅挡模板摆位技术

（1）认真阅读治疗单：注意照射剂量、布野体位、照射距离、铅挡块的具体要求及有无蜡块等，消除患者不良心理因素的干扰。

（2）机械位置的确认：机架角（GA）复零位，机头角（HA）一般也应复零位，可根据患者体位调节，床的水平旋转角应复零位，床的垂直升降根据治疗要求应确保源皮距（SSD）=130cm。

（3）患者治疗体位的确定：前野体位仰卧位，头向后仰，使下颌骨垂直于床面，双臂自然垂于体侧轻度外展，双腿自然伸直置于床面，避免屈伸。后野体位，俯卧位以颏尖着床，头向后伸仰使下颌垂直于床面，双侧上下肢体同前野，应注意头与身体纵轴成一直线，避免偏离体中线；头部过仰或过伸不全均为不当。双肩应保持在同一直线上，对于脊柱侧弯及其他畸形患者应在模拟定位下确定治疗体位，避免强迫性体位，对于体厚的患者身体曲度及投影应给予注意。

（4）患者治疗模板的放置：患者按上述体位要求仰卧或俯卧于治疗床上，首先将隔挡有机玻璃模板支架放好，在灯光指示投照下，将有机玻璃模板上定位"十"字标记与体表定位"十"字标记重合，斗篷野照射时，体表一般应有 4 个"十"字标记：摆位中心点一个，同一水平体中线两侧 15cm、20cm 处各一个，体中线摆位中心点下方 10cm 处一个，共四个。两定位"十"字线重合是两个坐标的吻合，重合之后，还应注意喉头的位置，切勿偏离保护区。在实际工作中往往注意定位点的重合，而忽略喉头的保护。

（5）灯光野要求：运用灯光野检查照射野的覆盖面积，包括全颈部、腋部、胸部纵隔及这些部位淋巴组织。

（6）个立式铅挡块放置的要求：铅挡块厚为 8cm，铅挡块不宜碰撞，在放置时应注意各不规则的曲面，如肺挡块不但要注意上下面，同时也应注意左右面，挡块上下、大小不能倒置并有前后左右之分，在挡前野或后野时应准确选择。根据有机玻璃模型的轮廓要求置放挡块时易出现问题的部位是喉头肱骨头及脊髓颈段。

（7）待开机状态：上述几项完成后，应撤出有机玻璃模板和支架，以防射线衰减和散射，之后准备开机治疗。

（四）斗篷野照射一体式铅挡块照射技术

1. 斗篷野照射一体式铅挡技术 由于直线加速器为适应临床治疗的需要做了较多的改进，如多叶光栅、非对称准直器和标准源皮距大面积照射等。如近代的直线加速器在标准源皮距 100cm 时，就可以得到 40cm×40cm 的照射野，足以满足一般的常规斗篷野治疗照射面积。这样就不需要延长照射距离，就可以在标准源皮距 100cm 时做一体式铅挡块斗篷野照射。所谓一体式铅挡块斗篷野照射，就是将若干立式铅挡块，按照射野的铅挡摆位要求，将每块挡块牢固地固定在一块有机玻璃上。每次摆位时，只需摆好体位，对准定位标记，对准照射距离后，将贴好铅块的有机玻璃板插入源托架槽内固定即可。这种照射技术可减少许多斗篷野摆位的程序，增加了照射部位的精确度和重复性，可以减少照射时间。

2. 摆位技术

（1）首先需按治疗单要求分清是照前野还是后野，进治疗室后，按患者的姓名及照射前、后野要求取一体式铅挡插板。插板存放要有规律，每个患者的前、后野插板放在一起，避免出差。

（2）体位：前野仰卧位需患者躺正、躺平，用中心激光定位灯校正体位，利用左、右激光定位灯校正横轴，纵轴对准中心"十"字线，对好源皮距100cm。

（3）机头、机架要求：把一体铅挡有机玻璃插板插牢，再核对一下体位，利用机头方位角将一体铅挡上定位标记对好。铅挡块部分一定要向上，固定好治疗床，工作人员再离开治疗室准备治疗。

二、楔形野照射技术

（一）临床应用

楔形板本身很简单，它就是一块金属楔状体，其本身构造的实际角度为 α 角，简称楔形板角，此角对临床应用意义不大，只是在制作楔形板时，与治疗机体本身的能量和制作楔形板所用的材料有关。一般 ^{60}Co 及高能 X 射线机常用铅或铜制成，其作用是可以改变剂量的分布，对剂量的分布起着修正作用，可使剂量分布曲线发生倾斜，另外楔形板也可以起到组织补偿作用，如身体的曲面不平时，可用不同角度的楔形板校正，又如乳腺癌切线照射、颈段食管癌照射等，都可以使用楔形板来替代等效组织，从而使得照射靶区可以得到更为均匀的剂量分布。

1. 楔形照射野的常用概念　楔形角是表示当放射线束通过楔形板以后，其等剂量曲线所能改变的倾斜角度，具体地讲就是体膜内放射线束中心轴上 10cm 深度处。楔形等剂量曲线与照射野中心轴夹角的余角称楔形角，该角一定要与 α 角严加区别，常用的楔形角有15°、30°、45°、60°四种。随着计算机技术和楔形板应用技术的改进，产生了一楔多用、动态楔形及全方位楔形照射技术。

（1）楔形板与放射线能量和治疗深度的关系：当具有相同能量的放射线束进入到人体以后，在建成区以下随着深度的增加，放射线的能量逐渐减低，散射线越来越多，因此楔形野的等剂量曲线（90%、70%、60%、50%）就不可能平行，就是说楔形角随着治疗深度的增加改变越来越小，入射线能量越高，楔形角的变化也越小。

（2）楔形百分深度剂量：加用楔形板照射时，其百分深度剂量定义为：体膜中楔形照射野中心轴上某一深度处的吸收剂量 D_{dw} 与某一固定参考点处的吸收剂量之比。固定参考点的吸收剂量仍选为无楔形板时同样大小面积的照射野，在其最大电离深度处的剂量 D_m。对 ^{60}Co 为 0.5cm 深度处，8MV X 射线在 2cm 处。

（3）楔形因子 F_w：照射野中心轴上深度 dcm 处有楔形板和无楔形板时的吸收剂量之比称为楔形因子，即 $F_w=D_{dw}/D_d$。楔形因子一般通过测量方法取得。

（4）多楔联合应用：多楔联合应用时，楔形板角度的选取一般使楔形角等于 90° 角减去两楔形野交角的一半即可，即楔形角=90°－两野交角/2。

2. 楔形板使用中的一些问题

（1）楔形板应用中的两种系统：楔形板的设计和应用有两种系统，一种是射野依赖系统，楔形板的尖端总是与照射野的边缘对齐，放射线束中心轴通过的楔形板的厚度随照射野的宽度而变，因此其楔形因子也随之改变。此系统一般用于 ^{60}Co 机，其剂量损失较小，需要照射的时间也相对较少，但是操作麻烦，可靠性也差。另一种被称为通用楔形系统，放射线束的中心轴总是通过楔形板的中心，不论照射野的大小，其通过楔形板的厚度不变，此系统一般用于加速器治疗机上，因此加速器的输出剂量率较高，故使用简便精确，但剂量损失较大。

（2）一楔多用问题：目前有些加速器治疗机的楔形板，是固定在机头里的，不用人工更换，而采用一些一楔多用的机制，它是用一个 60°的楔形板，由计算机来控制，在每次治疗中，用 60°的楔形板照射一定剂量后，自动收回楔形板，再用无楔形板的照射野照射完此次的分割剂量，利用有楔形板与无楔形板照射剂量之比，可以合成小于 60°楔形角以内的任何角度的楔形野，这样就不只局限在 15°、30°、45°、60°四种楔形板的应用范围中，并且可以在靶区范围内得到更好的剂量分布。

（3）动态楔形板：它是利用独立准直器的运动来实现的，它是通过叶片在每个位置上停留时间的不同，来形成固定角度的物理楔形板照射野，同时通过左右不同叶片的同时运动，也可形成任意要求的剂量分布，动态楔形板不仅可以替代物理楔形板，而且也是实现一维调强治疗的理想方式。

（二）照射方法

以上颌窦癌楔形板照射技术为例。

1. 两野常规照射 上颌窦癌患者一般原发病灶都发生在上颌窦腔壁上，由于上颌骨的解剖部位处于偏心，如不采用楔形板两野照射，在靶区内就会形成Ⅰ野高剂量区与Ⅱ野高剂量区叠加成高剂量区，Ⅰ野低剂量区与Ⅱ野低剂量区叠加成低剂量区，使靶区内剂量分布十分不均匀。如用楔形野照射技术，就可将高剂量区通过楔形板的厚端吸收而降低。而低剂量区通过楔形板的薄端使剂量改变很小，这样就会使高剂量区降下来与低剂量区相等，形成一个较均匀的靶区剂量分布。但本技术对剂量有一定的损失，使照射剂量加大，照射时间延长。

2. 上颌窦癌楔形板照射摆位方法

（1）仰卧位时，头垫枕或用固定头枕，要求头颅冠状面与床面水平一致。侧卧位时，头垫枕与肩部等高，保持矢状面与床面水平一致。在摆位时要求患者配合，尽量使患者身体既能达到治疗体位又比较舒适，这样患者在治疗中就不易移动，亦可采用一些固定装置。

（2）在治疗中请患者张口含瓶或用张口器减少舌部和颊部照射剂量。

（3）照射距离要准：先将照射灯光野中心对准体表野中心，再校准 SSD 或 SAD 的直射距离。如用源皮距（SSD）给角照射时，要先给好应照的角度，再对距离。如用等中心照射时（SAD）要求先对距离，再转机架角。

（4）照射野：对准射野是放疗的关键。如用源皮距照射时，要先对准照射距离后，再用灯光野按体表野大、小、宽、长形状对好。如用等中心照射，需按医嘱要求，先给好照射野的宽、长及方位角，再对源轴距。因为此时体表的灯光野的面积是代表靶区中心的照射面积。一般等中心治疗在体表不画照射野范围，只画照射野中心"十"字线，因此在给源轴距后，再核对一下照射野的宽、长及方位形状是否正确，以保证等中心照射体表无照射野的情况下，到靶区中心照射准确无误。

（5）铅挡块使用：在垂直照射或机架角小于10°时，可用铅挡块（大于10°时挡铅比较困难），屏蔽眼睛，减少半影对角膜、晶体的照射，或用机架给角保护对侧眼球，可参考夹角50°和30°楔形板照射方法。等中心照射时，用整体挡铅，简单、方便、准确。

（6）使用楔形板时，一定要看清医嘱要求；按治疗计划要求给出相应角度和序号的楔形板，并要注意楔形板的尖端及厚端方向（常规使用楔形板都是两射野楔形板的厚端相邻）。在用一楔多用楔形板时，一般在照射灯光野内可显示楔形板的方向，另外在小机头上也有楔形板方向标志。因此要看清所显示楔形板尖端及厚端的方向，不得有误。并要按要求给好有楔形板及无楔形板的剂量比。在使用依赖系统楔形板时，除按上述要求外，还要注意楔形板尖端边线与照射野边对齐、固定好。楔形板位置需远离患者体表15cm以上，以减少次级射线增加皮肤表面剂量。对一些治疗机有楔形板控制的，可在摆位前先在控制台上设置好所需楔形板的角度、序号，若有差错机内连锁可复位，再重新设置和摆位。

（7）对患者要求在摆好位对准楔形板后，一定不要移动。因此时照射野灯光全部被挡，不能再核对患者的位置。此时把治疗床的上、下、左、右、前、后钮都固定好，再复查治疗条件无误后，工作人员可离开治疗室开机治疗。

第三节　相邻野和切线野照射技术

一、相邻野照射技术

（一）临床应用

在临床工作中经常会遇到需要照射的肿瘤靶体积过大，或需要一个以上的照射靶区相邻，该类情况须采用相邻野照射，如肺癌的锁骨上野与纵隔、肺部肿块野；腹主动脉旁淋巴区照射野和纵隔区照射野、"斗篷野"和"锄形野"及"倒Y野"、全脑全脊髓照射野等。在非共面的照射技术中也有相邻情况，如全脑全脊髓照射时，头部两侧相对平行野和脊髓野的相接，乳腺切线野和锁骨上野的相接，头颈部照射两侧相对平行野和颈前垂直野的相接等，故相邻野照射技术是临床外照射治疗中经常应用的技术之一。

（二）照射方法

应用相邻野照射时，就存在照射野之间相邻和间隔问题，不解决这类问题就容易形成剂量分布的热点和冷点，导致正常组织损伤或肿瘤控制不住。因此需要应用一定的相邻照射技术设计照射野，既能有效地控制肿瘤，也能避免造成正常组织的放射损伤。

1. 射线束中心轴平行相邻照射野　对于较大的表浅肿瘤，其实际照射野常在皮肤表面处，但对于深部靶区照射时，要避免因相邻照射野衔接不妥，而引起的重要器官组织不必要的放射性损伤及肿瘤靶区剂量过低而影响其放射治疗效果等问题。在解决相邻照射野布置、计算相邻野间隔距离时，主要考虑照射野几何发散、半影及等剂量曲线的形状等因素，临床上常用以下方法解决。

（1）偏转入射角：即在放射源不动的情况下，两野放射线束互相向相背方向倾斜，使两相邻照射野线束边缘成两平行线，如果照射野半影较大，可以在两照射野相邻侧分别加用野外挡块，使射线束的几何边缘更加光滑整。

（2）相邻照射野在体表分开，使"热点"相交在深部靶区或不重要的组织内，相邻野在表面间隔大小是按病灶深度、照射野大小、源皮距等数据，按相似三角形的计算方法而获得的。一般两个照射野相邻发散边缘相交点多选在两照射野50%的剂量水平处，这样相交点处就可以达到100%的剂量水平。

2. 射野中心轴成正交相邻野　当相邻照射野的中心线束相互呈垂直关系即非共面照射时也会有上述情况，如何克服此种照射野的重叠或间隔问题就更为复杂，临床上最常遇到的是头颈部（如鼻咽、口咽肿瘤）两侧野和颈前野的衔接；乳腺癌两胸部切线野和锁骨上野的衔接；以及在进行全中枢神经系统照射时，全颅野和全脊髓野的衔接。解决此问题可利用X线片进行几何计算，涉及挡铅、转床和旋转准直器等。

（三）定位技术及摆位要求

治疗体位的选择要从有利于治疗的角度考虑，如能够维持较长时间的卧位，便于重复摆位，有利于减少容积剂量等。为了避免放射治疗时患者的体位发生改变，首先要患者尽量取平仰卧位，并加用必要的固定装置。

1. 头颈部肿瘤　多采用仰卧位，枕后和颈后垫固定枕，采用两平行相对野照射，机架转至水平位。

2. 乳腺肿瘤　最好仰卧在乳腺固定托架上，使胸骨上下轴水平于切线野并和治疗床面平行，同时手臂要握住固定手柄，以保证各照射野不因皮肤移动而移动。在用电子线照射筒照射锁骨上区野摆位时，须将头转向照射野的对侧。通常乳腺切线野超过乳房外1.5cm左右，如果超过太多，有时会使等中心位置处在体表之外，不利于摆位。剂量计算以切线野中平面为准，锁骨上区多用单野照射，以体表下3cm深度处计算其靶区剂量，内乳区淋巴结区深度则按CT或超声波检测的胸壁厚度来决定，并选择适当能量的电子线照射。

二、切线野照射技术

（一）临床应用

切线野照射技术在临床放射治疗中应用较为广泛，尤其以乳腺癌保乳术后的乳腺切线野照射技术最有其代表性。为使乳腺组织在保乳术后的放射治疗中，能够得到足够的剂量照射，同时又能够保护好正常组织，故多需对乳腺采用切线野照射技术，也可以采用水平切线野照射或等中心加楔形板切线野照射技术。切线野照射技术就是放射治疗时，使照射野的一侧边缘开放，用放射线束将被照射的部位"切割"出来。它既可以用垂直、水平、成角、源皮距、源瘤距和等中心等切线照射，也可以用楔形板改变其病灶靶区内的照射剂量的分布。

（二）照射方法

放射治疗时，嘱患者按定位时的体位要求和技术员摆位时的具体要求，仰卧于加速器或 ^{60}Co 治疗机的治疗床上的乳腺托架上。行胸壁内外切线野照射。术后预防照射者，多行常规分割照射，治疗总剂量为 50Gy；保乳术后手术瘢痕处需追加照射剂量 15~20Gy。

（三）定位技术及摆位要求

1. 乳腺癌切线野定位技术

（1）为了让患者的肺组织减少照射，其方法就是要使胸壁保持水平，乳腺托架有 5°、10°、15°角度供使用，双手外展上举，手握固定手柄。

（2）切线野的上界在第 2 前肋水平，下界在乳房皱襞下 2cm，宽度取决于患者乳房的高度和胸壁的厚度，多为 5~10cm，过大乳房的野宽还可增加。如果内切野包括内乳淋巴结时，内切野的后缘应过体中线 3cm，如内切野不包括内乳区时，内切野的后缘应在体中线的位置。为了提高皮肤的照射剂量，有些患者的照射区域皮肤上需要加 1.5cm 厚的硅胶垫，所以内切野的前缘要游离出皮肤外 2~3cm。若不加硅胶垫时，内切野的前缘只游离出皮肤外 1cm 即可。外切野的后缘，一般为患侧的腋中线或腋后线。

2. 设计乳腺照射野时存在的问题及改进

（1）由于乳腺的生理形态弯曲不平，可造成治疗剂量分布的不均匀，其改进方法可用等效物代替填充，如小米、石蜡、硅胶等，或加楔形板使其剂量合理分布。

（2）由于乳房后面是胸壁和肺组织，因此大部分乳腺照射时都采用切线野，如果采用电子线垂直照射时，一定要考虑电子线的能量问题。

（3）由于 X 射线切线照射时，会造成浅组织剂量的不足，为此可根据所用 X 射线的能量来决定所需加用填充物的厚度，并需考虑患者皮肤反应会因加入填充物而加重，因此要注意医嘱中放置填充物和取下填充物的时间。

（4）照射野的匹接问题

1）内乳野和切线野的匹接：由于内乳野一般都用电子线垂直照射，而乳房部位都用高能 X 线给角切线照射，这样就会在内乳野和乳房切线野之间，在一定深度处形成一个夹角的低剂量区域。因此最好使内乳野也按切线野给角照射，以消除这个夹角内的低剂量区域。

2）切线野与腋下野的匹接：由于放射线束的几何扩散，以及切线野为了适应胸壁的弯曲，均需要治疗机头旋转一定的角度。因此在这两野之间会形成一个三角形的剂量重叠区，此剂量重叠区可用半野（半束）照射或加挡铅的办法来解决。

第四节 三维适形和调强放疗技术

一、三维适形放疗技术

三维适形放射治疗是一种特殊的治疗技术，是指在三维空间的方向上，照射野的形状与靶区的形状始终一致。其剂量分布有以下特点：①高剂量区的形状与靶区（PTV）的形状相一致;②靶区外的剂量迅速下降;③靶区内的剂量分布均匀。实施三维适形放射治疗时,需要有一套完整的放射治疗设备,其中包括 CT 模拟定位系统、三维治疗计划系统、电子直线加速器及与之相匹配的多叶准直器等。

(一)临床应用

1. 适应证 三维适形放疗几乎适用于所有的患者,但用于以下几种情况时优势更为明显。

(1)靶区位于邻近剂量限制器官(如脊髓、脑干、肾脏和晶体等)的病例:通过 CT 扫描定位和三维重建后,可清楚地显示靶区和邻近器官在立体三维空间中的相互关系,有利于照射野的设计和剂量分布的显示。这类病例所占比例较大,主要有头颈部肿瘤、纵隔和腹部肿瘤等。

(2)靶区形状极为不规则的病例:由于肿瘤的浸润性生长导致其形状极不规整,使得照射野的形状也不规整或需用多靶区布野照射。CT 模拟定位系统可准确地显示各种形状照射野的剂量分布及多靶区照射野邻接处的剂量分布情况。因此,在实施复杂形状的照射野和多靶区邻接照射野计划时(如鼻咽癌面颈联合野与颈部切线野、肺癌纵隔野与锁骨上野的设计,以及头颈、腹部和盆腔等部位的复杂照射野),适形放疗极为方便。

(3)靶区较小肿瘤行立体定向放射治疗的病例:在颅内、胸部、腹部等实质性器官的小肿瘤,需要精确定位和非共面固定多野或旋转多野照射时,采用 CT 模拟定位可获得精确的定位、快速的剂量计算,以及清晰地显示靶区与周围正常组织的三维剂量分布。目前采用这一方法在治疗全身各部位的小肿瘤时已获得了高精度、高剂量、高疗效、低损伤(三高一低)的效果。

(4)靶区需要切线野照射的病例:在胸腹壁肿瘤和乳腺癌等需用切线野照射时,采用本方法不仅可使靶区剂量分布均匀,而且还可有效地保护靶区后的正常组织器官。特别在保留乳房手术后的根治性放疗时,采用此方法定位更为精确。

2. 禁忌证 从理论上讲三维适形放疗无明显禁忌证,但对以下情况可考虑常规模拟定位。

(1)需实施区域性照射或照射野较为规则的病例:如乳腺癌术后照射内乳区、腋窝区及锁骨上区的患者。

(2)肿瘤位置表浅或可直观看见病灶的病例:如皮肤基底细胞癌、鳞癌及颈部肿大的淋巴结等。

(3)放疗摆位重复性差的病例:如肿瘤患者因疼痛或选择体位极不舒适而无法使其保持某一体位时,则常规放疗有时更易实施。

(二)照射方法

三维适形放疗的主要形式为多个固定野照射(共面或非共面)。使用不规则铅模照射时需将患者摆好治疗体位,并在治疗机头上插入不规则放射野的铅模,在整个放疗过程中,技术员必须多次出入治疗机房,非常耗费人力和时间。用由计算机控制的 MLC 来进行照射是目前 3D-CRT 发展的方向,主要有半自动和全自动两种形式。这类照射必须使用由计算机控制的直线加速器,并用 MLC 来形成各种不同形状的照射野。

半自动照射系统包括由立体定向放射治疗计划设计系统、控制 MLC 的计算机、控制电子直线加速器的计算机、记录和验证所用的计算机形成的网络。TPS 设计放疗计划后将治疗计划存入数据库，照射时从数据库中取出，再将每个照射野特定形状的信息输入到控制 MLC 的计算机内。在整个放疗过程中，技术员始终在控制室内操作，这种用人工来设置治疗机架角度和照射野形状的照射称为半自动照射。

全自动照射系统在半自动照射系统上再加一个主计算机，它与其他计算机都有双向联系，信息互相反馈，指挥着整个治疗系统。第一个照射野由技术员摆好，开始照射后其余照射野的治疗都自动进行，即放射治疗机按照 TPS 给出的治疗指令，每转动一个预定的治疗角度时，MLC 会自动变换形成一个相应的照射治疗野的形状，整个放疗过程全部都在计算机控制下完成。全自动照射除了用于多野照射外，还可用于动态旋转或弧形治疗。其目的之一就是减少放疗过程中人为因素造成的误差。

（三）定位技术及摆位要求

1. 确定 CT 扫描部位　确定 CT 扫描部位时，既要考虑到治疗时布野的要求，又要考虑到患者的健康状况及每次治疗摆位的可重复性。在此过程中，使用体位固定装置必不可少，体位固定装置可减少随机摆位的误差，保证靶区照射的精度。常用的体位固定装置需满足以下要求：①能够保持理想的治疗体位，在此体位患者能够舒适放松、长久支持；②应安全可靠；③应有良好的塑形，在整个治疗期间，长时间维持其形状不变；④不能影响到放疗计划的设计与执行及治疗机的运动；⑤不能引起皮肤照射剂量的增加，较好的热塑材料或聚氨醋泡沫对皮肤剂量影响不大；⑥费用不宜过高。

2. CT 扫描前的准备　CT 模拟定位时应当选择使患者感觉舒适、易坚持、易重复的体位。临床最常选择的体位是仰卧位，头颈部肿瘤定位时应双手自然下垂，贴于身体两侧，胸腹部肿瘤可能采用左右侧野照射，故应将双手上举抱肘。体位固定的方法很多，头颈部固定用热塑面罩，体部常用负压成型垫、体架+热塑体膜等。必须选择固定性好、摆位重复性好的固定方法，以减少重复性摆位的误差。目前常用的体位固定器按精度顺序：头颈部依次为有创头架、无创头架、面网、真空枕等；体部依次为固定板、固定网、真空垫等。

3. 确定体位标记线　安放 CT 扫描标志物，CT 扫描标志物可作为三维适形治疗计划模拟定位的基准坐标。常用的 CT 扫描标志物有以下要求：①射线不易穿透，能清楚显示；②伪影较小，不会明显影响 CT 扫描影像的观察；③体积较小，有利于减少定位的误差。

4.CT 扫描　按照治疗计划的要求，对相应部位进行 CT 扫描，最好采用增强扫描。扫描中应注意以下几点。

（1）扫描的范围要大于常规 CT 扫描的范围，一般需连续扫描 50 层以上，扫描层要尽可能的薄。为了获得较大的扫描范围又不至于使扫描层次太多，故宜采用混合扫描技术，即病灶区层厚 2～5mm，病灶以外区域的层厚逐步过渡为 5～10mm。

（2）增强扫描可以提高正常组织结构与病变组织结构的对比度，如肿瘤组织密度与周围正常组织密度相似，增强扫描时可使肿瘤组织密度增高；位于血管周围的病灶，为了更加清楚地显示肿瘤的轮廓范围，如肝癌增强扫描时，绝大多数都有强化表现。

（3）CT 诊断要求患者扫描时屏气，以避免呼吸运动造成伪影。而 CT 定位扫描时，则要求患者自然平静地呼吸，这是因为放疗过程中时间通常较长，患者不可能长时间屏气。扫描结束后，通过 CT 网络直接将所有 CT 图像传送到治疗计划工作站。

（四）勾画靶区轮廓

勾画体表轮廓建立假体，勾画靶区周围剂量限制性器官的轮廓，靶区轮廓勾画是能否实现精确放疗的关键。因此不但要求要有高质量的图像显示，还要求有高水平的肿瘤诊断医生配合。在肿瘤轮廓显现不清时，应在增强扫描图像、CT/MRI 或 PET/CT 融合图像上进行轮廓勾画。

（五）设计放疗计划

三维适形治疗计划通常由放射治疗医师与放射治疗物理师共同完成。用 BEV 来设计照射野，在 BEV 的帮助下可找到合适的射线入射角度，要求每个照射野既要包括肿瘤又要尽可能地保护肿瘤周围的正常组织不受或少受照射，合理地选择射线的性质、能量、射野的多少、入射方向、组织补偿等。

（六）剂量计算、验证和评价

在计算放射治疗剂量时，原则上应将根治性放疗的靶区中心剂量归一为 100%，至少90%的剂量线应包括整个靶区。通过 DVH 图了解靶区和周围重要脏器的治疗剂量容积比，对靶区出现剂量不均匀或周围重要脏器出现受量过高的计划必须进行相应的调整。通过与模拟定位片和照射野验证片对比，以验证照射野的准确性。当放疗计划设计完成后，可通过观察剂量分布来比较不同计划的优劣。

二、调强放射治疗技术

要使照射野的形状在任何方向上均与受照射靶区的形状相一致，就必须从三维方向上进行剂量分布的控制。X（γ）射线立体定向放射治疗和高能质子线放射治疗成功的经验证明，采用物理手段不仅能够改善病变（靶区）与周围正常组织和器官的剂量分布，而且还能够有效地提高其治疗增益。适形放疗是一种提高治疗增益较为有效的物理方法，可使得高剂量区分布的形状在三维方向上与病变（靶区）的形状相一致。

为了达到剂量分布的三维适形，就必须满足下述的必要条件：在照射方向上，照射野的形状必须与病变（靶区）的形状一致；要想使得靶区组织内及其表面的照射剂量处处相等，就必须要求对每一个照射野内诸点的输出剂量率能够按照要求的方式进行调整。能够满足上述两个必要条件中第一个条件的三维适形放射治疗称之为经典（或狭义）适形放射治疗；能够同时满足上述两个必要条件的三维适形放射治疗称之为调强（或广义）适形放射治疗（IMRT）。

（一）临床应用

调强放射治疗技术多用于解剖部位结构复杂或邻近有放射敏感组织和器官且需要高剂

量照射的肿瘤。对于局部复发和未控的肿瘤采用 IMRT 治疗具有重要意义，目前利用 IMRT 治疗全身各部位的肿瘤已取得了较好的临床疗效。头颈部肿瘤周围的正常组织对放射线的耐受性较差，常规放疗技术多给予 70Gy 左右的照射剂量，这已超过了正常组织的放射耐受量，因此即使肿瘤得以控制，患者也需忍受不同程度的急性和后期放疗并发症。IMRT 技术在头颈部肿瘤的治疗中，具有超过常规放疗的剂量优势，因而头颈部肿瘤是 IMRT 的最好指征。

常规 X 射线照射野与电子线照射野相配合，会导致靠近颈部肿瘤和淋巴结处的剂量不均匀。在传统放疗中由于要保护脊髓而限制了肿瘤区域剂量的提高，如低于杀死肿瘤细胞所需的治疗剂量时，就可能会导致肿瘤局部复发。采用 IMRT 技术治疗时可满足治疗体积的剂量分布，脊髓受量可控制在 40Gy 以下，从而可以为提升靶区治疗剂量而可获得更高的肿瘤局部控制率。从 IMRT 的治疗计划中可以充分显示出其 IMRT 肿瘤靶区体积覆盖的适形性和剂量分布的均匀性，以及邻近敏感器官的受照射剂量和受照射体积的优势。位于颅脑特殊部位不宜手术且直径小于 3cm 的病灶，可采用立体定向放射外科或立体定向适形放疗，然而 PTV 内剂量分布的不均匀性又会增加正常脑组织的晚期放射性损伤，但 IMRT 在治疗不规则特别是靠近敏感组织的脑肿瘤时，其优势就显得尤为明显。前列腺癌的前面有膀胱，后面有直肠，且紧密相邻，使得前列腺癌的照射对适形的要求更高，由于前列腺癌的肿瘤控制率与放射治疗剂量有直接关系，故前列腺癌在接受高剂量照射时，膀胱与直肠的放射并发症可增高。就物理剂量分布而言，IMRT 优于 3D-CRT，照射肿瘤的适形度也更好，特别是靶区的立体形态非常不规则时。

乳腺癌保乳术后常规应用两对穿切线野和锁骨上野放射治疗，其缺点是剂量分布不均匀，靶区中心层面的剂量差异可高达 10%～25%，其非中心层面的剂量差异更大。另外，标准对穿切线野照射时，由于胸壁内呈"凹"形，部分肺组织必然被包括在高剂量线内，若为左乳腺癌，心脏左前部分及冠状动脉等正常组织也会受到较高剂量的照射导致放射性心脏病及心包炎的发病率增加。这限制了乳腺癌保乳术后放射治疗剂量的提高，因此，探索进一步减少心肺等正常组织的放射性损伤，而又不降低肿瘤局部控制率的放射治疗技术就显得尤为重要，在这一方面 IMRT 有着特定的优势。

（二）照射方法

所谓治疗剂量的调强就是将剂量率输出均匀的照射野变成剂量率输出不均匀的照射野的过程，实现这一过程的装置称为剂量调强装置或剂量调强方式。根据剂量调强的概念，首先要根据病变（靶区）及其周围重要器官和组织的三维解剖结构，利用治疗计划系统计算出射野在其照射方向上所需要的剂量强度分布。它是常规治疗计划设计的逆向过程，故称其为逆向放射治疗计划设计。然后按照设计好的剂量强度分布，在放射治疗机上实施三维适形调强治疗。

调强治疗可以通过下述方式实现，即：①固定野物理方式调强，采用固定或动态式的楔形板（一维调强）或二维补偿器；②断层（CT）螺旋式调强或治疗床步进式调强；③多叶准直器整野式调强；④控制击靶前电子束的击靶方向和束流强度，产生所需要的笔形束电子线和 X 射线强度，即扫描式调强。根据调强的原理，调强方式基本上可以划分为五种方法，即利用物理补偿器，MLC 动、静态技术，断层扫描技术，电磁和机械扫描技术等，从原理上都可以实现其临床要求的二维剂量的强度分布。

（三）定位技术及摆位要求

由于 IMRT 具有靶区边缘剂量分布锐利的特点，故 PTV 边缘的外放距离就可以适当减小。因此，对其固定系统和定位系统的要求就更高，建议采用以下固定技术和定位技术：①头颈部肿瘤患者可用热塑面膜固定或硬性固定；②体部肿瘤患者可用体部固定体膜或负压袋固定；③采用 CT 和（或）MRI 定位，有条件者可应用图像融合技术，以充分利用 PET 等影像学信息；④摆位时需用激光定位仪等辅助设施进行验证。

1. 模拟定位 定位前先阅读 CT 或 MRI 片，明确肿瘤与其邻近骨性标志的空间位置后。然后用体膜固定患者体位，找出模拟等中心以后，在体表及定位装置上同时标记出模拟靶区等中心的激光摆位线，并记录机架角在 0°、90°、270°时的源皮距（SSD）。继而在相同的体位条件下，分别向头、脚方向平移定位床，标记出靶区外上下两组激光摆位线，同时标记出定位时人体与定位装置的吻合线。

2. CT 扫描 模拟定位后携带患者及定位装置去 CT 室，先用不影响 CT 成像的碳素纤维板将 CT 的凹面床垫平。用水平仪确认后让患者复位，使 CT 机的固有激光线与患者体表的定位线分别在 x、y 轴上吻合。扫描时将扫描中心层的定位线对准模拟靶区中心水平，并记录下 CT 标记的数据，复核其模拟等中心点至体表 0°、90°、270°时的距离。根据病灶大小取 2～5mm 层厚扫描摄片，重建三维图像。

3. 复位及验证 先在加速器治疗床上复核模拟定位的位置，再根据 TPS 计算出的实际靶区中心坐标与模拟靶区中心在 x，y，z 轴上的差距进行移位，找出实际照射野等中心。继之逐一审核预设的三个不同角度的实际照射野，确认每个照射野的 SSD 与实际摆位的误差均＜5mm 后，再确定其实际照射野的等中心。标记出实际照射野的等中心激光摆位线后，擦去模拟靶区中心的体表标记，同时在定位装置上标记出治疗体位时的 Z 轴激光线。

按照上述方法进行定位、摆位和复位，将 TPS 设计的照射野与实施治疗的照射野进行吻合（误差：体部＜5mm，头部＜3mm），以达到使照射野的几何形状与肿瘤的几何形状完全一致。对于不同部位的肿瘤，其精确定位的情况也不同，头颈部肿瘤的外轮廓明显，骨性标志移位小，摆位、定位和复位较易。胸部肿瘤则因呼吸及上肢位置易变度较大，牵拉胸部皮肤移位明显，故复位难度增加。体袋固定可使头颈及上肢的空间变化减小，复位的可行性优于体膜固定。

腹部及盆腔肿瘤，体胖患者模拟定位时，床板因前伸较大而出现轻度下沉，对体表定位标记会产生移位影响。胃和膀胱充盈状态不同时，对体表定位标记也会产生一定的移位影响。这种移位的影响在机架角处于 0°且患者取仰卧位时表现明显，在 90°和 270°水平对穿位照射时影响较小，故以 90°和 270°水平对穿位激光等中心摆位线为主要参考。同时还应注意提醒患者尽量做到定位和治疗时饮食和排便状态相仿，以减少复位的误差。

（四）放射源的选择及照射剂量

在头颈部肿瘤的放射治疗中，高剂量如 70Gy 应包括肉眼可见的肿瘤，中等剂量如 50～70Gy 应覆盖肉眼可见肿瘤周围的组织，而选择性地照射如可能有亚临床病灶或显微转移灶的淋巴结，则其照射剂量最低约为 50Gy。在传统放疗的第一阶段，肿瘤和选择性照射的区域每次的照射剂量是相同的，约为 1.8～2.0Gy；在第二阶段主要照射肿瘤区域和其紧邻肿瘤的周围组织，分割剂量仍为 1.8～2.0Gy。这样在大野照射阶段已受到照射的正常组织，在补量照射阶段为治疗肉眼可见的肿瘤会受到大量的额外照射，同样的问题在加速放疗方案中也存在。

在 IMRT 治疗计划设计中，若同时进行补量照射（SIB），即在原发病灶区域给予高剂量照射的同时，也给亚临床病灶或选择性治疗的区域予以较低剂量的照射，其适形程度要好得多。这样，传统的时间剂量分割方案已不适用于 IMRT，必须采用新的分割治疗策略。SIB 和 IMRT 除具有上述剂量分布的优势外，由于在整个治疗过程中仅用一个治疗计划，故尚有简单、效率高和不易出错等优点，另外，在头颈等部位肿瘤的治疗中，无需应用电子束，也不存在光子野的匹接问题。在 IMRT 的治疗过程中，放射源的选择多为 6～15MV 的 X 射线。

（五）注意事项

（1）校对两侧激光定位仪的"十"字线、热塑面罩或真空袋的标记点、治疗床的标记点与激光"十"字线的偏差，患者身体的正中线必须与激光定位线的纵轴重合。在调强放射治疗实施过程中，由于治疗时间比常规放疗时间长，故必须采取有效的方法固定患者的照射部位，使患者在照射过程中体位限制在允许的范围内。对头颈部肿瘤患者可采用个体化专用泡沫加热塑面罩固定，对胸腹部及盆腔的肿瘤患者宜选用真空袋固定，以保证每次治疗的精确度和摆位的可重复性。

（2）头颈部肿瘤患者治疗中因佩戴面罩时间较长，可能会导致各种原因的不适（如有轻微呼吸困难、咳嗽、憋气等），甚至有的患者精神高度紧张，会引起烦躁不安、心动过速等。因此在首次放疗前应耐心细致地向患者做好解释工作，介绍调强放疗的基本知识及放疗中、放疗后可能出现的不良反应，解除患者对调强放疗的惧怕和陌生感，消除其心理恐惧，保持其情绪稳定，以良好的心态与医务人员配合治疗。

（3）在摆位过程中，技术员既要尽量考虑到患者的舒适度，又必须让面模、体模等固定装置将患者的治疗部位固定。戴面模时，双手抓住面罩两侧，以下颌为基点轻轻罩上，注意其下颌、鼻尖、鼻梁、鼻根、眉弓、额骨、两侧颧骨等处应与患者面部相吻合；胸、腹部肿瘤患者在扣体模时，应注意 CT 模拟定位标志点、照射野的中心点、体模的充盈度等应与模拟定位时的体位固定相适应。因此，胸、腹部及盆腔肿瘤的患者在每次治疗摆位时，其膀胱的充盈程度、胃内容物的多少及呼吸程度的大小等都会影响其摆位的精确度，所以要交代患者在每次治疗时，都要与制作体模及模拟定位时的体位保持一致，以免产生摆位误差。

（4）IMRT 是一个新兴的治疗技术，仍然存在着一些不确定的因素，如目前的医学影像不能显示病变的确切范围，剂量计算的不确定性及剂量分割方案中生物学剂量的不确定性，技术员在每次治疗摆位的准确性和分次治疗时患者解剖部位的变化，治疗时患者内脏器官的运动、肿瘤的增大或缩小，都会对肿瘤靶区和周围正常组织的物理和生物剂量的分布产生影响。IMRT 的有效程度取决于能否全面准确地判断靶区体积，对一些特殊部位的肿瘤（如脑瘤）由于边界不明确，靶体积的描绘有困难，不同的医生对靶体积的认识也不一样，因此在制订治疗方案时，应尽量有一组医生一起讨论，以减少治疗方案的误差。

（5）在靶体积内癌细胞的分布也是不均匀的，由于肿瘤细胞的异质性不同，不同的癌细胞对放射线照射的敏感性也不同。而如果给整个靶体积均匀剂量的照射，必然会有部分癌细胞因剂量不足而存活下来，成为复发和转移的根源。目前正电子发射断层（PET）、单光子发射断层（SPECT）和核磁波谱（MRS）为代表的功能性影像技术的发展，可通过先进的图像融合技术更好地显示肿瘤的图像改变，为生物适形和物理适形调强放疗技术的开展提供了良好的条件。

第五节　图像引导的放射治疗技术

一、图像引导的放射治疗的意义和设备

所谓图像引导的放射治疗（IGRT）是指在其放射治疗过程中，用成像设备在患者处于治疗体位时，采集其靶区及周围一定体积的三维图像与治疗计划图像进行对比，从而可以调整患者位置使靶区回到治疗计划位置，或调整治疗计划以适应其靶区位置的变化，这一调整的过程就被称为图像引导的放射治疗。可以看出，在使用 IGRT 技术时可以精确地解决原来困扰放射治疗医生的一大难题，即靶区的不确定性。在确保肿瘤得到充分照射的前提下，可以更好地保护正常组织。

21 世纪的图像引导的放射治疗（IGRT）是源于同时但却独立发展起来的先进的影像技术和放射治疗方法，事实上它是成像技术和治疗设备的再次集成。特别是立体定向或容积成像技术与放射治疗设备的结合，提供了几乎是实时图像引导的功能，或许目前的方法更应该被称之为实时图像引导的放射治疗。一个理想的 IGRT 统应具备三个基本功能：①能够获取软组织（包括肿瘤）的三维体积信息；②能够有效地对比两种三维体积的信息；③具备临床的可行性。很显然，临床的可行性是我们的最终目标。

（一）开展 IGRT 技术的必要性

3DCRT 和 IMRT 技术可以产生高度适合的靶区形状的剂量分布，基本上解决了静止的似刚性靶区的剂量适形问题。但实际情况是在患者接受分次治疗的过程中，其身体治疗部位的位置和形状可能会发生变化，位于体内的靶区形状，以及它与周围危及器官的位置关系也会发生变化。引起这些变化的主要原因有下面三种。

1. 分次治疗的摆位误差　治疗摆位的目的在于重复模拟定位时的体位，并加以固定，以期达到重复治疗计划设计时确定的靶区、危及器官和照射野的空间位置关系，保证射线束对准靶区照射。但实际情况是尽管采用各种辅助摆位装置，并严格按照操作规程摆位，但摆位误差仍可能有数毫米，甚至更大。

摆位误差主要来自三个方面：①人体非刚体，它的每个局部都有一定相对独立运动的能力，因此严格地讲，如果只是体表标记对准了，只能说明标记所处的局部皮肤的位置重复到了模拟定位时的位置，而皮下的脂肪、肌肉，或更深处的靶区位置则可能重复得不准；②摆位所依据的光距尺和激光灯等有 1～2mm 的定位误差；③治疗床和模拟定位机床的差别、体表标记线的宽度和清晰程度等因素均会影响到摆位的准确性。另外，如果技术员操作不当也会引入误差。

2. 治疗分次间的靶区移位和变形　主要表现为：①消化系统和泌尿系统器官的充盈程

度会显著地影响其靶区的位置，如膀胱充盈程度会改变前列腺癌靶区的位置；②随着疗程的持续进行，患者很可能消瘦、体重减轻，这会进行性地改变靶区和体表标记的相对位置；③随着疗程的持续进行，肿瘤可能逐渐缩小、变形，靶区和危及器官相对位置的关系会发生变化，治疗计划设计时没有被卷入照射野内的危及器官此时则有可能被卷入。

3. 同一分次照射中的靶区运动 呼吸运动会影响到胸部器官和上腹部器官的位置及形状，使它们随着呼吸的频率做周期性的运动；心脏跳动也有类似作用，只是影响范围较小、程度较轻而已；另外，胃肠蠕动和血管跳动也会带动其紧邻的靶区。针对上述器官运动和摆位产生的误差，目前最常用的处理方法就是在其临床靶区边缘外放一定的间距，形成内靶区和计划靶区，间距的宽度要足以保证在有靶区运动和摆位误差的情况下靶区不会被漏照。这种处理方法虽然简单易行，但却是非常消极的，因为它是以其周围更大范围内的正常组织，尤其是危及器官的过量照射作为代价。

对于摆位误差和分次照射间的靶区移位，可采用在线校位或自适应放疗技术；对于同一分次照射中的靶区运动，可采用屏气、呼吸门控、四维放疗或实时跟踪技术控制。

（二）开展 IGRT 技术所用设备

IGRT 系统简单地说就是在 3D-CRT 或 IMRT 治疗技术系统上，增加了一套图像信息采集系统，以用来采集患者治疗体位时的体积信息，目前 IGRT 设备已有数种。

1. 电子射野影像系统（EPID） 是当放射线束照射靶区时，采用电子技术在放射线射出方向获取图像的工具。基于非晶硅平板探测器的 EPID，可用较少的剂量获取较好的成像，且具有体积小、分辨率高、灵敏度好、影像范围宽等优点，并且是一种快速的二维剂量测量系统。此系统既可以离线验证照射野的大小、形状、位置和患者的摆位，也可以直接测量照射野内的剂量。EPID 应用的能量为兆伏（MV）级 X 射线，在摄野片上骨和空气的对比度都较低，而且骨的对比度比空气低。但软组织显像不清晰，这也激发了电子直线加速器上能量为千伏（kV）级的 X 射线成像设备的发展。

2. X 射线摄片和透视系统 诊断用 X 射线的能量范围为 30～150kV，有许多 kV 级 X 射线摄片和透视设备与放射治疗设备结合在一起的尝试。有的把 kV 级 X 射线球管安装于治疗室的壁上，有的安装在直线加速器的机架臂上，无论直线加速器的机架臂如何旋转，都可以进行持续的立体监测。用金属颗粒植入体内作为基准标志，应用治疗室内的 X 射线透视系统实时跟踪标志，是治疗时监测肿瘤和正常组织运动的有效方式。

安装在直线加速器机架臂上的单球管 X 射线成像系统，只有在机架臂旋转的过程中才能获得这些结构的三维信息。kV 级 X 射线摄片清晰，足以辨认这些结构，但是却难以检测放射治疗过程中软组织形态的变化。

射波刀治疗系统就是使用治疗室内两个交角安装的 kV 级 X 射线成像系统，等中心地投照到患者的治疗部位，并根据探测到的金属标志的位置变化，或者根据拍摄的低剂量骨骼图像，与先前储存在计算机内的图像进行对比，以决定肿瘤的正确位置，并将此数据输送至控制加速器的计算机内。该系统具有六个自由度运动功能的机械臂，可随时调整 6MV X 射线射束的方向，从非共面的不同角度照射肿瘤，机械臂非常灵活是该治疗系统的突出优点。

3. kV 级 CT 系统 诊断用 kV 级 CT 扫描速度快，成像清晰，具有较高的空间分辨率和密度分辨率，软组织显像清晰。因此，在治疗室内安装 kV 级 CT 机引导放疗，也是一种很好的选择。模拟机、kV 级 CT 和直线加速器都安装在同一个治疗室内，共享一张治疗床，患者通过治疗床沿轨道移动可在这三者之间转换，进行在线校正，其几何精度可达 1mm 左右。但该系统不是在治疗位置成像，故无法对治疗时的肿瘤运动进行实时监测。而传统 kV 级 CT 的环形探测器排列和相对较小的孔径决定了其不可能直接安装在加速器上，故此系统所占用的空间较大。

4. 锥形束 CT 系统　　近年来发展起来的基于大面积非晶硅数字化 X 射线探测板的锥形束 CT（CBCT）具有体积小、重量轻、开放式架构的特点。可以直接整合到直线加速器上，机架旋转一周就能获取和重建一个体积范围内的 CT 图像。这个体积内的 CT 影像重建后的三维模型，可以与治疗计划的模型匹配比较，并得到治疗床需要调节的参数。根据采用放射线能量的不同分为两种，即采用 kV 级 X 射线的 kV-CBCT 和采用 MV 级 X 射线的 MV-CBCT。

（1）kV-CBCT：平板探测器的读数装置和探测器结合在一起，本身就具有提高空间分辨率的优势。因此，kV-CBCT 可以达到比传统 CT 更高的空间分辨率，密度分辨率也足以分辨软组织结构，可以通过肿瘤本身成像引导放疗。而且该系统的射线利用效率高，患者接受的射线剂量少，使它可以作为一种实时监测手段。因此，CBCT 具有在治疗位置进行 X 射线透视、摄片和容积成像的多重功能，对在线复位很有价值，已成为目前 IGRT 开发和应用的热点。但其密度分辨率，尤其是低对比度密度分辨率与先进的 CT 相比还有差距。

（2）MV-CBCT：用低剂量的 MV-CBCT 可获得无脉冲伪影的肿瘤病灶的三维图像，通过融合治疗计划内的 kV 级 CT 图像，并进行位置校正后，可使椎管和鼻咽等部位的融合精度精确到 1mm 左右。MV-CBCT 的 X 射线源与放射治疗线束同源是其优点，而且 MV 级的 X 射线具有旁向散射少的特点，适用于评估精确电子的密度，故可以同时作为剂量学的监测设备。但与 kV-CBCT 相比，它在图像分辨率、噪声比和成像剂量上均处于明显劣势。

无论采用何种的 CT 扫描技术，如果在 CT 扫描和加速器照射之间加进了时间变量因素，就称其为四维放射治疗（4D-RT）。相应地加进了时间变量因素的图 7-22 加速器附带的 MV-CBCT 系统 CT 扫描，称之为四维 CT（4D-CT）扫描。4D-CT 扫描截取患者在某一时段内不同时刻的 CT 扫描序列，即可得到该时段内肿瘤和重要器官 3D 图像随时间变化的序列。应用 4D-CT 模拟定位后，治疗时再应用将 CBCT 获得的肿瘤 3D 图像与 4D-CT 扫描得到的 3D 图像进行比较后的结果，来控制加速器进行实时照射并完成 4D-RT 的治疗。

5. 断层放射治疗系统　　也有人称之为影像引导的螺旋刀，是加速器和螺旋 CT，技术的完美结合。其外观和诊断用断层扫描仪很相似，该系统的线性加速器安装在患者通过的环形门架上，可从多角度治疗患者肿瘤的部位。断层放射治疗系统由 360° 旋转光子入射角与同步治疗床的移动，使光子在人体内犹如螺旋般前进，可有效避开正常组织并杀伤肿瘤细胞。再加上断层螺旋式 IMRT 计划，使得断层放射治疗系统具备较一般 IGRT 更先进的适应性影像引导的放射治疗执行能力。该系统的优点还包括可对多个部位的肿瘤同时进行照射，照射范围广泛（1.2～180cm），尤其是可执行高难度的全骨髓放射治疗。

6. 集成图像系统　　引导放射治疗的成像设备应该同时具备容积显像位置校正和实时靶区监测三维对比的功能，近年来集成图像引导系统正在研发。这将是一个高度结合的系统，多种成像和放疗设备被安装在同一台机器上，可以根据需要，在治疗位置进行实时透视、摄片、容积成像、红外线监测等，并可提供限制患者的主动呼吸控制和限制机器的呼吸引导门控等多种模式，照射受呼吸运动影响较大的肿瘤。但是复杂的成像设备与加速器的结合，在机械学上难度加大，制造和维护成本提高。

二、开展图像引导的放射治疗的方法和工作流程

（一）IGRT 的工作流程

IGRT 系统通常由三部分组成，即医用直线加速器、成像设备及控制平台。因成像设备的不同，使得各种 IGRT 系统的工作流程略有差别。在此以临床应用最广泛和技术比较成熟的 kV 级 CBCT 为例简述其工作流程，该系统是利用集成在直线加速器上的 kV 级 X 射线源在 EPID 上获取的一系列低剂量曝光的二维图像，再利用这些二维图像数据重建三维体积图像，然后与治疗计划内的 CT 图像配比，对靶区移位进行计算和校正，从而达到图像引导放射治疗的目的。

IGRT 的体位固定、模拟定位、治疗计划制订过程与 3D-CRT 或 IMRT 完全一样，不同的是在放射治疗实施前或实施过程中，可实时获取患者治疗体位的体积信息。

1. 图像获取　运用体位固定技术使患者处于治疗体位，调整各项图像获取参数，使加速器处于 CBCT 获取模式，然后将加速器机架旋转一定角度（如 360°），每旋转 1° 即可获取一幅照射野的图像。这个过程受一种独特的触发获取模式控制，可以有效地增强对比度/噪声比值，减少射束脉冲伪影。成像剂量为 0.01～0.1Gy，时间约需 1 分钟。

2. 图像重建　所有二维图像在重建以前都要经过自动修正过程。这主要包括三个方面：①修正成像过程中的暗电流（可产生噪声）；②修正每个像素组件的敏感性，使其均质化；③修正失活像素，用其周围邻近像素的平均值取代之。修正后便开始重建三维体积图像，实际上重建过程自第一幅二维图像获取后便开始了，重建一个 256mm×256mm×274mm 的体积图像约需要 110 秒。大部分 CBCT 重建方法都是假设重建中心是固定不变的，放射源至探测器平面的距离也是不变的，但实际不然。由于重力的作用，机架在旋转的过程中，中心是在不断变化的，因此需要经过特殊的校准方法来纠正。

3. CBCT 图像与计划 CT 图像融合　CBCT 可以从任何角度任何位置重建断层图像，因此可以与治疗计划内的 CT 图像很好地匹配。由于 CBCT 重建图像的中心跟加速器中心一致，故其提供的患者解剖结构信息相对于加速器等中心来说，与实际治疗体位的信息是一致的。因此可以直接用其与治疗计划内的 CT 图像进行校对，使患者的治疗体位与治疗计划 CT 保持一致。

图像融合过程实际上就是通过平移和旋转某些解剖结构使两种图像吻合的过程，通过特定的软件可以从三个垂直平面显示其不同的断层图像（横断面、冠状面、矢状面），可以用不同的颜色显示两种 CT，也可以通过调整两种 CT 的透明度来显示两者中的任何一个或混合图像。CBCT 图像既可以通过手工移动可识别的解剖标志来实现两种图像的校对，也可以通过相互信息最大化（MMI）算法自动校对，校对的两种图像不需要包含完全相同的解剖结构。

4. 重新摆位　图像融合完成后，IGRT 系统便可自动计算出其治疗计划内的 CT 等中心和 CBCT 等中心（即加速器治疗中心）之间三维空间的位移。在线 IGRT 便直接将这些数据传送到控制台，重新调整治疗床，使治疗计划体位与实际治疗体位保持一致。从二维

图像获取开始整个过程需 2～3 分钟，离线修正则是将每次的位移数据进行统计分析，重新确定其 PTV 的边缘。

（二）IGRT 技术的实现方式

1. 在线校位　是指在每个分次治疗的过程中，摆位后采集肿瘤二维或三维图像信息，通过与参考图像（模拟定位图像或治疗计划图像）进行比较，确定其摆位误差和（或）照射野位置的误差，并实时予以校正，然后实施放射线照射，该技术是最简单的 IGRT 技术。近年来新的发展主要体现在以下三个方面：①放射线探测装置从胶片发展到 EPID 系统，提高了在线校位的自动化程度，缩短了在线校位造成的附加治疗时间；②成像用的放射源由治疗用的 MV 级 X 射线发展到 MV 级 X 射线与 kV 级 X 射线并用，或只用 kV 级 X 射线源；③校位图像从二维发展到三维。

与二维图像相比，三维图像的优势表现为：①三维图像可提供 6 个自由度（3 个平移和 3 个旋转）的摆位误差数据，而二维图像最多只能提供 5 个自由度（3 个平移和 2 个旋转）的数据；②如果考虑到组织器官的形状变化，采用变形匹配技术时，三维与二维提供的摆位误差数据的差别更大；③如果将患者的治疗计划移到校位的三维图像上，重新进行计算其剂量分布时，可得到每个分次治疗时患者的实际受照射剂量的分布，据此可对后续的分次治疗做适当调整。

除上述 X 射线成像方法外，对腹部肿瘤还可用超声图像做在线校位，在每次治疗前采集矢状位和横断位的超声图像，通过将治疗计划系统产生的组织结构轮廓（如膀胱、直肠）叠加到超声图像内做比较，即可确定摆位误差，并可予以实时校正。

2. 自适应放疗　自适应放疗技术是自疗程开始，每个分次治疗时均获取肿瘤的二维或三维图像，用离线方式测量每次摆位误差，根据最初数次（5～9 次）测量的结果，预测整个疗程的摆位误差，然后据此调整 PTV 和 CTV 的间距，按照修正后的治疗计划实施后续的分次治疗。除了根据个体摆位误差调整间距外，近年来自适应放疗技术还扩展到更高层面，如根据患者每个分次实际照射剂量的累积情况，调整后续分次照射的剂量；或者根据疗程中肿瘤对治疗的响应情况，调整靶区和（或）处方剂量。因此，自适应放疗可以理解为根据治疗过程中的反馈信息，对治疗方案做相应调整的治疗技术或模式。

3. 屏气和呼吸门控技术　对受呼吸运动影响的靶区，屏气可使靶区暂时停止运动。如只在此时照射靶区，则在治疗计划设计、由 PTV 外放生成 CTV 时，可设定更小的间距，此时靶区运动对间距的贡献可以忽略不计。另外，如果在吸气末屏气，可显著增大肺的体积，减少肺的受照射体积。屏气技术有主动呼吸控制技术和深吸气屏气技术（DIBH）两种。由于需要患者的配合和治疗前适当的呼吸训练，故要求患者能够承受适当时间的屏气动作，该技术仅适用于呼吸功能好且愿意配合的患者。

呼吸门控（RG）技术是指在治疗过程中，采用某种方法监测患者呼吸，在特定呼吸时相内触发放射线束的照射。时相位置和长度就是门的位置和宽度，门的宽度是残余运动范围和治疗时间增加两个因素折中选择的结果，一般是呼吸周期的 20%～50%。监测呼吸的方法可分为体外和体内两类，体外监测方法有肺活量计、红外线照相或摄像、腹带压力传感器、激光测位等；体内监测采用 X 射线透视监测靶区及周边解剖结构，或者监测预先植入的金属标志物。

不管是 DIBH 技术还是 RG 技术，都只在 1 个呼吸周期中的某个时段实施照射，因此治疗时间会拉长，继而减少治疗人数。这个问题制约了此两种技术的推广应用，尤其是在繁忙的治疗中心。

4. 四维放疗　定义为在影像定位、治疗计划设计和治疗实施阶段均明确考虑解剖结构随时间变化的放疗技术。它由四维影像定位、四维计划设计和四维治疗实施三部分组成。

（1）四维影像定位：四维影像是指在 1 个呼吸运动周期或其他运动周期的每个时相（一般划分为 4～12 个时相）内采集一组三维图像，所有时相的三维图像可构成一个时间序列，即四维图像。目前 CT 的四维影像技术已经成熟，并且有了呼吸门控、心电门控等四维影像的 CT 系统。在图像采集的同时，利用一个呼吸监控装置（如腹压带）监控患者的呼吸，可保证采集到的每层图像均带有时相标记，然后按不同时相分为多套三维图像，从而得到图像采集部位在 1 个呼吸周期内的完整运动图像。

（2）四维计划设计：是根据四维影像数据，优化确定一套带有时间标记的射野参数的过程。该过程包括以下步骤：①输入四维图像数据，主要指 CT 图像，也可能包含其他模式图像。②以某个时相作为参考，建立不同时相的三维图像空间坐标变换关系，由于呼吸引起的器官运动不是简单的刚性物体运动，故需采用变形匹配算法。③类似于三维治疗计划的设计，在参考图像上定义靶区、危及器官等解剖结构。④利用已建立的空间坐标转换关系，将已定义的解剖结构映射到其他时相的三维图像上。⑤设计参考时相的三维计划。⑥为所有其他的时相设计类似的计划，类似是指照射野的方向相同或者接近，照射野的形状、权重或剂量强度分布，可根据靶区、危及器官的变化做相应的调整。⑦为了评价靶区、危及器官等解剖结构在不同时相的累积受照射剂量，需要将所有其他时相的剂量分布映射到参考时相上。⑧计算所有时相的合成剂量分布，采用与三维治疗计划设计相类似的方法评价合成剂量的分布。⑨如果⑧步骤的评价满意，可输出四维治疗计划，包括输出不同时相的射野参数至治疗记录验证系统；如果评价不满意时，需再回到⑤和⑥的步骤修改治疗计划。

（3）四维治疗实施：在患者治疗时，采用四维影像所用的相同呼吸监测装置监测患者的呼吸，当呼吸进行到某个呼吸时相时，治疗机即调用该时相的射野参数实施照射。因为从监测到呼吸时相变化，调用新射野参数，到完成新参数设置需要时间，也就是治疗实施对呼吸时相的变化有响应时间，所以需要预测软件以减少响应时间引入的误差。目前，四维影像定位技术已经较为成熟，而四维治疗计划的设计和四维治疗的实施还处于研究阶段，因此，开展四维治疗还有待于后两者的发展和成熟。

（4）实时跟踪技术：尽管四维治疗技术可以完成运动靶区的不间断照射，但使用它有一个前提条件，即治疗时靶区的运动及周围危及器官的运动完全与影像定位时各自的运动相同。这个前提只能近似成立的原因有两个：首先，人的呼吸运动并不是严格重复的，即使是连续的两个呼吸周期之间，也会有周期长度、呼吸幅度等的差别；其次，由于治疗时间往往要比影像定位时间长，尤其是采用复杂技术（如 IMRT）或大分割技术（如立体定向放疗技术）治疗时，患者的身体会发生不自主的运动，难以保持其固定不变的姿势。对于这些不能预先确定的运动，只能采用实时跟踪治疗技术。

目前最常用的实时监测方法是 X 射线摄影。由于不断地摄影可能会使患者接受过量的照射，故该方法往往与其他方法（如体表红外线监测装置）相结合，以减少摄影频率，减少累积剂量。为了完全避免辐射剂量，其他方法（如 AC 电磁场和超声）也在积极研究之中。Calypso 四维定位系统就是一个 AC 电磁场实时定位系统，该系统利用置于患者体外的 AC 电磁场阵列诱导植入靶区或靶区附近转发器，并接收转发器发回的共振信号，从而确定转发器的位置，也就是靶区的位置。转发器的大小为 1.8mm×8.0mm，通常植入 3 个，系统监测频率为 10Hz，测量准确度可达亚毫米级。

实时跟踪要求实时调整放射线束或患者的体位，以保证放射线束与运动靶区相对不变的空间位置。放射线束的调整有三种方式：①对于配有 MLC 的加速器，可实时调整 MLC 叶片的位置，改变其照射野的形状，保证照射野始终对准靶区照射；②对于电磁场控制的扫描放射线束，可调整电磁场以改变放射线束的方向，保证照射野对准靶区照射；③对于安装于机器手上的加速器（如 Cyber Knife），可调整其整个治疗机，改变放射线束的位置和方向，保证照射野始终对准靶区照射。三种方式中第一种最容易实现，用途也最广，后两种只适用于一些非常规的治疗机上。

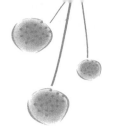

第七章　放射治疗计划设计与执行

第一节　放射治疗计划的设计

一、靶区的确定与勾画

整个放射治疗过程主要分为治疗计划的设计、验证与确定和治疗计划的执行两大阶段。治疗计划的设计、验证与确定又分为治疗方法的确定和照射野的设计与剂量分布的计算。前者的主要任务是确定临床靶区和计划靶区的大小和范围，以及最佳靶区剂量的大小。后者的主要任务是提出要达到最佳靶区剂量应该采取的措施。放射治疗的目标是在患者体内获得较好的靶区剂量分布同时保护周围的正常组织。

靶区是指放射治疗时，将要照射的部位和范围，它的确定是放射治疗中最重要的一步。根据国际辐射单位与测量委员会 1993 年 ICRU50 号报告规定及 1999 年 ICRU62 号报告的修订与补充，与放疗有关的照射区域统一标准化定义如下：

肉眼肿瘤区（GTV）：又称肿瘤靶区，是指通过临床或影像学检查可确定的肿瘤范围。包括：①原发肿瘤肉眼肿瘤区（GTV-P）；②区域淋巴结转移肉眼肿瘤区（GTV-R）；③远处转移肉眼肿瘤区（GTV-M）。

临床靶区（CTV）：指包括 GTV 和肿瘤周围亚临床浸润的区域。CTV 主要根据肿瘤的大小、部位、恶性程度和浸润的范围等因素确定，依据病理学与影像学靶区关系的量化研究结果，可以较为准确地确定出 GTV 与 CTV 的关系。CTV=GTV+亚临床病灶浸润的不确定性区域。

计划靶区（PTV）：即 CTV+靶区位置移动的不确定性区域。该不确定性区域包括：①可预见性的移动，如治疗摆位的位置误差；②不可预见性误差，包括呼吸运动和心脏搏动导致的位置误差、内部器官运动和位置移动导致的位置误差。PTV 的设定一般是在 CTV 周围根据位置误差的均匀或不均匀外放一个区域，可以把 PTV 看作是一个 3D 信封，它能把 GTV 和 CTV 在任何照射条件下都能包含在里面而不被穿破，最理想的情况是 PTV：CTV≈1。

治疗区域（TV）：指满意的等剂量曲线所包括的计划靶区范围，如 90%等剂量曲线所包括的范围。TV=PTV 时最好，但临床实际应用中，TV 均大于 PTV。

照射区域（IV）：指靶区周围的敏感组织和器官被一定范围的等剂量曲线所包括的区域，等剂量曲线的确定一般参照敏感器官的耐受剂量或选择 50%等剂量曲线。

危及器官（OAR）：正常组织和器官位于照射区域内的危险性。分为三度：Ⅲ度为放射损伤致命或严重；Ⅱ度为中度放射损伤；Ⅰ度为轻度放射损伤或无损伤。

根据以上定义，我们可以更加进一步地深刻理解靶区的相关知识：①肉眼肿瘤区（GTV），即肿瘤靶体积，是指影像所能见到的、肉眼所能见到的和可触及的恶性肿瘤的生长范围，包括原发病灶、局部侵犯的范围、淋巴结和远处脏器的转移；②临床靶区（CTV），即临床靶体积，是 GTV 和需要杀灭的亚临床显微恶性病变组织的总和，这个体积需要完全照射以达到根治或姑息的目的；③计划靶区（PTV），即计划靶体积，是一个集合概念，包括CTV加上器官自主运动和不自主运动造成的肿瘤位移范围及每日摆位造成的误差等，因而如何缩小PTV是关键；④治疗区域（TV），即治疗靶体积，是指为达到治疗目的所选择和规定的等剂量曲线所包括的体积；⑤照射区域（IV），即照射靶体积，是指受到正常组织耐受剂量照射的组织体积；⑥危及器官（OAR）：是指其放射敏感性显著地影响到处方剂量的正常组织。也就是说，GTV是依据患者病变部位的解剖结构确定的；CTV是在GTV的基础上综合考虑解剖结构、肿瘤生物学特性和自然病程特征而做出的限定；考虑到体内器官的活动范围和重复摆位的不确定性，PTV要比CTV的范围更大一些。

（一）靶区的确定

1. 模拟定位机　模拟定位机能模拟放射治疗机的各种几何参数、机械和光学特点，重复放射治疗机的所有运动自由度，保证靶区定位时与治疗时的一切条件完全一致，患者按照治疗时的体位在模拟机下通过透视和拍片来确定其病变的具体范围。模拟机投照出的是用于诊断的千伏级别的X射线，能清楚地显示靶区及周围重要组织、器官的位置和活动范围。模拟机拍摄的照射野定位片多用于胸部肿瘤的定位，食管和胃肠病变的定位可通过钡剂来显示肿瘤的位置和长度。

由于在X射线透视下只能较好地显示对比度强的骨骼和肺组织，而对大部分肿瘤组织和占全身比例较大的软组织都显示不清。所以模拟机只能用于常规放射治疗的定位，而不能满足现代立体定向放射治疗和三维适形放射治疗的定位要求及精度。但这种方法简便易行，也是放射治疗常用的定位设备。

2. CT图像定位法　放射治疗定位和诊断可以运用电子计算机X射线横断层摄影（CT）图像法。其密度分辨率远远高于普通X射线机，特别是对密度相近似、X射线吸收系数相差甚小的软组织可以非常清晰地分辨。它克服了常规诊断所用X射线机和模拟定位机拍摄平片的缺点，提供了更多的特别是横断面内的组织结构信息，还可测量不同组织的密度值，对实质性脏器显示比较清楚。目前可用于全身各部位脏器疾病的诊断，并广泛应用于放射治疗计划的制定。

在放射治疗中CT的主要作用有：正常组织和器官的定位可直接从CT图像上确定出具体的位置范围及组织密度；患者体外轮廓的直接确定代替了以往手工脱体膜的方法；根据CT值的测量确定不均匀性组织的密度，可准确了解放射线经过的骨骼或肺组织的密度和厚度，对校正不均匀组织既准确又方便；通过CT的系列扫描图像不仅可以明确指出肿瘤的范围，而且还能精确地测量出瘤体的大小，对确定靶区起着决定性的作用。同时CT还能发现除原发病灶之外的其他转移灶，为肿瘤的临床分期提供依据，CT图像定位对确定肿瘤的照射范围是非常重要的；利用放射治疗计划系统作治疗设计时，医生只要在CT图像上确定照射野的部位和各点的剂量分布，很快就可计算出深部脏器和组织的剂量分布曲线；根据治疗前后CT片的对比进行治疗计划的修正及疗效判定，肿瘤缩小后能及时修正靶区的部位和照射范围，并对治疗效果进行评判。但CT图像对包括脑组织的软组织和肿瘤组织的界限较难区分。

3. CT模拟定位法　CT模拟定位法是将放射治疗专用的螺旋CT、激光定位系统和治疗计划系统三者通过网络连接，形成集影像诊断、图像传递、肿瘤定位和治疗计划为一体的高精度肿瘤定位计划系统,它不包括常规的模拟定位机。CT 模拟定位系统(CT simulator, CT-sim)现已成为高精度放射治疗必不可少的重要设备,其结构和功能主要为:①螺旋 CT:基本上与诊断用螺旋 CT 相同,不同之处是机架孔径要>70cm,最大扫描直径要>45cm,扫描床应为平板型。通过其定位和扫描,可获得比较精确的治疗体位和用于治疗计划设计的图像信息;②CT 模拟软件和三维治疗计划系统:是一个带有能对 CT 图像进行三维重建处理并能进行各种三维治疗计划设计的软件系统,是一个大型的工作站;③激光定位系统:主要由三维方向上可移动的定位激光灯、数字控制软件和激光驱动系统构成。这种激光定位系统的特点是两侧激光灯可以较大范围地升降移动,室顶激光灯可以左右水平移动。激光驱动系统能准确地驱动三束激光进行移动,将治疗计划结果中的等中心点或重要器官参考点的三维坐标与其在体表的对应关系精确而自动地投照到皮肤表面,方便体表标志和等中心多野照射的执行。

CT-Sim 定位技术的操作步骤有:

（1）体位固定及摆位:按照患者治疗要求的体位,根据患者的具体情况及靶区的部位选择相应的体位固定装置并在平面 CT 床上固定好患者。

（2）画摆位标志线:体位固定完成后,通过 CT 顶部及两侧的激光"十"字线,在体正中及体侧的皮肤上画标志线。体位标志线应尽量画在靠近肿瘤区域的地方,它的作用是为了使患者在 CT 定位扫描时和放射治疗时体位能够保持一致。

（3）CT 扫描:按照治疗计划的要求对相应部位进行 CT 扫描,扫描范围要足够大,肿瘤区扫描层厚一般在 2~4mm。扫描结束后,通过网络直接将获得的 CT 图像传送到治疗计划工作站。

（4）确定靶区及正常组织结构:根据肿瘤大小和形状及其周围重要组织和射线可能涉及的重要器官,在相应的 CT 层面上勾画出靶区、危险器官等重要解剖结构,进行三维重建。

（5）设计照射野:根据肿瘤及其周围重要脏器在三维空间上的相互关系设计相对合理的治疗方案,照射野的设计要遵守临床剂量学四原则。

（6）剂量计算及验证:根据肿瘤的体积大小、肿瘤的致死剂量、正常组织的耐受剂量及靶区和周围正常组织的情况等决定放射治疗的剂量-时间-分割方式。通过 DVH 了解靶区及周围重要器官的剂量容积比,确定治疗计划的可行性。通过数字重建系放射线图像（DRR）片,并与模拟定位片和照射野验证片进行对比,目的是验证照射野的准确性。

（7）标志治疗计划结果:在治疗计划制订完成后,将患者按照原体位放回到 CT 检查床上,然后通过激光定位系统把治疗计划结果中的照射野中心标志到患者的皮肤上,以方便执行治疗计划时摆位的需要。

CT-Sim 在临床上应用广泛,几乎可用于所有病例的靶区定位,尤其适用于下列病例:①靶区位于剂量限制器官周围:如颅内、头面部、纵隔及腹部肿瘤等;②靶区形状不规则:如鼻咽癌、肺癌,腹部和盆腔等需要复杂照射野适形放射治疗的肿瘤;③靶区需要精确定位、精确治疗:如颅内、胸腔等实质性器官的小肿瘤;④靶区需切线野照射:如胸腹壁肿瘤和乳腺癌等需切线野照射的患者。尽管 CT 模拟定位系统定位较精确,对提高放疗质量有显著作用,但它也不能完全取代常规模拟定位机,一是价格较昂贵、定位时间比较长;二是对颈部、锁骨上区、骨骼及较大的肿瘤不如常规模拟定位机那样简单明确。

4. 彩色多普勒显像法　依照超声波遇到不同组织界面可产生不同回波的特性,来探测深部肿瘤的范围、大小、性质及其与周围组织的关系。彩色多普勒超声显示法是以 B 型超声断面为基础的一种超声显示方法，它能将接收到的超声回波以光点来表示，光点的亮度代表着回声信号的强弱。在检查过程中随着探头空间位置的改变，不同亮度的光点会相应显示在示波屏上，形成组织与器官的切面声像图，可显示出病变的部位、大小、囊性或实性及其与周围组织器官的关系等。彩色多普勒还能显示血流的速度、方向及其与肿瘤的关系，对鉴别真假实性肿瘤或肿瘤的良恶性具有一定的帮助。

超声检查的优点是实时动态、无创、无痛，图像可进行记录、存储和传输，可供前后对比。临床上广泛用于肝、胆、脾、胰、肾及肾上腺、乳腺、甲状腺、腹腔和盆腔肿瘤及胸腹水的诊断。还可用于检测恶性肿瘤的淋巴及远处转移。超声检查是肿瘤普查及复查必不可少的诊断手段之一。近年来应用实时超声引导下，对一些脏器的占位性病变如肝或胰腺肿瘤进行穿刺针吸活检，可迅速作出细胞学诊断，以鉴别肿瘤性质。

彩色多普勒显像法在放射治疗中的主要应用有：①确定脏器内有无占位性病变，判断良恶性；②显示肿瘤形态、大小、内部结构，判定囊实性；③观察肿瘤的发生部位、生长方式及浸润程度；④了解肿瘤与其周围重要脏器的关系；⑤了解肿瘤周围淋巴转移情况及是否有其他脏器转移；⑥尤其是对肝癌的诊断，可明确肝癌的具体位置及其与肝内重要血管的关系，并可显示门静脉及其分支内是否有癌栓，肝静脉及下腔静脉是否被侵犯等。放疗实时超声定位常用于肝癌、胆管癌、胰腺癌、肾和肾上腺癌、膀胱癌、前列腺癌、子宫及卵巢癌等，但超声定位需与 CT 定位综合分析，确定的靶区位置才能更加准确。

5. 磁共振图像定位法　在放射治疗靶区定位方面磁共振图像与CT图像相比主要的优点有：磁共振对软组织的显像能力是 CT 不能比拟的，尤其是对颅内病变可清晰显示视神经、脑垂体等细微结构；MRI 没有骨投影的干扰，靠近骨骼的病变也能够显示的非常清晰；MRI 不需要改变患者体位就可以改变断层面，这种多层面直接成像可直观地了解病变的起源、范围和侵犯结构的情况，对肿瘤的定位具有非常重要的意义。但 MRI 设备昂贵，成像时间比较长，如果患者带有金属物品，将会干扰磁场和射频的稳定性，不适合做 MRI 扫描。

6. 核医学显像定位法　在放射治疗中正电子发射计算机断层（PET）扫描的临床应用主要有：①PET 是一种定量的高分辨率功能显像技术，它可通过生化方法早期发现组织的恶变并可以通过生化过程的变化更好地判断肿瘤的治疗效果。②PET 显像兼有定性和定量及代谢方面的信息，PET 图像上显示的病变范围较 CT 范围大。所以可以认为 PET 对常规X 射线、CT 及 MRI 等在肿瘤定位方面有补充作用。③放射治疗后放射性损伤与肿瘤复发的鉴别诊断，对确定患者下一步治疗的方案及预后非常重要，但从 CT 或 MRI 等图像上很难鉴别，而 PET 的显像原理决定了它具有比较强的鉴别能力。

一般认为，肿瘤复发在 ^{18}F-FDG（氟脱氧葡萄糖）图像上表现为局灶性代谢增强，而放射性坏死则表现为代谢降低。当损伤和复发同时存在时，图像上可兼有稀疏和浓聚两种表现，两者也可能同时存在。但由于放疗后局部炎性反应也可导致葡萄糖的代谢增高，所以在诊断肿瘤组织复发时，需排除放疗后的局部炎性反应，并掌握好放疗后 PET检查的时间。

单光子发射计算机断层（SPECT）与 PET 一样是功能显像，属于核医学显像技术。SPECT 全身平面像或断层显像对骨肿瘤，尤其是骨转移瘤的诊断具有独特的价值。它比普通 X 射线平片敏感得多，能比 X 射线早半年发现病灶，特别是断层显像，对肿瘤靶区的定位尤为精确。PET/CT 是集形态学与功能性成像于一体的检查设备。检查同时还可以实现 PET 和 CT 的图像融合。

7. 图像融合法　图像融合（IR）技术于 20 世纪的 90 年代初期兴起，其应用有利于综合各种成像技术的优势。IR 是把机体组织器官的代谢、功能、血流改变与相应的形态学定位和解剖结构相结合，综合利用各种成像技术方法，将不同的图像经过叠加和空间配准后，再进行必要的交换和处理，使其在空间坐标和空间上达到匹配，产生一种全新的图像并可显示原图像所包含的所有信息，即提供真正的解剖代谢图像。IR 可以在很大程度上提高影像诊断的准确性和临床治疗的水平，在临床放射治疗中具有非常重要的应用价值。

图像融合包括单模融合、多模融合和模板融合三种类型，由图像的转换、配准和信息综合显示三步组成，其中图像转换的方式有影像转换、格式转换、尺度转换等。常见的配准模式有：CT/MRI、PET/CT、CT/SPECT、DSA/MRI、PET/MRI、PET/US、SPECT/MRI、SPECT/US、TMS/MRI、US/CT、US/MRI 等，近年来对 PET/CT 模式的应用研究比较多，以上方法在图像融合实践中可以联合使用。理想的信息综合显示是图像数据以较为直观的三维方式来表达，目的是在一幅图像中可对多个断面进行整体观察。

单模融合是指将同一种影像学的图像融合，多用于疾病的随访观察、治疗前后的对比、疾病不同状态的对比、设备固有伪影和运动伪影的校准等方面。医学影像学分为功能成像和形态学成像两大类，前者包括 PET、SPECT、功能磁共振（fMRI）、MR 波谱和 US 功能成像等；后者包括 X 射线、CT、DSA、MRI、超声及各类内镜图像等。多模图像融合主要是将这两类成像方法获得的图像进行融合，其目的在于克服功能成像组织对比分辨率和空间分辨率低的缺点，发挥形态学成像方法定位准确、各种分辨率高的优势，最大限度地利用影像学信息，直接进行不同成像方法间的比较，多用于神经外科手术定位、制订放射治疗计划等方面。将患者的图像与模板（生理或解剖图谱等）图像融合，称为模板融合，此种方式也适用于不同患者之间的图像融合。主要应用于正常结构的统计测量，不同患者同类病变的比较，监测生长发育和衰老进程等方面。多模图像融合使用不同影像设备的资料，故其首先涉及图像数据的传送和图像格式的转换。完整的医学图像融合系统应该是各种医学成像设备、处理设备与融合软件的总称。

（二）靶区的勾画

狭义的靶区勾画是指在 3D-CRT 和 IMRT 治疗计划系统中对 GTV、CTV 和 PTV 的勾画。下面以非小细胞肺癌为例说明 GTV、CTV 和 PTV 放疗靶区的勾画。

1. GTV 的勾画　这是靶区确定的第一步，GTV 的确定主要依赖于影像学，主要是在 CT 扫描的图像上进行。如非小细胞肺癌（NSCLC）放疗靶区的勾画，对于肺野内的肿瘤，可以在 CT 图像的肺窗上勾画，对于肺门及纵隔内的肿瘤，可以在 CT 图像的纵隔窗上勾画。影响 GTV 勾画范围的主要因素是 CT 图像的质量、计划系统对 CT 图像的重建质量、放疗医师对疾病的认识程度和读片水平，尤其是医师的读片水平，不同的放疗医师勾画的 GTV 可能存在有明显的差异。

2. CTV 的勾画　在放射治疗计划设计中，能否精确地确定出 CTV 的范围，是制订放疗计划成功的关键。CTV 过小就会造成靶区不能包括全部肿瘤，肿瘤边缘或亚临床病灶处于照射野之外，CTV 过大就会造成周围组织受量过高。根据国际辐射单位与测量委员会 1993 年 ICRU50 号报告规定，CTV 是在 GTV 的基础上外放一定区域。这个区域应该包括

GTV 及附近的亚临床病灶或显微镜下浸润的范围，也就是应该包括肿瘤自身的侵犯范围，这个范围在临床上是看不到的，并且受检查方法、肿瘤生物学特性和解剖关系的影响。它主要由肿瘤的两种侵犯方式决定，即肿瘤的局部浸润和淋巴道扩散。

3. PTV 的勾画　PTV 是在 CTV 的基础上外放一定区域，这个区域包括器官运动及摆位和重复摆位的误差。值得注意的是肿瘤边缘很小放宽就会导致靶区体积的很大变化，盲目地扩大和缩小 PTV 都是不利的。ICRU 第 62 号文件增加了一个内靶区，如果仅是简单地扩展边界，则会使 PTV 不合理地加大。

在实际临床工作中，放射治疗医师是根据临床经验、文献报道和自己所做的研究来确定 PTV 边界的，而不是简单概念的叠加。如果 PTV 太大时，正常受照射组织体积加大，则伴随而来的就是放射性损伤发生率的增加，并影响了靶区剂量的追加；如果 PTV 太小时，则包括 CTV 不完全，会造成部分肿瘤组织或亚临床病灶漏照，导致肿瘤局部控制率的下降和复发率的升高。

放射治疗确定靶区的传统方法，是在 GTV 的基础上外放 2cm 作为其 PTV，这种方法是基于多年的临床经验得到的，它的精确性较差。首先对患者的自身活动没有明显的限制，而在三维适形放疗时，由于应用了负压真空袋固定体位，故由此造成的误差减少了。另外一些有关细节如患者皮肤表面标志点的清晰程度、直径大小，患者对治疗的理解、配合程度等均会造成一定的摆位误差，这些误差现在可用电子射野影像系统（EPID）验证。

另外一种影响 CTV 的因素是身体内部器官的运动。如在 NSCLC 患者中，内部器官的运动主要是由呼吸运动引起，心血管运动也会对其产生一定影响，但是较小。在呼吸运动中，膈肌的运动对 CTV 的影响最大，临床工作中，对 NSCLC 患者只是在其 CTV 的基础上，横断面外放 11mm、身体长轴方向外放 15mm 即作为其 PTV。这在传统放射治疗中是非常重要的，但现在可以用呼吸控制的方法来解决这个问题。通过呼吸门控的方法，可以使肿瘤在各个方向上的运动减少到 5.3mm 以下；应用深吸气末呼吸控制系统（DIBH）可使肿瘤在各个方向上的运动从 10～20mm 减少到 2～5mm。

二、照射野的选择

根据病变深度、范围和与其周围正常组织的关系，决定选用照射野的个数。肿瘤靠近体表并且较小时宜选择单野照射；对身体中线部位的病变，一般采用二野对穿照射；对身体中心部位的病变，如食管癌可采用三野或多野照射；对偏位肿瘤如上颌窦癌等可采用楔形板照射；对特殊肿瘤如霍奇金病等可用"斗篷野"或"倒 Y 野"照射等。

对于浅表或姑息性治疗的肿瘤，可选择单野源皮距照射技术，如脊髓转移瘤；否则应选择等中心照射技术，如食管癌的三野等中心照射；对于身体中心部位的病变，如宫颈癌还可以选择旋转或弧形照射技术等。

三、放射源的选择

对于机体深部的肿瘤应根据其肿瘤的深度、部位、所选择的照射野和照射方式，选择直线加速器产生的不同能量的高能 X 射线或 ^{60}Co 治疗机产生的 γ 射线进行照射，此种放射线的剂量建成区深，有助于保护表浅的正常组织。但是这些放射线穿透力大，对肿瘤后面的正常组织影响也大,故需采用多野照射。这既减少了正常组织的放射损伤,又保证了肿瘤区域能够得到足够而又均匀的剂量分布。对于浅表或偏心位置的肿瘤和淋巴结转移病灶的治疗,应首选高能电子线照射。此种放射线的有效治疗深度(cm)为其能量值的 1/4～1/3,总射程约为其能量值的 1/2。在使肿瘤得到足够照射剂量的同时,可以减少肿瘤后面正常组织的受照射剂量,尤其是对于软骨及骨组织。对于一些特殊部位的病灶,可选用电子线和高能 X 射线混合照射的方法治疗,也可采用楔形板技术或移动条形野技术等方法治疗。

四、剂量的计算及优化

剂量的计算是放射治疗计划设计的主要内容,放疗医生在确定靶区剂量及其分布、重要器官极限量、剂量给定方式后,放射物理师将有关图像资料输入治疗计划系统,通过计算机系统对照射野布置、放射线选择、各照射野剂量分配、不同组织密度校正等进行优化,获得理想的剂量分布图。根据临床剂量学四原则,从中选出"最佳治疗方案",最后的治疗计划还必须得到肿瘤放射治疗医师的认可后方可实施。

三维治疗计划的评价方法有:①二维横切面、冠状切面、矢状切面的剂量曲线分布图;②三维剂量曲线分布图;③DVH 图;④剂量统计表。三维治疗计划的优化手段有:①修改放射线束的方向;②修改照射野的形状;③修改照射野的权重;④修改放射线的性质或能量;⑤修改照射野的修饰。

五、放射治疗计划的输出

放射治疗计划的输出内容应包括:
(1)患者信息:姓名、性别、年龄、诊断、住院号、定位号等。
(2)治疗体位:治疗需要的体位、体位固定方法、摆位说明等。
(3)照射野参数:照射野等中心参数、照射野权重、机架角度、光栅角度、光栅大小、放射线性质及能量、治疗床转角等。
(4)照射野修饰物:照射方向和楔形角、组织补偿器等。
(5)剂量计算模型。
(6)组织不均匀性校正。
(7)剂量分布图、剂量-体积直方图、剂量统计表。
(8)计划所用软件及照射野资料说明。
(9)治疗计划的完成时间、治疗计划的参与者。

第二节　放射治疗计划的验证与确定

一、放射治疗计划的验证

放射治疗计划的验证方法主要包括有模拟机验证、几何位置验证、剂量学验证和放射物理参数的确认等不同步骤。

（一）模拟机验证

放射治疗计划设计完毕以后，应该将其放在模拟机上进行校对，以检查此计划能否执行。模拟机校对时应注意：

（1）患者体位完全与治疗时体位相同。

（2）源皮距、源瘤距也与治疗时一致。

（3）照射野大小、机架角度、机头转角等均与治疗时相同。

（4）特殊照射野挡铅时也与治疗时相同。

（5）用 TPS 制订的放射治疗计划也应按上述同样条件在模拟机上进行校对。

（6）拍摄模拟定位片与治疗时的摆位片作最后校对。

如果制订的放射治疗计划在模拟定位机上均可完成，说明此治疗计划可以实施。如果不能完成，则需要根据模拟定位机的条件，进行修订或重新制订此治疗计划。一旦治疗计划被证实可行，则应在患者体表上做出相应的照射野标记。

（二）几何位置验证

几何位置的验证就是验证患者的摆位和照射野形状等几何参数。验证患者摆位一般是在治疗开始和放射治疗过程中，每周拍摄一次正侧位射野片或用电子射野影像装置（EPID）获取正侧位的射野影像，通过与模拟定位时拍摄的正侧位片或计划设计时产生的 DRR 进行比较，确定摆位误差。验证射野形状的主要方法也是拍射野片或获取射野影像。另一种辅助方法是对光野，即将计划系统打印的 BEV 图平放在治疗床上，将 BEV 图上显示的照射野坐标系与光野"十"字线对齐；调整床的高度使源到 BEV 图的距离等于打印 BEV 图时输入的距离；设置照射野形状，观察光野边缘是否与打印的射野边缘对齐。

（三）剂量学验证

剂量学验证就是验证患者实际受照射的剂量是否与计划系统计算的剂量相同。验证方法主要有三种：首先是独立核对，即用一个独立于计划系统的程序重新计算每个射野的机器跳数或照射时间、若干个点的剂量（如等中心）甚至是剂量分布。其次是模体测量，即用患者计划"治疗"一个模体，通过验证模体受照射剂量的准确性，间接验证患者受照射剂量的准确性。最后一种是在体测量，即将剂量仪放置于患者身体上射野的入射面或出射面测量。

常用的剂量仪是热释光剂量仪与半导体剂量仪和胶片测量。这些剂量仪仅限于患者皮肤表面和体内几个点的剂量验证，EPID 正好可以克服这个缺点，它可以直接测量探测器平面的剂量分布，采用一些算法甚至可以重建患者体内三维剂量的分布。但目前 EPID 作剂量验证的精确度还有待提高。上述三种方法中，独立核对常用于常规放疗和适形放疗的剂量学验证；模体测量常用于调强放疗；在体测量一般只用于特殊照射技术的剂量监测，但在有的国家（如瑞典），法律规定必须对每一个患者的治疗做在体测量。

二、治疗计划的确定

如果制订的放射治疗计划通过以上治疗计划的验证，说明此治疗计划可以实施。需填写治疗参数，按照放射治疗计划单上的项目逐一填写，并注明放射线的能量、机架及准直器的角度、照射的方法、每次照射的剂量及照射的总剂量、照射野的大小、体表的标记、摆位的要求和特殊挡铅等。治疗计划单填写好以后，由负责医生陪同患者去治疗室进行首次摆位，并指导技术人员进行治疗。

第三节 放射治疗计划的执行

一、治疗计划执行程序

从技术员摆位到治疗结束就是执行治疗计划的过程，技术员是治疗计划的重要执行者，执行治疗计划时应注意以下几点。

（一）物理参数的检查

常规的放射治疗设备主要包括有深部 X 射线治疗机、^{60}Co 治疗机、医用电子直线加速器、模拟定位机等。医用电子直线加速器的特点是结构复杂，易出现故障，故必须对其机械和物理几何参数进行定期检查和调整，以防止因设备等原因而影响其放射治疗计划的正常实施。

（二）治疗摆位

准确摆位是执行放射治疗计划的关键，如果每次摆位的重复性好，靶区剂量就会准确，其周围正常组织的损伤也会降低，放射治疗的效果就会提高。治疗摆位是由技术员来完成的工作，所以技术员的业务素质和责任心是非常重要的。但是由于放射治疗负荷的繁重，照射技术的日趋复杂和精细，故必须采取一定的措施，以避免在治疗计划执行的过程中出现差错。通常采用以下几种方法：

（1）固定器和激光定位器是保证摆位准确的基本条件。

（2）照射野验证片是经常使用的较经济的措施，但它不能每次摆位时都用，而且须等胶片洗出后才能纠正其治疗计划。

（3）照射野动态影像系统，是对照射野验证片技术的扩展，它能观察、记录、再现照射过程中的体位、照射野与靶区之间关系的动态情况，但价格较贵，目前还没有广泛使用。

（4）检查验证系统是近几年发展起来的保证摆位精度、减少医疗差错的微机检查和控制系统。它将治疗计划单的内容储存在软磁盘内，摆位时由技术员将磁盘插入计算机，电视荧光屏上便显示出其治疗摆位的各种物理参数和治疗条件，提示技术人员摆位时应注意的重点和事项。

当治疗条件包括照射野大小、机架和机头转角、楔形板、照射剂量等与医嘱条件一致时，才可以进行照射，以达到提示、检查和验证的目的。照射完毕或疗程结束时，治疗记录才可以打印出来，与技术人员的手写记录进行比较。

（三）治疗体位的固定

为了保证每次治疗摆位的准确性，对于一些特殊部位的肿瘤需要采用固定装置，如头颅固定器、手足固定器等。特别是立体定向适形调强治疗技术的发展，头、颈、体固定系统的应用都是保证其治疗精度的基本措施。例如，头部用热塑面膜固定；体部用体架及膜或真空袋固定等。除采用固定器协助摆位外，还应该让患者采用舒适的、易重复的体位，如仰卧位或俯卧位。只有保证每次摆位的准确性及分次重复性好，才能保证治疗计划的准确执行（详见第五章第二节体位固定技术的有关内容）。

（四）治疗计划的修正

肿瘤的放射治疗一般需要 4～8 周的时间才能完成，随着治疗的进行，肿瘤的范围不断缩小和变化，故应不断修正其治疗计划，通过 CT/MRI 重新扫描定位，重新勾画病灶确定靶区，以消除肿瘤变化对治疗精度的影响。

（五）剂量测定

经过设计和通过模拟定位机验证的治疗计划，欲知在治疗过程中是否与患者实际接受的治疗剂量相符合，就需做体内（模体内）剂量的测量，目前在临床上最常采用的测量方法就是使用半导体剂量仪和热释光剂量仪在模体内进行实际测量。

二、治疗计划执行记录

治疗计划确定后，要认真填写好治疗计划单内的各项内容，如治疗日期、照射野名称、每次治疗的时间、分次照射的剂量、治疗累计剂量及治疗机架角度、特殊摆位要求等，都需要有详细记录。此项工作需由操作的技术员来完成，医生每天都应检查治疗单的内容，并根据治疗情况不断修正其治疗计划。

三、治疗计划执行中的注意事项

在治疗计划实施阶段，按照质量保证规程制作相应的质量控制措施，放射治疗技师至少要考虑三个方面的问题：①检查患者是否无误、摆位、体位和固定装置、是否与模拟定位和治疗计划要求的一致；②检查放射线束的设置，确定所有治疗参数是否符合医嘱，包括照射野的大小、放射线束的改造装置、线束入射的角度；③照射前或治疗中也需要不断检查，确保辐射参数包括放射线的能量，设备的 MU 数等是否正确，治疗机功能和运行状态是否正常等。

（一）做好医患沟通

在放射治疗前一定要耐心向患者交代注意事项，尤其是初次接受治疗的患者，更应详细交代注意事项。

（1）放疗期间要保证照射标志的清晰度，保持照射部位的皮肤干燥。

（2）不能随意擦洗皮肤表面的红色线条和红色"十"字。

（3）照射时不要紧张，不能移动。

（4）在治疗中如有不适时请随时示意。

（5）每次治疗结束后，不要自己上下治疗床。

（6）照射野内的皮肤不要用热水烫洗或涂抹碱性物质。

（7）照射野内的皮肤上不要粘贴橡皮膏或涂抹各种药水和药膏。

（二）治疗摆位和体位固定

（1）等中心照射摆位时，需要有两位技术人员共同参与，进出入治疗机房时，可一人在前，一人在后，以确保患者安全进出入治疗室。

（2）检查治疗机的机架是否归零，光栏是否归零，治疗床是否归零。

（3）放置固定装置，按照医嘱使患者处于治疗体位。

（4）充分暴露照射野，清除照射野内的异物，确保照射野及等中心的标记清晰。

（5）两位技术人员共同确认辅助装置使用是否正确。

（6）若非共面照射时，应做到先转机架再转治疗床。

（7）SSD 照射时必须先调整机架角度，再升降治疗床面以校对源皮距；SAD 照射时则需先调整源皮距，再调整治疗机架角度。检查治疗机头托盘上是否有铅块或其他附件，以防止掉下砸伤患者或损坏设备。应在机头正方向观察机架刻度盘，防止因视线倾斜而发生角度误差。机架角度超过 90°时，必须看射线是否被治疗床的钢性支架所阻挡，如遇此种情况应及时调整患者的治疗位置。

（8）旋转治疗时治疗床应尽量放置在零位，必须于治疗前做一次全程的模拟旋转。

（9）摆位结束后，让陪护人员出门，技术人员走在最后，以确保治疗室内非治疗者全部撤出后，才能关闭治疗室的电动门，进行开机准备治疗。

（三）输入治疗参数

当技术员拿到放射治疗计划单时，要认真、仔细地核对所用数据是否正确，做到"三查七对"。按照医嘱要求正确输入每次治疗时所需的全部数据及指令，在确认各项技术参数准确无误的情况下，实施技术员双签名制度（摆位签名、抄单签名）。

其"三查七对"内容为：

（1）查机器类型、放射线性质。

（2）查治疗单内容是否清楚、是否有主管医生签名。

（3）查患者体表照射野是否清楚，对特殊患者应请主管医生来共同摆位。

（4）对姓名、对性别、对诊断、对医嘱、对剂量、对患者的联系电话及其地址。

（四）操作和实施照射

（1）复核已输入治疗机的内容，包括姓名、性别、野号、射线的性质、能量、剂量、MU、所调用的放射治疗技术文件等，在确保准确无误后才能开机。

（2）开始治疗时通过监视器全程观察患者在治疗过程中的情况，患者如有不适时应及时终止治疗。先将患者安全移出治疗室，及时与主管医师取得联系，并记录有关参数，汇报给技术组长和主管医生。

（3）如果放疗设备发生故障而致治疗中断时，应及时告知患者并使其安全离开治疗室。记录下有关参数，汇报给技术组长和维修人员及主管医师。

（五）治疗中应注意的问题

（1）治疗结束后将治疗机架、机头位置归零；同时将治疗床尽量放低；然后让患者下床穿好衣服，必要时可搀扶患者；当离开治疗室时，技术员应走在最后。

（2）如果总疗程的最后一次分割照射只能在下周一才能完成时，应将此次治疗提前至本周五执行，即在本周五的一天内照射2次，两次照射的间隔时间应>6小时。

（3）如果由于某种原因导致患者停止照射一段时间时，最好在停止照射的最后一天和恢复照射的第一天内各照射2次，两次照射的间隔时间也应>6小时。

（4）如果患者在整个治疗过程中由于各种原因致使放疗中断，则每停照一天，治疗总剂量就应增加0.8Gy，以弥补肿瘤细胞增殖导致的放射生物学效应的损失。

（5）如果需要照射的部位面积较大时，常需要两野或多野相互衔接照射，此时在照射的过程中，要注意将照射野衔接处的边界不断地做上下或左右位置的移动，以免在照射野的衔接处造成局部照射剂量的不足或放射性损伤。

（6）放射治疗前、后都要仔细阅读放射治疗计划单内的各项内容，并仔细核对各项物理治疗参数，严格执行治疗设备的操作规程和有关工作制度。

总之，在治疗计划实施的过程中，要保证每个肿瘤患者的每一次治疗，都将得到相同高质量的照射。因此，每个患者从其进入放疗中心开始，至其治疗结束离开此处的整个过程中，所接受的每一项医疗操作，都应该按照该中心的治疗规范和原则进行，并做好描述和记录，使放射治疗的全过程安全、有效和有序地进行。

第四节　放射治疗的反应与损伤

一、正常组织的放射耐受性

人体组织对放射线的敏感性与其增殖能力呈正比，与其分化程度呈反比，即增殖能力越强的组织对放射线照射越敏感，分化程度越低的组织对放射线照射也越敏感，反之亦然。正常组织的放射敏感性可以分为以下几类：①高度敏感组织：淋巴组织、胸腺造血组织、性腺、胃肠上皮、胚胎组织；②中度敏感组织：感觉器官（角膜、晶状体、结膜）、皮肤上皮、口咽复层上皮、小血管和淋巴管、唾液腺、肾、肝、肺等上皮；③低度敏感组织：中枢神经系统、内分泌腺体、心脏；④不敏感组织：肌肉组织、骨与软骨组织、结缔组织。在一定剂量照射下，组织的放射敏感性与其受照射的体积有关，身体受照射的体积越大，反应越大，体积越小，反应越小。

一般来说，临床放射治疗中所能耐受的总剂量取决于受照射的体积，耐受剂量被定义为产生临床可接受的综合征的照射剂量。在这里需要指出的是有些组织器官的放射性损伤即使有5%的可能性，也是不可接受的，如放射性截瘫、脑坏死、肠坏死等。而有些放射性损伤对生活的质量影响不大，考虑能够接受的范围较宽。另外，与早期反应相比，晚期反应更重要，因为晚期反应是不可逆的，甚至是危及生命的。

正常组织的耐受剂量分为最小耐受剂量 TD5/5 和最大耐受剂量 TD50/5 两种。TD5/5 是指在标准治疗条件下，治疗后 5 年内有小于或等于 5%的病例发生严重放射性损伤的剂量。TD50/5 是指在标准治疗条件下，治疗后 5 年内有 50%的病例发生严重放射性损伤的剂量。标准治疗条件是指采用超高压治疗（1～6MeV）、10Gy/周、1 次/天、5 次/周的治疗模式。常规放射治疗中正常组织的放射耐受剂量可参考表 7-1。

表 7-1　正常组织的放射耐受剂量（cGy）

器官		损伤	1%～5% （TD5/5）	25%～30% （TD50/5）	射野面积或长度
皮肤		溃疡，严重纤维化	5 500	7 000	100cm²
口腔黏膜		溃疡，黏膜发炎	6 000	7 500	50cm²
食管		食管炎，溃疡，狭窄	6 000	7 500	75 cm²
胃		溃疡，穿孔，出血	4 500	5 500	100 cm²
小肠		溃疡，穿孔，出血	5 000	6 500	100 cm²
结肠		溃疡，狭窄	4 500	6 500	100 cm²
直肠		溃疡，狭窄	6 000	8 000	100 cm²
唾液腺		口腔干燥	5 000	7 000	50 cm²
肝脏		急、慢性肝炎	1 500	2 000	全肝
			2 500	4 000	全肝条状照射
		肝功能衰竭、腹水	3 500	4 500	全肝
肾脏		急、慢性肾炎	2 000	2 500	全肾
			1 500	2 000	全肾条状照射
膀胱		挛缩	6 000	8 000	整个膀胱
输卵管		狭窄	7 500	10 000	5～10cm
睾丸		永久不育	100	400	整个睾丸（5cGy/天，散射）
卵巢		永久不孕	200～300	625～1 200	整个卵巢
子宫		坏死，穿孔	>10 000	>20 000	整个子宫
阴道		溃疡，瘘管	9 000	>10 000	全部
乳腺	儿童	不发育	1 000	1 500	全乳
	成人	萎缩，坏死	>5 000	>10 000	全乳
肺		急、慢性肺炎	3 000	3 500	100 cm²
			1 500	2 500	全肺
毛细血管		扩张，硬化	5 000～6 000	7 000～10 000	
心脏		心包炎，全心炎	4 500	5 500	60%
骨及软骨	儿童	生长受阻，侏儒	1 000	3 000	整块骨或 10 cm²
	成人	坏死，骨折硬化	6 000	10 000	整块骨或 10 cm²
脑		梗死，坏死	6 000	7 000	全脑
		梗死，坏死	7 000	8 000	25%

器官		损伤	1%～5%（TD5/5）	25%～30%（TD50/5）	射野面积或长度
脊髓		梗死，坏死	4 500	5 500	10 cm²
眼		全眼炎，出血	5 500	10 000	全眼
视网膜					全眼
角膜		角膜炎	5 000	>6 000	整个角膜
晶状体		白内障	500	1 200	整个或部分晶状体
耳（中耳）		严重中耳炎	6 000	7 000	整个中耳
前庭		梅尼埃综合征	6 000	7 000	整个前庭
甲状腺		功能低下	4 500	15 000	整个甲状腺
肾上腺		功能低下	>6 000	—	整个肾上腺
垂体		功能低下	4 500	20 000～30 000	整个垂体
肌肉	儿童	萎缩	2 000～3 000	4 000～5 000	整块肌肉
	成人	纤维化	6 000	8 000	整块肌肉
骨髓		再生不良	200	450	全身骨髓
			3 000	4 000	局部骨髓
淋巴结及淋巴管		萎缩、硬化	5 000	>7 000	整个淋巴结
胎儿		死亡	200	400	整个胎儿
外周神经		神经炎	6 000	10 000	10 cm²
大动脉		硬化	>8 000	>10 000	10 cm²
大静脉		硬化	>8 000	>10 000	10 cm²

简而言之，正常组织的放射耐受剂量按照局部照射剂量水平可以大致划分如下：

（1）照射10～20Gy的剂量范围，一些对放射线最敏感的组织受到影响。生殖腺、卵巢、睾丸的生殖功能丧失。发育中的乳腺，生长中的骨和软骨有严重损伤，骨髓功能明显受到抑制，胎儿受到10Gy照射后将可死亡。

（2）照射20～45Gy的剂量范围，整个消化系统，大部分或全部胃、小肠、结肠受到此范围内的剂量照射后基本不发生严重的并发症。大于20Gy时生长中的骨与软骨完全停止生长，局部骨髓照射后不能再生；晶状体浑浊并发生进行性白内障；双侧肾、全肺照射25Gy以上时，即有一定比例的患者发生放射性肾炎及放射性肺炎；全肝照射40Gy以上时，可发生一定比例的放射性肝炎；全心脏照射40Gy以上时有心肌受损的可能；甲状腺、垂体在一定情况下也受到影响，产生功能低下；生长中的肌肉（不同于成年肌肉）可以萎缩；淋巴结受此剂量的水平照射后可萎缩。

（3）照射45～70Gy的剂量范围，如皮肤、口腔黏膜、食管、直肠、唾液腺、胰腺、膀胱等，有1%～5%的患者发生严重的放射性并发症。成熟的骨和软骨、中枢神经系统、脊髓、眼、耳和肾上腺等器官，如照射较高剂量（75Gy）时，将有20%～50%的患者发生严重的放射性损伤。

（4）一般临床放射剂量的高水平，照射75Gy以上时不发生严重并发症的器官有输尿管、子宫、乳腺（成人）、血液、胆道、关节软骨及周围神经。肺尖组织可以耐受60～90Gy

的照射剂量。

二、放射治疗的反应与损伤

（一）皮肤的放射性反应

皮肤由表皮和真皮构成，表皮由角化的复层扁平上皮构成，其内有增生能力很强的基底细胞，真皮位于表皮下面，由致密的结缔组织组成。

1. 反应机制 受放射线照射后，基底细胞的耗减呈剂量依赖性，存活的基底细胞分布较广泛，且具有增殖能力，能再生为单层基底细胞且保持功能。毛细血管内皮细胞没有再增殖能力，因此毛细血管损伤是皮肤功能性单位丧失的原因之一，照射后内皮细胞丢失，毛细血管数量减少，毛细血管丛变少且膨大。当照射剂量超过其耐受剂量后，损伤将急剧进展，常导致坏死。当照射剂量接近耐受剂量时，发生损伤的过程较长。

内皮细胞丢失后血管的再塑性最终导致其进展至毛细血管扩张期，接受常规分次照射的患者，引起其皮肤毛细血管再构建的剂量为 50～60Gy，而进展至毛细血管扩张期则至少需要数年。真皮及皮下组织的萎缩和纤维化是真皮成纤维细胞对辐射的特异性反应，皮肤纤维化是由于存活的成纤维细胞对损伤后产生的生长因子如 TGF-β 的增生性反应所致，皮肤萎缩则反映了成纤维细胞的丢失及胶原成分的再吸收。

2. 临床表现

（1）早期反应：急性期的损伤常在单次照射 5～20Gy 或分次照射 30～60Gy 后的 70 天内发生。最先出现的是红斑，这是由于毛细血管扩张水肿，血管成分从毛细血管渗出所致。随着照射剂量的增加，相继出现色素沉着、脱毛和脱皮，剂量较大时可出现湿性脱皮。湿性脱皮或是在受到照射后 50 天内愈合，或是不愈合并进展至坏死。

（2）晚期反应：皮肤的晚期反应多出现在受到放射线照射 10 周后，皮肤急性损伤后有一段表现"正常"的间隙期，间隙期长短不一，长者可达数年。间隙期后出现皮肤萎缩、脱皮、毛细血管扩张、皮下组织纤维化和坏死等迟发性损伤。皮下组织纤维化表现为进展性的皮下硬结、水肿、组织增厚等，纤维化的发生、发展与受照射剂量有关。

3. 放射耐受量 当照射野面积为 100cm² 时，照射后 5 年内毛细血管扩张发生率为 10%、30%、50%时的剂量分别为 50Gy、59Gy 和 65Gy；照射后 5 年内坏死发生率为 3%和 5%时的剂量分别为 51Gy 和 55Gy。应用线性二次模型时，皮肤红斑的 α/β 值为 7.5Gy，皮肤脱皮的 α/β 值为 11.2Gy，皮下纤维化和毛细血管扩张的 α/β 值分别为 1.9Gy 和 3.7Gy。

（二）肺的放射性反应

肺组织在胸部肿瘤放射治疗中会受到一定剂量的照射，肺的放射性损伤主要表现为放射性肺炎和肺纤维化，是胸部肿瘤特别是肺癌放射治疗剂量的限制因素。因此在制订胸部肿瘤放射治疗计划时必须考虑到肺的受照射体积、分次剂量和照射总剂量等因素。

1. 反应机制 肺组织受到一定剂量的照射后，就可以引起形态学的改变。肺损伤主要表现为肺内充血、肺泡间质水肿、蛋白性渗出液充满肺泡，引起气体交换障碍。随后发生肺泡壁炎性细胞浸润，肺泡上皮细胞脱落，数周后，间质水肿消失，胶原纤维沉积，使肺泡间隔增厚。这些改变过程常持续数周至数月，变化的严重程度和临床上是否表现为急性放射性肺炎，则取决于受照射肺的体积和照射总剂量及分次照射的剂量。

一般认为肺泡Ⅱ型细胞和血管内皮细胞的损伤与放射性肺炎关系密切。Ⅱ型细胞合成和分泌表面活性物质，降低肺泡张力，防止肺泡萎缩。照射后Ⅱ型细胞迅速发生反应脱落至肺泡内，引起肺泡张力变化，肺顺应性降低，肺泡萎陷不张。毛细血管内皮细胞损伤，导致肺血流灌注量和血管通透性改变，血管内膜裸露诱导血栓形成，细胞碎片和血栓使毛细血管阻塞。

照射6个月后，肺泡间质进行性纤维化，弹力纤维和胶原的沉积使之增厚，肺泡缩小塌陷，为纤维结缔组织所替代，胶原纤维沉积于血管壁可引起血管壁增厚，管腔狭窄。

2. 临床表现

（1）放射性肺炎：常于放疗结束后1~3个月发生，如果在放疗前后或放疗中联合使用化疗药物，则发生放射性肺炎的时间会提前。临床上可出现低热、非特异性呼吸道症状，如咳嗽、胸闷；重者可出现呼吸困难、胸痛、持续性干咳或咳少量白色黏液痰。胸部体征不明显，偶有照射部位叩诊浊音，听诊时可闻及啰音或胸膜摩擦音。超过耐受剂量时，可引起严重的临床症状，表现为呼吸衰竭、高热，甚至死亡。

肺炎过程持续数月，急性期后症状逐渐减轻，但组织学改变明显，逐渐进入纤维化期。无明显症状的患者也常有肺部影像学的改变，显示与照射野相符合的弥漫性片状阴影，超出照射野边界的影像学改变偶尔也可见到，可能是机会性感染所致；CT则表现为边缘清楚的高密度影。放疗结束后第4~8周，一般无肺功能异常，随着有效肺呼吸体积的减少，可出现肺功能指标下降，FEV1、FVC、TLC、VC、DLCO等均有不同程度的降低，以肺泡弥散功能降低最为显著。

（2）放射性肺纤维化：常在放疗后数月至数年内出现，进展缓慢，多在原照射野内潜伏发展1~2年后趋向稳定。多数无明显症状，或偶有刺激性咳嗽，少数病例、特别是急性放射性肺炎严重者症状较明显，表现为气急、运动能力下降、端坐呼吸、慢性肺源性心脏病等。一般单侧肺受照射体积小于其1/2时，其症状较为轻微；如果受照射肺体积增大时，则其症状将逐渐明显，少数患者可发展为慢性肺源性心脏病而致右心衰竭。

胸部X射线片表现为照射野区域内致密索条影，并伴有纵隔、肺门等牵拉移位，横膈上抬，受照射胸膜增厚，以及正常肺的代偿性气肿等。肺纤维化范围较大时，肺功能检查可见其最大肺活量和通气量减少。

3. 放射耐受量 肺的放射耐受剂量因照射方式和受照射体积而不同。全肺单次照射的耐受剂量为7Gy，受到8.2Gy照射后其死亡率为5%，照射9.3Gy后其死亡率为50%，照射11Gy后其死亡率为90%。分次对Wilm瘤广泛肺转移的全肺进行照射（4周20次），受到26.5Gy的照射后，其死亡率为5%；照射30.5Gy后的死亡率是50%。以放射性肺炎为观察指标，在常规分割条件下，肺的1/3、2/3和3/3体积受到照射时，其TD5/5分别是45Gy、30Gy、17.5Gy；TD50/5分别是65Gy、40Gy、24.5Gy，国内规定照射100cm²的肺组织引起急、慢性放射性肺炎的TD5/5是30Gy，TD50/5为35Gy，而全肺照射的TD5/5和TD50/5分别是15Gy和25Gy。

（三）食管的放射性反应

胸部的恶性肿瘤常采用放射治疗，在对肺癌、食管癌、纵隔恶性淋巴瘤等实施放射治疗时，食管不可避免地受到照射。食管黏膜更新快，因此食管是剂量限制性早反应组织，根据反应出现的时间将食管的放射反应划分为早期反应和晚期反应。

1. 早期反应 照射后 3 个月内出现的食管反应称为早期反应。活检发现食管在受到照射后 2 周，即可出现黏膜鳞状上皮细胞变性，细胞质内大量空泡形成。部分上皮细胞坏死脱落，基底层细胞的有丝分裂相减少。黏膜下层的毛细血管内皮细胞发生变性，血管内微血栓形成。另外，还可见到黏膜间质内水肿及大量的中性粒细胞和嗜酸粒细胞浸润，因此，食管的早期反应是一个黏膜急性渗出性改变的炎性过程。

患者表现为胸骨后烧灼感，吞咽困难和（或）疼痛，这些症状常在放疗开始后 2 周内出现，放射治疗剂量达 40Gy 时吞咽疼痛等症状最重，而 5 周后症状反而减轻，考虑可能是黏膜上皮再增殖的原因。肿瘤放射治疗协作组（RTOG）将食管的放射性反应分为五级：0 级无反应；Ⅰ级：轻度吞咽困难或吞咽疼痛，需用表面麻醉药、非麻醉药镇痛或进半流质饮食；Ⅱ级：中度吞咽困难或吞咽疼痛，需麻醉镇痛或进流质饮食；Ⅲ级：重度吞咽困难或吞咽疼痛，伴脱水或体重下降＞15%，需鼻饲或静脉输液补充营养；Ⅳ级：管腔完全梗阻、管壁溃疡、穿孔或瘘管形成。

2. 晚期反应 多出现在开始照射 3 个月之后，食管受到照射后 3 个月以上才可完成上皮再生，较正常食管黏膜上皮厚而有皱褶，肌层细胞损害及成纤维细胞、炎性细胞浸润等。食管黏膜内大量的纤维组织增生和纤维化形成，使食管壁增厚，管腔狭窄，黏膜内血管壁的纤维化及血管内血栓的形成使血管管腔闭塞，导致食管黏膜缺血而加重损伤。

临床上主要表现为进行性加重的吞咽困难，影像学检查可发现食管狭窄，蠕动功能改变，有时可见到溃疡，偶有憩室和瘘管形成。食管晚期反应与放疗剂量和食管受照射范围关系密切，食管良性狭窄的发生随照射剂量的增加而升高。食管受照射剂量≤50Gy 时，其良性狭窄的发生率不到 2%，当剂量达 60Gy 时，其发生率为 15%，食管的最小耐受剂量（TD5/5）在 1/3 食管受到照射时为 60Gy，2/3 食管受到照射时为 58Gy，而 3/3 受到照射时则为 55Gy；最大耐受剂量（TD50/5）则分别为 72Gy、70Gy 和 68Gy。

（四）心脏的放射性反应

近 20 年来由于综合治疗的临床应用，使得一些肿瘤如霍奇金病、乳腺癌等患者的生存率得以提高，由此因放射线所致的心脏放射性损伤的发病率也有所上升，并逐渐被人们所重视。按照心脏组织被损伤的部位不同，将其分为：①心包病变：急性心包炎、心包纤维化、缩窄性心包炎；②心肌病变；③冠状动脉疾病；④其他：心脏瓣膜损害、心脏传导异常等。

1. 心包病变 放射治疗对心包的急性作用是由于照射后心包的通透性增高引起纤维蛋白渗出所致。其炎性细胞浸润很少，偶可见灶状钙化，心包渗出液含蛋白质较多，渗出量多少不等，多者可达数百毫升。一般渗出速度较慢，如渗出量较大或渗出急促则可引起心包填塞，不到 1/2 的急性心包炎患者可发生心包壁不同程度的纤维化。心包渗出及纤维化的机制可能是放射线作用于心包微血管的内皮细胞，导致血管壁损伤，通透性改变，纤维素渗出，同时心包组织缺血，成纤维细胞增生，胶原纤维形成。心包纤维化最终引起心包膜明显增厚，发展成缩窄性心包炎。

急性放射性心包炎可出现在放射治疗期间或放射治疗后数周至数月内，轻者可无明显症状，重者出现不同程度的心包积液症状和体征，如心悸、胸闷、发热、气短、心前区疼痛。体检可发现预静脉怒张、颈部肿胀、面部水肿、心率快、心界扩大、心音遥远、下肢水肿等体征，常有心电图异常。X线检查可见心影增大且随体位而变化，心包积液超过1L时可见"烧瓶样"心影。上述症状可自行消失，少数严重者可发生心包填塞。慢性心包渗出多发生在放疗后1年内，常无症状，胸部X射线检查可发现，部分患者最终可发展成为晚期缩窄性心包炎。

2. 心肌病变 心肌受累不常见，但发生后其损伤常较严重，心肌放射性损伤的组织学特点为弥散的斑片状纤维化，常累及左心室前壁，右心室前壁受累较少，未见有整个心脏受累者。显微镜下可见心肌细胞间广泛的灶状纤维组织增生，纤维化形成，心肌细胞坏死，偶尔也可见到灶状钙化。对大量的心肌样本检查发现，在晚期基本看不到活跃的心肌细胞增生，心肌细胞被纤维组织所取代。

对心肌纤维化模型的研究发现，心肌纤维化是因毛细血管内皮细胞的损伤所致，因此，毛细血管内皮细胞被认为是心肌放射性损伤的靶细胞。放射引起血管内皮细胞肿胀变性，微血管血栓形成或微血管破裂，造成心肌微血管网的阻塞或破坏，残存的内皮细胞的增殖不能修复微血管网的损伤，最终因明显的局部缺血而发生纤维化。成人心肌细胞不再分裂，对放射线不敏感，因此由放射线引起的成人心肌细胞的直接损伤的临床症状并不明显。

放射引起的心肌病变常与严重的放射性心包损伤并存，表现为心肌功能的异常与严重心包炎的表现，如心慌、乏力、水肿等，可伴有不同程度的心力衰竭。应特别注意的是，放射治疗前后或同时应用化疗药物时，特别是应用蒽环类药物时，心肌的放射性损伤可明显加重。

3. 冠状动脉病变 放射诱发的冠状动脉疾病在形态学上无明显特征性改变。动脉壁的纤维化、内膜增厚及管腔狭窄和动脉粥样硬化相类似。放射引起的心肌梗死与常见的心肌梗死在形态学上也无差别。内皮细胞是冠状动脉中放射最敏感的成分，因此推测冠状动脉损伤是始于内膜损伤，然后内膜被成纤维细胞取代、血小板聚集。事实证明，儿童期心脏受到照射后，其年龄越小，以后发生心肌梗死的概率就越高。

4. 其他心脏损伤 放射诱发的其他心脏损伤主要是瓣膜损害和心脏传导异常。瓣膜损害表现为瓣膜内散在或弥漫纤维化，瓣膜增厚，瓣膜结构因心内膜和心肌纤维化而变形，导致瓣膜狭窄或关闭不全。左房室瓣、右房室瓣最常受累，放射性瓣膜病是一个连续的、从无症状的瓣膜增厚到有症状的瓣膜功能障碍的渐进过程。放疗引起的纤维化可影响心脏的传导功能，从而发生心脏的节律异常变化，放射所致的心脏传导异常表现形式多样，可有一过性心律失常，如窦性心动过速、房室或束支传导阻滞等。

（五）肝脏的放射性反应

1. 反应机制 肝脏放射性损伤的发病机制：①认为肝脏纤维化与转移生长因子β_1（TGF-β_1）有关，肝脏中TGF-β_1含量升高的水平与肝纤维化的程度一致，给予干扰素药物治疗后 TGF-β_1含量下降；②认为照射所致的中央静脉和血窦内皮细胞损伤，激活了凝血机制，且射线对纤维蛋白溶解有抑制作用，因此纤维蛋白沉积，血管腔狭窄闭塞可导致肝静脉阻塞症；③自身免疫反应的激活、库普弗细胞、肥大细胞的改变与肝纤维化有关。临床上将肝脏放射性损伤的病理变化过程分为急性期和慢性期。

急性期发生在肝脏受到照射后 1~6 个月。受到照射的肝脏明显肿大、充血，受累的肝脏体积可缩小，包膜皱纹或结节，光镜下可看到肝静脉阻塞症（VOD）；肝小叶中央区周围血管窦充血、扩张，胶原纤维沉着于静脉壁，管壁增厚，管腔变窄，一些肝静脉被增生的胶原纤维阻塞。肝细胞变性坏死，肝细胞索变薄、萎缩、塌陷，小叶内成纤维细胞、网织细胞和肥大细胞增多，胶原纤维和网状纤维结缔组织增生，电镜下可见到有肝窦渗出、肝细胞浆内线粒体肿胀。

慢性期发生在肝脏受到照射后半年以上，肝细胞板重新建立，小叶结构遭到破坏变形，大量增生的纤维结缔组织分隔肝细胞形成假小叶，肝细胞索皱缩；中央静脉和血管区间形成纤维桥。

2. 临床表现　单纯放疗引起的肝脏损害（RILD）呈亚急性，一般发生于放疗后 2 周到 3 个月，患者出现腹水、右上腹不适、疼痛、黄疸少见，肝功检查血清天冬氨酸氨基转移酶（AST）、丙氨酸氨基转移酶（ALT）升高，一般为正常的 2 倍，碱性磷酸酶（AKP）升高可达正常值的 3~10 倍。放射性核素扫描显示肝脏受照射区域呈放射性核素稀疏或缺损，该检查敏感，在临床症状出现之前就可显示出来。

CT 扫描显示受到照射的肝脏呈低密度区域且边缘模糊；MRI 检查表现为 T_2 信号增强，增强的范围与肝脏受照射区域一致，T_1 信号无改变或减弱。放射治疗与化疗联合应用时所引起的肝脏损害（CMILD）呈急性过程，其症状出现于治疗后第 1~4 周，与 RILD 明显不同的是 CMILD 患者有黄疸出现，其他症状有右上腹痛、肝大、腹水等，肝功能检查结果显示 AKP、AST、ALT 也升高。

3. 放射耐受量　一般认为，全肝照射的安全剂量是 30~35Gy，以肝功能衰竭为指标，肝脏的 1/3、2/3、3/3 体积受到照射后的 TD5/5 分别为 50Gy、35Gy 和 30Gy；TD50/5 分别为 55Gy、45G 和 40Gy。

（六）中枢神经系统的放射性反应

放射性脑损伤的发病机制尚未完全清楚，可能与下列因素有关：①血管损伤引起继发性脑组织缺血、坏死；②胶质细胞损伤引起脱髓鞘；③自身免疫反应。脑部的放射性损伤按其发生的时间分为早期反应、早迟发期反应和晚期反应。

1. 早期反应　又称急性放射性脑病，多发生于照射后数天至数周。常规分次照射脑部者不常见，大剂量低分次照射（7.5~10Gy/次）脑转移瘤后偶可见到，急性期反应的病理基础是脑水肿。放疗与某些化疗药物联合使用（如顺铂、异环磷酰胺、胞嘧啶等）时可出现急性脑病改变，表现为头痛、恶心、呕吐、体温升高、意识障碍、痉挛等，这些反应一般多可恢复。

2. 早迟发期反应　又称亚急性期。早迟发期反应组织学表现为脑白质的斑片状脱髓鞘，基本病变形式为白质内小斑片状病变伴有轴索水肿和髓鞘丢失，低剂量照射后，病变呈散在灶性分布，且随时间的延长其病变逐渐缩小。血管性脑水肿与脑白质坏死的发生相关；早迟发期白质坏死过程与髓鞘的损伤和血脑屏障的破坏密切相关。

早迟发期发病率较高,多发生于照射后第 1～6 个月,典型的"嗜睡综合征"常发生于急性淋巴细胞性白血病儿童颅脑照射后。全脑或局部脑组织受到照射后常出现一过性、自限性的疲劳或局部神经学的症状加重,这是由于照射后的暂时性的脑髓磷脂合成障碍所致。早迟发期反应可表现为头晕、嗜睡、学习记忆力下降等,学习记忆力的下降与脑损伤的程度成比例,是重要的早期表现。CT 主要表现为照射范围内的水肿和脱髓鞘征象,注射造影剂后可见局部增强效应和白质内的不均匀性强化。

3. 晚期反应 为不可逆性,可能是毛细血管内皮细胞和少突胶质细胞损伤的结果,晚期放射性损伤的严重程度与照射部位、剂量和体积有关。临床上依据照射范围将晚期放射性损伤分为两类。

(1)局灶性放射性脑坏死:主要损害脑白质,其特征性改变是小血管的玻璃样变和纤维性坏死,同时伴有血管内膜增生、管壁增厚、管腔狭窄、血管旁组织细胞水肿、血栓形成和点片状出血等血管退行性改变。白质内出现微小坏死灶,并伴有不同程度的钙化,考虑是早期白质病变的残迹。脑白质主要是脱髓鞘改变和神经胶质凝固性坏死及空洞样改变。

局灶性放射性脑坏死一般发生在照射后 6 个月～2 年内,局灶性脑坏死常伴有局部神经异常和颅内高压,临床上表现为一侧肢体运动、感觉和(或)神经反射障碍,并有失语、癫痫、意识障碍和精神异常等症状,CT 表现为高剂量照射区域内的脑白质低密度灶和不规则强化,常伴有病灶周围弥漫性组织水肿,边界欠清晰,有不同程度的占位效应,MRI 检查 T_1 加权像显示大片不规则指状低信号,T_2 加权像多呈高信号,少数为混杂信号,增强扫描可见强化。

(2)弥漫性放射性脑坏死:组织学表现为血管损伤、脱髓鞘、神经胶质萎缩和局部脑组织坏死或脑组织大面积坏死。晚期弥漫性放射性脑坏死特征性的组织学改变是嗜酸性的无完整结构物质的渗出,这些渗出物为纤维成分,当纤维渗出到脑灰白质交界处时,即成为特征性的诊断依据,其他情况下很少见有物质进入到皮质层深部。临床上主要表现为精神症状,如人格改变、记忆力下降、注意力减低、痴呆等。有的患者表现为癫痫和运动障碍,严重者可导致死亡。

儿童主要表现为生长发育延迟和智力发育障碍,进行性记忆力丧失是严重痴呆的先兆。CT 表现为全脑照射后的几个月内出现弥漫性的低密度灶,而局部照射后可看到白质改变范围超过高剂量照射区。MRI 对白质的改变更敏感,可将照射后 MRI 信号改变的程度分为四期:Ⅰ期,脑室周围信号加强;Ⅱ期,脑白质内局灶性高信号;Ⅲ期,脑白质内出现弥漫性高信号;Ⅳ期,灰白质内弥漫高信号,结构丧失,皮质萎缩、脑水肿。

4. 放射耐受量 一般认为成年人全脑照射大于 50Gy、儿童全脑照射 30～35Gy 就可能出现脑白质改变,脑组织是晚反应组织,其 a/β 比值为 2～3,因此对分割剂量的改变较为敏感。常规分次照射脑放射性坏死的阈值剂量为 57.6Gy,以脑放射性坏死为指标,脑在 1/3、2/3、3/3 体积受到照射后的 TD5/5 分别为 60Gy、50Gy 和 45Gy;TD50/5 分别为 75Gy、65Gy 和 60Gy,脑干的 1/3、2/3、3/3 体积受到照射后的 TD5/5 分别为 60Gy、53Gy 和 50Gy;全脑干照射的 TD50/5 为 65Gy。

(七)脊髓的放射性反应

脊髓与大脑的主要结构相同,因此其放射性损伤也相似,主要差别在于两者受照射体积不同，脑组织接受照射的体积较大。放射性脊髓损伤的组织学改变主要是白质的脱髓鞘和坏死及血管内皮细胞的损害，白质的损伤、血管的病变及神经胶质的反应多种多样，其形态学的改变与症状并不平行。

根据病理组织学特点，放射性脊髓病可分为三型：Ⅰ型：病变主要是累及白质，血管改变轻微，不足以产生症状；Ⅱ型：病变主要为血管改变，白质的损伤继发于血管病变；Ⅲ型：病变以白质和血管损伤同时出现为特征。一般认为，伴有脱髓鞘和白质软化的血管病变是放射性脊髓病的特征性改变。在放射性脊髓病中很少见到有神经元的死亡，因此提示血管的损伤可能主要是累及静脉。

1. 早期反应 主要表现在颈段脊髓受到照射后，一般发生在放射治疗结束后的第 2～4 个月，主要表现为下肢末端在低头屈颈时有电击样刺痛和感觉异常，称为 Lhermitte 征，而神经学检查却无异常表现，多呈一过性临床经过，适当休息及药物治疗后症状即可消失。Lhermitte 征并不代表晚期放射性脊髓病一定会发生，但是如果脊髓受到高剂量的放射线照射后，经过一段很长潜伏期（1 年左右）再出现 Lhermitte 征时，则可能即是晚期放射性脊髓病的先驱症状。

2. 晚期反应 一般发生在受照射后的第 1～2 年，少数患者可发生于放射治疗结束后的 30 个月以内，临床表现多种多样，可表现为一侧或双侧下肢麻木、浅感觉减退、痉挛、肢体瘫痪、脊髓半切综合征、大小便失禁，腱反射亢进和巴宾斯基征阳性等。有些患者早期可无症状，而突然出现进行性发展的神经学障碍，数月内其功能完全丧失且多不可逆，半数患者死于继发的并发症。CT 扫描多数不能发现异常；MRI 表现为 T_1 加权像低信号、T_2 加权像高信号时，则提示有脊髓水肿。

3. 临床上诊断放射性脊髓炎有三个标准 ①排除其他病因，转移性肿瘤或肿瘤进展压迫脊髓可有类似症状，故应加以鉴别；②临床表现应与照射体积包含的解剖学部位相符；③照射剂量大于 40～50Gy、潜伏期大于 6 个月。如果潜伏期短，脊髓受照射剂量低于其耐受剂量而发生脊髓放射性损伤时，要注意是否曾有联合化疗、中枢神经系统损伤史、血管性疾病等诱发因素的存在。

三、放射反应的预防与处理

（一）皮肤放射性反应的处理

放射治疗期间如出现干性脱皮和皮肤瘙痒时，可给予 1%的冰片淀粉局部涂抹；出现湿性脱皮时应立即停止放射治疗，局部涂抹 2%的硼酸软膏、四环素可的松软膏、1%的合霉素羊毛脂或甲紫外涂；也可清洁后干燥暴露，或小牛血去蛋白提取物 400mg+生理盐水 50ml+强的松 60mg+维生素 B_{12} 500μg 混合外涂，一般 1 周即可治愈，对于反复溃疡者可考虑植皮治疗。

（二）头颈部放射性反应的处理

1. 预防下颌骨放射性损伤 放射治疗前需要进行常规口腔处理，包括拔除龋齿和残根、龋齿填充、洁齿（清除牙石和斑垢）及除去金属牙冠等。放疗前后进行漱口，保持口腔清洁。如需放疗前拔牙者，须在拔牙后的第 10～14 天才能开始进行放疗，放疗后 1 年内不宜拔牙。放射治疗时应用塑料咬合器以尽量保护下齿龈和下颌骨，以免引起放射性龋齿和放射性下颌骨骨髓炎。

2. 唾液腺放射性反应的处理 放疗期间口腔小唾液腺和腮腺的功能均可受到不同程度的抑制而导致口腔涎液分泌减少和黏稠，表现为口干、牙齿容易脱落和易发生牙疾。治疗宜保持口腔清洁，每日放疗前后漱口刷牙；中药可用增液汤（玄参、生地、麦冬）和养津饮（雪梨干、芦根、天花粉、麦冬、玄参、生地、桔梗、荸荠、杭菊）等。

3. 注意保护晶体、脑和脊髓 如因治疗不能避开时，最好能控制晶体的受照射剂量不超过 12Gy，脑和脊髓不超过 45～50Gy；如出现放射性脑、脊髓损害时，治疗可给以地塞米松、血管扩张剂（如地巴唑、烟酸、复方丹参）、各种神经细胞营养药物（如维生素 B_1、维生素 B_6、γ-酪氨酸、谷维素、胞磷胆碱、乙酰谷酰胺、加兰他敏）等，有些患者需加用克脑迷（溴氨乙异硫脲）1mg+10%葡萄糖 500ml，以 40 滴/分钟的速度进行静脉滴注，以 9～12 天为 1 个疗程。

4. 黏膜放射性反应的处理 头颈部黏膜的放射性反应可致口咽干燥及疼痛，放射治疗期间宜保持口腔清洁，可用 Dobells 液或 4%的碳酸氢钠或口洁素漱口；用生理盐水进行鼻咽冲洗，液状石蜡、复方薄荷油或淡鱼肝油滴鼻；用咽痛合剂滴咽喉部，每日 1～2 次，咽痛合剂处方如下：地塞米松 5mg+维生素 B_2 5mg+1%普鲁卡因 5ml+板蓝根注射液 4ml；可选用清凉解毒类中药，如喉风散喷喉，内服六神丸、喉症丸等；口咽黏膜反应可内服导赤散（生地 15mg、木通 5g、甘草梢 3g、淡竹叶 10g、麦冬 10g、灯芯 1.5g、黄柏 10g）；改善放射治疗的方法如分段放射治疗、颈部切线照射等也能减轻其黏膜的放射性反应。

（三）胸部放射性反应的处理

1. 肺脏放射性反应的处理 为预防放射性肺炎的发生，照射剂量在 2～3 周内应限制在 18～20Gy 以下；照射面积在 150cm² 以下时，照射剂量应限制在 55Gy；照射时应避免与大剂量平阳霉素或其他化疗药物合并应用。治疗放射性肺炎时，宜采用大剂量抗生素和肾上腺皮质激素等药物治疗；也可采用中草药（当归 15g、赤芍 12g、瓜蒌 30g、小蓟 30g、川芎 10g、生地 10g、百部 15g、杏仁 12g、香附 30g、红花 10g）治疗。

2. 心脏放射性反应的处理 多数患者能够自行吸收，早期因无症状故易被临床所忽视，如有症状时可用肾上腺皮质激素类药物和强心药物治疗。对于症状明显的心包积液者，可行心包穿刺术和心导管插入术。为预防放射性心脏损害，其照射剂量应限制在 35Gy/3.5 周，如需继续照射时，可在胸骨隆突下部放置一铅块，以进一步保护其心脏底部，放射治疗期间不宜与大剂量的多柔比星类药物同时应用。

3. 食管放射性反应的处理 在胸部肿瘤的放射治疗过程中，常伴有放射性食管炎的发生，对此治疗期间宜进清淡流质饮食，可口服 10%的普鲁卡因，每次 10ml，每日三次；或服用由普鲁卡因、泼尼松、维生素 B_{12}、新霉素等配制的普新合剂；或服用中草药方剂（生黄芪 30g、生地 15g、射干 10g、板蓝根 10g、山豆根 10g、连翘 10g、玄参 10g、半夏 10g、白术 10g、焦六曲 15g、全瓜蒌 15g）。

（四）腹部放射性反应的处理

1. 肝脏放射性反应的处理 嘱患者卧床休息，可进高蛋白、高热量饮食，限制盐的摄入，治疗时宜采用保肝利尿措施，必要时放腹水，皮质激素的作用尚不能肯定，可采用保肝类药物治疗。

2. 肾脏放射性反应的处理　应减少饮食中蛋白质和液体量的摄入，并限制其食盐的含量，为了维持肾的功能，必要时需做腹膜透析或血液透析。皮质类激素可加重放射性肾炎的症状，故应属于应用禁忌。

3. 胃肠放射性反应的处理　一般需常规服用维生素 B_6、抗痉挛或抗胆碱类药物治疗，如普鲁苯辛、甲氧氯普胺（灭吐灵）或用止泻剂。患者忌食奶制品和含有辛香料类的食物，宜低渣饮食及进素食，对于严重地急性放射性胃肠炎患者，必要时可加用肾上腺皮质激素或中草药（旋覆花 10g、代赭石 30g、陈皮 10g、竹茹 10g、姜半复 10g、焦三仙 30g、玉竹 15g、木香 6g）治疗。

（五）盆腔放射性反应的处理

对于膀胱的急性放射性反应，宜给予其尿道消毒剂如 PPA 口服，如伴有尿道感染者可给予抗生素治疗。对有直肠刺激症状者可给予小檗碱或复方樟脑酊等药物口服，必要时可采用灌肠治疗，多能获得满意的治疗效果。

（六）全身放射性反应的处理

放射治疗前，要对患者充分说明放射治疗期间可能出现的放疗反应，以解除其精神疑虑。并给予维生素 B_6、谷维素、灭吐灵、苯丙酸诺龙、升血类药物（利血生、沙肝醇、刺五加、升白灵、参维灵）、复方氨基酸等药物口服；如全身反应明显时可应用泼尼松类药物；如 WBC 低于 $3 \times 10^9/L$ 时应暂停放疗，或同时服用中草药（黄芪 30g、黄精 30g、菟丝子 6g、鸡血藤 30g、枸杞子 12g、当归 15g、紫河车 10g）；血小板过度低下时，也可服用中草药（仙鹤草 30g、鸡血藤 30g、大枣 10 枚、枸杞子 12g、当归 12g、阿胶 10g、土大黄 15g）治疗；必要时可行少量多次成分输血，或注射造血干细胞集落刺激因子进行治疗，多能取得较好的疗效。

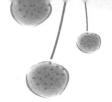

第八章　放射治疗质量的保证

第一节　放射治疗质量保证的重要性

近十几年来，随着肿瘤放射治疗事业的发展，放射治疗的质量保证（quality assurance，QA）日益受到肿瘤放射治疗学界专家们的重视。放射治疗的 QA 是指经过周密计划而采取一系列必要的措施，以保证放射治疗的整个服务过程中的各个环节按照国际标准准确安全地执行。这个简单的定义意味着质量保证具有两个重要的内容：质量评定，即按照一定标准度量和评价整个治疗过程中的服务质量和治疗效果；质量控制，即采取必要措施以保证 QA 的执行，并不断修改其服务过程中的某些环节，以达到新的 QA 级水平。

一、执行质量保证的必要性

肿瘤放射治疗的根本目标，在于给肿瘤区域足够精确的治疗剂量，而使周围正常组织和器官的受照射剂量最少，以提高肿瘤的局部控制率，减少正常组织的放射并发症。而实现这个目标的关键是对整个治疗计划进行精心的设计和准确的执行。肿瘤患者能否成功地接受放射治疗决定于放疗医师、物理师、放疗技术员的相互配合和共同努力。质量保证减少治疗计划、仪器性能、治疗验证的不确定度和错误，保证治疗的准确和设备的精度，提高疗效，提高肿瘤局部控制率和减少正常组织的并发症。质量保证减少事故和错误的发生的可能；质量保证允许在不同的放射治疗中心之间结果可靠的确定统一和正确的放射标定和剂量验证，这能保证在放疗中心之间分享临床放疗经验和保证临床的循证。

二、治疗剂量的确定和对剂量准确性的要求

临床治疗计划制定的首要问题是确定临床靶区范围和靶区（肿瘤）剂量的大小。最佳的靶区剂量应该是使肿瘤得到最大的局部控制率而放疗并发症很少的照射剂量，该照射剂量一般通过临床经验的积累和比较分析后得到。

最佳靶区剂量的确定对患者的预后是非常重要的。临床所用诊断方法、肿瘤分期标准、靶区范围确定方法等的不统一，使得靶区剂量的选定不可能达到最佳，这只有通过执行 QA 才能使其情况得到改善。对于不同类型和分期的肿瘤，应该有一个最佳的靶区剂量，偏离最佳剂量的一定范围就会对其预后产生影响，这是指靶区剂量的准确性。ICRU 第 24 号报告总结了以往的分析和研究后指出，"既往已有的证据证明，对一些类型的肿瘤，其原发病灶根治剂量的准确性应在 95%～105%"。亦就是说，如果靶区剂量偏离最佳剂量 5%时，就有可能使原发病灶的肿瘤失控（局部复发）或放疗的并发症增加。

三、治疗过程及其对剂量准确性的影响

放射治疗的全过程主要分为治疗计划的设计和治疗计划的执行两大阶段。治疗计划的

设计又分为治疗方针的确定和照射野的设计与剂量分布的计算，前者的中心任务是确定临床靶区和计划靶区的大小和范围及最佳靶区剂量的大小。后者主要是提出达到最佳靶区剂量所应采取的措施。两者的目标是在患者体内得到较好或较佳的靶区及周围剂量分布。

这一阶段的 QA，一方面要求加强对剂量仪的保管和校对、机器常规剂量的检测、射野有关参数的定期测量、模拟定位机和治疗计划系统性能的保证等，同时还要采取积极措施确保靶区范围确定时的精确度。治疗计划的执行，在某种意义上是计划设计的逆过程，本阶段的中心任务是保证患者体内得到计划设计阶段所规定的靶区照射量及相应的剂量分布。

在治疗摆位的过程中，可能会产生两类误差：随机误差和系统误差。随机误差会导致剂量分布的变化，进而导致肿瘤局部控制率的下降或正常组织放射并发症的增加。由于患者体位和射野在摆位与照射过程中的偏移，会造成有一部分组织有 100%的机会在照射野之内，也可能在照射野之外。以对野照射声门上鳞癌为例，估算上述效应对肿瘤局部控制率的影响。

对此，有两种布野办法：①主管医师估计到这种影响，将照射野由 9cm×7cm 扩大到 10cm×8cm，这就意味着照射体积将增加 27%。按照正常组织耐受剂量随体积变化的关系，将因照射体积的增加而需要减少 3%的照射剂量。如果要保持正常组织的放射性损伤与标准照射野时相同，那么，靶区剂量就应相应的减少 3%。靶区剂量为 60Gy 时，肿瘤局部控制率将从 59%减少到 44%；靶区剂量为 74Gy 时从 95%减少到 90%。②如果不扩大此照射野，即仍然用 9cm×7cm 的照射野，这就意味着靶区边缘的剂量因体位移动和照射野偏移而减少，造成靶区边缘肿瘤病灶复发率的增高（表 8-1）。同样，系统误差亦会导致靶区边缘剂量的不准确，进而导致照射野内复发率的增加。

表 8-1 声门上鳞状细胞癌照射

照射野大小（cm×cm）	肿瘤局部控制率（%）	
	66Gy 靶区剂量	74Gy 靶区剂量
标准射野 9×7	59	95
扩大射野 10×8	44	90
射野边缘剂量		
低于 18%时 9×7	47	85
低于 50%时 9×7	19	31

从以上分析可以看出，控制治疗摆位过程中的误差，对保证肿瘤的局部控制率有着极其重要的意义。

四、治疗过程中质量保证的目的

在放射治疗过程中，质量保证的目的就是通过周密计划而采取的一系列的必要措施，以保证放射治疗的整个服务过程中的各个环节按照一定标准（以国际标准为准）准确安全地执行。最大限度地减少整个放射治疗过程中可能产生的各种误差，严格遵循临床剂量学的"四个原则"，提高肿瘤的治疗增益比，使肿瘤得到准确、足够治疗剂量的照射，而其周围正常组织得到最好的保护，使放射治疗的效果达到最优化。

五、放射治疗安全

放射治疗安全包括治疗设备的安全、患者的安全和工作人员的安全。安全措施及检查应纳入质量保证和质量控制计划，缺乏适当的质量保证会导致错误的出现或设备的失灵。

从工作人员和患者安全的角度，安全措施主要包括设备（机器和电气）连锁、治疗连锁和辐射防护措施三大方面。设备连锁包括防撞装置、运动应急停止措施、射野挡块固定、机器设备接地措施、闭路电视和通话设备等。治疗连锁包括 X 射线或电子束治疗模式转换、治疗室门连锁、计时器（^{60}Co、X 射线机）和加速器剂量仪（双道）工作的可靠性、楔形板连锁、超高（低）剂量率连锁等。设备和治疗连锁的定期检查和保证其功能的可靠性是极其重要的，不能草率，更不能将其取消，国内几次辐射事故均由连锁失效而引起。辐射防护包括定期检查治疗机机头和准直器的防护及建筑屏蔽防护的效能，必须符合国家规定的有关标准。

放疗技师每天操纵机器，对机器情况比较熟悉，发现异常情况应及时反馈给工程维修人员。对偶尔碰到的异常情况不能掉以轻心，应进行追踪监控。曾经有某型号的模拟定位机，技师操作时偶尔发现防撞连锁在某情况下不起作用，虽然工程师检查时未能重现这种情况，但不久后同样现象又再发生，最后经厂家检测原来是控制软件存在缺陷所致。

放疗设备属于大型医疗仪器，按国家的有关规定必须考取专业上岗证后才能操作机器治疗患者。不同的放疗机器因其结构、性能、用途不同，操作方法有所不同。只要严格按操作规程进行操作，一般都不会发生不安全的问题。

案例分析 1

某医院有一台 ^{60}Co 治疗机，患者治疗时取仰卧位，取机架 180°由下向上照射进行等中心治疗。而后技师一手按着降床键，一手扶患者下床，最后出现了治疗床碰到了机头，等到操作者发现时机器已经严重受损。

问题 1： 为何会造成机器的严重受损？

放疗技师贪图方便、粗心大意，不按规定程序操作。

问题 2： 技师该如何规范的操作机器？

规范的操作程序是在治疗结束时本应先将机架转回零度，再降低治疗床，最后扶患者下床。

工作人员安全和患者的安全至关重要，放疗技师必须时刻牢记，在确认安全的情况下才能出束进行治疗。每次按键时，应先给予确认。安装合适的报警装置及时发现不安全状态也十分必要。在模拟定位或机房治疗过程中，工作人员要特别注意从监控电视中观察患者情况，以防发生意外。对于头颈部肿瘤用面膜从头顶固定到肩膀做调强治疗的患者，治疗时间较长，患者身体又不能动弹，应嘱患者碰到特殊情况时举手示意或按求救电铃，以便及时处理。

案例分析 2

曾经有采用头颈肩热塑模固定调强放疗患者，在治疗过程中因呕吐物堵塞气管而引起呼吸困难。最后，技术员发现时患者已处于临死前挣扎状态。

问题 1： 放疗技师在放射治疗过程中应该怎么做？

从监控电视中密切观察患者的治疗过程。

问题2： 可采取什么措施避免此种情况的发生？

给患者安装求救电铃，以便患者及时呼救。

第二节　放射治疗设备的质量保证

放射治疗设备除医用加速器外，还有普通模拟定位机及 CT 模拟定位机、剂量测量仪器及放射治疗计划系统等装置。放射治疗设备的保养和管理的目的，是维护他们在初装验收时的性能特征。机械的、电器的、放射性的安全管理和精度管理都是很重要的。下面主要叙述的是放射治疗设备的质量保证的内容。

一、加速器定期检测和保证

双光子直线加速器的质量保证质量控制指标见表 8-2。

表 8-2　对光子直线加速器的质量保证质量控制指标（AAPM TG40）

监测频度	监测项目	误差指标
每日监测	X 射线的稳定性	3%
	电子线的稳定性	3%
	激光灯	2mm
	光距尺	2mm
	门联锁	功能正常
	视听监视器	功能正常
每月监测	X 射线的稳定性	2%
	电子线的稳定性	2%
	监控剂量稳定性	2%
	X 射线中心轴剂量稳定性（PDD、TAR、TPR）	2%
	电子线中心轴剂量稳定性（PDD）	2mm（治疗深度）

二、定位装置的质量保证

1. 模拟定位机的质量保证（表 8-3）

表 8-3　模拟定位机的质量保证质量控制指标（AAPM TG40）

监测频度	监测项目	误差指标
每日监测	安全开关	正常
	门联锁	正常
	激光灯	2mm
	光距尺	2mm
每月监测	野大小指示	2mm

监测频度	监测项目	误差指标
每月监测	机架、机头角度指示	1°
	"十"字线中心精度	2mm（直径）
	焦点轴指示	2mm
	透视影像质量	基线值
	防碰撞	正常
	射线野与光野的一致性	2mm 或一边的 1%
	自显机	基线值
每年监测	机头等中心旋转	2mm（直径）
	机架等中心旋转	2mm（直径）
	床等中心旋转	2mm（直径）
	机头、机架和床的等中心轴综合偏差	2mm（直径）
	床面下垂	2mm
	床的垂直运动	2mm
	曝光速度	基线值
	床面的透视和曝光	基线值
	kVp 和 mAs 刻度	基线值

2. CT 模拟机的质量保证（表 8-4）

表 8-4　CT 扫描和 CT 模拟的质量保证指标（IPEM 81）

监测频度	监测项目	误差指标
每日监测	安全开关	正常
每月监测	激光灯	2mm
	x 轴的指示	1°
	床位置记录	1mm
	已知两点间的距离	2mm
	左边的和右边的登记	正确的操作
	水的 CT 值	1%
	肺和骨的 CT 值	2%
	重建的层面位置	1mm
每年监测	床面负荷下偏差	2mm

三、剂量测量仪器的质量保证

1. 剂量仪　基准剂量仪的性能、精度见表 8-5。

表 8-5　基准剂量仪的性能和精度

项目	精度	项目	精度
分辨率	±0.2%	反应时间	<1.5 秒
0 点漂移	≤±10.15 或±0.2%	长时间稳定性	≤±0.5%每年

2. 三维水箱　三维水箱试验方法、试验条件和精度见表8-6。

表8-6　三维水箱试验方法、试验条件和精度

项目	试验方法、实验条件	精度
扫描位置设定	机械的位置设定和实际位置的差	±0.1mm以内
剂量测量	剂量测定标准测量值之差	±0.2%以内

四、治疗计划系统的质量保证

治疗计划系统的质量保证见表8-7。

表8-7　治疗计划系统的质量保证质量控制指标（IPEM68，81和AAPM TG40）

监测频率	监测项目	误差指标
每日监测	输入和输出设计	1mm
每月监测	核对统计	无变化
每年监测	数据的验证	2%或2mm
	预报的验证	2%或2mm
	信息处理测试	通过
	CT传输	1mm
	MU计算	2%
	质量保证测试验证	2%或2mm

课堂互动

核辐射的危害

大剂量的核辐射致人患病、死亡；辐射也是癌症发病率增加的潜在诱因。辐射对人体的损害分为确定性效应和随机性效应。确定性效应是接受的辐射剂量超过一定阈值才会出现的效应，其临床表现是呕吐、脱发、白内障、性欲降低、白细胞降低、各种类型放射病，直至死亡。随机性效应是指辐射剂量引起的癌症发病率增加，没有剂量阈值。原则上接受任何小剂量的辐射，都会引起癌症发病率增加。一旦诱发癌症，其严重程度就与接受的辐射量无关了。这有点类似于我们平时说的致癌诱因，比如我们常常说某种不健康的生活习惯会致癌。

对一般人来说，比如在日常工作中不接触辐射性物质的人，每年因正常环境本底辐射（主要是空气中的氡）的摄取量是每年1~2mSv。凡是每年辐射物质摄取量超过6mSv，应被列为放射性物质工作人员。他们的工作环境应受到定期的监测，而人员本身需要接受定期的医疗检查。一次小于100μSv的辐射，对人体无影响。与放射相关的工作人员，一年最高辐射量为50 000μSv。一次性遭受4000μSv会致死。

因此，对一个从事放射治疗的工作人员来说：只有严格地执行治疗质量保证和控制的规章制度，才能更好地保护好自身和患者的安全，避免核辐射事故的发生。

第九章　临床常见放射治疗实例

第一节　头颈部肿瘤

头颈部肿瘤是较常见的恶性肿瘤，居所有的恶性肿瘤发病率的第六位，占全部恶性肿瘤的 5%～10%，包括自颅底到锁骨上、颈椎前的所有恶性肿瘤，以解剖部位划分可分为颈部肿瘤、耳鼻咽喉部肿瘤及口腔颌面部肿瘤三大部分。头颈部组织紧密，在较小范围内有较多的重要组织器官，控制着重要的生理功能：包括视觉、听觉、嗅觉、思维、呼吸、发音和吞咽等功能；而且众多的肌肉、骨骼、血管和神经集中在这一相当狭小的空间中并相互交错，故在对头颈部肿瘤放疗时，应特别注意在杀灭肿瘤的同时，尽量保存正常组织、器官的功能。因此作为一个放疗技师在治疗头颈部肿瘤时要对肿瘤的临床特点（包括解剖特点、肿瘤发展的规律和正常组织放疗耐受剂量）和治疗原则有初步了解，才能理解和正确执行医师和物理师精心设计的治疗计划，使患者得到最好的治疗。

一、鼻　咽　癌

（一）流行病学概述

鼻咽癌（nasopharyngeal carcinoma，NPC）是我国最为常见的头颈部恶性肿瘤之一，发病率在头颈部恶性肿瘤中占首位。鼻咽癌的流行病学分布具有明显的地区性差异，好发于华南地区，以广东、广西、福建、湖南、江西等地为最高发区，但近年来北方地区的发病率也逐步增高。鼻咽癌可发生于各种年龄，发病年龄以 30～60 岁多见，40～59 岁为发病高峰年龄，60 岁以后呈下降趋势。本病男性患者比女性多，男女发病率之比为（2.4～2.8）：1。其具体病因尚未明确，较为肯定的致病因素有：EB 病毒感染、化学致癌因素、环境因素及遗传因素等。由于鼻咽腔周围解剖关系复杂，放疗是鼻咽癌的首选治疗，放疗后平均 5 年生存率为 50%～60%，早期可高达 80%～90%以上。

（二）病理学概述

鼻咽腔表面为复层扁平上皮或纤毛柱状上皮，以鳞癌最为多见，其中约 90%以上是低分化鳞癌，其次是高分化鳞癌和未分化癌，而腺癌、囊腺癌的则少见。

（三）解剖学概述

（1）鼻咽腔位于鼻腔后部、口咽腔上方及蝶骨体的下方，为一个不规则的立方体，上下径及左右径各为 3～4cm，前后径为 2～3cm，鼻咽有六个壁，分别为顶壁及顶后壁、前壁、底壁及左右侧壁。鼻咽的顶壁位于蝶窦底部，顶壁与顶后壁无明显的分界，由蝶骨体底、枕骨基底部和第 1、2 颈椎构成；前壁由双侧后鼻孔、鼻中隔后缘构成；底壁由软腭背面及其后方的咽峡部构成；左右侧壁由腭帆张肌、腭帆提肌、咽鼓管咽肌及咽鼓管软骨构成，包括咽鼓管隆突、圆枕、咽鼓管前区及咽隐窝等，其中包绕咽鼓管的黏膜组织形成隆突样结构，称为咽鼓管隆突，隆突中央为咽鼓管的咽部开口，后上方为咽隐窝，是位于隆突后与后壁交界处的凹陷，深约1cm，该区是鼻咽癌的最好发部位，也是鼻咽癌侵入颅内的重要途径之一（图9-1）。

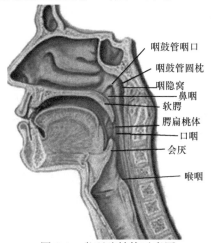

图9-1　鼻咽腔结构示意图

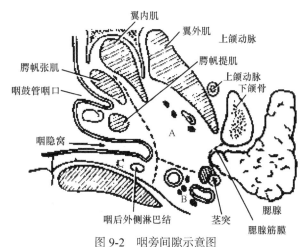

图9-2　咽旁间隙示意图
A. 茎突前间隙；B. 茎突后间隙；C. 咽后间隙

（2）咽旁间隙位于面颌上颈部分一个深在脂肪间隙，与鼻咽、口咽为邻，介于颅底、舌骨与脊柱之间，构成一个以颅底为底、以舌骨小角为顶的倒锥体形，前窄后宽。内侧环绕咽部筋膜，外侧是翼肌及腮腺深叶，鼻咽癌早期即可侵犯咽旁间隙，整个咽旁间隙可分为三个相邻的间隙（图9-2）。

1）茎突前间隙：亦称茎突前区，内有三叉神经下颌支通过，肿瘤侵及此间隙时，可出现该支神经麻痹症状。

2）茎突后间隙：亦称为茎突后区或颈动脉鞘区。内有颈内动脉、颈内静脉、第Ⅳ～Ⅶ对脑神经、交感神经干及颈深上淋巴结通过。

3）咽后间隙：其内各有咽后淋巴结内、外侧组，尤以外侧组更为明显，亦称为Rouviere淋巴结，位于枢椎椎体前缘、中线旁1.5～2.0cm，相当于孔突尖与同侧下颌骨角连线中点的深部，为常见的淋巴结转移部位。

（四）淋巴引流

鼻咽腔壁的淋巴网极为丰富，主要淋巴管集中于侧壁的前后方，淋巴引流入枢椎侧旁的咽后壁下纤维组织内的外侧咽后淋巴结，即Rouviere淋巴结，再绕颈动脉鞘后方，进入颈深上淋巴结（乳突尖下方淋巴结、胸锁乳突肌深部淋巴结和二腹肌组淋巴结）。鼻咽淋巴管可直接回流入上颈深淋巴结和副神经淋巴结链，也可至锁骨上淋巴结，此外也可逆流至耳前、颌下、颏下等处淋巴结。

（五）转移特点

1. 直接蔓延

（1）向前蔓延：经后鼻孔累及鼻腔、筛窦，通过筛板达到颅前窝，可侵及翼腭窝达眼眶，还可侵犯至上颌窦。

（2）向上蔓延：侵犯至颅底，破坏蝶骨体及枕骨斜坡沿蝶窦至蝶鞍侵犯垂体，蝶骨大翼区以破裂孔最为薄弱，最易受侵，常通过该处向两侧侵犯海绵窦附近的硬脑膜，破坏第Ⅱ～Ⅵ对前组脑神经，也可直接通过卵圆孔侵入颅内。

（3）向下蔓延：沿鼻咽侧壁或咽后壁侵犯至口咽，包括舌根、软腭及扁桃体，部分病例可侵犯下咽。

（4）向两侧蔓延：向两侧咽旁间隙侵犯、颞下窝、茎突前后间隙及后组脑神经。咽旁间隙上端被茎突咽肌、茎突舌肌、茎突舌骨肌分为前、后两个间隙：①茎突前间隙，该间隙受侵时，可向上扩展至颅底，侵犯卵圆孔、棘孔和蝶骨大翼等部位，晚期可侵犯至颞窝、颌下腺区和腮腺区等；②茎突后间隙，肿瘤侵入此间隙可引起相应的神经受累症状和淋巴结转移。肿瘤还可直接通过咽鼓管侵入中耳。且易沿颈内动脉鞘侵及颅内。

（5）向后蔓延：穿过鼻咽后壁，侵犯颈椎及颈段脊髓。

2. 淋巴结转移　鼻咽癌颈部淋巴结转移发生率高，一般情况下，颈部淋巴结的转移由上而下逐站转移，即多数先转移至咽喉淋巴结（是鼻咽癌首先受侵的淋巴结，可见于颈部淋巴结转移之前，一般要靠 CT/MRI 才能发现），然后转移至颈深上淋巴结，但有少数鼻咽癌的淋巴扩散可能是多方式的，有时可能会出现跳跃式转移，可出现直接转移至颈深上淋巴结，晚期或手术、放疗后逆流可到耳前、颌下、颏下等处浅表淋巴结，颏下淋巴结转移最少见（1%～2%）。

3. 血行转移　鼻咽癌易发生血行转移，发生率约占 30%，死亡病例中远处转移率高达 45%～60%。病期越晚，血行转移的机会就越大，一般多发生在放疗后 3 年内。以骨转移最多见，主要见于腰椎、胸椎、骶骨和盆骨，其次为肺和肝转移，脑转移较少见。鼻咽癌的远处转移除了骨、肺、肝、脑等脏器外，还可以发生一些其他癌很少发生转移的部位，如脾、甲状腺、心包、肾上腺等。已有多脏器转移者可发生皮肤、皮下转移或骨髓内侵犯。

（六）临床表现

鼻咽癌部位隐蔽，又与耳、鼻、咽、眼、颅底及脑神经等重要组织器官紧密相邻，易侵及周围的组织器官。根据肿瘤部位、大小、外侵情况的不同，而出现复杂的临床症状和体征。鼻塞、血涕、耳鸣、耳聋、头疼、面麻、复视七大症状和鼻咽肿物、颈部肿块和脑神经麻痹三大体征是鼻咽癌最常见的临床表现。

1. 颈部淋巴结肿大　初诊时以颈部肿块为主诉的达 40%～50%，治疗前颈部淋巴结转移率达 70%～80%。常首发于颈深上淋巴结，初起无痛、活动、质偏软，后逐渐增多、增大甚至融合成巨块，严重者可坏死、液化并破溃，出现疼痛。随着病程进展，淋巴结由一侧增大进展为双侧，质地由软变硬，由活动变为固定。颈深上后组淋巴结转移，可压迫或侵犯后四对脑神经和交感神经，临床上有头痛、后组脑神经麻痹及 Horner 综合征。分化差的癌可能有更广泛的转移，如耳前、腮腺区、枕后等处淋巴结，晚期淋巴结转移可达锁骨上，甚至出现腋窝、纵隔、腹股沟等淋巴结肿大。

2. 鼻塞、鼻出血及回缩性血涕　相当一部分患者鼻咽癌以回缩性血涕为早期症状，多表现为晨起时回吸至口腔中的鼻腔分泌物中带血丝。一般出血量不多，如果出血量较多或反复顽固性鼻出血，很可能病情已进入晚期。原发肿瘤逐渐增大可堵塞或侵入后鼻孔及鼻腔，引起单侧或双侧鼻塞，严重者出现张口呼吸，多见于晚期鼻咽癌患者。

3. 耳鸣、耳闷及听力减退　由于耳咽管隆突及鼻咽侧壁肿瘤压迫或侵犯咽鼓管，致使咽鼓管阻塞，而引起一侧耳闷、耳鸣，严重者肿瘤可侵入中耳，突破鼓膜达外耳道，合并感染时可有疼痛，首诊时易被误诊为中耳炎。耳鸣、耳闷是鼻咽癌的早期症状之一。

4. 眼部症状　肿瘤直接侵犯眼眶，侵及或压迫第Ⅱ～Ⅵ对脑神经时，可以出现眼部症状。最常见表现为复视、突眼、视力障碍、上睑下垂、眼球固定和眼肌麻痹等。

5. 头痛　常表现为枕部或颞部钝痛，常为单侧性，呈间歇性或持续性，进行性加重。早期为血管反射性头痛，晚期多是颅内受侵，肿瘤破坏颅底骨或脑神经或合并感染引起。颈部淋巴结转移压迫颈血管神经，亦可导致同侧搏动性头痛。

6. 脑神经受损征象　鼻咽癌侵犯颅底，可压迫或破坏脑神经，引起脑神经损伤，最常受累的是Ⅴ、Ⅵ对脑神经，其次为第Ⅲ、Ⅳ、Ⅺ、Ⅻ对脑神经。Horner综合征是颈交感神经麻痹的结果，当肿瘤直接侵犯或肿大的淋巴结压迫颈交感神经节时，可出现同侧瞳孔缩小、眼球内陷、眼裂变小、同侧颜面部无汗。

7. 张口困难　为鼻咽癌晚期症状，提示肿瘤由鼻咽腔向咽旁间隙浸润，病变累及颞下窝、翼内、翼外肌及翼腭窝所致。

8. 远处转移症状　最常见的转移部位依次为骨、肺、肝，多脏器转移时常伴有发热、消瘦、贫血和恶病质。

（1）骨转移：以椎骨、肋骨、骨盆为最多见，其次为股骨、肩胛骨、肱骨、颅面骨和颌骨。椎静脉系统播散是骨转移的重要途径。骨转移多数先出现骨疼痛，可拍摄X线片证实为骨转移，X射线表现溶骨性最为多见，其次为虫蚀状，成骨性少见。

（2）肺转移：多数无明显症状，有些出现轻度咳嗽，晚期可出现痰血、胸痛或呼吸困难等，X射线表现可见单发或多发圆形或类圆形，大小不等的结节或块状阴影，以多发性为多见，少数鼻咽癌肺转移患者经放疗、化疗后可长期存活。

（3）肝转移：可见单发或多发肝转移结节，随着转移灶的增大、肝内胆管的堵塞可出现全身黄疸，晚期可出现腹水。

（七）诊断

早发现、早诊断对提高鼻咽癌的疗效十分重要，然而，鼻咽癌的早期症状不明显，也无特殊性，容易误诊或漏诊，初诊患者早期病例仅占1/3，而2/3为中晚期。因此，在临床工作中，必须认真询问病史和详细查体，关注鼻咽癌患者的主要症状（回缩性血涕或鼻塞、鼻出血、耳鸣及听力减退、头痛、面麻、复视）及体征（鼻咽肿物、颈部肿物和脑神经损伤的表现），同时进行必要的辅助检查。目前EB病毒血清学检查、间接鼻咽镜或纤维鼻咽镜检查、鼻咽影像学（CT、MRI及PET/CT）及肿瘤组织病理检查均被视为有效的辅助诊断手段。

1. 鼻咽镜检查　可以清楚地观察到鼻腔及鼻咽腔内的结构，可直观肿瘤全貌，确定肿瘤向周围蔓延的范围，并能判断放疗中、放疗后黏膜下有无残存肿瘤或复发，是诊断鼻咽癌必不可少的最基本的检查。

2. 鼻咽及颈部 CT 和 MRI 增强检查　能清楚显示和了解鼻咽腔内病变累及的范围，对正确制定治疗计划、临床分期、预后估计、长期随访观察、诊断放射损伤等都有很大帮助。MRI 对鼻咽癌的诊断更显出它的优势，尤其是在早期鼻咽癌的诊断、颅底及斜坡的早期破坏、椎前肌受累、咽后淋巴结转移、肿瘤侵入颅后窝等方面都明显优于 CT。对放疗后的肿瘤残留/复发或放射性组织纤维化，MRI 有一定的鉴别帮助。

3. PET/CT 将解剖显像和功能显像融合在一起，可检测原发灶、颈部的潜在转移灶、远处转移灶及肿瘤的局部复发或转移，特别是在鼻咽癌放疗后肿瘤复发的早期定性诊断上具有优势，若结合 CT 和 MRI 进行综合分析，更能提供局部病变结构与代谢改变的综合信息，更有利于肿瘤靶区的勾画和调强放疗的计划设计，尤其对局部复发病灶行适形调强放疗非常重要。

4. 肿瘤组织病理检查 是确诊的唯一定性的手段，无论是初诊还是复发后再治者，治疗前都必须先取得病理证实，组织病理学是最有力的诊断依据。当鼻咽部及颈部均有肿块时，应首选鼻咽部活检，如鼻咽部重复活检均为阴性才考虑做颈部淋巴结活检。颈部淋巴结尽可能摘除活检，不宜做部分切取或反复多次穿刺活检。

5. 血清免疫学检查 鼻咽癌与 EB 病毒感染有一定的相关性，测定血清抗 EB 病毒（EBV）、抗病毒壳抗原（VCA）、抗早期抗原（EA），鼻咽癌患者的滴度明显增高，可作为辅助诊断手段。有研究认为 EBV-DNA 检查比临床检查可以提早 6 个月发现鼻咽癌复发，并认为外周血 EBV-DNA 检测可以作为诊断鼻咽癌复发的有价值的指标之一。

（八）鉴别诊断

鼻咽部肿块需与鼻咽增殖体、鼻咽结核、鼻咽或颅底脊索瘤、鼻咽纤维血管瘤及鼻咽淋巴瘤进行鉴别；颈部肿块需与颈部恶性淋巴瘤、颈淋巴结结核、颈淋巴结炎症及颈淋巴结其他转移性癌（原发肿瘤不明）进行鉴别。

（九）治疗原则

（1）鼻咽部位置较深，周围组织结构十分精细复杂，鼻咽癌易向邻近组织结构浸润，且易发生广泛性和双侧颈淋巴结转移，其大多为低分化鳞癌，对放射线敏感，故鼻咽癌公认和最有效的根治性治疗手段应首选放疗，包括初治患者和复发后再程放疗者。

（2）早期患者可给予单纯体外放射治疗，也可采用以体外放射治疗为主，辅以腔内近距离放疗。

（3）晚期患者应采取放疗与化疗综合治疗，对已有远处转移的患者应采用以化疗为主的姑息性放疗。

（4）手术仅适用于放疗后鼻咽部局限性残存病灶、颈部淋巴结残留或复发者，可作为一种补救性治疗，但绝不能作为初治根治性手段。

（十）放射治疗原则

（1）以体外放疗为主，鼻咽腔内近距离放疗为辅。因常规放疗并发症较多，近年来通常采用三维适形调强放疗（可用于全程或后半程推量照射）或立体定向放疗补量。

（2）外照射应选用高能射线 ^{60}Coγ 射线或 6～15MV 高能 X 射线，颈部淋巴区先用高能线，再加高能电子线（4～15MeV）混合照射。鼻咽腔内近距离放疗可作为补充剂量的一种方法，不能单独应用。

（3）照射野范围应先大后小，采用多野、缩野、多方位投照技术，在保证肿瘤组织高剂量的同时，尽量保护正常组织。

（4）根据病情发展，因人而异进行个体化放疗计划设计，不能用千人一法、一成不变的放疗计划。

（十一）鼻咽癌复发的再程放疗原则

鼻咽癌局部复发是放疗失败的主要原因之一，对于复发性病变，放疗仍是最有效的治疗方法。距首程放疗时间>1年者，可行再程放疗，如<1年者可采用大周期化疗2~3周期后，争取第二程放疗。距首程放疗间隔3年以上者疗效较好，复发性鼻咽癌的再程放疗应遵循如下原则。

（1）设野以小野为主，多方位投照，剂量仍需达到65~70Gy。

（2）复发性鼻咽癌再程放疗时，只需照射复发部位，一般不做区域淋巴引流区的预防性照射。

（3）可选用外照射或外照射+近距离照射，最好采用适形调强放疗或补充立体定向放射治疗。

（4）对于已出现脑、脊髓放射损伤的复发患者，不主张再程常规外照射。

（十二）放疗适应证

（1）各期鼻咽癌（无远处转移者）均可考虑行放疗。

（2）放疗后鼻咽复发、有或无放疗后颈部淋巴结复发者。

（十三）放疗禁忌证

（1）全身情况差，或同时合并有重要脏器如心、脑、肝、肾等严重功能障碍者。

（2）局部合并有严重感染、破溃者。

（十四）放射治疗技术

1. 定位与摆位技术　一般选择仰卧位，头平架，合适角度的头枕，常规放疗一般用头颈面罩固定，但拟行适形放疗或调强放疗的患者应选择头颈肩面罩固定，于模拟机下定位。

2. 常规照射技术

（1）照射范围：应包括鼻前腔、鼻腔及上颌窦后 1/3、翼腭窝、双侧咽旁间隙、后组筛窦、颅底及蝶骨骨体、枕骨体及海绵窦区；颈部淋巴结转移灶和淋巴引流区须考虑做预防性或治疗性照射。

（2）放射治疗野设计技术：常用照射野中以面颈联合野、耳前野及颈部切线野为主野，视情况可选择面前野、耳后野、颅底野及颈侧小野等。

1）面颈联合野：①前界：眼外眦后1~1.5cm；②上界：筛窦后组顶壁与后床突的连线处；③后界：斜坡后缘0.5~0.75cm，从上界向下至外耳孔后缘，再向后下至乳突根部（斜坡底部往后1.5cm），再沿枕骨大孔斜向后，再折向下沿颈椎棘突后0.5cm垂直向下，在颈后三角后缘沿斜方肌前缘向后0.5cm处下行；④下界：一般位于甲状软骨切迹水平，当然也可随颈部淋巴结肿大的位置而定（第3或第4

颈椎下缘）（图 9-3）。

说明：面颈联合野适用于任何期别的首程第一阶段的放疗，该照射野把鼻咽和邻近易侵犯的高危区域及上颈部作为一个连续靶区照射。此野的优点是原发灶和上颈部淋巴结转移灶可完全包括在同一个照射野之内，其剂量无重叠或遗漏；缺点是照射面积大，包括鼻咽、颅底、鼻腔及上颌窦的后 1/3、咽后间隙、颈动脉鞘区、口咽、部分脑干及上颈部区域内的全部脊髓，急性黏膜反应和全身反应较重。一般照射至 36～40Gy 后改为耳前野。

2）耳前野：①上界：在颅底线上 1～1.5cm 或前床突水平；②后界：外耳孔后缘椎管前方；③前界：后界向前 6cm 或外眦后 1.5～2cm 处；④下界：约在鼻唇沟中点或在第 2 颈椎下缘水平（图 9-4）。

说明：一般耳前野的大小为 6cm×7cm 或 6cm×8cm。其定位与照射时要求尽量头向后仰，使下颌骨水平支与治疗床面垂直，以便与颈前切线野的上界衔接。此野的优点是照射体积小，急性黏膜反应和全身反应轻，正常组织损伤较小，可适用于面颈联合大野的缩野和早期鼻咽癌病灶较小的患者或复发鼻咽癌的再程放疗；缺点是照射野小，未能包括口咽下部、咽旁间隙后下部，且照射野后下角与全颈切线野的上部有重叠，易造成剂量分布的不均匀。

3）鼻前野：①上界：平眉弓或眶上缘连线上 0.5cm；②两侧界：双侧眼外眦的垂直线；③下界：鼻唇沟中点（图 9-5）。

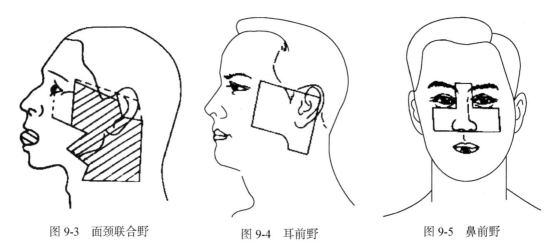

图 9-3　面颈联合野　　　　图 9-4　耳前野　　　　图 9-5　鼻前野

说明：鼻前野一般面积为 7cm×7cm，两侧眼球挡铅，筛窦被包括的范围应尽量宽，一般在 4cm 以上。此野适用于鼻腔或筛窦受侵犯的病例，鼻前野可按病灶的不同设置成方形、长方形、"凸"字形或"L"形等；缺点是脑干、鼻腔受到照射，反应较大，一般剂量<14Gy，对有颅底骨质破坏的患者不宜使用鼻前野；另外，眼球挡铅时颅底照射的范围较小。

4）耳后野（咽旁野）：①上界：平耳前野上界或低 1cm；②下界：上界下 5～7cm；③前界：为耳根后缘；④后界：距前界 4～5cm（图 9-6）。

说明：耳后野一般面积为 5cm×7cm，向前 42°～50°照射，适用于岩骨尖、破裂孔、茎突后区或斜坡受侵的患者。耳后野不能包括鼻咽的对侧颅底和咽旁间隙，放射线可能对对侧的晶状体和视网膜有影响，设置该野时必须注意对脑干、脊髓和晶状体的保护；放射束通常从后往前，等中心照射时其角度左侧为135°，右侧为225°。

5）颅底野：①前界：为上颌窦后壁；②上、下界：为颅底线上下各2.5cm；③后界：沿斜坡后0.5cm，包括鼻咽顶壁。

注意：一般照射面积约 6cm×5cm 适用于肿瘤侵犯颅底、球后、后组筛窦、前组脑神经受侵和海绵窦受侵的患者，可作为颅底缩野补量的照射方式，通常采用双侧对穿野照射。

6）额部野：①下界：为眶上缘；②上界：下界上 4cm；③内界：对侧内眦处垂直线；④外界：内界向外 4～5cm。

说明：该野适用于球后受侵、前组脑神经受损、蝶鞍和蝶窦骨质破坏、海绵窦受侵患者。

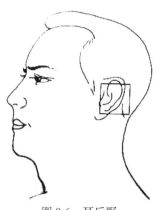

图9-6　耳后野

7）颈部切线野：①上界：为下颌骨下缘上 1cm，与乳突尖连线；②下界：沿锁骨上或下缘及胸骨切迹下 2～3cm；③外界：在锁骨外端，肱骨头内缘；④中间：用 3cm 宽的铅挡块遮挡喉、气管和脊髓（图9-7）。

说明：可以采用仰卧位前切线照射或俯卧位后切线照射，因后切线野易与耳前野重叠，故临床一般采用前切线野。全颈切线野照射的优点是保护脊髓、喉不受照射，缺点是切线野上部与耳前野后下部有重叠区，同时颈后部分的剂量较低。在上颈部无淋巴结转移时，仅照射上颈部，下界在环甲膜水平。当上颈部有淋巴结转移时，下界在锁骨下或更低，此时要注意双侧肺尖的保护。颈后切线野仅

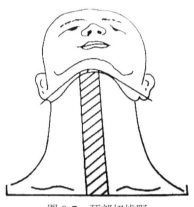

图9-7　颈部切线野

适用于颈部淋巴结偏后的患者，但后切线野照射时摆位比较困难。

3. 近距离治疗技术　鼻咽腔内近距离放疗是鼻咽癌外照射后主要的补充治疗手段。适用于早期局限性病灶；常规外照射后鼻咽部仍有肿瘤残留者；放疗后鼻咽局部复发者。外照射加腔内放疗比单纯外照射的局控率明显提高，尤其对鼻咽癌复发者，再程积极的外照射加腔内后装治疗仍可获得根治，并可减轻单纯再程外照射所加重的后遗症。

近距离放疗方式包括：①对于 $T_{1\sim2}$、$N_{0\sim1}M_0$ 的初治患者给予外照射 D_T60Gy，加腔内近距离照射 15～20Gy；②对已作外照射 65～75Gy 后的初治患者，鼻咽部仍有肿瘤残留者，可以补充近距离放疗 15Gy；③鼻咽癌复发病变较局限者，在体外照射 40～45Gy，休息 1～2 周后补充近距离放疗 25～35Gy 以达根治；④采用体外照射+经颌下咽旁间隙区和（或）蝶窦、筛窦插植技术近距离后装加量治疗鼻咽癌，结果显示可以显著提高鼻咽癌残留的局部控制率，后遗症少，扩大了鼻咽癌近距离治疗的适应证。

4. 三维放射治疗技术　随着计算机技术、影像技术和放疗设备的不断发展和进步，三维适形和三维强调治疗技术以其剂量在三维方向与靶区一致（CRT）/同时靶区内各点剂量强度也可进行调节（IMRT）为特点，使靶区可以得到更为确定的给定剂量，使周围正常组织的受量减少。近年来在鼻咽癌的治疗中引入适形及调强放疗技术，目的是力求提高放疗的治疗增益比，最大限度地将放射线剂量集中到病变区（靶区）内，更有效地杀灭肿瘤

细胞，使靶区周围正常组织、重要器官少受或免受不必要的照射，从而提高肿瘤局部控制率和生存率，改善患者的生存质量。这对于鼻咽癌这种局部控制率与剂量呈正相关，而且对于周围正常组织的剂量限制成为提高肿瘤剂量的关键因素的肿瘤来讲，此技术无疑带来了突破性进展。IMRT 对剂量分布的改善主要体现在咽旁间隙、颅底和靠近中线的淋巴结。同时，IMRT 减少了正常组织的照射剂量。鼻咽癌的 IMRT 能保证靶区受到高剂量照射同时，充分保护敏感器官（特别是腮腺功能的保护）。对于鼻咽癌治疗来讲，IMRT 的优势远较 CRT 明显下面主要介绍鼻咽癌的 IMRT 的相关内容。

（1）IMRT 治疗鼻咽癌的优势主要包括：①鼻咽癌以放疗为主；②与其他肿瘤相比治疗后生存期长，对生活质量要求相对较高；③靶区形状极不规则；④危及器官众多密集，而且与靶区的解剖关系错综复杂；⑤鼻咽癌的生物学特性要求其原发性与淋巴引流区涵盖在同一照射野内，避免相邻野的剂量重叠或漏脱；⑥靶区内的不同部位所需的根治剂量不同，因此要求靶区内的剂量能够按照要求分布，并且肿瘤区的分次剂量应高于其他靶区；⑦头颅部体位固定简单可靠，器官无相对运动，这是保证精确放疗顺利实施的前提。

（2）鼻咽癌 IMRT 的应用方式主要包括：①首程常规外照射后复发时再程放疗；②常规外照射半量时，后半程推量照射；③常规近根治量或达根治量时肿瘤残存补量照射；④全程根治性治疗。

鼻咽癌 IMRT 的具体实施过程如下：

（1）治疗前的准备：IMRT 是一个精确治疗手段，也就是说，要求医师精确地确定和勾画靶区范围，这对放疗医师来讲是一个空前的挑战，因为靶区勾画太小则可能靶区遗漏；如果靶区过大，则会造成周围正常组织的照射体积和剂量增加。如何能使鼻咽癌患者从 IMRT 中获得最大收益，关键在于靶区的确定和勾画。要求医师熟练掌握临床肿瘤学知识、放射肿瘤学知识、解剖学知识、影像学知识、放射生物学知识、放射物理学知识。应尽量避免由于自身影像学知识的欠缺使靶区勾画出现偏差，必要时可与影像学医师一起勾画靶区。扫描前医师应全面了解病灶、靶区和关键危及器官的解剖位置，扫描范围应包括周围重要正常器官的完整资料，且距肿瘤上下界的距离足够大，以满足照射野的设置及正常组织体积剂量的计算。

需要强调的是，任何一种治疗技术都不是完美的和能解决一切问题的。因为在选择治疗手段之前，应让患者客观地了解 IMRT 的优势（如与常规照射技术相比可减少正常组织受照射剂量，改善生存质量，在一定程度上可提高肿瘤剂量，从而可望提高肿瘤控制率）和不足（费用高，整个治疗过程复杂，技术要求高，治疗时间长）等，以取得患者配合和理解。

（2）体位固定技术：为了确保患者体位在分次放疗过程中舒适和良好的重复性，定位和治疗过程中需要使用一些体位固定辅助装置和材料。包括：高分子低温水解塑料热压成型技术、真空袋成型技术、液体混合发泡成型技术及其他头体部固定装置等。原则是舒适、易重复。头颈部肿瘤定位时一般取仰卧位，根据需要选择合适的专用头枕，置于头颈肩板底座上，使患者的两外耳孔和床的距离基本上一致，听眦线（外耳孔中点与眼外眦连线）垂直于床面，双肩放松自然下垂，两手置于体侧。将头颈肩面网浸入 75℃ 左右水中，待透明软化（为 2～3 分钟）后取出，毛巾蘸掉水分，迅速罩住患者，双手不断按摩使之紧贴皮肤，在额头、眉弓、眼眶、鼻翼、下巴等处精确塑型，做出轮廓，颈部、双肩及腋窝等处重复上述步骤，做出体表轮廓，待模体彻底冷却后画上等中心激光点。

（3）CT 扫描：在 CT 模拟机上确定扫描中心，并在三维激光灯下，将等中心在皮肤上投影（一前，两侧）用金属点标记，以便在 CT 扫描的图像上识别。直接增强连续扫描，层厚 3mm，扫描范围从头顶至锁骨下 3cm 范围，并将获得的影像信息通过网络系统传输到计划系统工作站，进行患者信息登记，在工作站进行数据/图像重建并确认。按照治疗计划的要求，对相应部位进行 CT 扫描，最好采用增强扫描。扫描中应注意以下几点：扫描的范围要大于常规 CT 扫描的范围，一般连续扫描 50 层以上，扫描层要尽可能薄。为了获得较大的扫描范围又不至于使扫描层次太多，故宜采用混合扫描技术，即病灶区层厚 2～5mm，病灶以外区域的层厚逐步过渡为 5～10mm。增强扫描时可使肿瘤组织密度增高；位于血管周围的病灶，为了更加清楚地显示肿瘤的轮廓范围，如肝癌增强扫描时，绝大多数都有强化表现。因头颈部肿瘤动度几乎不受呼吸运动影响，故扫描时患者平静呼吸即可。

（4）勾画靶区及危及器官：勾画靶区最好结合 MRI 影像资料，以最大限度减少靶区勾画中的位置误差。

靶区勾画：①肿瘤区（GTV）：鼻咽癌的 GTV 包括鼻咽原发肿瘤、咽后淋巴结和所有的颈部转移淋巴结。目前 GTV 的勾画多基于 CT 影像的基础上，由于受 CT 影像技术本身的软组织密度分辨率、扫描时相、窗宽、窗位及对比剂的使用等情况的不同，常常会影响到靶区的确定和勾画的准确性，因此在勾画颅底病变时，应在骨窗下进行，以便能更好地显示病变。另外，对于拟作 IMRT 的病例，最好能有 MRI 图像，以作为勾画靶区时的信息补充。常规分割方法照射要求 GTV 予以 65～70Gy。②临床靶区（CTV）：临床靶区的确定是一个临床解剖学概念，它是根据 GTV 的大小和范围及肿瘤的生物学行为来决定的。CTV 包括两部分：一部分是原发性肿瘤及有可能受侵的临近区域和有可能转移的区域；另一部分是根据肿瘤的生物学行为推断的可能出现转移的淋巴结区域。常规分割方法照射要求 CTV 予以 50～60Gy。③计划靶区的确定要考虑到器官的运动、靶区的形状或位置变化及摆位误差和系统误差等因素。通常 PTV=GTV/ CTV +5mm。

（5）照射野设计、计算和优化：扫描结束后，将 CT 扫描数据传到工作站，三维重建病变组织与重要器官的空间关系，经过计算机虚拟模拟治疗机的几何参数，再经过组织非均匀性修正的剂量计算，优化设计三维放疗计划，使计划满足处方的要求并尽量减少野数，缩短照射时间。

（6）治疗计划验证：未经验证的计划不得执行。

（7）治疗计划确认：要求两位物理人员签字和主管医师的签字认可。

5. 放射治疗处方剂量　根据病理类型、肿瘤形态、颅底侵犯情况、颈部淋巴结转移情况及治疗过程中肿瘤对放疗的反应性而决定剂量。

（1）原发病灶照射：常规照射，5 天/周，每天 1 次，1.8～2.0Gy/次，剂量为（66～76）Gy/（6.5～7.5）周，必要时采用局部小野补量，根据性治疗总剂量为（70～80）Gy/（7～8）周。

（2）颈部淋巴结照射：常规照射，5 天/周，每天 1 次，1.8～2.0Gy/次，预防剂量为（50～56）Gy/（5～5.5）周，转移病灶照射剂量为（60～70）Gy/（6～7）周。

（3）外照射与近距离治疗时的剂量分配：①早期鼻咽癌外照射达 60Gy 以后，再加内照射 10～25Gy；②常规照射 66～70Gy 后，仍有病灶残留者，可加内照射 10～15Gy；③局部复发者，在再程外照射 40～45Gy 后，可加内照射 25～30Gy。

6. 注意事项

（1）鼻咽周围结构具重要功能，因此所设计的照射野必须精确，务必使照射野既不要漏掉肿瘤，又不能损伤重要组织，做到最大限度地包括肿瘤组织而使其周围正常组织的损伤尽可能小。

（2）在照射野不得不包括到脑干、脊髓、眼球等重要器官时，应注意及时缩野，以控制这些器官接受的剂量在容许耐受的范围之内。敏感器官的处方剂量限制要求：脊髓 45Gy、脑干 50Gy、垂体 45Gy、视交叉 45Gy、晶体 10Gy、腮腺 30Gy、下颌骨 50Gy、颞颌关节 45Gy。

（3）设计照射野时要注意尽量不要在肿块处分野，即一个肿块应完整地被包括在同一个照射野内。两相邻照射野之间不宜存在剂量的"热点"或"冷点"，以免在照射野衔接处出现剂量的重叠或遗漏。

（4）充分利用模拟机、采用可塑面罩固定等中心设野，确保两侧对穿野的重合性。必须根据临床及 CT/MRI 影像资料显示的肿瘤范围，按照个体化原则设计照射野。

（十五）疗效

鼻咽癌的平均 5 年生存率在 20 世纪 60 年代前为 20%左右，70 年代为 30%左右，70 年代以后已达 40%以上。随着放疗的设野不断合理化、新的治疗技术不断提高和医疗设备的不断更新，鼻咽癌的治疗疗效亦有很大的提高。早期（Ⅰ、Ⅱ期）疗效可达 60%～90%，但晚期（Ⅲ、Ⅳ期）单纯放疗的疗效仅 22%～51%。

（十六）预后

预后与下列因素有关，包括：①年龄与性别：儿童及青少年的发病率低，病期较晚，但预后较好，生存率较成年人高，平均 5 年生存率可达 70%左右。②临床分期：病期的早晚是影响预后的重要因素，病期越早预后越好，原发病灶越大，局部控制率越低，复发率越高。颈部淋巴结越大、固定、部位越低等，局部控制率越低，远处转移率越高，预后越差。③病理类型：低分化鳞癌预后较好，未分化癌易远处转移，疗效差，中高分化鳞癌及腺癌放射敏感性差，预后欠佳。④治疗方法：根据肿瘤的不同分期进行分层综合治疗，能提高疗效，5 年生存率Ⅰ期可高达 95%，Ⅱ期 80%，Ⅲ期 61%，Ⅳ期仅为 35%。应用超分割或加速超分割照射方法、适形调强放疗、腔内照射的补量与化疗的综合治疗等均能提高局部控制率。⑤放疗技术：鼻咽肿瘤范围估计失误、照射野过小、辅助野配合不当、照射剂量偏低或分配不匀是放疗失败的主要原因。

（十七）放射反应及损伤

鼻咽癌放疗反应及损伤，包括早期反应及晚期反应，前者包括全身性反应、口腔及口咽黏膜反应、腮腺急性放射反应、皮肤反应；后者包括面颈部水肿、口干、中耳炎及听力减退、张口困难、放射性龋和颌骨坏死、放射性脊髓病及颞叶脑病、放射性脑神经损伤。下面简要介绍放射反应及相应的处理。

1. 早期反应

（1）全身性反应：主要表现为食欲不振、恶心、呕吐、乏力、头晕、精神委靡及骨髓抑制等。

（2）口腔、口咽黏膜反应：可出现为充血、糜烂、白色假膜形成，尤其是软腭、腭弓、咽后壁区较为明显。多数患者可以耐受，嘱保持良好的口腔卫生习惯，用软牙刷和碱性牙膏每餐后刷牙，避免吃过硬、过热及刺激性食物。少数患者反应严重时，用口腔溃疡糊剂局部涂拭、维生素 B_{12} 含服等，此外还可以适当加强支持疗法和抗炎及对症处理，最好不要中断放疗。

（3）腮腺急性放射反应：患者照射 1～2 次即可发生。主要表现为腮区肿胀、张口困难、局部疼痛。一般不需特殊处理，待照射 3～4 次后可自行消退。

（4）皮肤反应：包括干性反应和湿性反应。干性反应表现为皮肤色素沉着或粗糙，一般不必处理；湿性反应可表现为皮肤肿胀、水疱、溃破，应保持局部干燥、清洁、避免理化刺激，可用松花粉、贝复济等，忌用膏药、胶布、乙醇等。

2. 晚期反应及损伤

（1）面颈部水肿：由于颈深部组织受照射后淋巴回流不畅，而颈部、颌下、颏下常出现肿胀，一般不需处理，一年左右可逐渐消退。由于局部免疫功能低下，易因风吹、日晒、雨淋、感冒等诱发面颈部急性疏松结缔组织炎。本反应可在放疗后任何时候发生，起病急、来势凶猛，可伴有寒战、高热、头痛、呼吸困难。延误诊治可致死亡，及时得当的处理可完全康复，但常常会反复发生感染，发作时应即刻使用抗生素，必要时加用皮质激素。

（2）口干：放射治疗过程中三对大唾液腺（腮腺、颌下腺、舌下腺）受到不同的照射，导致唾液腺萎缩，唾液分泌量减少所引起。所有放疗过的患者都有不同程度的口干，且常持续多年。

（3）中耳炎及听力减退：当外耳道受照射 D_T50Gy 左右时，可出现耳道黏膜湿性反应或中耳积液，用抗炎治疗、耳咽管通气、经鼓膜抽液等方法可减轻症状。

中耳和内耳受辐射损伤后，血管和结缔组织发生变性改变，导致纤维变性及听骨坏死，引起耳聋（常为混合性耳聋）。

（4）张口困难：咀嚼肌和颞颌关节纤维强直，表现为张口时颞颌关节处发紧、疼痛，甚至牙关紧闭，影响进食，患者非常痛苦。故在制定放疗计划时，应采用多野照射，避免高剂量区集中颞颌关节和咬肌处，放疗后嘱患者张口锻炼。

（5）放射性龋和颌骨坏死：放疗前作修补龋齿或拔除，放疗后由于口腔内环境的改变及对牙齿本身的影响，造成放射性龋齿。典型的放射性龋齿的特点为牙颈部环状龋坏，导致牙冠折断，整个残牙色素沉着而呈棕黑色。放疗后原则上不允许拔牙，若要拔牙应在放疗后 3～5 年，可分批拔除龋齿，拔牙前、后应常规抗炎治疗 3～7 天。放射性龋齿多发生在牙齿颈部以致断裂，留有的齿根可引起感染，只能作消炎和止痛对症处理。一旦发生放射性骨炎或骨坏死，可作死骨清除、抗炎及高压氧舱治疗。

（6）放射性脊髓病及颞叶脑病：放射性脊髓早期反应的潜伏期为 1～10 个月，早期出现一过性低头时触电样感觉，经适当休息及营养神经药物治疗 3～6 个月，症状可以完全消失，少数可能发展为放射损伤。当脊髓受量达 40～50Gy 以上，可出现脊髓晚期反应（即放射性脊髓病），表现为一侧或双侧下肢麻木，浅感觉减退，症状由下而上发展，严重者可出现完全截瘫。

放射性脑病最常见的损伤部位是双侧颞叶，临床表现为记忆力下降、反应迟钝、呆滞、头晕等，部分患者出现颅内高压症状，少数患者可无临床症状。CT 或 MRI 检查可见颞叶底部水肿或液化、坏死。放射性脑干损伤，临床上常有头晕、复视、语言不清、吞咽困难和共济失调等表现。早期用大剂量皮质激素、B 族维生素、血管扩张剂、能量合剂及高压氧舱可望恢复，一旦出现脑坏死可考虑手术切除。

（7）放射性脑神经损伤：鼻咽癌放疗后发生脑神经损伤与耳前野和上颈前切线野的组合有密切的关系，主要上颈前切线野与耳前野的后下角之间有不同程度的重叠剂量，使后组脑神经（Ⅸ～Ⅻ）穿过颈动脉鞘区接受过高的放射剂量，应慎重对待照射野的组合设计。

二、上颌窦癌

（一）概述

上颌窦癌（maxillary sinus carcinoma）指原发于上颌窦黏膜的癌肿。上颌窦癌的病理组织类型以鳞癌为主，占90%以上。其中，中度分化的鳞癌较多，高分化和低分化均较中度分化少见。本病好发于 50～60 岁人群，男性多于女性。

（二）临床表现

早期，由于癌瘤局限于上颌窦内，患者可以豪无症状而不被发觉。当肿瘤发展到一定程度后，才出现明显症状而引起患者注意。临床上，可根据肿瘤不同的原发部位而出现不同的症状，当肿瘤发生自上颌窦下壁时，则先引起牙松动、疼痛、颊沟肿胀，如将牙痛误认为牙周炎等而将牙拔除时，肿瘤凸出于牙槽、创口不愈合形成溃烂。当肿瘤发生自上合窦内壁时，常先出现鼻阻塞、鼻出血，一侧鼻腔分泌物增多；鼻泪管阻塞，有流泪现象；肿瘤发生自上壁时，常先使眼球凸出，向上移位，可能引起复视；肿瘤发生自外壁时，则表现为面部及颊沟肿胀，以后皮肤溃破，肿瘤外露，眶下神经受累可发生面颊部感觉迟钝或麻木；肿瘤发生自后壁时，可侵入翼腭窝而引起张口受限。由于上颌窦癌临床表现的多样性，致使患者可首诊于各不同的临床科室。上颌窦癌常转移至下颌下及颈部淋巴结，有时可转移至耳前及咽后淋巴结。远处转移少见。

（三）诊断

常规 X 射线摄片，瓦氏位、颅底位虽有一定参考价值，但在判断有无原发肿瘤及定位上远不及 CT，因此对上颌窦癌的影像学检查，CT 应作为首选。

（四）治疗原则

上颌窦癌的治疗方法有手术、放射、化疗等。但单用任何一种方法疗效都不满意，单纯手术或单纯放疗后遗症较多，而且局部复发率也高。近年来临床经验证明，综合治疗（手术+放疗）使上颌窦癌的疗效有显著的提高，且合并症少，外貌保存也较好。综合治疗中尤以手术前放疗的效果最佳，这可能是：①无手术瘢痕形成，血运丰富，含氧高，对放射敏感性好；②放疗后肿瘤缩小，可提高切除率；③控制亚临床灶，减少复发率；④癌细胞受照后，其活力降低，降低了手术中、手术后的种植或播散。配合颞浅动脉插管灌注化疗可提高疗效。

（五）放疗适应证

1. 单纯放疗　低分化或未分化鳞状细胞癌；局部侵犯范围广泛，无法行根治性手术者，如肿瘤侵及前壁皮肤、鼻咽、颅底、蝶窦或肿瘤已超过中线等；手术后复发不宜再手术者；患者拒绝手术或有手术禁忌证者。

2. 术前放疗　局部晚期，如 $T_1 \sim T_2$ 期及部分 T_3N_0 期，尤其是眼眶、筛窦会颅内受侵者。

3. 术后放疗　切缘阳性、疑有肿瘤残留者、侵犯神经、T_4 病变、周围组织受侵、局部晚期者。颈部淋巴引流区放疗指征同鼻咽癌患者。

（六）放疗禁忌证

（1）患者全身情况差或同时合并有重要脏器如心脑肺肝肾等严重功能障碍者。
（2）局部合并严重感染、有组织破溃者。
（3）肿瘤外侵范围过于广泛者。

（七）放射治疗技术

1. 常规照射技术

（1）照射范围：①原发病灶：根据临床检查、病理类型和影像学检查结果设定照射范围，照射野边缘应超出肿瘤外侵边缘 1.0～1.5cm；②颈部淋巴结：以临床检查和影像资料决定其颈部照射范围。

（2）设野技术：采用多野照射技术和加用楔形板照射技术，或一鼻前野、两耳前野加楔形板照射技术。

1）鼻前野+耳前野+楔形板野

A. 鼻前野：①上界：眉弓结节连线；②下界：硬腭下缘下 1.5cm；③内界：健侧内眦垂线；④外界：患侧外眦垂线或开放。应做整体挡铅挡住眶内容物，前野为半"品"字。

B. 侧野：①上界：沿前颅窝或根据病变适当上抬；②下界：同鼻前野；③前界：病变前缘前 1.5cm；④后界：位于上颌窦后壁后 1.5cm。侧野前界在眼眶处必须避开眼球。

此方法仅适用于病变在一侧者，可加用 45°楔形板，剂量约为 1∶1。

2）两水平对穿野+前野

A. 前野：①上界：眉弓结节水平；②下界：硬腭下缘下 1.5cm；③内界：健侧内眦垂线；④外界：患侧外眦垂线。

B. 水平野：上界、下界与前野一致；如果侵犯鼻咽，后界则应包括鼻咽的后壁；如果未侵犯鼻咽，后界则仅包括后组筛窦即可。

此法适用于病变居中或侵犯鼻咽，两侧水平野可选用不同度数的楔形板，三个照射野的剂量比应根据 TPS 输出的照射剂量的分布来确定。前野可为"凸"字形，或补照前组筛窦野，用适当能量的电子线或高能 X 射线与电子线混合照射。

3）前组筛窦照射野：①上界：眉弓结节水平；②下界：双侧眶下缘水平；③外界：双侧内眦垂线，或角膜缘垂线。

4）颈部照射野：①上界：下颌骨下缘上 1cm；②下界：锁骨下缘（全颈）或环甲膜水平（半颈）；③外界：肩关节内侧缘；④内界：中线患侧旁开 1.5cm（同侧颈部预防照射）。

2. 治疗摆位要求

（1）体位：平卧位时，头垫枕或固定头枕，要求头颅冠状面与水平面一致；侧卧位时，头垫枕，保持其矢状面与水平面一致。

（2）将灯光野中心对准体表野中心，如用源皮距给角照射，要求先转好应给的机架角度，再对准距离；如用等中心照射，要求先对准距离后升床，再转机架角。

（3）在垂直照射或机架角小于 10°时，可用挡铅，要用铅块挡好眼睛，减少半影对角膜、晶状体的照射，或利用机架角避开对侧眼球。

（4）楔形板：按照治疗计划的要求，给出相应角度和序号的楔形板，并要注意楔形板的尖端及厚端的方向。如用一楔多用楔形板时，一般在照射灯光野内可以显示楔形板的方向，另外在机头转角上也有楔形板的方向标志。除此以外，还应注意将楔形板尖端边缘与照射野边缘对齐并固定好。

3. 放射治疗处方剂量

（1）根治性放疗常规分割，根治性剂量≥70Gy/35Fx，共 7 周。若肿瘤对放疗敏感，则可在治疗剂量达到 50Gy 时，再缩野追加照射至根治剂量，但未分化癌及恶性淋巴瘤只需 50~60Gy。

（2）术前放疗常规分割，照射剂量为（50~60）Gy/（5~6）周。侵犯上颌窦后壁和眶下壁者，需照射至 60Gy，休息 4 周后行手术治疗。若术后病理提示切缘阳性者，应给予术后补量照射。如眼眶受侵应包括眼球照射，但应尽可能保护部分眼球和位于眼眶外上方的大泪腺。

（3）术后放疗常规分割，术后放疗剂量一般为 60Gy/6 周。若切缘有肿瘤细胞残存时，则放疗剂量应达 70 Gy/7 周。①未做过术前放疗，手术未能彻底切除或 T₃、T₄肿瘤，先用包括整个上颌窦区的大野照射 40Gy 左右，然后缩小野加至 60~70Gy。②手术前已照射40~50Gy 者，但手术中上壁、后壁切除不彻底，需要补足剂量，用侧野补照 30Gy 左右，重点照射肿瘤残留区。

（4）颈部淋巴结照射颈部野除晚期外，一般不作常规预防性颈淋巴区照射，如有淋巴结转移，则应另设野照射。一般先设同侧全颈照射，采用常规分割，预防剂量为（50~55）Gy/（5~6）周，可用电子线针对局部肿大淋巴结再缩野补量照射 10Gy。

4. 注意事项

（1）注意对照射野区域内皮肤和黏膜的保护，及时治疗头颈部的感染病灶。

（2）放疗前尽量除去口腔龋齿、残根或义齿，开窗引流（在唇龈沟切开，凿通前下壁），保持引流通畅，且便于冲洗换药、清洁窦腔，增加放射敏感性，也可抗炎治疗。

（3）放疗过程中嘱患者张口含瓶或用开口器避免舌头和颊部受到照射，放疗期间可应用抗生素类滴鼻及眼，或用眼膏涂抹眼球结膜处，防止结膜炎及角膜溃疡。

（4）放疗后处理：①治疗后发生照射区慢性感染急性发作，如角膜溃疡、眼球炎、疏松结缔组织炎等时予以对症处理，必要时需作眼球摘除；②上颌骨骨髓炎（放疗后 1~5年）、骨坏死，应作死骨摘除；③坚持张口锻炼，以防放疗后咬肌及颞颌关节纤维化。

5. 放疗并发症 常见的放疗并发症包括黏膜炎、中耳炎、角膜炎及溃疡、皮肤、软组织水肿及纤维化、唾液腺损伤、视力减退或失明、骨坏死等。

三、喉　癌

（一）流行病学概述

喉癌（carcinoma of the larynx）也是头颈部常见的恶性肿瘤，发病率仅次于鼻咽癌，指原发于喉部的恶性肿瘤，大多数为上皮来源，可发生于喉内所有区域。近年来，喉癌的发病率呈现出稳步上升的趋势。我国东北地区发病率较高，发病年龄多集中在 50～70 岁，男女比例约为 4：1，其中女性声门上区癌多于男性，而男性声门癌多于女性。喉癌的病因尚未明确，但吸烟为目前众所公认的致癌因素之一，喉癌患者中有吸烟史者占 80%～90%。另外，饮酒、慢性喉炎、不良饮食习惯、长期接触石棉、电离辐射均为喉癌相关的发病因素，喉黏膜角化症、黏膜白斑、喉黏膜重度不典型增生等癌前病变亦与喉癌的发生密切相关。对于喉癌的治疗，目前国内外学者多提倡早期喉癌首选放疗，既可获 80%～90% 的 5 年生存率，又能保留喉的形态和功能。如有复发或局部未控，可行手术挽救性治疗，仍能取得较好的结果。手术治疗早期喉癌也有较好的效果，但常遗留不同程度的功能损害。对于中晚期喉癌，采用放疗与手术综合治疗亦可提高疗效。

（二）解剖学概述

喉位于颈前中央，成人相当于第 4 至第 6 颈椎椎体水平，其上方与口咽相延续，下方与气管相通，两侧及后方与喉咽相连。临床上将喉分为以下三个解剖区：声门上区为自会厌上端至喉室，包括舌骨上会厌、舌骨下会厌、杓会厌皱襞、喉侧壁、杓状软骨、室带（假声带）及喉室；声门区包括真声带，前联合、后联合；声门下区位置位于声门下方，为声带下缘 5mm 至环状软骨下缘的区域。

（三）喉的淋巴引流

声门上及声带淋巴管汇合后穿过甲状舌骨膜而注入颈内静脉淋巴结，主要在上组和中组。声门下淋巴管经环甲膜注入喉气管前或喉返神经周围淋巴结，最后都汇合至颈内静脉淋巴结或上纵隔淋巴结。声门区淋巴管细而少，故罕见颈淋巴结转移。声门上区及声门下区的淋巴引流丰富，该两区的颈淋巴结转移多见。喉的淋巴引流多流向同侧，一侧病变者均发生同侧淋巴结转移，但少数病例亦有引流至对侧。

病理学概述：喉癌按病理形态大体分为菜花型、结节型、浸润型、溃疡型等四种；按病理组织分类，喉癌最常见的为鳞癌，约占 90% 以上，且分化程度较高，其中分化程度最好的是声门癌，而声门上区癌大多为分化程度较差的鳞癌，声门下区癌介于两者之间。原位癌占 6%～9%，其他类型肿瘤如未分化癌、腺癌、肉瘤、恶性淋巴瘤等均少见。

（四）临床表现

喉癌按癌肿所在部位可分成三个基本类型：声门上型、声门型、声门下型。声门型约占 60%。喉癌因类型不同，症状表现也不一样，具体分述如下：

1. 声门上型 早期常无明显症状，仅有喉部不适或异物感，后可有咽喉部疼痛，放射至耳部，吞咽时加重，晚期可出现声嘶。因声门上组织内淋巴管丰富，早期声门上癌即易发生颈淋巴结转移。

2. 声门型 因真声带表面的细微变化即可引起声音的改变，故声门区癌在早期即可出现症状，早期表现为声音嘶哑，逐渐加重，后可出现呼吸困难。因声门区淋巴管缺乏，早期声门癌不易发生颈淋巴结转移，出现淋巴结转移一般见于肿瘤晚期，一旦声带活动受限，预后变差。

3. 声门下型 本型发病率低，早期症状不明显，或仅有咳嗽、轻度呼吸困难等，常规喉镜检查容易漏诊此处肿瘤，常常肿瘤全周生长，造成呼吸困难时才发现肿瘤，往往需要进行紧急气管切开或喉切除术，而手术切除后气管造瘘口处复发率高，故需采用术后放疗，单纯放疗效果差。本型易向气管前或气管旁淋巴结转移。

（五）诊断

持续存在或进行性加重的咽喉疼痛及声音嘶哑，为本病常见的较早期症状，对此类患者均应进行间接喉镜检查，必要时作直接喉镜检查及喉部 CT、MRI 检查。喉部 CT 冠状扫描可很好地显示侧面肿瘤侵袭情况及与颈部淋巴结的关系，并清晰显示声门旁间隙及肿瘤垂直侵犯的范围；MRI 能提供喉部多平面成像，能清晰显示声门前间隙及舌根部情况。放疗的成功与否和正确的诊断有密切的关系，诊断不仅要明确病理性质，还要明确原发部位和肿瘤侵及的范围，而目前临床常用的 CT 及 MRI 检查可进一步了解病变深度、大小、软骨侵犯及区域淋巴结转移情况。

（六）鉴别诊断

主要需与喉结核、声带小结及息肉、喉乳头状瘤、喉角化症及喉白斑等相鉴别。

（七）治疗原则

喉癌的治疗方针不仅要治愈肿瘤，获得最高的肿瘤局部控制率和治愈率，而且最理想的是要尽可能地保存喉的生理功能，提高患者的生存质量。喉癌确诊后的治疗手段主要为手术和放射治疗。任何部位的早期喉癌（T_1、T_2、N_0），无论采用手术还是放疗，都可以获得很高的局部控制率和长期生存率，总的 5 年生存率相似。对于早期喉癌，放疗有较高的治愈率，则不仅能起到和根治性手术一样的效果，且能有效地保留患者的发音、呼吸、吞咽等功能的完整性。即使是放疗后残存或放疗后复发者，再采用挽救性手术也仍有着较高的治愈率，故目前认为早期喉癌应首选放疗。当气道梗阻明显时，行全喉切除术和（或）术后放疗治疗；气道梗阻不严重时，以术前放疗加手术治疗为主，部分患者术前放疗后，可行较为保守的手术。不能手术的病例采取同步放化疗。

放射治疗原则：

（1）早期（T_1）病例首选根治性放疗。

（2）T_2 病例在放射总量的 2/3 时，若肿瘤消退不明显或声带活动未能恢复（提示肿瘤有深部浸润），可考虑改为手术治疗。

（3）$T_{3\sim4}$ 或有颈淋巴结转移的病例，应采用有计划性的综合治疗（术前或术后放疗），能显著地提高疗效，至于先手术还是先放疗则有争论，各有优缺点，可与外科医师商定或根据经验而定。

（4）不宜手术的晚期患者可行姑息性放射治疗。

（5）有气道严重阻塞者应首选手术，然后做术后放疗。

（6）与化疗的综合治疗：晚期喉癌术前或放疗前作诱导化疗，可使肿瘤缩小便于缩小手术范围，防止或消除微小转移病灶。同步放、化疗又提高了局部控制率和改善预后的可能。

（八）放疗适应证

1. 单纯放疗　早期病例可行根治性放疗；局部病变广泛或术后复发者可考虑行姑息性放疗。

2. 术前放疗　中晚期喉癌、无气道梗阻者。

3. 术后放疗　术后切缘阳性或肿瘤残留；广泛性颈部淋巴结转移或淋巴结包膜受侵；软骨、神经受侵；颈部软组织受侵者。

4. 气道造瘘口照射指征　病变侵犯至声门下；术前行紧急气管切开；颈部软组织受侵（包括淋巴结包膜外受侵）；气管切缘阳性；手术切痕通过造瘘口者。

（九）放疗禁忌证

（1）局部软组织严重水肿、坏死或感染者。

（2）邻近气管、软组织或软骨广泛受侵者。

（3）颈部淋巴结肿大而固定，且有破溃者。

（4）有明显喉喘鸣、呼吸困难等呼吸道梗阻症状者。

（十）放射治疗技术

1. 一摆位与定位技术　取仰卧位，如果不能仰卧位，也可以采用侧卧位，头垫合适角度的头枕，采用热塑面罩固定技术。采用体表定位法、普通模拟定位法和CT模拟定位法。

2. 常规照射技术

（1）照射范围包括原发病灶、转移淋巴结及亚临床病灶，不同部位的照射范围有所不同。①声门癌：T_1、T_2期无颈部淋巴结转移者，仅照射其局部；中、晚期声门癌治疗范围要相应扩大。②声门上癌：无淋巴结肿大者，照射范围为原发病灶及中上颈部淋巴结。③声门下癌：除上述照射范围外，需照射全颈部淋巴结。

（2）放射治疗野设计技术：采用双侧平行对穿加楔形板照射技术，不同解剖部位的喉癌其设野设计及处方剂量均有所不同，分别叙述如下。

1）早期（T_1、T_2、N_0期）声门癌设野以声带为中心平面，包括全声带和前、后联合区，环后区至颈椎椎体前缘，照射量应达根治剂量为D_T（60～70）Gy/（6～7）周。

早期声门癌照射野：①上界：舌骨下缘；②下界：环状软骨下缘；③前界：颈前缘前1cm左右；④后界：根据肿瘤的后界确定，喉咽后壁的前缘或颈椎椎体的前缘，或颈椎椎体的前、中1/3交界处等。照射野一般为4cm×4cm到5cm×5cm，最大为6cm×6cm（图9-8）。

2）中晚期（T₃、T₄ 期）声门癌通常以综合治疗为宜，包括术前放疗、术后放疗与化疗的综合治疗等。做术前放疗时，照射野应放大，设野方法要根据肿瘤累及的范围而定，应包括原发灶及淋巴引流区。照射 D_T50～60Gy 后（注意脊髓受量）。术后病理检查切端阳性或有肿瘤残留者，加术后放疗补量至 60～70Gy。

中晚期（T₃、T₄ 期）声门癌照射野：①上界：乳突水平与下颌骨水平 1/2 的下缘上 1cm 连线；②下界：环状软骨水平；③前界：开放；④后界：垂直于棘突。

3）声门上癌照射野范围要包括淋巴结引流区，即两侧水平野+下颈、锁骨上野（图 9-9）。对 N₀ 的患者也必须行上、中颈淋巴引流区的预防性照射，中上颈淋巴结阳性者，则双侧下颈、锁骨上区均要作预防性照射。双侧水平野 D_T36～40Gy 时，后界向前移至避开脊髓，颈后区用合适能量的电子线补量。D_T50～60Gy 时，可再次缩野针对原发灶加量至（65～70）Gy/（6.5～7）周。下颈及锁骨上区预防性照射 D_T50Gy/5 周。术前放射剂量为 D_T（40～50）Gy/（4～5）周。术后放射剂量一般为 50～60Gy，但切缘阳性或不够（距瘤缘在 0.5cm 以内）者应给予根治剂量 60～70Gy。

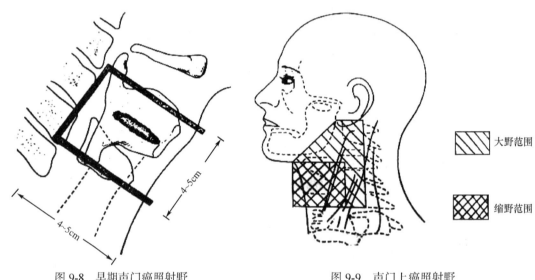

图 9-8　早期声门癌照射野　　　　　　　图 9-9　声门上癌照射野

大野范围

缩野范围

声门上癌照射野：

A. 两侧水平野：①上界：下颌骨下缘上 1cm 至耳垂根部连线；②下界：环状软骨下水平；③前界：在喉结前方超出皮肤 1～2cm；④后界：颈椎棘突后缘；照射 40Gy 后，后界再向前缩以避开脊髓。

B. 下颈、锁骨上野：①上界：与双侧水平野的下界共线，但在共线与体中线相交处应挡铅 2cm×2cm 或 3cm×3cm，以避免颈髓处两野剂量重叠而造成过量；②下界：沿锁骨下缘走形；③外界：位于肩关节内侧缘。

注：下颈、锁骨上野的上界与两水平侧野的上界共线，下界沿锁骨下缘走行，外界至肩关节内侧缘内，作颈前切线垂直照射。

4）声门下区癌的单纯根治性放疗适应证为早期（T₁、T₂ 期）病变，中、晚期者以术前或术后综合治疗为主，对不适宜手术治疗的晚期病变可作姑息性放疗。高能 X 射线照射 D_T≤40Gy 时，脊髓处挡 3cm 宽铅块，继续 X 射线照射至 D_T50Gy，而挡铅处用合适能量的电子束补 10Gy（使总量也达到 D_T50Gy）。然后改用两侧水平野避开脊髓针对肿瘤区加量，使总量达 65～70Gy。

各期声门下癌设野：多采用单前大野的布野方法。①上界：舌骨水平；②下界：接近隆突水平；③两侧界：锁骨中、外 1/3 处。

3. 三维放射治疗技术 对早期声门癌而言，因病变较小，喉活动范围较大，而且常规小野放疗可获得满意的疗放，也没有明显的并发症，所以一般不考虑适形放疗；但对于晚期病变、声门上、声门下区癌，因照射野较大，剂量较高，常规放疗对正常组织损伤较为明显，因此有条件的单位应考虑适形放疗技术。

4. 放射治疗处方剂量

（1）根治性放疗常规照射，大野照射（36～40）Gy/（3～4）周，缩野后再照射原发病灶至总量达（60～70）Gy/（33～35）次/（6～7）周。

（2）术前放疗常规照射，剂量为 45～50Gy，休息 2～4 周后手术。

（3）术后放疗常规照射，预防剂量为 50Gy/5 周；有病灶残留者剂量为 60～70Gy。

（4）颈部淋巴结放疗常规照射，大野照射 36～40Gy 后，颈后区改用 6～12MeV 电子线照射，预防剂量为 50Gy/5 周；根治剂量为（50～60）Gy/（5～6）周。

（十一）放疗相关不良反应及相应处理

（1）放射治疗可导致吞咽困难、咽喉疼痛等症状，严重者可予抗生素及糖皮质激素，并服用润喉药物。

（2）由于放射线可导致淋巴管阻塞或软骨周围炎及软组织水肿等，故少数患者在放射治疗过程中或放射治疗后可出现喉水肿，这是声门区癌和声门上区癌放疗最常见的后遗症。严重者可发生呼吸困难或窒息，必要时可行气管切开。也可在治疗前加用激素和抗生素治疗，但对有糖尿病者应慎用，必要时可配合应用降糖药物。喉水肿的消退与是否行颈部手术、原发肿瘤大小、放疗剂量、照射体积及是否抽烟酗酒有关。

（3）放射治疗可导致声音嘶哑加重。声门区癌放疗开始的前 3 周，由于肿瘤的退缩，声音嘶哑逐渐改善。随后由于放疗反应，声音嘶哑又可能加重。放疗结束后 3 周，声音嘶哑逐渐消失。

（4）喉软骨受侵犯的患者放疗后发生喉软骨坏死的机会较多。

（5）放射性脊髓炎可参阅放射性损伤及治疗等有关章节的具体内容。

（十二）复发性喉癌的治疗

喉癌治疗后局部复发较常见，且一般侵及范围较广。

1. 根治性放疗后复发 无论是原发灶还是颈部淋巴结，有效的治疗方法为进行手术补救。对区域淋巴结复发的患者，采取手术治疗是首选的方式，如淋巴结巨大与周围组织粘连明显者，单纯手术难以切净，辅助放、化疗可取得一定的效果。

2. 根治性手术后复发 如仍有手术治疗的可能应首选手术切除，也可采用术前放疗或术后放疗的方法。若不宜手术者可进行姑息性放疗，但疗效差。

（十三）放疗疗效及预后

声门癌：预后的相关因素包括肿瘤、声带活动、血红蛋白的下降等。声门上型癌疗效不如声门癌。表面外突和早期病变单纯放疗的治愈率达 70%～80%，但一般病期都较晚，5 年无瘤生存率仅为 20%～36%，故对晚期的声门上癌，目前都主张采用术前照射加手术的综合治疗。采用超分割放疗技术可提高晚期声门上区癌的局部控制率。早期声门下区癌单纯放射治疗的 5 年生存率为 40%～50%，晚期预后差。

四、头颈部皮肤癌

（一）流行病学概述

头颈部皮肤恶性肿瘤包括基底细胞癌、鳞状细胞癌、淋巴瘤、黑素瘤和皮肤附件恶性肿瘤。皮肤癌在白种人中发病率高。据美国癌症协会统计，每年有 70 多万新发病例，每年大约有 2100 人死于非黑素瘤性皮肤癌。影响皮肤癌发生的两个主要因素为紫外线和皮肤类型。化学致癌物作为皮肤恶性变的致癌因素，在实验动物中已进行了广泛研究。电离辐射和长期慢性刺激在皮肤癌发病中有重要作用。近年病毒与皮肤癌的关系亦引起关注。人类乳头瘤病毒（HPV）与皮肤癌密切相关，HPV16 与甲床鳞状细胞癌有关，宿主遗传素质和免疫力也在皮肤癌的发生中起一定的作用。

（二）病理学概述

所有基底细胞癌均有下列组织学特征，如表皮基底层内出现成团的、排列紧密的基底细胞样细胞，并从表皮延伸到真皮内。鳞状细胞癌包括异型的鳞细胞癌的有丝分裂象不常见。

（三）淋巴引流及转移特点

鳞状细胞癌约有 5% 的病例发生局部淋巴结转移，晚期患者较常见。转移的类型常受原发病部位的影响。额部、颞部、颧部、外眦和眼睑外半侧引流到耳前淋巴结，前额中线、内眦、眼睑内半侧、鼻部、唇部和颊部引流至颌下及上颈部淋巴结，耳前部引流至耳前淋巴结，耳后部引流至耳后及上颈淋巴结，头皮引流至颈部淋巴结。因为头颈部皮肤癌淋巴结转移率相对较低，尤其是分化好的早期小的病变，如果体检颈部未见异常，颈部淋巴结廓清或选择性放疗并非十分必要。对于颈部淋巴结转移的患者，在控制原发病灶的同时摘除颈部淋巴结或辅以放疗是必要的。

（四）临床特点

典型的基底细胞癌生长缓慢，表现为有光泽的与肤色接近或呈粉红色、半透明的皮质，偶有毛细血管扩张。病变在增大的同时可形成溃疡，出现卷状边缘和中心区结痂。通常基底细胞癌仅发病于长有毛发的皮肤，头颈部占 85%，其他部位占 15%。鳞状细胞癌通常发生在受日光照射损伤的皮肤处，最常见于有日光性皮肤损伤的老年白种人的面、颈、背、前臂和手背，头颈部占 65%。原发病灶表面为红色坚硬的皮丘，病变迅速扩展，形成大的结节，最终形成溃疡或转变至局部引流淋巴结。Bowen病、皮肤角状物、活动性溃疡、瘢痕组织和放射性皮炎的部位均可诱发鳞状细胞癌和基底细胞癌。同一患者的几个原发灶可同时出现或迅速接连出现，发生于日光损伤性皮肤的肿瘤转移率相对较低，而发生在黏膜皮肤交界处或原有组织病变（如烧伤性瘢痕、外伤）皮肤的肿瘤则有高侵袭性，局部侵犯广，转移也较快。

（五）治疗原则

基底细胞癌和鳞状细胞癌常用的治疗方法有表面化疗、手术切除、电干燥法和刮除法、激光治疗、冷冻治疗和放疗等。治疗手段选择依赖于下列因素：病变大小、形状和部位、浸润的深度、预期美容效果及治疗医师的经验。使用α-干扰素和人体自然白细胞干扰素治疗基底细胞癌和鳞状细胞癌均有良好的效果。治疗眼睑、鼻和唇部等头颈部皮肤癌，最恰当的首选的治疗方法是放疗。这一方法易被大多数患者接受，并能保留功能和有较好的美容效果。

（六）放射治疗技术

1. 放疗设备和放疗方法　皮肤癌一般浸润较浅，目前多用低能电子束治疗表浅皮肤癌。电子束治疗皮肤癌的应用越来越广泛，简便、深部正常组织、骨和软组织受量少是其优点。一般说来，电子束主要用来治疗病变部位凸凹不平的皮肤癌，如耳郭、鼻背、鼻唇沟等处癌。肿瘤范围越大、浸润越深，所需射线能量越高，恰当的肿瘤放疗需要选择适当能量的射线，同时避开周围正常组织。临床上常用4～2MeV电子束、4～6MeV X射线来治疗未侵犯骨组织的大且深的皮肤癌。皮肤癌浸润边缘及厚度确定后，可选择不同能量的射线。当皮肤癌厚度大于1cm时，常需要低能电子线治疗。当临床应用6～9Mev电子束照射时，应在病变处放0.5～1cm组织等效物，以提高病损处表面剂量。

2. 照射范围　照射野应根据肿瘤大小、生长部位、病理类型及恶性程度而定。对面积小且表浅的皮肤癌照射范围超过病变0.5～1cm即可；边缘清晰的较大肿瘤（直径2～4cm）照射范围至少应包括1.5～2cm的正常组织；如肿瘤浸润生长，界限不清或恶性程度较高，照射野应放大到3～4cm。在放疗过程中，照射野的范围应随肿瘤的缩小而相应缩小，一般在照射剂量达30～40Gy时，将边缘距离缩至肿瘤外1cm，以减轻正常组织反应。

3. 放射治疗处方剂量　百分深度剂量对应适宜的最大肿瘤治疗厚度。美容的效果与总剂量、分次剂量及治疗方法有关，应根据病变厚度选择不同能量的射线。一般来说，常规治疗方案为（60～70）Gy/（6～7）周，小而表浅病变，也可低分次50Gy/3周或40Gy/2周。外照射与组织间插植结合治疗较大的肿瘤常可获得较好的局部控制和美容效果，通常外照射给予30Gy/10次加组织间插植35～40Gy。

4. 注意事项

（1）年老和萎缩性皮肤，对放射治疗耐受性差，剂量应适当降低。

（2）部分重要结构，如角膜、晶状体、牙、牙龈和鼻中隔必须用铅防护加以保护，不能被铅防护加以保护的部位，如乳突小房、颞骨和大脑，应选择不同能量的X射线、电子线或插植治疗或多种治疗方法结合使用，以得到最佳效果。

（3）累及骨和肌肉的广泛病变，放疗控制率低。根治性手术常可获得较好治疗效果。在这种情况下，常在术后给予辅助性放疗。

（4）鳞状细胞癌和基底细胞癌两者的放射敏感性虽相同，但鳞状细胞癌的治疗包括原发灶和转移的淋巴结。

（5）在皮肤癌的放疗中，需要一些简单的防护装置保护周围正常组织，眼挡铅和铅眼罩在照射眼睑和内眦时用来保护角膜、晶状体等眼部重要器官。这些简单防护装置虽小，但在头颈部皮肤癌的放疗中极为重要。

第二节　胸部肿瘤

胸部肿瘤包括胸壁肿瘤、纵隔肿瘤、肺肿瘤、食管肿瘤等，本章选取临床较为常见的食管癌、原发性支气管肺癌、乳腺癌、胸腺瘤作详细介绍。

一、食管癌

（一）流行病学概述

食管癌（esophageal carcinoma）是指原发于食管黏膜上皮的恶性肿瘤，是我国常见的恶性肿瘤之一，患病人数占全世界的一半以上，居恶性肿瘤的第四位。食管癌发病范围分布很广，且发病率和死亡率有明显的地域性和性别的差异，河南省是高发区，多见于中、老年男性患者，好发年龄为 50～65 岁。食管癌的确切病因尚不清楚，高发地区可能与所生活地区干旱的气候和碱性土壤等生活条件、亚硝酸盐的摄入高并且缺乏镁、锌、维生素 B_2 和烟酸等微量元素的饮食习惯及遗传易感性等因素相关，而在低发地区如北美等，80%～90%食管癌是由乙醇和烟草所致，特别是食管鳞癌。

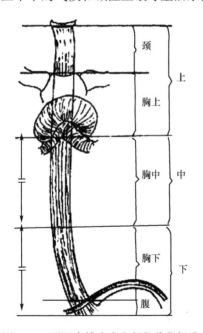

图 9-10　国际食管癌病变部位分段标准

（二）解剖学概述

食管是连接咽与胃的通道，上接咽，上端起自环状软骨水平，相当第 6 颈椎下缘，沿气管后缘经上纵隔，纵隔通过横膈的食管裂孔，下端止于胃的贲门，相当于第 11 胸椎水平。成人的食管长度在男性为 25～30cm，女性为 23～28cm，自食管入口至胸骨柄上缘为颈段食管，长度约 5cm，距门齿 18cm。其下的胸段食管又分胸上段、胸中段和胸下段，自胸骨柄上缘平面至气管分叉（隆突）平面为胸上段，长度为 6cm 左右，距门齿 24cm；胸中段为气管分叉至贲门口（食管贲门交界处）全长中点的上 1/2，距门齿 30～32cm；胸下段为中点以下的部分，距门齿 40～45cm。国际分段标准如图 9-10 所示。

（三）病理学概述

早期食管癌大体病理分型可分为隐伏型、糜烂型、斑块型、乳头型；中晚期食管癌大体病理分型可分为髓质型、蕈伞型、溃疡型、缩窄型、腔内型。髓质型多见，其次是蕈伞型和溃疡型。一般认为，蕈伞型和腔内型对放射线敏感，髓质型中等敏感，缩窄型较抗拒。

食管癌的病理组织学分类以鳞癌最多见（约占90%以上），其次为腺癌，其他如鳞腺癌、黏液表皮样癌、未分化癌、癌肉瘤、黑色素瘤等极少见。

（四）转移特点

1. 直接浸润 食管管壁由黏膜层、黏膜下层和肌层组成，它无浆膜层，癌细胞可沿黏膜扩散到管周全径，并向上、下浸润。由于食管外膜与周围结缔组织连续，食管癌穿过肌层易透过疏松的外膜时可累及邻近器官，最常见为气管及支气管，最终可引起食管穿孔、食管-气管瘘、食管-纵隔瘘等严重后果。

2. 淋巴结转移 食管黏膜层、黏膜下层和外膜内的淋巴毛细管交汇成网，淋巴结转移可发生在病变周围和病变的上下方向。食管壁有两组淋巴网（黏膜下层与肌间淋巴网）互相沟通，淋巴输出管穿出食管壁，病变所在位置与转移淋巴结的部位有明显关系。一般来说，颈段食管淋巴进入气管旁淋巴结、颈深淋巴结及锁骨上淋巴结。胸上段淋巴大部分进入颈段食管淋巴管所达的淋巴结中，一小部分向下进入食管中1/3的引流淋巴结。食管中段引流到隆突下、支气管旁及心包纵隔淋巴结，同时可向上、下两方向引流。食管下段的淋巴引流大部分向下，进入贲门旁及胃左动脉旁淋巴结。上、中、下三组最终均可汇入到锁骨上组。另外，有研究表明当X线片上食管病变长度<5cm时其淋巴结转移率在50%以下，而>5cm者可达80%~90%。

3. 血行转移 食管癌放疗后因局部失败率高，生存期较短，因此远处血行转移在临床上发现比例较低，多见于晚期患者，最常见的部位为肝和肺。

（五）临床表现

早期食管癌症状多不明显，且轻微与时隐时现，故易被忽视，可表现为食管内有异物感、食物通过缓慢和停滞感、胸骨后疼痛、闷胀不适或进食痛、呃逆、咽部干燥及剑突下或上腹部疼痛。

中晚期食管癌以进行性吞咽困难为特征，一般来说症状较典型，诊断多不甚困难，除了进食梗阻外，还常表现为呃逆、呕吐、前胸后背部疼痛、声音嘶哑与呛咳、呕血与黑便、锁骨上区淋巴结肿大、体重减轻及恶病质等一系列晚期征象，其中胸部疼痛等常提示肿瘤的外侵。

（六）诊断

根据病史、体格检查、食管X射线钡餐检查、食管细胞学（拉网）及内镜与组织病理活检，诊断大多可以确立。早期食管癌在X射线钡餐检查时可无明显异常，而中晚期病例可出现黏膜的增粗、中断与破坏、管壁僵硬、钡剂滞留、蠕动消失、充盈缺损、溃疡、食管扭曲成角及软组织影等一系列征象，由此可分为髓质型、蕈伞型、溃疡型、缩窄型和不定型等，其中以髓质型最多见，缩窄型对放疗较抗拒，而溃疡型不但敏感性差，而且易发生穿孔，治疗时要密切观察。食管黏膜的脱落细胞检查多用于食管癌高发区现场普查，可发现一些早期病例。确诊需靠内镜检查与组织活检。而内镜下超声检查对了解肿瘤侵犯深度、淋巴结分期、选择治疗方案及判断预后有重要意义。胸部CT扫描可显示癌灶大小、肿瘤外侵程度、与邻近纵隔器官关系、判断淋巴结转移，有助于制订外科术式、精确勾画放疗靶区及合理设计放疗计划。而 PET/CT 也越来越多地被应用，它把解剖学信息和功能性信息结合成像，使得检查的敏感度及特异度有了进一步的提高。

（七）鉴别诊断

本病需与食管良性狭窄、食管良性肿瘤、外压性食管梗阻等疾病相鉴别。

（八）治疗原则

食管癌治疗方案的选择主要根据病期、病变部位、患者的一般状况及有无转移来决定。总体而言，食管癌早期应以手术为主，颈段及上胸段食管癌可行根治性放射治疗，对中晚期食管癌应行综合治疗。

1. 手术治疗 手术是治疗食管癌的首选方法。对于全身情况良好，有较好的心肺功能储备，无明显远处转移征象者，可考虑手术治疗，特别是胸下段癌则以手术为首选，而胸下段癌长度＜5cm 时肿瘤被切除的概率较高；对较大的鳞癌估计切除可能性不大，而患者全身情况良好者，可先采用术前放疗，待瘤体缩小后再作手术。

2. 放射治疗 可缓解 80%患者由肿瘤引起的梗阻症状。除了有食管穿孔、远处脏器转移、明显恶液质等患者外，大部分患者都可接受放射治疗，只是治疗的目的分别为根治性与姑息性。有些病例虽然病变偏长，但在积极对症、支持治疗并对放疗有良好反应的情况下，姑息性治疗可变为根治性放疗。

食管癌单纯放疗疗效较差，多用于颈段、胸上段食管癌，这类患者的手术难度大且并发症发生率高，疗效不满意；也可用于有手术禁忌证，而病变时间不长，患者尚可耐受放疗者。放射治疗和手术综合治疗可增加手术切除率，也能提高远期生存率，在临床上也被广泛采用。对于食管病变较长或外侵明显的病灶，可考虑行术前放射治疗，其目的是缩小肿瘤、降低癌细胞活力、提高手术切除率，以术前放射治疗后休息 3～4 周再做手术较为合适。但它对生存率影响目前尚无定论，因此术前放射治疗没有作为常规。术后放射治疗主要适应于姑息切除术、吻合口镜下见有癌细胞、有转移淋巴结或大血管壁与邻近器官有残存的患者，可对术中切除不完全的残留癌组织作金属标记，一般在术后 3～6 周开始进行放疗。

3. 化学治疗 食管癌单纯化疗的有效率很低，常用的化学治疗药物有：5-FU、DDP、MMC 等，一般采用化学治疗与手术治疗相结合，或与放射治疗、中医中药相结合的综合治疗，有时可提高疗效，或使食管癌患者症状缓解，存活期延长。目前对同期放化疗研究较多，5-FU、DDP 等不但发挥了细胞毒作用，而且还有放射增敏作用。

（九）放射治疗适应证

1. 根治性放射治疗 一般情况较好，能进食半流质或流质饮食者；无锁骨上淋巴结转移及远处转移、无气管侵犯、无声带麻痹者；病灶长度＜10cm、无穿孔前 X 射线征象、无显著胸背痛、无内科禁忌证者；食管癌术后局部复发或纵隔淋巴结转移、或术后残端有肿瘤残存者。

2. 姑息性放射治疗　一般情况较好，但局部病灶广泛，长度＞10cm 者；有食管旁或纵隔淋巴结转移或有声带麻痹，有气管受侵或受压但未穿透气管者；有明显胸背疼痛，但无穿孔前症状体征者；有锁骨上或膈下淋巴结转移者。

3. 术后放射治疗　术后切缘阳性者；肿瘤或转移淋巴结有残存者；行开胸探查术者；根治性切除术后仍怀疑有亚临床病灶者。

（十）放射治疗禁忌证

恶病质、全身广泛转移、食管-气管瘘、已有纵隔炎或纵隔脓肿、估计近期食管有大出血者。

（十一）放射治疗技术

1. 定位及摆位技术　通常患者采取仰卧或俯卧位，头部摆正，双外耳道连线平行于治疗床面，双肩同高贴于床面，于模拟机下定位。

2. 常规照射技术　临床上通常采用先大野照射，再缩野肿瘤局部加量的技术。根据食管钡餐和 CT 检查等结果，大野照射时包括食管癌病变的范围和纵隔、食管及气管旁淋巴结区，照射野宽一般 5～6cm，肿瘤外侵时再外放 1.5～2.5cm，上、下界各超过病变 3～5cm，全长一般 15cm，在模拟机下设计多野（3～4 野）交叉照射，大野到 45～50Gy 时缩野照射。多用一前野加两后斜野，用挡铅块或使用多叶光栅使射束适形，非共面射野和调强治疗可以使剂量分布达到更佳。

（1）照射范围：包括病灶上下各 3～4cm 的正常食管组织，临床估计可能由外侵的部分组织及可能有转移的淋巴结引流区；颈段和胸上段食管则应包括双侧锁骨上淋巴引流区；胸下段食管癌则应包括胃左和腹主动脉旁淋巴结。

（2）设野技术

1）颈段食管癌设野技术：通常采用两前斜野加楔形板和两侧野照射技术。

A. 两前斜野加楔形板野：通常用 30°或 45°楔形板，取机架角 40°或 60°两个前野照射，照射野宽度为 5～6cm（图 9-11）。

B. 两侧照射野：病灶位于颈上段、长度＜3cm 者，可设两侧野水平照射，野宽 5～6cm，其等剂量曲线分布比较合理，脊髓受量亦可下降约 50%。

2）胸上段食管癌设野技术：采用胸前两斜野加楔形板或三野交叉等中心照射（包括大野套小野）技术。

胸前两斜野加楔形板照射野：双斜野各 60°，为使剂量分布均匀，需各加 30°或 45°楔形板（图 9-12）。

胸上段三野交叉等中心照射野（图 9-13）。

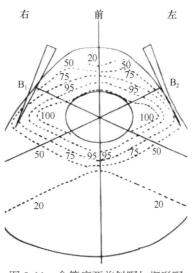

图 9-11　食管癌两前斜野加楔形野

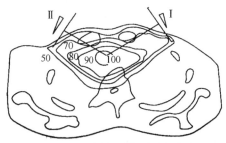

图 9-12 胸前两斜野加楔形野

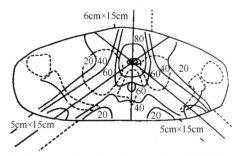

图 9-13 胸上段三野交叉等中心照射野

"大野套小野"：胸前设一"T"形野（范围包括双锁骨上和胸上段食管病灶）垂直照射，两后斜野只包括胸上段食管病灶上下缘各 3～4cm 等中心照射，"T"形野与两后斜野的剂量为 3∶1∶1 时，其等剂量曲线分布较合理。

3）胸中段食管癌设野技术：采用三野交叉等中心照射和前后两野垂直+两后斜野照射技术。

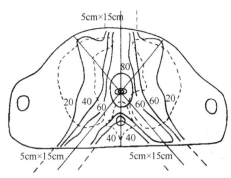

图 9-14 胸中段三野交叉等中心照射野

A. 胸中段三野交叉等中心野：即胸前垂直野+背部两斜野的三野交叉法等中心照射。前一野垂直照射，野宽 6cm；后左、右两斜野照射，野宽 5cm；三个野剂量为 2∶1∶1（图 9-14）。

B. 前后两野垂直+后两斜野：前后两野垂直对穿照射剂量为 40Gy/4 周后，后改为背部两斜野等中心照射。

4）胸下段食管癌设野技术：采用前后两野垂直对穿+背部两斜野等中心照射，照射宽度前野为 6～8cm，后野为 6～7cm，膈肌以下的照射野通常为 8～10cm。先前后两野对穿照射，剂量达 40Gy/4 周后改为方形野、从背部两野等中心照射。

5）术后预防性照射设野技术：采用胸背两野垂直对穿照射，照射野应小，包括术后所留置银夹周围的范围。

6）术前照射设野技术：采用胸背两野垂直对穿照射。照射野上下界超出肿瘤上下缘各 3～5cm 范围即可，其宽度可根据肿瘤的大小而定，一般为 6～7cm。

（3）照射摆位

1）按要求调节好灯光野的面积大小。

2）如为非等中心斜野照射，可先按医嘱要求给好机架角度，再对源皮距。如为等中心照射，应先升床对准治疗距离再给机架角度。

3）按要求调好机头方位角，使灯光野的大小、方位与体表野完全吻合。因为人体表面是一曲面，再加上机架旋转一定角度，所以以定位时标记在体表上的照射野不是规则的正方形或长方形，治疗摆位时灯光野应与体表野重合，若不重合，可能是机架角或照射面积不符。

4）如患者取仰卧位照射背部两野时，应将治疗床挡板去掉，便于校对治疗距离和体表野，并减少床板对照射剂量的吸收，同时注意使床架避开照射野。

5）转大角照射时，应注意适当移动床面，以免机架与床面碰撞。

6）胸前斜野加楔形板照射摆位时，方法按仰卧位要求，头稍后仰。按要求对准机架角及源皮距数据，将灯光野对准体表野，按医嘱要求选用并安放楔形板，应注意楔形板尖角向下。

3. 近距离治疗技术 腔内近距离放疗在食管癌的治疗中有较广泛的应用，不但可用于早期、小且表浅肿瘤的单纯放疗，局部晚期患者可达到缓解梗阻的姑息减症目的，对根治剂量外照射后仍有肿瘤残留的患者，可作为推量补充照射。

（1）放疗适应证：①足量体外照射结束时局部仍有病变残存者；②体外照射后局部复发者；③术后吻合口复发或有癌组织残存者；④颈段食管癌难以避开脊髓者。腔内照射不能代替外照射作为食管癌的标准常规治疗，它只能是外照射的辅助及补充。

（2）放疗禁忌证：①恶病质者；②颈段食管癌及食管严重狭窄施源器无法通过者；③影像学上伴有明显的深在溃疡或食管穿孔征象者；④严重的胸背部及下咽疼痛者；⑤食管气管瘘者；⑥伴有严重的其他脏器，尤其是心血管系统的并发症者。

（3）操作步骤

1）治疗前准备：向患者介绍腔内治疗的过程及注意事项，让患者配合治疗。患者当天禁饮食，治疗前半小时肌内注射苯巴比妥 0.1g，阿托品 0.5mg，治疗前 5 分钟含服 2% 利多卡因 5ml。

2）治疗过程：①治疗的前一天在模拟机下行食管钡剂造影透视确定病变位置，并在患者体表用铅丝标记；②治疗前从鼻腔或口腔将施源器插至病变处，并在模拟机下校正，位置准确后固定施源器；③插入定位尺拍摄正侧位片，确定照射范围，将资料输入治疗计划系统，设计治疗计划；④执行治疗计划，进行腔内照射。

3）照射结束后，拔出施源器，清洗后浸泡于消毒液中。

4. 三维放射治疗技术 近年来，三维适形放射治疗、IMRT 或简单 IMRT（sIMRT）新技术的开展，使食管癌放射治疗的准确性提高并且使受照射的靶体积达到所给的处方剂量、准确计算正常组织和危及器官受照射的剂量与体积。但是，目前对照射靶区的范围和最佳照射剂量与食管癌的局部控制率、并发症间的关系正在研究中。

5. 临床放射治疗剂量 常规分割条件下肿瘤的根治量应达到 60～75Gy 的水平，术后辅助性治疗为 45～50Gy，术前放疗是 20～40Gy。

（1）常规分割照射

1）根治性放疗，原发病灶剂量为（50～70）Gy/（5～7）周。

2）姑息性治疗，剂量≤50Gy/5 周。

3）淋巴引流区预防照射剂量为 50Gy，颈部剂量参考深度应选在皮下 3cm 处，照射 30Gy 后改用 12MeV 电子线进行补量照射。

（2）非常规分割照射：超分割与加速超分割治疗都可以被采用，但最佳的时间-剂量关系值得进一步探讨。

1）全程加速超分割照射（CHART），1.5Gy/次，3 次/天，7 天/周，连续照射，两次照射间隔 6 小时以上，治疗总剂量为 54Gy。

2）后程加速超分割照射（LCAF），前 4 周常规照射，2Gy/次，5 次/周，剂量达 40Gy 后，采用加速分割照射，1.5Gy/次，2 次/天，两次照射间隔 6 小时以上，治疗总剂量为 65Gy。

3）分段加速超分割照（SCAHF）：1.5Gy/次，2 次/天，5 天/周，两次照射间隔 6 小时以上，照射 20 次休息两周后再连续加速超分割照射，总剂量为 65～70Gy/6 周。

（3）术前照射常规分割照射 40Gy/4 周，3～4 周后手术。

（4）术后照射常规分割照射，预防剂量为（45～50）Gy/（5～6）周；有病灶残存时，总剂量为（50～60）Gy/（5～6）周，一般在手术后 3～4 周内开始。

（5）腔内照射剂量参考点一般设在距源中心 10mm 处，5Gy/次，1 次/周，共计 2～3 次，总剂量为 10～15Gy，通常在外照射结束后 1～3 周内进行。

（6）适形照射常规分割，剂量达 45～46Gy 后，采用适形照射技术，2～3Gy/次，5 次/周，总剂量为 68Gy 左右。

（十二）放疗相关不良反应及相应处理

放射治疗的不良反应与损伤主要有：放射性食管炎、放射性气管炎、放射性肺炎、放射性脊髓炎及食管穿孔、食管瘘及大出血。

放射性食管炎通常发生于开始放疗后 2 周，一般在放疗剂量达 20Gy 以后，可出现吞咽困难、吞咽疼痛、胸骨后烧灼感或隐痛不适等，其轻重程度不一，可持续到治疗结束后的 1～2 周。一般不需处理，必要时可用抗生素、激素、局麻和硫糖铝等药物，和（或）暂停放疗。其发生率及其严重程度与放疗的剂量、分割方式、受照体积和是否综合应用化疗等因素有关。

气管受照射剂量达 20Gy 后，可出现气管炎性反应，产生咳嗽，多为干咳无痰，气管受照射剂量达 70Gy/7 周时，可出现严重并发症，如气管狭窄，多在治疗后 4～6 个月发生。

放射性脊髓炎是食管癌放疗的严重并发症，多发生在放疗后第 6 个月至 2 年，但有少数患者放疗后不久就出现。在目前治疗条件下，除非患者对射线的敏感性过高，保证脊髓不超过总的安全剂量，且单次量不超过 2Gy 时，脊髓损伤是可以避免的。

随着放射治疗技术的改进，放射性肺炎已明显减少，但近几年由于放化疗同期或序贯的应用，使得放射性肺炎的发生率有所增加。

临床工作中应受到重视的是食管穿孔及出血的危险性，因肿瘤外侵，侵及周围器官或血管，当肿瘤穿出纤维膜，穿入气管或纵隔时，可发生食管气管瘘或纵隔瘘或纵隔炎。放射治疗本身不但不会促进穿孔，而且可以推迟穿孔时间，一旦发生穿孔，应终止放疗。

二、肺 癌

（一）流行病学概述

原发性支气管肺癌，简称肺癌（carcinoma of the lung），是指发生于支气管黏膜和肺泡的恶性肿瘤，不包括转移性肺癌和气管癌。肺癌是世界范围内最为常见的恶性肿瘤之一，特别是近几十年来，在全世界范围内肺癌的发病率与死亡率呈明显的上升趋势，国内肺癌的发病率和死亡率占城市恶性肿瘤之首位。肺癌的发病率在 40 岁以下的仅占 10%左右，40 岁以后迅速上升，在 70 岁达高峰，70 岁以后略有下降，男女比例约为 2∶1。肺癌的病因很复杂，目前认为主要是由环境因素引起的疾病，造成肺癌发病率持续上升的主要原因是不断加剧的环境污染，特别是大气污染，绝大部分肺癌亦与直接或被动吸烟、职业因素及易感因素有关。

（二）解剖学概述

肺位于胸腔内，左右各一，中间隔以纵隔，上方为肺尖，高出锁骨侧端 1～3cm，下面为肺底位于膈肌之上。气管从喉水平往下延伸到第 4～5 椎体水平形成隆突（胸骨角水平），分左右支气管入肺。右主支气管一般为 1.1～2.5cm，左支气管一般为 3.5～5cm。右肺被叶间裂分为上、中、下三叶，共 10 个肺段，左肺被叶间裂分为上、下两叶，共 8 个肺段。两肺的内侧面中间各有一肺门，是支气管、血管、淋巴管和神经出入肺的部位，肺门的位置在前方约对胸骨角下方水平，后方相当于第 4～6 胸椎棘突的高度，并位于背中线与肩胛骨脊柱缘连线之间。

（三）淋巴引流

右肺的淋巴引流是其上叶的前内部分引流至右气管旁淋巴结，特别是至奇静脉弓处的大淋巴结，上叶的后外侧部分，中叶及下叶的上部，引流至右气管旁及气管支气管间淋巴结和隆突下淋巴结，下叶下部则直接引流到隆突下淋巴结。左肺上叶的上部引流至左气管旁淋巴结和前纵隔淋巴结，上叶的下部及下叶的上部、中部引流至前纵隔淋巴、左气管旁淋巴结及隆突下淋巴结，下叶的下部至隆突下淋巴结，也可至对侧上纵隔淋巴结。右喉返神经于锁骨头处折返，左喉返神经与主动脉窗折返，这些都是淋巴结易转移的部位，当此处发生淋巴结转移时，可压迫喉返神经导致声音嘶哑。

（四）病理学概述

1. 肺癌的大体分型

（1）中央型：较常见，占所有肺癌的 60%～70%，肿瘤发生在管及叶支气管以上，位于肺门附近，又可分为管壁浸润型、管内外混合型、肺门肿块型等。

（2）周围型：占 30%～40%，发生在肺段或更小的支气管，位于肺野周围，又可分为结节型、团块型、空洞型等。

（3）弥漫型：该型较少见，仅占 2%～5%，癌组织起源于末梢的肺组织沿肺泡管及肺泡弥漫性生长，形成大小不等的多发性结节散布于多个肺叶内，难与转移癌相鉴别。

2. 肺癌的病理组织分型 临床上常见的肺癌病理组织分型包括以下几类：①鳞状细胞癌（鳞癌）；②腺癌；③大细胞未分化癌；④小细胞未分化癌；⑤腺鳞癌，以前四种较为常见。

（1）鳞状细胞癌（鳞癌）：在肺癌中最为常见（约占 50%），50 岁以上男性占多数，在中心型肺癌中多见，并有向腔内生长的倾向，早期即可发生肺不张或阻塞性肺炎。鳞癌生长速度较为缓慢，因而病程相对较长，通常先经淋巴转移，血行转移发生较晚。它对放、化疗较敏感。

（2）腺癌：发病年龄较小，女性相对多见。多数起源于较小的支气管上皮，倾向于管外生长，多为周围型肺癌。腺癌一般生长较慢，但有时在早期即发生血行转移，淋巴转移则较晚发生。

（3）大细胞未分化癌（大细胞癌）：此型肺癌甚为少见，约半数起源于大支气管。细胞大、胞质丰富，胞核形态多样，排列不规则。大细胞癌分化程度低，但转移较小细胞未分化癌晚，手术切除机会较大。

（4）小细胞未分化癌（小细胞癌）：发病率比鳞癌低，发病年龄较轻，多见于男性，大多为中心型肺癌。癌细胞多为类圆形或菱形、胞质少、类似小淋巴细胞，形如燕麦穗粒，故又称为燕麦细胞癌。小细胞癌细胞质内含有神经内分泌颗粒，可引起类癌综合征。小细胞癌恶性程度高，生长快，对放疗和化疗很敏感，但较早出现淋巴和血行转移，故预后较差。

根据肺癌生物学特性，可将肺癌分为非小细胞肺癌（NSCLC）和小细胞肺癌（SCLC）两大类，其中前者为多见，约占全部病例的80%。由于小细胞肺癌与其他几种肿瘤在生物学行为、临床特征与治疗方案等方面均存在着较大的差异，临床工作中常把以鳞癌、腺癌及大细胞癌等肿瘤统称为非小细胞肺癌。此外，一些肺癌病例同时存在不同类型的癌组织，如腺癌内有鳞癌组织，鳞癌内有腺癌组织或鳞癌与小细胞癌并存，称为混合型肺癌。

（五）转移特点

1. 直接蔓延 肺癌常直接破坏、侵入邻近支气管及邻近的组织，产生相应的症状。当肿瘤阻塞或压迫气管和食管，可发生呼吸困难和吞咽梗阻感；侵犯胸膜或心包可产生胸腔积液和心包积液；侵犯或压迫上腔静脉可造成上腔静脉压迫征；侵犯胸壁可引起肋骨破坏和局部软组织肿块；侵犯喉返神经、膈神经、迷走神经和颈交感神经丛可分别出现声嘶、膈肌麻痹、心率加速和Horner综合征等。

2. 淋巴结转移 肺癌沿淋巴道常依次转移至同侧肺门淋巴结、隆突下淋巴结、纵隔淋巴结、锁骨上淋巴结，当发生隆突下淋巴结转移后即形成双侧纵隔的交叉转移。右肺上叶较少引流到隆突下淋巴结，一般直接引入右纵隔并到右锁骨上转移，左上叶也可直接到纵隔淋巴结向左锁骨上转移。纵隔淋巴结包括气管旁、气管支气管、奇静脉（右）、主动脉弓上、弓下（左）及气管后、前纵隔等淋巴结，也可发生交叉或"越站"转移。胸膜受累可转移到腋下，下叶肿瘤可向肺下静脉、气管旁和腹主动脉旁转移，横膈受累更易引起膈下转移。有文献报道，首诊肺癌的患者中约75%有同侧肺门和隆突下淋巴结转移，周围型和中央型鳞、腺癌的纵隔淋巴结转移率分别为25%～50%和60%～70%，而小细胞未分化癌纵隔转移率在90%以上，腹部淋巴结转移在50%以上。

3. 血行转移 由于肺的活动量大，使肿瘤压力变换大，同时肺癌本身易侵犯血管，故易造成血行转移。肺鳞癌约30%有静脉侵犯，肺腺癌和小细胞肺癌几乎都有血管侵犯，常见的转移器官有肝、肾上腺、骨、脑、肾、胰、肺和胸壁等。此外，胃肠道、脾及甲状腺等处也可发生转移。由于胸部有奇静脉系统和椎静脉直接沟通，肺癌的脑转移发生率远较其他肿瘤为高。

4. 种植性转移 肺癌在手术、针刺活检时也有可能引起种植性转移，肺癌侵及脏层胸膜后可直接播散到胸腔内。

（六）临床表现

肺癌的临床表现比较复杂，缺乏特征性，因此亦常常导致误诊。症状和体征的有无、轻重及出现的早晚，取决于肿瘤发生的部位、病理类型、有无转移及有无并发症，以及患者的反应程度和耐受性的差异。肺癌发病隐匿，早期症状常较轻微，甚至可无任何不适，一旦出现明显的症状时，往往已为晚期。中央型肺癌症状出现早且重，周围型肺癌症状出现晚且较轻，甚至无症状，常在体检时被发现。

肺癌的症状大致分为局部症状、全身症状、肺外症状、浸润和转移症状。

1. 局部症状　主要有咳嗽、痰中带血或咯血、胸痛、胸闷、气急。

2. 全身症状　主要有发热、消瘦和恶液质。

3. 浸润和转移症状　以邻近组织受侵及转移灶症状为主，前者以声音嘶哑、吞咽困难、上腔静脉压迫症、Horner综合征等为主，后者主要是肿瘤转移至脑、肝、骨、肾上腺等处出现相应的症状。

4. 肺外症状　由肺癌所产生的某些特殊活性物质（包括激素、抗原、酶等）引起，患者可出现一种或多种肺外症状，称为副癌综合征，常出现在其他症状之前，并且可随肿瘤的消长而消退或出现，临床上以肺源性骨关节增生症较多见，主要表现为杵状指（趾），其他如男性乳房发育、神经肌肉综合征、高钙血症亦可出现。

（七）诊断

1. 影像学检查　由于肺癌起病多隐匿，临床上难以早期发现，对于40岁以上的患者，特别是有长期吸烟史的男性患者，出现相应的临床表现时应予以认真检查，并与肺良性疾病作出鉴别。诊断与分期的常用检查方法及其价值如下。

（1）胸部X射线检查：是肺癌诊断最基本和最常用的手段之一，它能客观地表现出肺部病变的部位、大小、形态及与周围组织器官的关系，并便于治疗后评价疗效、跟踪随访。

（2）CT检查：能对胸部平片的可疑病灶作出鉴别诊断，同时能更准确地评价肺外受侵情况和淋巴结转移情况，因此CT对临床分期比胸部平片更为准确，在制定放疗计划时显得尤为重要。据报道，胸部增强CT对纵隔内直径＞1.0cm肿大淋巴结的诊断敏感性为79%，特异性为78%。

（3）MRI检查：对鉴别肺门及纵隔区的血管或淋巴结有帮助，对观察肿瘤（特别是肺尖部）是否有外侵有帮助。

（4）PET/CT检查：提高了肺部原发病灶及纵隔转移淋巴结诊断的敏感性，并可以同时发现多处的转移灶。

（5）超声检查：在诊断有无肝、肾、肾上腺转移及腹膜后、锁骨上淋巴结转移方面有肯定的临床意义，也用于检查有无胸腔积液和胸腔积液的定位。

2. 病理学检查　影像学检查只能作出肺癌的临床诊断，确定肺癌的诊断需要通过组织病理或细胞学检查。尤其通过病理检查确定病理分型，从而指导治疗显得尤为重要。临床上获取病理标本的方法主要有以下几种。

（1）痰细胞学检查：方法简便，但阳性率较低，需反复多次检查。一般认为中央型肺癌的检出率高于周围型肺癌。小细胞肺癌的细胞学诊断与病理组织学诊断的符合率最高，其次为磷癌，腺癌最低。

（2）支气管镜检查：操作方便，患者痛苦较少，可直观地观察病变的范围，并可取活检或刷检，阳性率高。

（3）经皮或CT导向下细针穿刺活检：对可疑的周边病灶比支气管镜检查更为可靠。

（4）纵隔镜检查：是一种对于纵隔转移淋巴结进行评价和取活检的外科手段，患者需在全麻下运用纵隔镜通过胸骨上切口达气管前、气管旁和隆突下淋巴结，或通过左侧胸骨旁切口达主动脉肺区。

（5）胸腔镜检查：是对那些可能适合根治性手术或放疗，但伴有可疑胸膜播散或恶性胸腔积液的患者进行诊断的手段。

（6）开胸活检：是损伤最大的检查方法，主要在其他方法无法确诊的情况下采用，有时也是必要的。

3. 肿瘤标志物　肿瘤标志物检查在肺癌中最多，其中包括蛋白质、内分泌物质、酶、肽类和各种抗原物质，如 CEA、CA-50、CA-125、CA-199、NSE、LDH-3 等，但因均缺乏特异性，只能作为临床诊断和随访的参考指标。

（八）鉴别诊断

应与肺炎、肺脓肿、肺结核、肺部良性肿瘤等鉴别，特别是类圆形周围型肺癌与肺结核球、肺癌肺门淋巴结转移与肺结核肺门淋巴结肿大融合等不易鉴别。

（九）治疗原则

在非小细胞肺癌中，临床Ⅰ、Ⅱ期病例根治性手术治疗后的5年生存率约为40%，但遗憾的是可手术病例仅占全部病例的20%～30%，而约40%的患者在确诊时就为局部晚期，另外约40%的患者确诊时已发现有远处转移，因此提高肺癌治疗疗效的关键还是早期发现、早期诊断和早期治疗。

肺癌必须采用综合性治疗的原则，其疗效目前已得到了公认。但是由于大多数患者在临床确诊时已属中、晚期而无法接受手术，因此，大部分患者需要采取放疗或化疗等综合治疗。在对每一个肺癌患者选择治疗模式时，需要考虑的主要因素有：肿瘤的病理类型、临床分期和患者的机体状况。一般而言，小细胞肺癌有易播散的特性，在选择局部手术或加放疗以控制局部病灶的同时，全身化疗的作用也很重要；而非小细胞肺癌则应尽可能争取早期手术治疗，以后再设法控制残存或播散的病灶。在治疗的同时还应积极提高患者的机体免疫力，巩固疗效。通过综合治疗，早期患者可提高患者的治愈率和生活质量，中期患者则也有部分患者可以治愈并能延长生存期，晚期患者则达到改善生活质量的目的。

（1）非小细胞肺癌治疗手段主要包括手术、放疗、化疗，还有生物治疗等。值得一提的是肿瘤生物分子靶向治疗近年来取得了显著疗效。

1）早期（Ⅰ、Ⅱ期）应首选手术治疗。对于已行根治性全切的患者不再给予术后放疗，对未能全切者，术后常有局部复发和远处转移，术后放疗的作用是肯定的，但必须选择合适的照射技术和照射剂量，尽可能保护残留的肺组织，术后以顺铂为基础化疗能略为改善总的生存率。对于有严重的内科并发症、高龄、拒绝手术的患者可采用根治性放疗。

2）局部晚期以放、化疗为主的综合治疗。同期放、化疗是当前治疗模式。根据患者情况也可序贯放、化疗。

3）对术后病理证实残端阳性、肺门或纵隔淋巴结转移，或手术切除不彻底，肿瘤残留在胸腔者，应结合影像学、病理及术中局部留置的银夹的定位，行术后补充放疗。

4）晚期（Ⅳ期）患者以全身化疗为主，辅以局部姑息性放疗加扶正支持治疗。

（2）小细胞肺癌以综合治疗为主，放疗和化疗有较好的近期疗效，有效率在80%左右，但远期结果很差。

1）局限期：若有手术适应证，则根据术后病理分期选择术后放疗或化、放疗。一般情况下，全身化疗/胸部放疗综合治疗是指基本治疗模式。

2）广泛期：以化疗为主，选择性地给予胸部放疗或转移部位的姑息放疗。

（十）放疗适应证

1. 根治性放疗　有手术禁忌或拒绝手术治疗的Ⅰ、Ⅱ期患者；病变范围局限在150cm²以内的Ⅲ期患者；同时要求患者的心、肺、肝、肾功能基本正常，神志清楚，健康状况评分≥60分；术后局部复发者也应行根治性放疗。

2. 姑息性放疗　Ⅳ等晚期肺癌患者存在各种临床症状，主要是为了缓解症状，其适应证广，只要全身状况允许均可治疗。

3. 术后放疗　①手术中有肉眼肿瘤残留者；②手术标本切缘病理检查阳性者；③手术中未行纵隔淋巴结清扫者；④有肺门和（或）纵隔淋巴结转移者；⑤病理学和实验室检查结果提示淋巴结和血性转移者；⑥单纯探查术后；⑦术后局部复发可能性较大的病例。

4. 术前放疗　患者一般情况较好，无远处转移，但局部病变浸润范围较大，手术切除可能性为临界，但手术难度较大的Ⅲa期病例和肺尖癌病例。一般在40Gy，放疗后2～4周内手术。

5. 近距离放疗　一般用作补充性照射，主要用于气管、支气管腔内肿瘤阻塞引起的肺不张或阻塞性肺炎，足量外照射后大支气管原发病灶残留，以及术后支气管残端阳性或残端复发的患者。

6. 预防性与治疗性的脑部照射　肺癌患者的脑转移率很高，不但预防性全脑照射有减少与推迟脑转移的作用，对局限期的小细胞肺癌患者在诱导治疗后达到CR或接近CR后可给予脑预防性照射，而且对已发生脑转移的患者，全脑放疗与目前已有的其他治疗方法相比，有效率较高、治疗方法简单、副作用较少，因而成为首选方案。一般采用全脑照射30～40Gy。

（十一）放疗禁忌证

大量恶性胸腔积液未控或合并有重要脏器功能严重障碍或恶病质者。

（十二）放射治疗技术

1. 摆位和定位技术　通过患者采取仰卧或俯卧位，首先摆正头部，两侧耳孔连线与治疗床面平行，颈部处于正位；双肩放松，高度一致，肩部与背部尽量平贴于治疗床，双臂自然放松，贴近于身体两侧放于治疗床上，双腿并拢伸直；全身整体躺正，体中线与治疗床纵轴中线重合，于模拟机或CT模拟机下定位。

2. 常规照射技术

（1）照射范围

1）原发病灶位于肺上叶或肺中叶者，其照射范围包括原发病灶、同侧肺门和双侧中上纵隔淋巴引流区（射野下界到隆突下5～6cm）。

2）原发病灶位于下叶，隆突下淋巴结阳性者，包括原发病灶、同侧肺门和全纵隔；隆突下淋巴结阴性者包括原发病灶、同侧肺门和中上纵隔淋巴引流区。

3）肺尖癌的照射范围包括原发病灶至少应超过可见肿瘤边界 1~1.5cm、同侧锁骨上区及椎间孔；如无肺门淋巴结肿大，则可不必包括肺门及纵隔。

4）原发病灶与肺门或纵隔转移淋巴结距离较远时，应分为两个区域照射；如上纵隔有淋巴结转移时，最好与胸部设为一个照射野。

（2）放射治疗野设计：包括胸部"不规则大野"，侧野或斜野，锁骨上、下野等照射技术。

1）胸部"不规则大野"：①上界：平胸骨切迹，上叶肺癌者，上界应达环甲膜水平；②下界：达隆突下 5cm，下叶肺癌者，下界应达膈肌水平；③两侧界：纵隔健侧边缘外 0.5cm，患侧边缘外 1~2cm；④肺部照射范围：超出可见肿瘤边界的 1~2cm（图 9-15）。

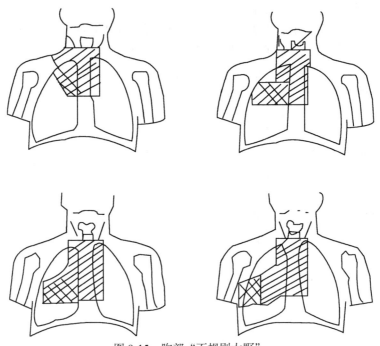

图 9-15　胸部"不规则大野"

由上至下依次为上叶、中叶及下叶

2）侧野或斜野：侧野或斜野上、下界同不规则野（纵隔淋巴结有转移时），或只包括原发灶外 1.5cm 肺组织及肺门（纵隔淋巴结无转移时）。

3）术前照射：一般采用前胸和后背两野对穿照射。照射野包括原发病灶、同侧肺门和纵隔淋巴引流区，即要求包括 CT 或 MRI 显示的肿瘤及其周围 1~2cm 的正常肺组织，或仅照射手术切除有困难的部位。

4）术后照射：纵隔淋巴结清扫后病理证实无转移，照射野仅包括病灶残留部位或切缘；有肿瘤残留同时淋巴结阳性者，则照射野应包括残留部位、同侧肺门及以上纵隔（原发病灶位于两肺上叶）或全纵隔（原发病灶位于两肺下叶）。切缘残留和切缘距离肿瘤边缘不足 0.5cm 时，应给予足量照射。

（3）照射摆位：患者体位固定好后，按照医师标记的照射野校对灯光野。

1）胸部不规则照射野时，首先对准照射野中心的"十"字标记，升降床对好源皮距，然后调节准直器对好灯光野。因肺癌照射野多为不规则，灯光野边界是以长边为限，调成长方形野然后用铅块挡成不规则野。

2）斜野照射时，机架垂直位对好源皮距及灯光野，然后按照医师要求的正角或负角转动机架至相应角度。

3）侧野和等中心照射时，首先在垂直方向上对好灯光野，然后再升床对准照射距离，转动机头至要求度数，应注意旋转的正负方向，有时医师在近脊髓侧标出边界，旋转至相应角度后应观察灯光野不宜超出此边界范围。

（4）挡铅处理铅块需放在铅挡托架上（或称托盘上），托架分单层和双层，单层托架较多。托架安放要牢固、安全可靠，检查是否有变形。按医师要求正确放置铅块，不要平放或倒放。另外，为保持托盘有机玻璃的透明，可在玻璃表面贴一层透明薄膜，或在铅块底面贴一层绒布。挡铅时应将治疗室灯光调暗，使灯光野清晰，便于挡铅和摆位。

3. 近距离治疗 近距离腔内放疗主要用于姑息性治疗的患者，其治疗时间短、缓解气道阻塞症状见效较快。近距离治疗的程序为：①先行支气管镜检查并将施源器插植到位，然后将施源管用胶布固定在鼻翼处，以防止其脱出或施源器位置变动；②在模拟机下校正施源器的位置并拍摄 X 线片，用 TPS 计算剂量分布情况和照射时间；③将患者送入治疗室，施源器与后装治疗机的放射源通道连接后，启动驱动马达，按治疗计划进行治疗；④照射结束后，拔出施源器，清洗后浸泡于消毒液中。

4. 三维放射治疗技术 三维适形放疗可提高靶区的精确性与均匀性，并减少周围正常组织的剂量，因此成为肺癌放疗技术发展的主要方向。由于肺癌的根治剂量大大超过了正常肺组织的耐受剂量，因此，三维适形放射治疗适合于大部分非小细胞肺癌及病变较局限估计有较长生存时间和治疗后局部复发的患者。

肺癌在三维适形放射治疗中存在着最大的难题是照射区的移动，因为肿瘤可以随着呼吸运动在照射野内移动而导致漏照。目前，控制呼吸运动的主要方法有：主动呼吸控制法、呼吸门控技术、最大呼气末或最大吸气末屏气技术等。

早期肺癌可以应用立体定向放射治疗技术（SBRT），具体内容见第六章第一节。

5. 临床放射治疗剂量

（1）不同病理类型的照射鳞癌（55～65）Gy/（6～7）周，小细胞癌（50～60）Gy/（5～6）周，腺癌（60～70）Gy/（6～7）周。

（2）不同病期肺癌的照射Ⅰ期者常规分割照射，亚临床病灶剂量 40～60Gy，肿瘤总剂量为 60～70Gy；超分割时，1.2Gy/次，2 次/天，5 天/周，两次间隔 6 小时以上，总剂量为 60～79，2Gy。Ⅱ、Ⅲ期者常规分割照射，亚临床病灶 50Gy，肿瘤总剂量为 60～70Gy。

（3）术前照射常规分割剂量为（35～45）Gy/（3～4）周，照射结束后 1 个月左右手术。

（4）术后照射：①肿瘤残留者常规照射，总剂量为 60～64Gy；②切缘阳性者常规分割照射，总剂量 60Gy 左右；③N_1～N_2 者常规分割照射，亚临床病灶 40～60Gy。

（5）近距离照射对根治性者可与外照射同时进行，1 次/周，以源距轴 10mm 处作为剂量参考点，7～10Gy/次，共 2～3 次；对姑息性治疗者可单用近距离治疗，7～10Gy/次，1 次/周，共 2～4 次。

（十三）放疗相关不良反应及相应处理

1. 急性放射性食管炎　一般出现于放射治疗开始后的第 2～3 周，患者常出现进食疼痛、胸骨后疼痛感或灼烧感。

2. 急性放射性气管炎　是肺癌放射治疗过程中主要的急性放射性反应，系放射线对支气管黏膜上皮组织细胞的作用引起，临床表现为刺激性干咳、或伴有少量痰，对症治疗多有效。

3. 急性放射性肺炎　是肺癌放疗中较常见而严重的并发症，肺照射 20Gy 后即可产生永久性损伤，照射 30～40Gy 后所照射的肺呈现急性渗出性炎症，临床症状出现在放疗开始后第 1～3 个月，早期症状为低热、干咳、胸闷，较严重者有高热、胸痛、气急，查体可发现肺部啰音，部分患者有胸膜摩擦音和（或）胸腔积液的临床表现，胸部 X 线片显示和照射野一致的肺炎的改变，即为急性放射性肺炎。较严重者可出现急性呼吸窘迫，甚至肺源性心脏病导致死亡。肺纤维化多发生于照射后 6 个月左右，逐渐加重，到一年时达到稳定。放射性肺炎的形成与受照射面积的关系最大，与剂量和分割有关，机体的个体差异、有无慢性肺疾病等也有关，联合应用抗癌药物可促使肺炎的发生。放射性肺炎的治疗主要以足量肾上腺皮质激素加抗生素等治疗为主，预防其发生是关键。

4. 急性放射性心脏反应　在放疗期间产生的急性放射性心脏反应常常多是亚临床反应，心功能检查可发现心电图 ST 段改变及心脏收缩力减弱，某些化疗药物如多柔比星可增加放射线对心脏的毒性反应。

5. 急性放射性脊髓炎　一过性放性脊髓损伤较常见，这是一种脊髓的亚急性放射性损害，在放疗后即将出现或数月后出现。临床表现为患者突然低头时，出现背部自头部向下的触电感，放射至双臂。若脊髓受照射剂量在耐受剂量以内，则患者的症状可自行消失。

6. 近距离治疗　约有 30%的患者出现咯血，也可并发气胸和脓胸。

（十四）放疗疗效及预后

1. 早期非小细胞肺癌的根治性放疗　虽然Ⅰ/Ⅱ期肺癌手术治疗的 5 年生存率分别为 50%～70%和 45%～60%，但部分早期病例因心肺功能差、合并其他内科疾病或患者体弱不能耐受手术治疗，也有患者拒绝手术治疗，此时放射治疗是一种有效的手段，国内外回顾性分析的结果表明根治性放射治疗可使部分病例获得长期生存。

2. 非小细胞肺癌的术后放疗　非小细胞肺癌就诊时仅有约 20%的病例能行根治性手术，并且手术切除的病例中，失败的原因主要是局部复发和（或）远处转移。为提高局部控制率和生存率，术后放疗主要应用于术后有肿瘤残存及 N_2 或 $T_{3\sim4}N_1$ 的病例，放疗时应明确治疗体积、优化剂量分布、降低正常肺和心脏的受照射体积和剂量，总剂量不超过 60Gy，在有化疗联合应用时要注意毒性的加强。

3. 局部晚期非小细胞肺癌的放疗　放射治疗在以往被认为是该期的标准治疗方案，能够提高患者的生存率并对大部分病例起到姑息治疗效果。近年来的研究显示化疗合并放疗能够进一步提高疗效。放疗与化疗的综合有以下两种：序贯化放疗和同期放化疗。前者的优点是化疗可以同时作用于大体肿瘤与亚临床转移病灶，并指导放疗与或放疗后化疗方案的选择。后者是近年来的治疗趋势，结果显示其局部控制率和生存率均优于单纯放疗。

4. 局限期小细胞肺癌的放射治疗　小细胞肺癌由于恶性度高、生长快、远地转移率高、对化疗敏感，全身化疗是其主要的治疗手段，但由于胸部照射能够提高局部控制率和生存率，目前已成为综合治疗的重要一环。

三、胸　腺　瘤

（一）流行病学概述

胸腺瘤（thymoma）是前上纵隔最常见的原发肿瘤，约占成人纵隔肿瘤的 20%，发病无明显的性别差异，50～60 岁为好发年龄。胸腺瘤可发生在腺体任何部分，本病 15%～50%合并有重症肌无力，而重症肌无力患者中 50%～70%胸腺不正常，15%～50%为胸腺瘤。

（二）解剖学概述

正常胸腺位于胸腔前上纵隔，位于胸骨后面，紧靠心脏，呈灰赤色，扁平椭圆形，分左、右两叶，由淋巴组织构成。青春期前发育良好，青春期后逐渐退化，淋巴细胞减少，脂肪组织增多，后完全被脂肪组织所代替。完全发育的胸腺是体内重要淋巴器官，其功能与免疫紧密相关，分泌胸腺激素及激素类物质。胸腺表面有结缔组织被膜，内为实质，被膜的结缔组织深入实质形成纤维组织间隔，将胸腺分隔成若干小叶，小叶直径 0.5～2mm，此为胸腺的基本结构。胸腺小叶外层为被膜下区，以下为皮质区，淋巴细胞密集，小叶内部为髓质，色苍白，淋巴细胞少，髓质区与相邻小叶的髓质相连。

（三）病理学概述

典型的胸腺瘤是指原发于正常胸腺上皮细胞的肿瘤，其根据肿瘤的细胞成分，病理类型分为上皮细胞为主型（约占 25%）、淋巴细胞为主型（占 30%）和混合型（占 40%），亦可根据肿瘤生物学行为，分为非浸润型胸腺瘤和浸润型胸腺瘤。只有包膜完整的肿瘤才称为良性非浸润型胸腺瘤，而细胞学形态虽为良性，但包膜不完整、生物学行为具有浸润性的称为浸润型胸腺瘤，具有潜在恶性，易浸润附近组织器官。而细胞学形态为癌时，称为胸腺癌。

（四）临床表现

胸腺瘤的临床表现各异。30%～50%的胸腺瘤患者可无症状，仅在偶尔的 X 射线检查时发现。有症状的患者主要表现为：瘤体侵犯或压迫邻近纵隔结构所引起的胸部局部症状，如咳嗽、胸痛、呼吸困难及运动后心悸、气急，也可见吞咽困难、声音嘶哑、喘鸣、霍纳综合征、上腔静脉综合征及心包填塞、脊髓受压等症状。全身症状有发热、体重下降、食欲减退、盗汗等非特异性症状。

（五）诊断

1. 胸部 X 射线检查　可以显示纵隔增宽，前纵隔肿物影像，并了解心脏影有无增大、肺组织有无浸润。

2. 胸部 CT 或 MRI 有助于了解肿瘤侵犯范围、大小和心包情况，以利于分期和制订治疗方案。

3. 活检 治疗前取活检做组织学分类是必要的，必要的开胸探查取冰冻组织学检查的同时，决定可否施行手术。

（六）治疗原则

（1）外科手术是胸腺瘤治疗的首选方法，应尽可能地完整切除或尽可能多地切除肿瘤。

（2）对浸润型胸腺瘤即使外科医师认为肉眼已"完整切除"的，术后也应一律给予根治性放疗。

（3）对Ⅰ型非浸润型胸腺瘤，不需要常规术后放疗，只需术后定期复查，一旦发现复发，争取二次手术后再进行根治性放疗。

（4）对于晚期胸腺瘤（Ⅲ、Ⅳ期），只要患者情况允许，不要轻易放弃治疗，应积极给予放疗和（或）化疗，仍有获得长期生存的可能。

（七）放疗适应证

浸润性生长的胸腺瘤术后；胸腺瘤未能完整切除者；仅行活检切除者；晚期不能手术者；胸腺瘤治疗后复发者。

（八）放疗禁忌证

大量心包积液（心包压塞）；恶病质或大量胸腔积液者。

（九）放射治疗技术

1. 定位与摆位技术 同肺癌。

2. 常规照射技术

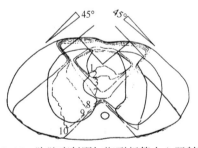

图 9-16 胸腺瘤斜野加楔形板等中心照射野

（1）照射范围：瘤床边缘外 1cm（包括胸腺肿瘤和可能被浸润的组织或器官）；对已有明确心包种植或心包积液者，应先给予全纵隔、全心包放射治疗，再局部加量，有胸膜或肺转移结节者，可应用全胸膜照射加用化疗。

（2）放射治疗野设计技术：多采用两前斜野加楔形板等中心照射（详见第六章第二节）、两前斜野加楔形板和背部正中野等中心照射、电子束照射技术等（图 9-16）。

3. 三维放射治疗技术 参照肺癌三维照射技术。

4. 放射治疗处方剂量

（1）根治性治疗：淋巴细胞为主型者，全纵隔、全心包放疗，照射剂量为（30～35）Gy/（3～3.5）周后，再缩野照射总量至 50Gy/5 周左右；上皮细胞为主型或混合型者，治疗剂量可达（60～70）Gy/（6～7）周。

（2）术后放疗：手术完整切除者，术后放疗剂量为（40～50）Gy/（4～5）周；对姑息性手术或探查术者，剂量应大于 50Gy 为宜。

（3）对合并有重症肌无力者：照射剂量开始要小，从 1Gy/次起缓慢增至 2Gy/次，总的剂量应控制在 40Gy/（4～5）周左右。

（4）对于胸腺癌患者：应先作全纵隔、全心包放疗，已有肺或胸膜转移者可先给予全胸或半胸加全纵隔、全心包放疗，然后局部及转移灶加量，总剂量应达 60～70Gy 的水平，双侧锁骨上区也要预防性照射。

5. 注意事项

（1）双锁骨上淋巴引流区可不需要做常规预防性照射。

（2）对有重症肌无力患者，放射治疗前应先用抗胆碱酯酶药物控制肌无力，放疗开始时分割剂量要小，应缓慢增加剂量。放疗中和放疗后要密切观察其病情变化。放疗后可发生"重症肌无力危象"，此时重症肌无力症状加重，甚至引起呼吸肌麻痹而死亡，治疗前要鉴别是"危象"还是"肌无力发作"，有时需立即作气管插管、辅助呼吸等紧急处理。

（3）避免肺受照射体积过大或剂量过高。

（4）脊髓受照射剂量不宜超过其耐受量。

（5）其照射体位与肺癌与食管癌治疗时的体位相同。

（十）放疗疗效及预后

胸腺瘤的总体预后较好，总的 5 年生存率为 70%，目前认为肿瘤分期、肿瘤的浸润性及手术切除的完整程度均为影响预后的主要因素。

四、乳　腺　癌

（一）流行病学概述

乳腺癌（carcinoma of the breast）是来源于乳腺组织的恶性肿瘤，是女性最常见恶性肿瘤之一。在我国，乳腺癌虽不及欧美地区发病率高，但在女性肿瘤中，排列也居前列，且近年来发病率有逐渐上升的趋势，5%～10% 的患者在诊断时已有远处转移，各期平均 5 年生存率在 70% 左右。发病年龄以 40～60 岁为多，约占全部患者的 75%。发病与年龄、月经、婚育、哺乳状况、卵巢功能及乳腺癌家族史等因素有关，亦有一些相关因素，如乳腺良性疾病、雌激素药物、电离辐射及饮食习惯。

（二）解剖学概述

成年女性的乳腺呈圆锥形，附着于两侧胸大肌筋膜之上，一般位于第 2～6 前肋之间，内界为胸骨缘，外界为腋前线。其外上极可延伸至腋窝，形成乳腺的腋尾部。乳腺由腺泡、乳管和乳腺小叶组成。成人乳腺有 15～20 个乳腺小叶，其乳管系统开口于乳头。乳腺位于皮下浅筋膜的浅层与深层之间，浅筋膜的浅层纤维与乳腺腺体之间有纤维束带相连，称乳腺悬韧带。乳腺病变累及此韧带时，即可出现皮肤凹陷（橘皮样改变）。

（三）淋巴引流

乳腺的淋巴系统由乳腺内部的淋巴管、乳腺向外引流的淋巴管和区域淋巴结组成。乳腺内部的淋巴管起始于腺泡周围的毛细淋巴间隙，由腺泡沿各级乳管达乳晕下而组成乳晕下淋巴管丛，以后即向乳腺的周围引流，主要达腋窝。乳腺外的淋巴引流以腋窝的引流为主，其次为胸骨旁淋巴结组（即内乳动脉旁淋巴结组）。另外，尚可引流到横膈下、腹壁、对侧腋窝等。

1. 腋窝路线 自乳晕下淋巴管丛向腋窝引流，有外侧和内侧两淋巴干，腋淋巴结分为乳腺外侧组、肩胛下组、中央组、腋静脉组和锁骨下静脉组 5 个组。通常以胸小肌作为区分的标记，将腋淋巴结分为三组：位于胸小肌下缘以下的淋巴结为第一组（水平Ⅰ）；在胸小肌上、下缘之间的为第二组（水平Ⅱ）；胸小肌上缘上方的淋巴结为第三组（水平Ⅲ），也即通常所指的腋顶或锁骨下淋巴结，锁骨下淋巴结位置在锁骨中段下方，皮下 1~1.5cm 处。

2. 胸骨旁（内乳）路线 亦为乳腺淋巴引流的第一站。主要收集乳腺内侧象限和中部的淋巴引流，但外侧象限也可直接注入。胸骨旁淋巴结的淋巴液引流至锁骨内端后方的最下一个深淋巴结。亦可直接注入胸导管（左）或淋巴导管（右）或直接注入颈内静脉与锁骨下静脉汇合处，而后注入大静脉。胸骨旁淋巴结链可与纵隔淋巴结直接相通。

3. 胸肌间路线 在胸大肌和胸小肌间有胸肌间淋巴结（Rotters 淋巴结），其淋巴引流到锁骨下静脉组。胸肌间淋巴结亦属于腋窝第二组。

4. 乳腺旁路线 乳腺内下方的淋巴引流至上腹区淋巴结，再穿过腹壁到达横膈下淋巴结或肝脏。

5. 两侧交通路线 在胸骨前方（一般在第 2、3 肋间），经皮下淋巴管引流到对侧腋淋巴结。

6. 锁骨上淋巴结组 一般先出现腋淋巴转移，再发生锁骨上淋巴结转移，为乳腺癌淋巴转移的第二站。有腋淋巴结转移者约 1/3 患者可发生锁骨上转移。在颈内静脉与锁骨下静脉汇合处附近的淋巴结是最容易发生转移的淋巴结，但因其位于锁骨后方，胸锁乳突肌起点的深部，难以扪及，但它的出现极易引起血行转移，应引起临床重视。在其外侧的淋巴结较为表浅，触诊容易摸到。1997 年的 UICC 分期已将同侧锁骨上淋巴结转移就列为 M_1，即为Ⅳ期的表现。

（四）病理学概述

乳腺癌的病理分类方法很多，目前常用的为 WHO 分类系统，它将乳腺癌的镜下形态分非浸润性癌和浸润性癌两大类。非浸润性癌是指癌瘤尚局限于乳腺管或腺泡内，未突破基底膜，包括导管内癌和小叶原位癌。浸润性癌常由非浸润性癌发展而来，包括浸润性导管癌、浸润性导管癌伴有明显的导管内癌成分、浸润性小叶癌、黏液腺癌、髓样癌、乳头状癌、小管癌、腺样囊性癌、分泌性癌、大汗腺癌及伴有化生的癌。其余还包括乳腺湿疹样癌（乳头 Paget 病）、炎性乳腺癌、癌肉瘤、肉瘤、淋巴瘤等，相对较少见。

（五）转移特点

乳腺癌在局部扩展可侵及皮肤，引起皮肤粘连、水肿（橘皮样改变）、卫星结节或破溃。向深部侵及胸壁肌肉、肋骨等，可与胸壁固定。向外扩散的主要途径为淋巴结转移和血行转移。乳腺癌淋巴结转移的方式不是弥漫性，而是以瘤栓的方式进行，且不存在先出现淋巴结转移，再出现血行转移，两者可同时发生，甚至出现血行转移先于淋巴结转移，区域淋巴结对肿瘤的扩散并无阻拦作用。

（六）临床表现

早期乳腺癌往往不具备典型的症状和体征，不易引起重视，常通过体检或乳腺癌筛查发现。乳腺癌的常见临床症状和体征包括：①乳腺肿块：80%的乳腺癌患者以乳腺内无痛性肿块首次就诊。②乳房疼痛：约1/3患者有疼痛，多为钝痛、胀痛及坠痛。③乳头溢液、溢血、糜烂：以导管内癌最多见，但以乳头溢液为唯一症状者少见，多数伴有乳腺肿块，而乳头糜烂是乳腺湿疹样癌的典型症状。④皮肤改变：累及皮下组织侵犯乳腺悬韧带，局部皮肤淋巴回流障碍引起橘皮样改变，肿块极大时有溃破；湿疹样癌在乳头、乳晕表面发生皲裂、肉芽面及结痂，可逐渐扩展并浸润；炎性乳癌皮肤呈现红肿热痛等炎症表现，并常伴有周围组织水肿。肿块及皮肤改变均可使乳腺外形轮廓改变。⑤乳头表现：除先天原因外，乳头回缩和固定是乳腺癌的特征之一。⑥淋巴转移：约2/3患者均有腋窝淋巴转移，表现为腋窝淋巴结肿大，其中约1/3病例同时有内乳及锁骨上淋巴结转移，当出现锁骨上淋巴结转移则属晚期病变。⑦远处转移征象：远处转移征象的出现虽为晚期表现，但有时经过适当治疗，仍可存活多年。乳腺癌患者的死亡原因多因远处转移所致。症状依转移部位而定，按转移频率依次为肺、骨、肝、胸膜、肾上腺、脑等。

（七）诊断

1. 临床症状和体征　需进行全面的体格检查，特别需注意两侧乳房情况，包括有无乳头溢液、糜烂，乳房皮肤有无水肿或扩张的静脉，皮肤凹陷提示乳房悬韧带受侵，触及乳房内肿块，应着重了解肿块的发生时间、大小、部位、硬度及活动度等，并且需仔细检查两侧腋窝及锁骨上淋巴结肿大情况。

2. 影像学检查　可用双侧乳腺钼靶 X 射线片、乳腺导管造影及 CT、MRI、液晶热象图、超声诊断及功能显像（PET、SPECT）等。

3. 细胞学及组织病理学　诊断方法有乳头溢液涂片，肿块穿刺或活检。免疫组化检测 C-erbB2 基因可作为乳腺癌的早期指标，镜下观察细胞形态、组织结构正常，但癌基因已被激活，基因水平的改变先于形态学的变化，C-erbB2 也可作为乳腺癌的预后、化疗耐药性的指标。

4. 激素受体测定　激素受体主要有雌激素受体（ER）、孕激素受体（PR）、糖皮质激素受体（GR）等。乳腺癌内由 ER 阳性和阴性的细胞群共同组成，ER（＋）细胞群占优势时，则内分泌治疗疗效较佳。

（八）鉴别诊断

需与乳腺纤维腺瘤、乳腺增生病、乳腺结核、乳房囊肿、浆细胞性乳腺炎、乳腺恶性淋巴瘤等相鉴别。

（九）治疗原则

乳腺癌的治疗分局部治疗（手术和放疗）和全身治疗（化疗和内分泌治疗）两部分。

在国外，对早期乳腺癌用保留乳房的小手术加必要的放疗已成为普遍采用的方法，而目前我国对乳腺癌的手术方式仍以根治术、改良根治术为主，近年来接受保乳术+术后放疗的患者越来越多。

1. 手术治疗　对于早期乳腺癌，手术是根治方法，对于晚期患者则作为姑息性治疗。

2. 放疗　是乳腺癌的主要治疗手段之一，主要用于根治性放疗、术前或术后的辅助治疗及部分复发、转移患者的姑息治疗。

3. 化疗　可作为乳腺癌病程各期的治疗措施，早期可手术的患者行新辅助或辅助化疗可提高疗效，复发、转移患者姑息化疗结合其他治疗也可缓解症状，提高患者生活质量并延长生存期。

4. 内分泌治疗　对激素受体阳性的患者均推荐行内分泌治疗，包括非药物治疗与药物治疗。

5. 分子靶向治疗　针对乳腺癌的靶向药物主要包括以 HER（EGFR）受体家族为靶点的药物（如曲妥珠单抗、帕妥珠单抗、拉帕替尼）和血管生成抑制剂（贝伐单抗），均已应用于临床治疗。

（十）放疗适应证

1. 根治性或改良根治术后放疗　主要适用于局部和区域淋巴结复发高危的患者，包括原发灶＞3cm 或腋窝淋巴结转移≥4 个者；腋窝淋巴结≥3cm，淋巴结包膜已受侵、淋巴管侵犯和肿瘤位于内上象限者；切缘阳性或有肉眼可见的残余病灶，T_3 和 T_4 期肿瘤；有淋巴结被膜受侵及≥4 个淋巴结阳性者，除区域淋巴结放疗外，均应照射其胸壁。

2. 保乳术后放疗　乳腺单发病灶，最大直径≤4cm；乳房大小适中；腋窝淋巴结无转移或有单个活动的肿大淋巴结；患者自愿。

3. 姑息性放疗　局部晚期不能手术切除者；胸壁复发、无论是单个还是多个复发病灶者，均应给予同侧全胸壁照射；复发部位曾接受过足量放疗，则应采用小野照射；区域淋巴结复发，给予区域野常规照射或结合残留病灶缩野照射。

（十一）放疗禁忌证

有全身广泛转移者，有严重心肺肝肾功能不全者；恶病质者。

（十二）放射治疗

主要介绍经典的乳腺癌根治术/改良根治术+术后辅助放疗及早期乳腺癌保乳手术+术后根治性放疗，同时简要介绍乳房根治术前放疗及单纯放疗。

1. 根治术或改良根治术后辅助放疗　乳房改良根治术（保留胸肌和神经血管束，并将腋淋巴结清扫限于腋静脉水平以下）与经典根治术相仿的无病生存率，但减轻了后遗症，该术式目前在临床广泛应用。对根治术或改良根治术后是否行放疗，目前认为：原发肿瘤在外侧象限的 T_1 病变、手术标本中无腋窝淋巴转移者，不必进行术后放疗；原发肿瘤在乳腺中线部位、内侧象限或虽在外象限但有腋窝淋巴转移的均应进行术后放疗。

（1）照射范围主要包括胸壁和锁骨上、下淋巴结区，腋窝及内乳淋巴结区辅助放疗的疗效不确切，需临床研究进一步确定。

（2）照射剂量乳腺癌亚临床病灶的控制率与照射剂量有关，术后放疗剂量以 50Gy/5 周为宜。

（3）乳腺及胸壁照射：目前认为有必要对所有术后放疗的乳腺癌患者均作胸壁照射。胸壁照射可使用两个相对切线野照射，具体射野技术为：内侧界在胸骨中线（包括了同侧内乳淋巴结）或过中线 3cm（包括了对侧内乳淋巴结，作预防照射），若对内乳区单独设野（用电子束垂直照射），则切线野内界与内乳野相接，此时的切线照射对肺的影响可大大减小；外侧界在腋中线或腋后线；上界与锁骨上野下缘相接，下界达胸骨剑突水平。切线野的宽度足以包括全部乳腺组织及小部分肺组织在内，受照射肺组织以 2～3cm 厚度为宜。为了尽量减少肺的受照剂量，可用带 5° 角的两切线野相交成 190° 的角度。用 ^{60}Co 或高能 X 射线照射时，因建成效应的关系，皮肤受量较低，应在皮肤表面加用等效填充物。

（4）胸骨旁（内乳）淋巴结：乳腺各象限均有淋巴引流到内乳淋巴链，由于很多人有生理性交叉现象，故一旦证实有内乳淋巴结受侵，则应同时照射双侧内乳区。目前认为腋窝淋巴结转移≥4 个的内象限肿瘤患者应予内乳淋巴结放疗，或依据内乳前哨淋巴结的活检结果结合内乳淋巴结 PET 检查结果确定是否选择内乳淋巴结照射。内乳野一般以胸骨中线为内界，外界距中线 4～5cm，转移淋巴结多发生在第 1～3 肋间，故上下范围只需照射第 1～3 肋间，即上界与锁骨上野下界相连，下界至第 4 肋上缘。具体可以每个患者的具体情况选用不同的照射技术，如内乳单独一野垂直照射（适用于原发病灶位于外象限，患者胸廓较宽者）、内乳单独一野电子线偏角照射（适用于原发病灶位于内象限，患者胸廓较窄者）、切线野照射内乳淋巴结（适用于病变接近体中线者）。内乳野与乳腺内切野紧密相邻，设计照射野应考虑到两野的邻接问题。内乳野缺点是内乳淋巴结所受照射的剂量受其深度变化的影响较大，当治疗深度超过皮下 3cm 时就不易得到足够剂量的照射，且肺组织受照射体积也较多。这在常规放疗中一直是个难题，目前可以用 IMRT 技术治疗的，在勾画时把内乳淋巴结和胸壁的皮肤靶区都画出来，放在一起治疗，就不存在接野问题了，主要是注意肺组织和心脏的照射剂量。

（5）锁骨上区及腋窝淋巴区：腋窝淋巴结阳性或内乳淋巴结阳性患者，其锁骨上受侵率为 17%～43%，其复发率为 10%～26%。因此，对腋窝淋巴结阳性，特别是阳性数≥4 个的患者，术后应作腋顶及锁骨上区照射。照射锁骨上区时应注意两点：①要包括锁骨头及锁骨下缘，因颈内静脉与锁骨下静脉汇合处附近的淋巴结位于锁骨后方、胸锁乳突肌起点的深部，临床上难以扪及，易漏诊；②锁骨上野的外界强调止于肩峰，即包括腋清扫不能及到的腋顶-胸小肌内侧的水平，以防手臂淋巴水肿的发生。

标准的乳腺癌根治术和改良根治术，经腋淋巴清扫后，腋窝淋巴结的再发不常见，再发率为 0～4%，仅占所有局部/区域淋巴结复发的 5%。若手术已充分清扫，淋巴结显微镜下阳性数在 1～3 个者，大多数学者均不主张照射全腋窝，因为此时再发率仅在 20%以下。因此，一般不主张术后行腋窝放疗，但前提是对高危患者应予足量化疗。但目前仍有学者建议对有高危再发因素者——有水平 II 及其以上水平的腋窝淋巴结转移、病理学检查腋窝淋巴转移率≥50%、转移淋巴结直径≥2cm 或有肉眼或组织学结外浸润的，宜适当放宽放疗指征。在腋窝淋巴结阳性数超过 4 个、腋窝淋巴结直径超过 3cm、或侵犯至淋巴结外的周围组织时予以全腋窝照射，且出现上述任何一种情况时均应照射全腋窝，并要增设腋窝后野，剂量算至腋中心。

关于腋前哨淋巴结问题：前哨淋巴结（sentinel lymph node，SLN）是最先接受肿瘤淋巴引流的淋巴结，也是最早发生肿瘤转移的淋巴结。SLN 无转移，则转移到其他淋巴结的可能性小。检测腋前哨淋巴结的意义在于临床上腋窝淋巴结无转移（前哨淋巴结阴性）可不做腋窝淋巴结解剖术（清扫术）或仅予行前哨淋巴结解剖术，也可不做腋窝淋巴区放疗。因为是否行腋窝淋巴结解剖术或腋窝淋巴区放疗，关系到患者手臂淋巴水肿的发生与否，也即患者的生存质量问题。

2. 早期乳腺癌的放疗（保留乳腺手术+术后放疗） 保留乳房手术不仅出于美容上的考虑，主要是为了保护上肢功能、解除心理压力和提高生存质量。早期乳腺癌手术治疗已从传统的根治或改良根治术进展为乳房保留手术和根治性放疗的综合治疗。保乳手术+放疗无论在局部控制率方面，还是在远期生存率方面，均与根治术或改良根治术一样。放射治疗是保乳手术中必不可少的治疗手段，需照射全乳（不照射胸壁）并对瘤床加量，以及区域淋巴引流区照射。

（1）照射范围腋窝淋巴结未做清扫者照射范围包括整个乳腺、胸壁、同侧腋窝及锁骨上淋巴结。做腋窝淋巴结清扫者，照射范围依腋窝淋巴结转移情况而定。腋窝淋巴结无转移者，只照射乳腺及胸壁。腋窝淋巴结有转移者，应照射乳腺、胸壁、锁骨上及腋顶淋巴结。

（2）放射源的选择以 4～6MV X 射线为宜，早期乳腺癌侵犯皮肤的可能性不大，4～6MV X 射线照射时可不必加用填充物，否则皮肤剂量过高可引起皮肤的放射反应。对乳腺原发灶作追加剂量的照射时可用适当能量的电子线。

（3）照射剂量全乳切线照射剂量 45～50Gy /5 周，因肿块切除术+放疗后，约 80%的乳腺内复发者均发生在切除手术区，因此在全乳切线野照射后还应缩小照射范围对原发病灶区追加剂量，视原发肿瘤是否彻底切除给予 10～15 Gy，因乳房未切除，在切线照射时，应加用楔形滤板，以防乳房前部剂量过高。

3. 术前放疗+乳房根治术 这种治疗方案主要适用于较晚期的病变，像原发病灶大于5cm，有皮肤、肌肉浸润或炎性乳腺癌。目的是使侵蚀性强的和较敏感的肿瘤周围部分"丧失活力"，由此减少乳房根治术后的局部复发率和手术种植的危险。照射范围应超过手术范围，乳腺和胸壁 D_T40Gy/4 周，淋巴引流区（40～50）Gy/（4～5）周，放疗后 2～4 周手术。术前放疗后肿瘤消失者也不能放弃手术。

4. 单纯放疗 指的是不用手术的局部放疗区域性放疗。主要适用于晚期乳腺癌。①对大的、溃破的和不能手术的肿块放疗后，可望肿块缩小、创面愈合，由此减轻患者痛苦。②骨转移止痛：有效率达 90%以上。单发性转移者放疗后，有些病例可获长期缓解，对多发性者首先照射症状最重处或负重骨。方法为：每周 2 次，每次 5Gy，共 5～6 次；或每次 5Gy，每天一次，连续 5 次，或一次性照射 10Gy。③脑转移者可试用全脑放疗，D_T（20～40）Gy/（2～4）周，再缩野增加剂量，症状可减轻或消失。④纵隔照射用以解除肿大的纵隔淋巴结所导致的食管、气管、大血管受压症状，剂量为（40～50）Gy/（4～5）周。

（十三）放射治疗技术

1. 体位和固定技术 目前一般采用乳腺托架、真空垫或真空垫+楔形板的方法来辅助固定患者的体位，相对乳腺托架的固定较好。

乳腺托架的调节：让患者自然躺在乳腺切线板稍偏患侧的位置上，调节切线板的高度至患者的胸壁与床面平行，调节膝垫避免患者下滑，用激光灯核对一下患者的体中线（以胸骨切迹和剑突连线为基准），以保持头脚方向无扭曲。根据患者手臂功能恢复情况，分别调节患者的双侧手臂上举和外展角度≥90°，目的是充分暴露胸壁避免手臂受到照射。也可让患者的健侧手臂自然放于切线板上或手臂弯曲，拇指置于脐部。如需照射锁骨上野则让患者的头偏向健侧。切线板放在床上也要稍偏患侧，以免外切野的后界落在治疗床或切线板上。

2. 常规照射技术

（1）照射范围：包括整个乳房、胸壁、腋窝、同侧锁骨上及内乳区。根据不同的照射范围，常规照射技术包括乳腺及胸壁照射技术、内乳淋巴结照射技术、锁骨上及腋窝淋巴结照射技术。

（2）放射治疗野设计：采用三野照射技术、四野照射技术、电子线照射技术、等中心1/4野切线照射技术及其他照射技术等。

1）三野照射技术：包括内外切线野（图9-17）和锁骨上野（图9-18），详见第六章第三节。

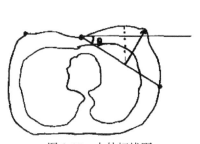

图9-17　内外切线野

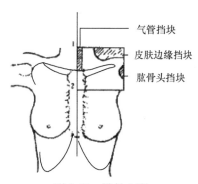

气管挡块
皮肤边缘挡块
肱骨头挡块

图9-18　锁骨上野

A. 内外切线野：乳房切线照射分内外两个切线野加楔形板组成。①上界：在第 2 前肋水平（设锁骨上野时）或平胸骨切迹处（不设锁骨上野时）；②下界：在乳腺皱襞下 1.5～2.0cm；③内切界：可设在中线（不包括内乳区时）或过中线向健侧3cm（包括内乳区时）；④外切野：在腋中线或腋后线，切线深度包括乳腺底部胸壁和部分肺组织，切肺深度一般要求在 3cm 之内。

切线野的宽度（高度）根据乳腺病变大小及胸壁的厚薄而定，切线野的高度要超过乳头 2cm 以上，一般 5～10cm，术后放疗者一般确定在 4cm 左右。

B. 锁骨上野：①上界：平环甲膜；②下界：平第 2 前肋；③内界：沿胸锁乳突肌内侧缘向下达胸廓后再沿中线向下；④外界：在肱骨头内缘。

锁骨上野摆位时，为了避开脊髓和喉室，照射右侧时机架角度应为 5°～10°角；照射左侧时机架角应为350°～355°角。锁骨上下野的下缘与切线野的上缘相接。

2）四野照射技术：包括内外切线野、锁骨上野和内乳野。

A. 内外切线野，详见第六章第三节"切线野照射技术"。①内切界：与内乳野患侧缘重合；②外切野、上界、下界同"三野照射技术"。

B. 锁骨上野：同"三野照射技术"。

C. 内乳野：①内界：在胸骨中线；②上界：与锁骨上野下界相连；③下界：达第 4

肋上缘，野宽 5cm。

3）电子线照射技术：包括内乳淋巴结单一野电子束偏角照射和电子束胸壁旋转照射技术。

A．内乳淋巴结电子束偏角照射：内乳野的外缘在患侧距体中线 3～4cm 处与内切野邻接，内缘在体中线健侧，照射野的宽度为 4～5cm。内乳野偏角照射的优点：内乳淋巴结的剂量受其深度变化的影响较小；与内切野邻接处的胸壁或乳腺组织内不产生低剂量区；对纵隔及肺组织照射少；不受乳腺病变部位及胸廓宽窄的影响。缺点：只能用电子束照射，否则肺组织受量过高，可引起损伤；照射技术比较复杂。

B．电子束胸壁旋转照射技术：照射野应超过肿瘤边缘 2～3cm，一般情况下胸壁的厚度在 1.5～2.0cm，如皮肤剂量需要提高时，则可加用 0.5cm 厚的等效物填充。照射时患者上肢外展，手放在头上方，使乳房轮廓呈扁平状，然后转动身体，使手术瘢痕与治疗床面平行，电子束与靶区表面保持垂直，然后转动机架进行治疗。此治疗技术主要用于乳腺癌单纯肿块切除术或根治术后追加照射剂量的患者。

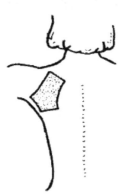

图 9-19　腋窝后野

4）等中心 1/4 野切线照射技术：详见第六章第三节的"切线野照射技术"的相关内容。

5）锁骨上/腋顶野：①上界：达环甲膜水平；②下界：与切线野上界相连；③外界：在肩关节内侧；④内界：应充分包括位于胸锁乳突肌锁骨头附着处深部的淋巴结，在体中线或体中线健侧 1cm。注意：照射时患者头部取正中位或偏向健侧，机架角向健侧偏 15°，以保护气管、食管及脊髓。

6）腋窝后野：①上界：在锁骨下缘；②内界：包括肺组织 1～1.5cm；③外界：从锁骨肩峰端向下包括肱骨头的内侧缘；④下界：位于第 2 肋间水平（图 9-19）。

3. 近距离治疗技术

（1）放射源可采用均 ^{192}Ir 插植放射治疗（详见第五章第四节）。

（2）组织间插植通常在肿瘤广泛切除或再切除或腋淋巴结清扫时放置治疗管，一般放置两个层面（表面和深部），以充分覆盖瘤床。如果全乳切线照射后再进行插植治疗时，应根据术中放置的银夹确定其照射范围。

4. 三维放射治疗技术　用调适形强放射治疗可使乳腺内剂量分布更均匀，肺、心脏及大血管剂量更少，乳腺及正常组织的后期放疗反应更轻及全乳照射与病灶区加量照射同期进行，缩短了疗程。乳腺癌放射治疗的靶区包括乳腺、胸壁、腋窝、锁骨上及内乳淋巴结等部位。临床期别及治疗方式不同，放射治疗的靶区野不尽相同，可照射上述全部或其中部分区域。大体可分为：乳腺及胸壁照射、内乳淋巴结照射、锁骨上及腋窝淋巴结照射及锁骨上和腋窝野及乳腺切线野的邻接。对晚期乳腺癌和早期的保乳术后患者，为了提高肿瘤靶区的照射剂量、保护皮肤和周围正常器官组织，可以采用调强治疗。

5. 放射治疗处方剂量

（1）剂量计算：锁骨上区照射野剂量计算的参考点为皮下 3cm 深度处；腋窝淋巴结为腋窝前后径的中点。

（2）保乳术后照射常规分割，1.8～2.0Gy/次，5 次/周，切线野中平面剂量为 45～50Gy/5

周，然后缩野采用电子线对瘤床追加照射剂量10～15Gy。

（3）胸壁预防性照射常规分割，预防剂量为（50～55）Gy/（5～6）周。

（4）区域性淋巴结预防性照射常规分割，锁骨上区预防性照射（48～50）Gy/（5～5.5）周；内乳区应用高能X射线和电子束两种射线按照1：1比例混合照射，总剂量为50Gy。

（5）单纯腋窝（复发）照射剂量为（60～70）Gy/（6～7）周。

（6）胸壁复发照射常规分割，整个胸壁采用电子束照射40Gy/4周，或^{60}Co的γ射线切线照射（40～50）Gy/（4～5）周后，再缩野追加照射剂量15～25Gy。如复发部位曾接受过足量放疗时，则宜采用小野照射（30～40）Gy/（3～4）周。

（7）局部淋巴结复发的照射常规分割，剂量为50Gy/5周，对残留病灶再追加（15～20）Gy/（1.5～2.5）周。如该部位曾接受过放疗时，应用小野给予（30～40）Gy/（3～4）周。

（8）单发肺转移病灶的照射常规分割，剂量为（40～60）Gy/（4～6）周。

6. 注意事项

（1）早期乳腺癌保乳术后放射治疗时不需在皮肤上加填充物。

（2）改良根治术后或局部晚期乳腺癌做胸壁或乳腺照射时，需在皮肤上加填充物。

（3）做锁骨上和乳腺或胸壁照射时，应注意采取措施避免两野邻接处的重叠。

（十四）放疗相关不良反应

放疗急性并发症主要表现为中重度干性皮炎，有时也可能出现湿性皮炎。照射内乳区可出现轻度食管反应，表现为吞咽时胸骨后不适感或下咽疼痛。放疗后期并发症有反肤出现轻度毛细血管扩张和皮下组织纤维化、乳房纤维化、放射性肺炎、肋骨骨折和上臂水肿、上臂功能受限等。放射性肺炎及肺纤维化，在行胸壁大面积照射时更应注意；上肢水肿：有时为手术所致，放疗可加重之；根治手术与放疗均可引起上臂功能受限，应强调加强手臂的功能锻炼。

（十五）预后

影响乳腺癌预后最重要的因素是患者的临床期别，尤其是腋窝淋巴结转移的数目。其他预后不良的因素有激素受体的阴性、肿瘤分化程度低。近年来发现某些基因的表达和缺失与预后亦有关。

第三节　腹　部　肿　瘤

腹部肿瘤主要包括腹壁肿瘤、胃癌、结直肠癌、小肠肿瘤、肝癌、胆系肿瘤、胰腺肿瘤、脾肿瘤、腹膜及腹膜后肿瘤、胃肠胰神经内分泌系统肿瘤等，本章选取临床较为常见的胃癌、肝癌、胰腺癌做如下介绍。

一、胃　癌

（一）流行病学概述

胃癌（gastric carcinoma）是危害人类健康最常见的恶性肿瘤之一，虽然近半个世纪来其发病率已呈下降趋势，在男性恶性肿瘤中仅次于肺癌和前列腺癌居第三位，在女性恶性肿瘤中居第五位。胃癌常见于老年、男性和较低经济收入的人群，好发年龄为 40～60 岁，男性多见于女性。胃癌好发部位为胃窦部，特别是小弯侧，胃体部则少见。胃癌的病因未明，考虑地域环境及饮食生活因素（高盐饮食、水果与蔬菜摄入量少）、幽门螺杆菌感染、某些癌前病变（胃息肉、慢性萎缩性胃炎、胃部分切除后的残胃）及遗传等因素有关。

应用解剖及淋巴引流：胃通常分为三部分，上部为胃底、以下部分由通过胃小弯角切迹处的水平线分为胃体部和幽门部。胃的淋巴引流大多伴随着动脉走行，淋巴液首先汇入沿胃大小弯分布的淋巴结（胃和胃网膜淋巴结），继而回流至腹腔轴（肝门、脾淋巴结、胰上淋巴结和胰十二指肠淋巴结），以及邻近的腹主动脉旁和远端食管旁淋巴结，大部分最终汇入腹腔淋巴结。

（二）病理学概述

胃癌的大体分型有：早期病变分隆起型、平坦型和溃疡型；中晚期有息肉型、溃疡型、溃疡浸润型、弥漫浸润型。组织学分类包括：腺癌最多见（占 90%～95%），它包括黏液腺癌、低分化腺癌、黏液腺癌，较少见的有腺鳞癌、未分化癌、鳞癌和类癌等。

（三）转移特点

肿瘤可以直接侵犯邻近的网膜、胰腺、膈、横结肠、结肠系膜和十二指肠，手术后主要复发部位包括瘤床、吻合口与残端、腹膜和区域淋巴结。胃的淋巴引流通路较多，给实施淋巴结清扫手术造成了一定的困难。其主要转移部位有肝脏、腹膜、大网膜、肺、胰腺等。

（四）临床表现

早期胃癌可以无任何症状，部分表现为胃炎、胃溃疡相似的非特异性症状，最常见的表现为恶心、呕吐、食欲减退、上腹不适、上腹疼痛和大便隐血甚至黑便；进展期胃癌可出现贫血、上腹肿块、上腹压痛、锁骨上淋巴结肿大、体重减轻、恶液质、盆底肿块、腹腔积液、梗阻性黄疸等。

（五）诊断

胃癌的确诊主要通过上消化道 X 射线钡透和胃镜检查来完成的，其准确率约达 70% 和 90%。气钡双重对比 X 射线造影可揭示局限性的微小黏膜病变，胃镜可直接进行观察，并进行细胞学和病理组织学检查。腹部 CT 的应用有助于了解肿瘤在腹腔内的侵犯范围，超声内镜检查是术前评估肿瘤侵犯和淋巴结转移范围较精确的方法，诊断性腹腔镜检查更有益于治疗前进行准确的临床分期。

（六）治疗原则

目前，手术仍是胃癌的首选治疗方法，但多数患者确诊时已为中晚期，手术很难彻底切除。采用手术、化疗、放疗的综合治疗模式是改善预后的方法之一。术前放射治疗一般可提高手术切除率 10% 左右，术前、术中放射治疗亦使用后 5 年生存率提高 10% 左右，术后放化疗不但可提高局部控制率，而且使 5 年生存率明显提高。

（七）放射治疗原则

放射治疗在胃癌的治疗中一般可分为手术后、术前、术中和姑息性治疗等几种，术后放疗提高肿瘤局部与区域控制率的作用已得到肯定，特别是对于 T_3、T_4 期和淋巴结转移的病变可以消灭亚临床病灶。对于肿瘤切除不完全或切缘呈现阳性的患者，术后放疗可降低局部复发率。病期较晚、估计手术有困难或不能根治性切除的患者，术前照射有使肿块缩小、提高手术切除率的作用。与其他腹部消化道恶性肿瘤一样，胃癌的放疗存在以下困难：①胃不但与肝、胰、肾、小肠、脊髓等重要脏器密切相邻，而且它本身活动度较大，定位较为困难；②胃癌的淋巴转移与局部侵犯途径较广，靶区难以准确确定；③胃癌多为腺癌，对放射线的敏感性低。

（八）放疗适应证

1. 单纯放疗　①以未分化癌最敏感，其次为乳头状腺癌、管状腺癌、低分化腺癌，而黏液腺癌和印戒细胞癌最不敏感；②不适合手术或拒绝手术的姑息治疗；③手术探查，病变局限，无远处转移者；④术后复发，病变局限者。

2. 术前放疗　①对放射线较敏感的肿瘤，如乳头状腺癌、管状腺癌、低分化腺癌；②肿瘤较大，估计手术切除有困难的 T_3 或 T_4 期的患者；③未分化癌无论大小，均应术前采用一部分放疗。

3. 术中放疗　①胃窦、胃体部肿瘤；②进展期胃癌，术前估计手术能切除；③仅有两组以内的淋巴结转移；④肿瘤侵犯浆膜层或仅侵犯邻近器官；⑤无肝转移、腹膜种植、腹水或远处转移者。

4. 术后放疗　①局部晚期侵及浆膜、淋巴结转移；②切缘阳性；③姑息切除或探查术者。

（九）放疗禁忌证

合并有恶病质、大量腹水、广泛转移者。

（十）放射治疗技术

1. 定位及摆位技术　采取仰卧或俯卧位，于模拟机下定位，定位时的体位要与照射时的体位完全相同。上腹前野采用仰卧位，有胃下垂者，臀部垫高后再定位及照射；如加后背野时采用俯卧位。

2. 常规照射技术

（1）照射范围：包括原发肿瘤及以外 2～5cm 的正常组织，以及腹腔、胃左、肝总、腹主动脉旁淋巴结；术后放疗以术中标记为准，可参考手术记录设计照射野，包括残端、瘤床和区域淋巴结；术中放疗根据术中所见，照射野包括手术瘤床和周围淋巴引流区。

（2）放射治疗野设计技术：一般可采用手术前照射、术中照射、术后照射和单纯照射技术。

1）术前照射：多采用前、后两野对穿照射，以上腹部前野为主，必要时加后背野。上界：平剑突；内界：幽门区病灶，照射野向右偏，内界过中线 3cm。贲门区病灶，照射野向左偏 3cm。照射野宽度不宜超过 8～10cm；下界、外界：根据病灶情况，照射野一般为 8cm×8cm，最大不超过 12cm×12cm。

2）术中照射：手术切除病灶及转移淋巴结，胃肠吻合术之前，把肠和其他重要脏器移出照射野之外，插入经消毒后特制的五边形限光筒，底边在下，机头向头侧倾斜 15°，一般照射野为 8cm×8cm、9cm×9cm 或 10cm×10cm 不等，直接对准病灶区进行一次大剂量照射，或在手术中将肿瘤尽量切除，对其残留或亚临床残留病灶进行一次性照射。

3）术后照射：一般设前后两个相对平行照射野，如病灶局限，可用较小野；如病灶范围较大，可用较大野；也可选用全腹照射加局部瘤灶野追加剂量照射。

4）单纯照射：一般不采用单纯放疗，或只将其用于姑息性治疗。其照射范围、布野方法均同术前放射治疗。

3. 三维放射治疗技术 主要应用于胃癌术后放疗，其主要靶区为淋巴结引流区和有肿瘤残留的区域，根据手术后病理诊断，有淋巴结转移的患者可以接受术后放疗，预防一站淋巴结。因为胃癌患者常规放疗的治疗反应大，过去很少在临床使用，随着三维放疗技术的成熟，目前临床都用 3D-CRT、IMRT 及 SBRT 来治疗晚期胃癌，取得一定的疗效，具体治疗步骤见第六章第四节。

4. 临床放射治疗剂量

（1）术前放疗：常规分割，2Gy/次，5 次/周；或超分割照射，1.5Gy/次，2 次/天，5 天/周；总剂量为（30～40）Gy/（3～4）周。放疗结束后第 2～3 周手术。

（2）术中放疗：一次性大剂量照射 15～25Gy。

（3）术后放疗：常规照射（40～45）Gy/（4～5）周后，缩野照射总量至（50～65）Gy/（5～7）周。

（4）姑息性放疗：常规照射，剂量为 45～50Gy/5～5.5 周。

5. 注意事项

（1）保护肾脏，至少有一侧肾的剂量应<20Gy；全胃剂量应<45Gy；术中照射时应特别注意保护其周围的正常组织。胰腺受照射后，可出现胰腺淀粉酶的一次性升高，但无严重变化。

（2）放射性并发症常规分割照射达 30Gy 后会发生急性放射性胃炎，主要症状有厌食、恶心、呕吐及体重下降，但一般休息 2～3 周后可自愈，剂量超过 50Gy 后，其损伤则难以完全恢复，并会造成严重并发症如穿孔、出血等。一般的急性反应不需特别处理，必要时降低分次剂量。晚期并发症可有消化不良、胃黏膜下组织纤维化及慢性溃疡等，个别患者还会发生放射性小肠粘连、狭窄、坏死或穿孔等；另有患者可出现"皮革胃"，且多难治愈。对于晚期反应一般主张应用抗溃疡药物及可黏附于溃疡面的胶体复合物。一旦穿孔、严重出血及幽门梗阻等出现主张采用外科治疗。

二、肝　癌

（一）流行病学概述

原发性肝癌（primary liver carcinoma）简称肝癌，是指肝细胞或肝内胆管细胞发生的恶性肿瘤，其发病率有明显的地域性差别，我国及东南亚国家的发病率是美国等欧美国家的十多倍。肝癌是我国是最常见的恶性肿瘤之一，我国东南沿海地区尤其高发。本病恶性度极高，且在中年男性中多见，未经治疗的患者平均生存期只有几个月。肝癌发病原因和发病机制尚不清楚，目前认为肝炎病毒（尤其是乙型肝炎病毒）感染、乙型肝炎及酗酒等导致的肝硬化、黄曲霉素及某些化学致癌物质污染食物和饮水是发病的重要相关因素。

病理学概述：肝癌从大体上分为巨块型、结节型和弥漫型三种，组织学类型有肝细胞癌（占90%以上）、胆管细胞癌和混合细胞癌，其中以肝细胞癌占绝大多数。

（二）转移特点

肝癌首先在肝内直接蔓延，也可沿门静脉分支播散、转移，在肝内形成转移癌结节，还可逆行蔓延至肝外门静脉主干，形成癌栓，引起门静脉高压。肝外转移主要通过淋巴道转移至肝门淋巴结、上腹部淋巴结和腹膜后淋巴结。晚期可通过肝静脉转移到肺、肾上腺、脑及骨。

（三）临床表现

早期无典型的症状，当出现肝区疼痛、肝大、腹胀、上腹包块、乏力、消瘦、食欲减退等症状时，患者多已处于中晚期，部分患者可伴有恶心、呕吐、发热、腹泻等症状。晚期出现贫血、黄疸、腹水、皮下出血及恶病质等。如发生肺、骨、脑等转移可产生相应症状。

（四）诊断

因此临床工作中应尽可能给患者以亚临床诊断。而亚临床期的患者一般要通过普查、特别是对高危人群（主要指肝癌高发区、有肝炎病史、HbsAg阳性、肝癌家族史等人群）的普查才能发现，其中甲胎蛋白（AFP）的检测具有十分重要的意义。

（五）治疗原则

肝癌的治疗强调早期有效治疗、综合治疗和反复治疗的原则。

（1）手术为首选的治疗手段，T_1、T_2和部分T_3患者可考虑手术。

（2）由于肝癌主要由肝动脉供血，而正常肝组织由门静脉供血为主，故介入性化疗加栓塞治疗有较好的效果而被广泛地使用，部分T_3和T_4患者可做经动脉化疗栓塞（TACE）。

（3）肝癌不属于放射敏感的肿瘤，传统的放射治疗技术照射面积较大易发生放射性损伤，对放射治疗肝癌的疗效看法不一。

（4）三维适形放射治疗技术在提高肿瘤放射剂量的同时，减少了正常肝组织的照射体积，对肝癌仍有根治的可能，也具有姑息、对症治疗的价值，目前已成为首选的放疗技术。

（5）在手术切除后有残留或肝动脉化疗时结合放射治疗可提高疗效。

（六）放射治疗原则

由于肝脏受放射耐受的限制，一般认为肝癌的放射治疗是姑息治疗。肝癌细胞对放射线属于中度敏感，但全肝的耐受剂量不超过（35～40）Gy/（3～4）周，小部分肝脏接受50～60Gy照射时一般没有明显毒性反应，故肝癌的放疗是可行的，但治疗比不高。高剂量放疗适应于病变较局限、且肝功能正常者。当癌灶弥散全肝伴黄疸、肝硬化、肝功能障碍等时，只能给予姑息性放疗。

（七）放疗适应证

肿瘤较小，肝功能正常，无黄疸、腹水，可做根治性放疗；手术后肿瘤残存者可做术后放疗；介入治疗与放疗综合应用可提高介入治疗的疗效。

（八）放疗禁忌证

全身一般情况差，恶病质或肝功能失代偿者；有黄疸、腹水者；炎症性肝癌，病情发展迅速者不宜放疗。

（九）放射治疗技术

1. 定位及摆位技术 同胃癌。

2. 常规照射技术

（1）照射范围：包括全部肿瘤，不包括肝脏的淋巴引流区。巨块型肝癌，只作局部治疗；巨块型肝癌伴有肝内播散的患者，可先用全肝照射，再做局部肿块照射；对于弥漫型的病灶，一开始就可用全肝照射。

（2）放射治疗野设计技术：包括全肝照射和局部照射技术。

1）全肝照射野：①上界：高于患者呼气时横膈位置 0.5～1.0cm；②下界：低于患者吸气时肝下缘 0.5～1.0cm；③右界：取右肋内侧缘；④左界：包括肝左叶。

2）局部照射野：用前后对穿野或加侧野（用楔形板）。根据肿瘤大小、位置，适当扩大 1～2cm 的照射范围。如肿块位于左叶，可用斜野避开脊髓，野后界不超过脊柱前 1/3。若病灶部位靠前，可使用前野加右侧野成角照射，两角呈 90°，加用楔形板，这样也可以减少对右肾的照射剂量。局部肿瘤照射以局部照射或次全肝照射为主，适用于肿瘤局限于一叶肝脏者。

3. 近距离治疗技术 对于肝癌的探查术，临床残留和亚临床残留的病灶可在直视下植管，用组织间插植放疗的方法治疗。管间距离应保持在 1.0～1.5cm，插成平面形，视肿瘤大小，可插植一个或两个平面，不足之量在关腹后从体外照射弥补。

4. 三维放射治疗技术 三维适形放射治疗技术可提高肝脏原发病灶的局部控制率，减轻放射治疗反应。局部照射时，三维适形放射治疗计划有两种计划，一种是 CTV 外放 1～2cm 构成 PTV，另一种是 CTV 不扩大，即 PTV 和 CTV 相同。后者可提高肿瘤照射剂量，减少正常肝脏受照射体积。

5. 临床放射治疗剂量

（1）全肝照射：1～1.5Gy/次，5 次/周，照射剂量达 25～30Gy 后，再缩野照射总剂量至（50～55）Gy/（6～7）周。

（2）局部照射：1.5～2.0Gy/次，5 次/周，照射剂量达 30Gy 后缩野，使照射总剂量达（50～55）Gy/（5～6）周。

（3）术后照射：术后第 7～10 天开始放疗，1.5～2.0Gy/次，剂量达（24～30）Gy/（3～4）周后，休息 4 周，再照射 20Gy 左右。

（4）耐受剂量：常规照射全肝耐受剂量为（30～35）Gy/（3～4）周；肾耐受剂量为≤25Gy。

6. 注意事项

（1）严重肝硬化，肝功能较差者要慎行。

（2）全肝照射剂量不宜太大。

（3）照射后可能出现放射性肝炎，表现为肝大、腹水，类似于肝静脉阻塞，多在第2～6周后发生，一般经保肝治疗后多能恢复。

（4）由于进行放疗时肝脏周围的部分小肠和结肠不可避免地受到照射，会出现放射性肠炎，表现为腹痛、腹泻，多不需用药物控制。

三、胰　腺　癌

（一）流行病学概述

胰腺癌（pancreatic cancer）是一种较常见的消化道恶性肿瘤，近十余年来，胰腺癌的发病率在世界范围内都呈现明显增加的趋势，男女发病率相似，多发生在40岁以上。其病因不明，吸烟、饮酒、高脂肪和高动物蛋白饮食、饮咖啡和糖尿病等因素可能与胰腺癌发生有关。

（二）应用解剖及淋巴引流

胰腺横卧于上腹部腹膜后间隙，相当于第1、2腰椎水平，它与其他上腹部脏器如胃、十二指肠、空肠、肝、肾、脾和腹腔大血管密切相邻。胰的淋巴引流主要至胰十二指肠淋巴结、胰上淋巴结、肝门、脾门和腹腔动脉与肠系膜上动脉淋巴结。

（三）病理学概述

胰腺癌大体上根据发生的解剖部位分为胰头癌、胰体癌、胰尾癌和全胰癌。其中，胰头癌最为多见。90%的胰腺癌为导管细胞腺癌，少见囊腺癌、黏液癌和腺泡细胞癌。

（四）临床表现

早期症状不典型，容易被忽略或被误认为胃肠道疾患，不易早期发现。80%左右的患者就诊时为局部晚期或已有转移。最常见临床症状有黄疸、腹痛、食欲减退和体重减轻等，胰头部肿瘤较多见（占75%左右），由于其压迫邻近胆总管末端，常会侵袭或者包围胆总管，可出现黄疸及胆管的扩张，症状出现比胰体尾癌早。胰体尾癌往往发展到侵犯周围脏器或腹腔神经丛时，方出现疼痛及相应症状，但其较胰头癌则更易发生肝脏与腹膜等部位的侵犯、转移。

（五）治疗原则

胰腺癌的治疗虽以手术治疗为主，但相当多的患者在就诊时已属中晚期，临床上胰头癌的手术切除率仅占15%左右，胰体尾部癌的切除率约在5%以下。放射治疗仅为姑息减症治疗，与手术、化疗结合可提高治疗效果。80%以上的胰腺癌为不可手术切除者，因此放射治疗，尤其是同步放、化疗是局部晚期胰腺癌的主要治疗手段。

（六）放射治疗原则

放射治疗的作用主要可分为术后放疗（包括肿瘤已被切除、术后残留与不能切除者）、术前放疗、术中放疗、局部晚期患者的姑息性放疗等。但胰腺癌本身对放疗敏感性不高，而胰腺周围有一系列的对放射线较敏感的正常组织（胃肠道、肝、肾、脊髓等），这使得单纯放疗的疗效不理想。因而欧美各国均推荐采用放、化疗的综合治疗方案。

（七）放疗适应证

1. 单纯放疗　为姑息性治疗，适用于手术不能切除者。
2. 术前放疗　手术切除有困难者。
3. 术中放疗　不能切除或切除不彻底者。
4. 术后放疗　未能切除或切除不彻底者，术中应做银夹标记。

（八）放疗禁忌证

合并有恶病质、大量腹水、广泛转移者。

（九）放射治疗技术

1. 定位与摆位技术　为了保证体位的准确性和可重复性，患者仰卧位，双手上举，抱肘置于前额，于模拟机下定位，用激光灯定体表标记，并采用等中心摆位技术。嘱患者在定位前饮一定量的水，以充盈胃部，以后在每次治疗前，均饮同量的水，使胃的充盈度每次相似。放疗定位常根据十二指肠钡餐造影、排泄性胰导管造影、CT/MR 检查和手术中所置标记来进行。CT 增强扫描并口服对比剂以显示胃肠道轮廓的定位十分重要，根据 CT 图像确定靶区和邻近正常脏器的位置。

2. 常规照射技术
（1）照射范围：应包括原发肿瘤、瘤床及其邻近 3～5cm 的胰腺组织，具体包括胰、十二指肠淋巴结、肝门部淋巴结、腹腔周围淋巴结、胰上淋巴结。由于胰头癌可以侵犯至十二指肠壁的中层，因而整个十二指肠环均应置于射野之中，射野上缘在第 11 胸椎体的中间或上缘水平时可将下腔静脉包括在射野之内；胰体尾部癌时应包括受侵的胰十二指肠、胰上淋巴结、胰下淋巴结、腹主动脉旁淋巴结和脾门淋巴结，即照射范围超出肿瘤边缘外 2～3cm。其中，转移最多的为脾门淋巴结、腹主动脉旁淋巴结和胰下淋巴结，一般仅限制在 100cm^2 以内。
（2）放射治疗野设计技术：常采用腹前和两个腹侧野加楔形板的三野照射技术，以及前后野加两个腹侧野和四野照射技术。姑息治疗也可用前后两野对穿，但从同一患者前后对穿野的剂量分布来看，重要器官如肾、脊髓、胃肠道的受照射量偏高，故临床较少应用。
1）体外照射：①上界：第 11 胸椎体中部或上缘水平；②下界：第 3 腰椎体下缘，左右界应充分包括病变或瘤床周围 2～5cm 的胰腺组织；③侧野后界：在椎体前缘后方，以充分保护肾脏（图 9-20）。

2）术中照射：在剖腹情况下，利用手术室安装的放射治疗设备，在直视下对肿瘤进行放射治疗。根据病变的厚薄选用适当能量的电子线，限光筒直径为 5～7cm。照射范围包括肿瘤外 1cm 正常组织及容易转移的淋巴引流区，不包括胃肠道在内。为避免放射性损伤，照射野不宜超过 10cm×10cm，如有根治可能时照射野可稍大些。

3）术后照射：术后对肿瘤的残留区域应用银夹标记，以便放射线能准确地照射到肿瘤的残留灶。

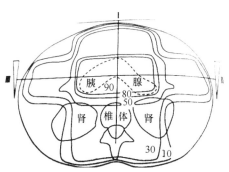

图 9-20　胰腺癌体外照射野

3. 近距离治疗技术　主要用于局部晚期病变，其优势是可减少正常组织受照射体积，但要配合外照射放疗。剂量的给予主要取决于靶区体积的大小，靶区体积一般应限制在 1000cm³ 以内。对于胰腺癌的探查术，临床残留和亚临床残留的病灶可在直视下植管，用组织间插植放疗的方法治疗。管间距离应保持在 1.0～1.5cm，插成平面形，视肿瘤大小，可插植一个或两个平面，不足之量在关腹后从体外照射弥补，具体见第五章第四节。

4. 三维放射治疗技术　目前三维适形和调强放疗技术正成为放疗技术主流发展方向，而 IMRT 比 3D CRT 的适形度更好，对正常组织和器官保护的更好。根据 CT 图像或根据术中置放的金属标志勾画 GTV（包括原发肿瘤和转移的淋巴结），CTV 为 GTV 外放的区域及淋巴引流范围，PTV 为 CTV 外放 5～10mm。要勾画的危及器官包括肝脏、双侧肾脏、胃和小肠、扫描范围内的脊髓。危及器官的限量为：脊髓≤40Gy，50%肝脏体积接受的照射剂量≤30Gy，30%双侧肾脏的体积接受的照射剂量≤20Gy。一般可用共面或非共面技术进行二维或三维的照射野设计，或用 IMRT 技术设计照射计划。

5. 放射治疗剂量

（1）单纯放疗：常规照射，1.8Gy/（次·天），5 次/周，照射 40Gy/4 周后，可再缩野补量照射（60～70）Gy/（6～7）周；亚临床病灶照射（55～60）Gy/（5.5～6）周。

（2）术前放疗：常规照射，1.8Gy/（次·天），5 次/周，总剂量为（40～50）Gy/（4～6）周，间隔 2～3 周后手术。

（3）术后放疗：常规照射，1.8Gy/（次·天），5 次/周，总剂量为（45～60）Gy/（5～7）周。

（4）术中放疗：一次性照射 20～35Gy；术后常规照射，1.8～2Gy/次，可追加照射剂量至 40～50Gy。

（5）组织间照射：剂量参考点设在病灶边缘 1.0～1.5cm 处，4～8Gy/次，2～3 次/周，总剂量为 30Gy。

（十）放疗相关不良反应及相应处理

放疗的毒副反应主要发生于胃肠道、肝脏、肾脏等器官，可出现消化道出血、十二指肠溃疡、结肠穿孔、末梢神经麻痹等并发症，而术中照射是一次性大剂量照射，故要特别注意保护其周围的正常组织，故其照射范围不宜太大，具体内容见其他章节。

第四节　盆　腔　肿　瘤

盆腔肿瘤的发病部位主要位于人体的下消化道、泌尿系统和生殖系统。盆腔原发性肿瘤起病隐匿，在得到正确诊断之前和间隔4～6个月甚至4～5年之久。盆腔肿块应积极检查，明确病因，早期治疗。本章选取临床较为常见的直肠癌、膀胱癌、前列腺癌、宫颈癌、睾丸恶性肿瘤做如下介绍。

一、直　肠　癌

（一）流行病学概述

直肠癌是指发生于直肠黏膜上皮的恶性肿瘤，位于直肠齿状线以上至乙状结肠起始部之间。近半个世纪来该类肿瘤的发病率在世界各国尤其是发达国家呈明显上升趋势，在我国也成为了常见的恶性肿瘤。我国年轻人直肠癌发病率较国外为高，占全部直肠癌的5%～6%，而且年轻人罹患直肠癌预后较差。该病的确切病因尚不明确，目前认为直肠癌主要与癌前疾病如家族性肠息肉、直肠腺瘤尤其是绒毛状腺瘤有关；直肠慢性炎症、高蛋白、高脂肪和高糖饮食、缺乏新鲜蔬菜及纤维素食品等不良饮食习惯及家族遗传等亦是其发病的高危因素。随着分子生物学技术的发展，目前对从肠黏膜的正常细胞到腺瘤细胞再到癌细胞的多步骤、多阶段、多基因参与的过程已较为了解，这将有利于进一步弄清其病因。直肠癌的治疗是以手术为主，配合术后放疗的综合治疗。

（二）应用解剖及淋巴引流

直肠位于骶尾骨前方，上界于第3骶椎水平，与乙状结肠相连，向下延伸，由两侧肛肌提组成肛管终止于肛门，长约3cm，距肛门口约15cm，其上为齿状线，作为直肠与肛管的移行部位。直肠的淋巴引流分为上下两组，以齿状线为界，上组向三方向引流：向上沿直肠上动脉可引流至肠系膜下动脉根部淋巴结和腹主动脉旁淋巴结；向两侧经直肠下动脉延伸至骶前淋巴结；向下可至肛提肌上淋巴结或至坐骨直肠窝淋巴结，然后沿肛内血管至髂内淋巴结。下组淋巴结经会阴引流至双腹股沟淋巴结。但上下两组淋巴结有吻合支，少数情况下也可上下引流。

（三）病理学概述

直肠癌的大体分型可分为外生肿块型、溃疡型、狭窄型。最常见的组织学类型是腺癌，包括乳头状腺癌、管状腺癌、黏液腺癌、印戒细胞癌、未分化癌及腺鳞癌，而肛管可发生鳞癌、基底细胞癌、黑色素瘤等。

（四）扩散途径

1. 直接浸润　大肠肠壁由外向内有浆膜层、肌层、黏膜下层和黏膜层四层，肿瘤一般起源于黏膜层。该肿瘤在沿肠壁纵向的侵犯通常距离较短，而以向肠壁深层侵犯为主。肿瘤一旦穿透浆膜层就可向临近的盆腔、腹腔内各脏器侵及，尤其是下段直肠癌由于缺乏浆膜层的屏障作用，易向四周浸润。

2. 淋巴结转移 淋巴结转移可沿上述三个方向引流，出现连续或跳跃式转移，如直肠的淋巴引流分别到肠系膜下动脉淋巴结和髂内淋巴结，直肠下部或侵犯肛管的直肠癌可与肛门下部淋巴引流交通而转移至腹股沟淋巴结，淋巴转移的途径是决定手术方式的依据。

3. 血行转移 大肠癌最常见远处转移部位依次是肝、肺和腹膜，直肠癌导致的肠梗阻及直肠癌手术时的挤压，易造成血行转移。

（五）临床表现

早期局限于黏膜者可无任何症状，有时有少量出血，肉眼难以察觉，待肿瘤逐渐增大并由溃疡、出血及感染可出现较明显的症状。直肠癌的局部症状比较明显，而全身症状不明显。主要症状有排便习惯改变，如排便次数增多、便秘，以及排便性状的改变，如排便不成形、稀便、排便困难或排便带血、肛门疼痛或肛门下坠等。其他临床表现包括：腹痛、腹部肿块、肠梗阻等。局部晚期直肠癌伴有直肠全周性受侵时，通常表现为排便困难、排不尽感或里急后重感等直肠刺激症状，如伴有排尿困难或会阴区疼痛则通常提示肿瘤有明显外侵。转移至肝脏者可出现肝大、黄疸、腹水等症状。晚期患者可出现消瘦、贫血或恶病质等全身症状。

（六）诊断

本病的诊断过程包括对患者病史的详细询问、仔细的体格检查、内镜、影像学检查及实验室检查。①直肠指检：简单实用并且较准确可靠，但常被忽视而延误诊断，临床上常误诊为痔、痢疾或者肠炎，均是由于未行正确的直肠指检所致。通过指诊，触及肛管全周，了解有无肿块及位置、大小、质地、活动度、浸润范围等，并注意指套有无脓血。②纤维肠镜：可肉眼直视下观察病变，并可取活检进行病理组织学检查。③钡剂灌肠：可整体观察肠蠕动、肠腔形态、肿块等情况。④腹盆部 CT 或 MR 检查：能清晰显示肿块大小、肠壁浸润程度、与周围组织的关系及有无肝脏等转移，亦可作为观察疗效、评估病情的主要手段。⑤超声尤其是直肠内超声检查：有助于了解病变是否局限于肠壁和是否存在淋巴结受累情况。⑥肿瘤标志物检癌胚抗原（CEA）：虽然是非特异性的相关抗原，但应作为治疗前、治疗中评价疗效、治疗后随访的动态观察指标。

（七）鉴别诊断

直肠癌就诊时容易误诊为痔、细菌性痢疾、阿米巴痢疾、慢性结肠癌等疾病，诊断时需加以鉴别。

（八）治疗原则

直肠癌的治疗主要依据临床分期，采用以手术治疗为主的多学科综合治疗。手术是直肠癌根治性的治疗手段。

对于 I 期直肠癌，单纯根治性手术即可获得较满意的长期生存率，术后无需其他治疗；直肠癌的根治性手术术式主要包括腹会阴联合直肠癌根治术（Miles 手术）及经腹直肠癌切除术（Dixon 手术）。如果Ⅰ期直肠肿瘤距离肛门缘较近，可行肿瘤局部切除手术加术后放射治疗。

对于Ⅱ～Ⅲ期可进行手术切除的直肠癌，采取术前放疗、术前同步放化疗、术后同步放化疗。比如 T_3 与 N_1 期根治性手术后患者需行术后辅助放疗，以提高肿瘤的局部和区域控制效果。手术中肿瘤范围的详细描述和所置银夹标记，可以用来确定瘤床和残余病变的范围，有助于放疗射野的设定。

对于局部晚期直肠癌，如 T_3 与 T_4 期、低分化、较为固定的直肠癌病灶可以采用术前放疗，术前放疗或放化疗可大量杀伤原发病灶与转移淋巴结中的癌细胞，使肿瘤降期，提高手术切除率、降低局部复发率和最终提高术后生存率，并且不影响正常组织修复、不增加手术难度和并发症。

对于低位直肠癌术前放射治疗，在确保与根治术相同治愈率的前提下，不但能保留括约肌功能，而且也提高了生存质量。

对于肿瘤局部浸润严重或广泛转移而无法根治时，可行经腹直肠癌切除近端造口远端封闭术（Hartmann 手术）以减轻肠梗阻和患者痛苦。

对于不能手术切除或术后残留、复发的患者，姑息性放疗加化疗对缓解疼痛、出血、梗阻等症状延长生存时间也有肯定的作用。

（九）放射治疗原则

直肠癌的术前、术后辅助性放疗及局部晚期与肿瘤复发的姑息性放射治疗，其照射范围均应包括全盆腔及相应的淋巴引流区（甚至主动脉旁和腹股沟等部位），然后根据病情缩野对病灶区加量，推量的方法有继续外照射治疗和腔内近距离放疗，缩野设计可依据钡灌肠、CT 扫描或术中所置银夹的位置来确定，对于直肠癌可通过直肠内超声了解肿瘤在肠壁侵犯程度，这对于近距离放疗时采用个体化的施源器和治疗计划很有帮助。

（十）放疗适应证

术前放疗低位直肠癌术前病理检查为低分化腺癌、直肠癌已侵及盆腔组织和器官，如前列腺、阴道后壁及肿瘤巨大，梗阻症状严重者。

术后放疗根治术后者；病变经肛门局部切除者；手术标本中病理检查已有淋巴结转移者；病灶已明显浸润到肠壁外者；手术时盆腔内有无法切除的残存病灶者。术后复发可行姑息性放疗。

（十一）放疗禁忌证

完全性肠梗阻、恶病质、既往已行盆腔高剂量照射者。

（十二）放射治疗技术

1. 定位与摆位技术 一般采用仰卧位或者俯卧位真空垫固定，嘱患者治疗和定位时膀胱充盈程度相同，充盈膀胱可以减少部分小肠的照射，可采用模拟机定位，或者口服造影剂加盆腔增强 CT 双造影定位。

2. 常规照射技术

（1）照射范围：包括原发病灶或瘤床外 3.5cm 及盆腔淋巴引流区。

（2）放射治疗野设计技术

1）术前放疗：采用盆腔前后两野垂直对穿照射。上界：一般在腰骶关节（$L_5 \sim S_1$）水平，如果盆腔中部淋巴结转移或高度怀疑淋巴结受侵时，肿瘤体积较大或组织学分类为未分化癌、黏液腺癌时，照射野的上界应上移至 $L_{4\sim5}$ 水平；下界：在闭孔下缘，如病变为低位直肠癌，则下界应在肛门水平；侧界：在真骨盆缘外 $1\sim2$cm 处。

2）术后放疗：采用三野或四野照射技术，即后野加两侧野或前后野加两侧野照射（BOX技术）。三野照射由于明显减少了小肠和膀胱的剂量而成为首选。上界：在第 5 腰椎椎体下缘水平；下界：依据肿瘤的下界而定。如为保肛手术，则下界在闭孔下缘；如为 Miles 手术后，则下界应在原肛门口水平；两侧界：两边到小骨盆壁外侧 $1\sim2$cm；侧野前界：在股骨头 1/2 处；侧野后界：在骶骨 1/2 处或骶骨后缘与骶骨的走向平行，一般侧野前后界在 $8\sim10$cm 宽（图 9-21）。

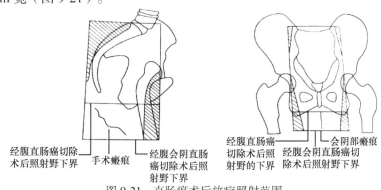

图 9-21　直肠癌术后放疗照射范围

左图：前后野；右图：侧界

3）斜野照射：可取仰卧位或俯卧位，设野时应包括直肠原发病灶及盆腔引流淋巴结，两斜野之间的夹角不小于 90°，采用 45° 楔形板。

4）缩野照射：对残存原发病灶或淋巴结进行缩野照射，采用一个后盆腔野和两个侧野，两斜野的中心轴成 120° 夹角，两野相交于靶区中心，主要适合于肿瘤位于直肠后壁或肿瘤向后侵犯至骶前间隙者。

5）单纯放疗：采用在常规盆腔野内加一肿瘤局部小野的照射方法。主要用于根治术后局部复发的患者。

3. 三维放疗治疗技术　行 CT 定位后，在治疗计划系统上勾画 GTV 及 CTV，CTV 一般包括直肠系膜区、骶前区、髂内血管区，当肿瘤距离肛门较近时，必须包括坐骨直肠窝、肛门括约肌区，一般 PTV 左右方向放 5mm，其他方向放 10mm 左右。如有术后残存肿瘤或者不能手术的患者，局部可行 IMRT 或者 IGRT 加量。

4. 近距离治疗技术

（1）放射源：可选用 ^{192}Ir 组织间插植治疗。

（2）适应证：直肠癌根治术后吻合口复发，肿瘤不能切除、患者不宜手术等情况，需进行单纯放射治疗时，可选用外照射加腔内治疗。

（3）腔内治疗过程：首先安放施源器，根据患者病变侵犯肠管周径的大小，管腔狭窄的程度，选择合适直径的施源器，并安放至直肠内病变处。然后在 X 线机下拍片，用 TPS 制定治疗计划、剂量分布、照射剂量和时间。最后执行治疗计划，根据医师制订的放疗计划和治疗剂量进行治疗，照射结束后，取出施源器并进行清洗和消毒。

5. 临床放射治疗剂量

（1）术前放疗：常规照射，计量为（45～50）Gy/（4～5）周；也可采用其他分割方式，如 25Gy/5 次，放疗后第 3～4 周手术。

（2）术后放疗：常规照射，全盆腔预防性照射（45～50）Gy/（4.5～5）周，有肿瘤组织残留者，可缩野照射使放疗总计量达 60Gy。

（3）单纯放疗：常规照射，全盆腔照射 45～50 Gy /5 周，缩野后继续照射达根治剂量（60～65）Gy /（6～7）周。

（4）组织间插植：体外照射（45～50）Gy /（4～5）周后，局部仍有肿瘤组织残留者，可加腔内放疗，5～7 Gy /次，1 次/周，共 3～4 次，治疗总剂量达 20～25 Gy。

6. 注意事项

（1）为减少放射线对膀胱及小肠的损伤，嘱患者定位和放疗时尽量保持膀胱充盈。

（2）根治术后或局部晚期直肠癌应考虑化疗和放疗同时应用，放疗应尽早进行。

（3）经腹会阴联合切除术后，会阴手术切口愈合时，术后放疗可能会导致手术刀口延迟愈合，故治疗中应保持切口处清洁卫生。

（4）年轻女性盆腔放疗可照成绝经。

（5）放疗期间可行易消化低纤维饮食。

（十三）放疗相关不良反应及相应处理

直肠照射剂量较高，可出现放射性直肠炎，主要表现为肛门坠胀、里急后重、便血、黏液便或排便困难等。骶尾部和会阴部的潮红、渗出及破溃等皮肤反应较常见，特别是患者腹泻时会加重而使治疗更困难。皮肤暴露且保持干燥有利于治疗，局部可用氢化可的松软膏。症状严重时，需暂停放疗或降低每次照射剂量，并给予适当补液治疗。

二、膀　胱　癌

（一）概述

膀胱癌（bladder carcinoma）占全部癌症的 1.23%～1.9%，男多于女，以 50～70 岁最好发。膀胱癌以血尿和膀胱刺激症状为主要特征性症状。可通过淋巴引流至膀胱周围、髂动脉旁和腹主动脉旁淋巴结，偶可向左锁骨上窝淋巴结转移。

（二）病理学概述

膀胱癌镜下病理分型包括移行细胞癌（约占 90% 以上）、鳞癌和腺癌，移行细胞癌又可分为低度恶性的分化好的乳头状癌、分化较好的乳头状癌和分化不良的移行细胞癌。

（三）治疗原则

以往的治疗以外科手术为主，但近年来综合治疗在膀胱癌的治疗中占据了重要地位，特别是在浸润性膀胱癌患者，手术与放疗、化疗及热疗相联合的综合治疗在保留膀胱功能的同时提高了长期存活率。0、Ⅰ、Ⅱ期行保留膀胱的手术、电烙术等，术后局部灌注化疗药物，必要时术后放疗；Ⅲ期者行选择性部分膀胱切除术，术前、术后放疗，术后巩固化疗；Ⅳ期以放射治疗和化疗的综合治疗为主。

（四）放疗适应证

1. 术后放疗 适用于病变范围较广而估计手术未能切净的病例。例如，膀胱癌术后肿瘤残存或切缘阳性，肿瘤外侵或侵犯盆腔周围器官，或有局部淋巴结转移或盆腔内种植者。

2. 术前放疗 要求保留膀胱但肿瘤较大，可先行放、化疗，待肿瘤缩小后再考虑手术。若放疗后肿瘤消失，可不手术而继续放、化疗。

3. 术中放疗 手术中对黏膜表浅肿瘤或手术后可能残留的肿瘤区进行适当能量的电子束一次性照射，剂量为15～20Gy。

4. 根治性放疗 患者不能耐受手术，可有选择性地针对某些早期膀胱癌行根治性放疗。

5. 组织间插植照射 适用于膀胱表浅性肿瘤，肿瘤单发或直径小于5cm的T_2～T_{3a}病例。配合外照射或单纯组织间插植照射。

6. 姑息性放疗 膀胱出血、盆腔疼痛、尿频、脊髓压迫，有脑转移、淋巴结转移引起水肿或疼痛者。

（五）放疗禁忌证

合并有高热、恶病质或有严重心、肺、肝、肾功能衰竭者。

（六）放射治疗技术

1. 定位和摆位技术 患者取仰卧或俯卧位并使其体位固定。

2. 常规照射技术

（1）照射范围：包括膀胱外2cm区域和盆腔淋巴结，即包括髂内、髂外动脉旁淋巴结和闭孔区。

（2）照射技术：采用前后对穿野、一前两后斜野"三野"或前后两野加两侧野"四野"照射技术。其中"三野"技术是用一个前野加背侧2个斜入射的楔形野，可避免直肠受量过大；"四野"技术也称"盒式照射法"，先用大野照射到45Gy/5周，然后再缩野照射膀胱区，总量达65Gy/7周。

1）盆腔照射野：①上界：骶髂关节中部，少数在第5腰椎下缘；②下界：闭孔下缘；③两侧界：为真骨盆外1～2cm处。

2）全膀胱照射野：包括膀胱外2cm区域。

3. 三维适形调强放疗 主要用于无远处转移的膀胱癌，具体方法参见第六章第四节相关内容。

4. 近距离照射技术 一般在外照射一定剂量后进行，由外科医师行耻骨上切开术，然后在病灶下0.5cm处插入施源器。近距离治疗施源器为一中空塑料细管，一端为盲端，另一端穿透膀胱侧壁与腹壁并固定于皮肤表面。此时摄片并输入计算机进行二维或三维重建，通过TPS优化放疗计划，在术后24小时内进行放疗，插植总剂量根据外照射的不同而变化，一般为（30～40）Gy/（3～4）次。

5. 放射治疗处方剂量

（1）全盆腔照射常规分割，剂量为（45～50）Gy/（4～5）周，补量照射（15～20）Gy。

（2）术前放疗常规分割，全盆腔照射剂量为（40～50）Gy/（4～5）周，休息4周后手术。

（3）术后放疗常规分割，全盆腔照射剂量达（45～50）Gy/（4.5～5）周后，再缩野加量照射，使总剂量达（60～65）/（6～7）周。

6. 注意事项

（1）注意直肠和膀胱的急性不良反应，一旦出现应及时对症处理。

（2）直肠晚期不良反应有直肠出血、直肠狭窄等。

（3）膀胱晚期不良反应有膀胱出血、膀胱挛缩等。

（4）膀胱癌放疗的同时可结合化疗。

（七）放疗并发症

1. 尿路并发症　早期放射性膀胱炎可出现尿频、尿急，后期可发生膀胱挛缩或尿道狭窄。

2. 直肠反应　放疗中会出现大便次数增多、便血、里急后重等症状，后期严重者会发生直肠狭窄或穿孔。

3. 小肠反应　放疗中会出现急性小肠炎的症状，多数经对症处理可缓解。晚发性者会发生肠梗阻或穿孔。

三、前 列 腺 癌

（一）流行病学概述

前列腺癌（prostatic carcinoma）是男性泌尿系统常见的恶性肿瘤，前列腺癌的发病率在不同国家和地区明显不同。其发病率在世界范围内有很大差别，前列腺癌在欧美各国发病率高，在亚非各国发病率较低，在中国前列腺癌较少见，随着人均寿命的延长和血清前列腺特异抗原检查的广泛应用，前列腺癌的发病率有上升趋势。多发生于老年人，病情发展较缓慢。前列腺癌病因尚未完全明确，前列腺癌的发生除与年龄有关，还与种族、遗传、激素水平和雄激素受体、环境、饮食等因素有关。

（二）应用解剖及淋巴引流

前列腺位于膀胱和盆底之间，耻骨联合的后方，紧贴直肠前壁，与膀胱颈和精囊紧密相连，尿道穿越其中，形态类似倒置的栗子状锥体，底部邻接膀胱，尖部向下。淋巴引流主要有三条：第一组淋巴结沿髂内动脉行走至髂外淋巴结，位于鼻孔神经周围。第二组引流至骶侧淋巴结，然后至髂总淋巴结。第三组通过膀胱旁淋巴结引流至髂内淋巴结。

（三）病理学概述

前列腺恶性肿瘤根据上皮来源和基质细胞来源分成两类。上皮来源肿瘤包括腺癌、鳞癌和变移上皮癌。95%的前列腺恶性肿瘤为腺癌。5%为非腺癌，来源于上皮和基质细胞，非上皮来源的恶性肿瘤包括脂肪肉瘤、血管肉瘤和恶性淋巴瘤等。

（四）转移特点

肿瘤可直接向这些部位蔓延。淋巴引流主要到闭孔、骶前、髂内及髂外淋巴结。由此再到髂总及腹主动脉旁淋巴结。除淋巴系统转移外，常可发生血行转移至全身骨骼，多见于骨盆、腰椎、股骨及肋骨，也可转移到肺、肝和肾等。

（五）临床表现

前列腺癌早期常无症状，随着肿瘤的发展，前列腺癌引起的症状可概括为两大类：①压迫症状：逐渐增大的前列腺腺体压迫尿道可引起进行性排尿困难，表现为尿线细、射程短、尿流缓慢、尿流中断、尿后滴沥、排尿不尽、排尿费力，此外还有尿频、尿急、夜尿增多，甚至尿失禁，并且进行性加重，一旦出现上述症状，则病变多属晚期。肿瘤压迫直肠可引起大便困难或肠梗阻，也可压迫输精管引起射精缺乏，压迫神经，引起会阴部疼痛，并可向坐骨神经放射。②转移症状：有转移者根据转移的组织器官特点产生相应的症状。前列腺癌可侵及膀胱、精囊、血管神经束，引起血尿、血精、阳痿。盆腔淋巴结转移可引起双下肢水肿。前列腺癌易发生骨转移，引起骨痛或病理性骨折、截瘫。前列腺癌也可侵及骨髓引起贫血或全血常规减少。

前列腺癌的指检表现为腺体增大、坚硬、结节、高低不平、中央沟消失和腺体固定，局部晚期可侵及直肠壁。

（六）诊断

（1）详细询问病史及临床症状，进行细致的体格检查，其中直肠指检是检查前列腺癌极其重要的方法。

（2）影像学检查：包括经直肠B超及盆腔CT、MRI检查，可明确前列腺癌的浸润程度，有助于对肿瘤进行临床分期，从而有利于治疗方案的制定，也有利于疗效评估和估计预后。

（3）放射免疫显像及骨扫描：可显示前列腺及转移癌病灶，可作为前列腺癌特别是判断有无骨转移的常规检查方法。

（4）实验室检查：血清前列腺特异性抗原（PSA）具有显著的器官特异性，是最重要的前列腺癌标志物，可作为前列腺癌的病理分型、早期诊断及治疗前后的监测等方面的预测指标。血清酸性磷酸酶（PAP）增高，特异性很高，PAP水平与转移性病变有明显相关性，>10kA单位肯定有转移。碱性磷酸酶异常增高显示有骨转移。

（5）组织病理学检查方法：①从会阴部作针吸活检；②通过直肠作针吸活检，此法最为常用；③经会阴作切取活检。病理以腺癌最多，约占95%，其中60%～80%为雄激素依赖型，对内分泌治疗有良好反应。少数为鳞癌和移行细胞癌。

（七）鉴别诊断

需与前列腺增生、前列腺炎、前列腺结石、前列腺肉芽肿、前列腺结核、前列腺纤维化等相鉴别。

（八）治疗原则

前列腺癌治疗前根据血清 PSA 浓度、肿瘤 Gleason 分级和临床分期进行危险度分析，判断肿瘤的预后，以确定临床治疗方案，临床治疗方案主要有手术治疗、放射治疗、内分泌治疗及化疗等。由于前列腺癌患者大多是老年人，常常伴有其他器官的合并疾患，临床上真正能够接受前列腺癌根治手术者不足 10%，放疗是前列腺癌的局限期和局限晚期根治性治疗手段。

（1）局限性早期（$T_1\sim T_2$）：前列腺癌的重要治疗手段是放疗和手术。

（2）局部晚期（$T_{3\sim4}N_xM_0$）：前列腺癌不能手术切除，放疗和激素治疗是有效的治疗手段。

（3）晚期或转移性前列腺癌：可以考虑姑息性放疗。

（九）放疗适应证

早期前列腺癌，局部晚期前列腺癌可联合激素治疗。前列腺癌术后有肿瘤残存、包膜受侵或 PSA 升高，可行术后放疗。

姑息性放疗，如有骨转移、前列腺局部照射减轻梗阻症状。

（十）放疗禁忌证

有广泛转移或合并有恶病质者。

（十一）放射治疗技术

1. 定位与摆位技术 体位固定可以采用仰卧或者专用俯卧位体架。膀胱处于充盈状态可减少部分小肠的照射剂量。常规定位体表标记以前列腺为中心点，此点通常位于耻骨联合上缘下 1cm，可在膀胱和直肠为插入导管并注入造影剂，应用 Foley 管插入膀胱，注入 90%泛影葡胺 5ml 使球囊膨胀，轻轻牵拉球囊使其依附于膀胱三角区固定，然后从导管内注入 30%泛影葡胺 30ml 入膀胱。第二个 Foley 管插入直肠，球囊内注入空气，依附于直肠内括约肌并显示肛门位置，导管内注入 30%泛影葡胺显示直肠。前列腺定位也可根据其解剖部位来定，其顶为膀胱底部，其两侧、下缘及后缘均可经直肠指检确定。直肠内用钡剂棉球或铅珠棉球可以确定其后缘并尽量避开直肠。三维放疗一般用盆腔增强 CT 薄层扫描。

2. 常规照射技术

（1）照射范围：包括前列腺和盆腔淋巴结。

（2）放射治疗野设计技术：采用四野"盒式"照射、前列腺野和盆腔野等照射技术，照射野应包括前列腺及精囊。

1）四野"盒式"照射：即前后野和两侧野四野照射法，是目前前列腺癌外照射经常使用的方法。上界：第 1 骶椎上缘、腹主动脉旁淋巴结有转移或可疑转移时，照射野应包括上腹部；下界：至坐骨结节下缘；外侧界：位于真骨盆缘 1.5～2.0cm，但照射野的上下方角可挡铅以尽量保护部分骨髓；侧野前界：位于耻骨联合后缘；侧野后界：上方在第 2～3

骶椎之间，下方则在直肠中部（图9-22）。

2）前列腺野：①上界：位于Foley球囊上2cm，包括约30%的膀胱；②下界：位于肛门括约肌上缘，即坐骨结节下缘；③侧野前界：位于耻骨骨皮质后缘；④侧野后界：包括直肠前壁后0.6～1.0cm，但需避开直肠后壁；前后野两侧界常为照射野中心各旁开3.5～4.0cm。

3）盆腔野：采用前后野和两侧野四野照射法。

3. 三维放射治疗技术　前列腺癌多为多灶性，CTV勾画一般包括整个前列腺和精囊，高危患者尚需包括局部淋巴引流区。PTV一般在CTV基础上外放5～10mm。

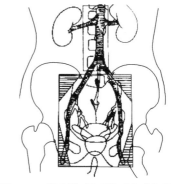

图9-22　前列腺癌四野"盒式"照射

前列腺癌放疗剂量较高，采用IMRT或者IGRT治疗效果更优。3D-CRT根据CT、MRI的影像确定肿瘤位置、形态和体积，利用计算机得到治疗计划靶体积，根据不同的肿瘤形态，由计算机控制直线加速器上的多叶光栅（MLC），采用4～8个照射野在不同的角度上进行适形放疗，照射剂量D_T81Gy。IMRT则通过对靶区的精确计划，可以改善剂量分布，减少正常组织的照射体积，进一步提高靶区剂量，有些肿瘤放疗中心利用IMRT将放射剂量提高到86Gy，甚至91Gy。

4. 近距离治疗技术　前列腺近距离放疗多采用^{125}I粒子植入治疗，在CT引导下实施。高危患者需配合外照射放疗和内分泌治疗。

5. 临床放射治疗剂量

（1）全盆照射常规分割，1.8～2.0Gy/次，5次/周，治疗剂量达（45～50）Gy/5周后，缩野至前列腺局部补量照射20Gy。若肿瘤向两侧侵犯，可用两侧120°弧形野照射。IMRT治疗时前列腺可以照射至70～78Gy，IGRT治疗时，局部可放疗至80Gy以上剂量。

（2）上腹部淋巴引流区照射常规分割，剂量为40～55Gy。有淋巴结转移时，改成侧野照射至足量。

（3）盆腔淋巴结照射常规分割，淋巴结阳性时，照射剂量为50～55Gy；淋巴结阴性时，照射剂量为40Gy；以后缩野继续照射，使治疗总剂量达（65～70）Gy／（7～8）周。适形调强放疗时，局部照射剂量为70Gy左右。

6. 注意事项

（1）配合激素治疗，前列腺肿瘤巨大时，也可在放射治疗前使用激素治疗2个月，使肿瘤缩小后再进行放射治疗，以减少其照射体积，降低不良反应。

（2）适形调强放疗或粒子植入时，应验证治疗剂量和治疗计划，确保治疗的准确性。

（十二）放疗相关不良反应

早期并发症主要指胃肠道和膀胱的急性不良反应，可出现尿频、尿急、排尿困难或大便带黏液和血、里急后重等，需在放疗过程中密切观察，并予对症处理。晚期可能可有直肠和膀胱长期毒性，表现为尿道狭窄、出血性膀胱炎、小肠炎、直肠狭窄、溃疡、坏死等，少数病例可出现阳痿等性功能障碍表现。此外粒子植入亦有一定的不良反应，可产生尿道狭窄、直肠出血、性功能障碍等。

（十三）放疗疗效及预后

肿瘤分期、血清 PSA 水平和肿瘤组织学分级是前列腺癌最重要的预后因素。单纯放疗后 T_1 期肿瘤的 5 年、10 年和 15 年生存率分别为 90%、70% 和 65%；T_2 期肿瘤的 5 年、10 年和 15 年生存率均分别为 87%、65% 和 50%；T_3 期肿瘤的 5 年、10 年生存率为 55% 和 32%。$T_{1\sim2}$ 期肿瘤治疗前血清 PSA 水平 ≤4、4～10、>10～20 及 >20mg/L 患者的 5 年复发率分别为 9.2%、38%、42% 和 75%，常规放疗前 PSA>10mg/L 的患者生化复发率将达 50% 以上。有研究发现 $T_{1\sim2}$/T_3、PSA≤（20mg/L）和 >（20mg/L）、Gleason 分级 ≤6 和 ≥7 为独立预后因素，预后良好组、预后一般组和预后不良组的 4 年无生化复发率分别为 87%、48% 和 23%；实际解剖复发率则分别为 1%、10% 和 26%。另外，内分泌治疗抗拒的肿瘤患者的平均生存期只有 6～10 个月。

四、宫　颈　癌

（一）流行病学概述

子宫颈癌（carcinoma of the uterine cervix）是发生在子宫颈的上皮性恶性肿瘤，也是全球女性中仅次于乳腺癌的第二个常见恶性肿瘤，居我国妇女恶性肿瘤的首位，40～60 岁为发病高峰。由于卫生知识的普及和防癌普查的开展，其发病率在我国有逐年下降的趋势。宫颈癌的危险因素包括：早婚、早育、多产、病毒感染、性生活紊乱、低社会层次等。

（二）解剖学概述

子宫呈倒置的梨形，子宫上部较宽，称子宫体，其上端隆突部分，称子宫底。子宫底两侧为子宫角，与输卵管相通。子宫的下部较窄，呈圆柱状，称子宫颈。子宫体与子宫颈之间形成的最狭窄部分，称子宫峡部。峡部以下为宫颈管，其下端称为子宫颈外口。子宫颈外口柱状上皮与鳞状上皮交界处，是子宫颈癌的好发部位。子宫位于骨盆腔中央，前方为膀胱，宫颈和阴道前壁与膀胱底部相邻。直肠位于子宫后方，宫颈和阴道后壁与直肠紧贴。阴道上端包绕宫颈，下端止于阴道口，环绕宫颈周围部分构成阴道穹隆。

（三）病理学概述

宫颈癌的大体分型包括：糜烂型、菜花型、结节型、溃疡型。组织病理学分类 90% 以上为鳞癌，包括角化性鳞癌、非角化性鳞癌、疣状癌等，5% 左右为腺癌，包括黏液性腺癌、子宫内膜样腺癌、透明细胞腺癌、浆液性腺癌、腺样囊性腺癌等，混合癌及其他罕见癌（包括小细胞未分化癌）占 5% 以下。

（四）转移特点

1. 直接浸润　宫颈癌向下可浸润至阴道穹隆及阴道，肿瘤突破子宫狭部屏障后，可向上经子宫内膜、肌层和淋巴管呈连续或跳跃式的向宫体蔓延，向两侧浸润子宫旁组织，向前和后浸润膀胱及直肠等。

2. 淋巴结转移　这是宫颈癌最常见的转移途径，一般是通过原发病灶附近的淋巴管向宫颈旁、闭孔、髂内、髂外等淋巴结组转移，然后向髂总淋巴结和腹主动脉旁淋巴结转移。最后到锁骨上淋巴结及全身其他淋巴结。

3. 血行转移　少见，约占全部患者的4%。最常见转移到肺、骨、肝等处。

（五）临床表现

宫颈癌早期可无任何临床症状，仅在妇女病普查进行防癌宫颈涂片时发现。随着病情发展，患者可出现异常阴道流血。在早期为接触性出血，多为性生活或妇科检查时，由于年轻妇女处于性活跃期，雌激素水平和性交频率均较高，故更易以性交出血为首发症状。以后可有不规则或经常性阴道流血，量可少可多。此外，白带增多也为宫颈癌常见症状，约80%的宫颈癌患者有此症状，初期表现为浆液性，以后为黏液性、米汤样，合并感染时呈脓性且伴有异味。晚期宫颈癌浸润到周围组织，根据累及范围的不同，可发生一系列继发症状，侵及膀胱可有尿频、尿急、血尿，甚至出现膀胱阴道瘘；压迫或累及输尿管时，可引起输尿管梗阻、肾盂积水及尿毒症；当癌肿向后蔓延、压迫或侵犯直肠，可出现便血、里急后重或排便困难，甚至形成直肠阴道瘘；若癌肿侵犯腹膜可出现剧痛；直肠盆腔广泛浸润可发生下肢肿痛、坐骨神经痛等症状。此外晚期者亦可有贫血、恶液质等全身衰竭症状。

（六）诊断

根据症状和体征，妇科检查对典型宫颈癌很易作出诊断，但对早期无症状病例，需作如下辅助检查。

（1）阴道脱落细胞涂片：对宫颈癌早期诊断阳性率达90%左右，但有时难以准确定位病变部位。

（2）组织学活检：是确诊宫颈癌不可或缺的检查。

（3）阴道镜：能直接观察宫颈病变，准确定位，提高活检的准确率和早期癌症的发现率。

（4）影像学：如胸部X射线、盆腔B超、CT等检查。

（七）鉴别诊断

需与宫颈糜烂、宫颈息肉、宫颈结核、宫颈黏膜下肌瘤、宫颈乳头状瘤等良性疾病相鉴别。

（八）治疗原则

宫颈癌的治疗，目前能达到较好疗效的是放疗、手术及综合治疗。

1. 放射治疗　是宫颈癌的主要治疗手段，适应范围广，各期均可应用，疗效好。宫颈癌的放射治疗以腔内照射配合体外照射的方法应用最普遍。宫颈癌常用放疗方式有术后放疗和根治性放疗。

2. 手术　也是宫颈癌有效的治疗手段，早期病例可一次清除病灶，治疗期短，年轻患者可以保持正常的卵巢和阴道功能。但手术治疗有严格的适应证，手术范围广，创伤大，手术可能有严重的并发症。

3. 综合治疗 宫颈癌的综合治疗主要是手术与放疗的综合，包括术前照射及术后照射。

（九）放射治疗原则

宫颈癌的放射治疗，照射靶区应包括肿瘤原发区和盆腔淋巴引流区，前者主要用腔内照射（近距离照射），后者用体外照射，腔内和体外照射配合使用才能最大限度地消灭肿瘤，而又可降低并发症的发生率。近年来，外照射加高剂量率后装腔内放疗治疗宫颈癌已日趋广泛，对中、晚期宫颈癌倾向于以体外照射为主，腔内为辅的方式，疗效好，并发症少。对无腔内照射条件的医院或仅用于姑息治疗者，可单用外照射治疗，但疗效明显为差，且并发症发生率高。

（十）放疗适应证

单纯放疗适合于各期患者的治疗，但目前多应用于ⅡB期以上的中晚期及有并发症的早期患者。

术后放疗手术不彻底，术前诊断为早期癌而术后病理证实为浸润癌，未做根治手术；手术切缘仍有残余癌；术后证实盆腔淋巴结或腹主动脉旁淋巴结阳性者；盆腔脏器受累者；血管、淋巴管浸润，间质浸润达肌层外 1/3 者。

（十一）放疗禁忌证

如合并有严重症者。

（十二）放射治疗技术

1. 摆位与定位技术 定位和治疗时膀胱处于半充盈或充盈状态，排空直肠。多采用仰卧位真空垫固定，优点是重复性好，患者体位更自然更舒服，也可采用专用俯卧位体架固定，其对应下腹部位有开好的孔洞，一部分下腹在患者趴下后会凸入其中，优点是可以减少膀胱和小肠的照射剂量。照射多采用等中心照射技术，常规定位使用模拟定位机，三维治疗一般使用 CT 增强定位，3mm 或者 5mm 扫描增厚。

2. 常规照射技术

（1）照射范围：肿瘤原发区域及盆腔转移区域，包括宫旁三角区、宫旁组织（子宫旁、宫颈及阴道旁组织）、盆壁组织及盆腔淋巴区域。

（2）放射治疗野设计技术：采用盆腔大野、盆腔四野、盆腔旋转照射野和盆腔延伸野等照射技术。

1）盆腔大野：一般包括下腹及盆腔，前后各一野对穿垂直照射。上界：髂嵴（第4、5 腰椎）水平；下界：闭孔下缘；两侧界：髂前上棘（股骨头内 1/3）附近。其包括髂总 1/2，髂外、髂内、闭孔、骶前等淋巴引流区，照射野大小在 20cm×15cm 左右。照射野四个角可以适当用铅块遮挡，根治放疗的患者后期中间部位需要挡铅（图 9-23）。

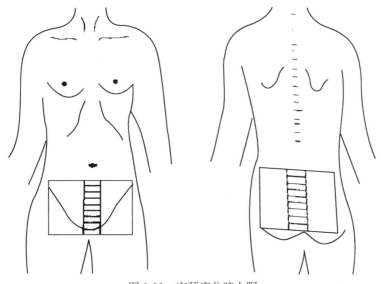

图 9-23　宫颈癌盆腔大野

2）盆腔四野：在盆腔大野的基础上，加左右两个侧野照射，可以保护一部分膀胱和直肠。

3）旋转照射野：照射野为 8cm×15cm 左右。旋转照射分两个方式进行，一种是以宫颈为中心作 300°旋转避开直肠部分 60°，5 次/周，3Gy/次，宫颈剂量为 70～80Gy。另一种方式是以两侧"B"点为各自旋转的中心，各旋转 160°，5 次/周，每次两侧各 2Gy，宫颈区域总剂量为 59～67Gy。两种照射方式的"B"点剂量均在 60Gy 以上，疗程为 7 周左右。

4）盆腔延伸野：腹主动脉旁淋巴结转移时，可从上述两种设野上缘延伸至所需照射的部位。一般上界至第 10 胸椎下缘，野宽 8～10cm，与盆腔野形成凸形野（图 9-24）。

3. 三维放射治疗技术　定位后放疗医师可以方便地在 CT 图像上更精确地勾画出照射靶区和膀胱、直肠等敏感器官，行三维适形或者调强放疗计划制定，计划输出至治疗系统，摆位体位和模具同放疗定位，对齐身上的激光的标记点即可实施放射治疗。

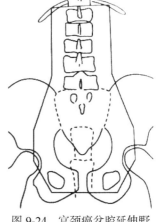

图 9-24　宫颈癌盆腔延伸野

4. 近距离治疗技术

（1）放射源腔内治疗所用的放射源为中、高剂量率的放射性核素，如 ^{137}Cs、^{192}Ir 等。

（2）照射范围：在宫腔和阴道内设置放射源，包括原发肿瘤区域及宫旁组织，包括宫颈、阴道、宫体及宫旁三角区（图 9-25）。

（3）剂量参考点：A 点指阴道穹隆垂直向上 2cm、子宫中心轴向外 2cm 处，相当于输尿管与子宫动静脉交叉处，称宫旁三角区，为宫颈癌向宫旁组织浸润的必经之路。宫颈癌原发肿瘤的放射致死量以此为参考点。B 点位于 A 点水平外侧 3cm，

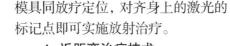

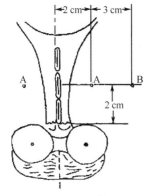

图 9-25　内照射范围

自子宫中心轴向外 5cm 处，相当于闭孔淋巴结所在部位，是宫颈癌淋巴转移的第一站。若有条件时可设置直肠膀胱等部位的剂量参考点，尽量减少危险器官的受量。膀胱参考点：沿膀胱中心与阴道容器连线，过膀胱后表面一点为膀胱受量的参考点。在 X 线侧位片是气囊造影剂沉积的最下缘，在正位片上是气囊球体的中心。直肠参考点：宫腔源后端点（或阴道源中心）与阴道后壁的垂直线，距阴道后壁 0.5cm 处为直肠剂量参考点。在 X 射线侧位片上位于宫腔管源的宫口水平，正位片上位于宫口阴道放射源的中心。

腔内放疗布源原则：①子宫内全径均应布源，而不管有无肿瘤累及；②阴道有病变部位应包括在放射源有效照射范围内；③阴道穹隆部放射源应尽量向两侧扩开，以增加盆壁剂量；④尽量设法减小正常组织（膀胱、直肠）的损伤。

（4）方法：一般腔内治疗在全盆照射 2 周后或接近治疗结束时开始。对于局部肿瘤巨大、活跃出血的患者，可以先给予阴道容器照射达到止血目的。多采用后装治疗机先将不带放射源的施源器放入宫腔及阴道内，固定后用放射源输送管将导管与放射源贮源罐相连接，将放射源引导至预定部位，然后工作人员在治疗室外遥控操作后装治疗机，使放射源自动进入宫腔管及阴道施源器。根据放射源的活度或治疗计划放置一定时间后取出。有条件的单位可以采用后装三维治疗系统，治疗可以做到更精确。

5. 放射治疗处方剂量

（1）术后放疗：常规剂量为 2Gy/天，每周 5 次，总量 40～50Gy。

（2）根治性放疗：一般为常规盆腔放疗 25～30Gy 后，盆腔中央挡铅，开始后装放疗，每周 2 次，每次 A 点剂量 2.5～3Gy，总量 30Gy 左右，外照射总量 45Gy 左右，如果盆腔有肿大淋巴结，可以加量 5～10Gy。

（十三）放疗相关不良反应及相应处理

1. 早期反应

（1）放射性阴道炎：系无菌的物理性炎症，表现为充血水肿甚至发生浅表性溃疡，表面形成假膜。有疼痛、分泌物增多等症状。在此期间应加强阴道冲洗，以避免或治疗感染，促进上皮愈合，减少粘连。

（2）感染：宫颈癌常合并局部感染，有的患者可能合并宫腔潜在感染或慢性盆腔炎。在放疗过程中，特别是腔内治疗可能激发或加重感染。在腔内放疗前，应积极控制感染。若由于肿瘤存在，使感染不易控制时，可在抗炎治疗的同时，先予以体外照射。

（3）急性直肠反应：在腔内治疗时，若放射源容器固定不当，直肠受量过高时，在宫颈水平的直肠前壁可发生黏膜充血水肿，肠蠕动增加或发生肠痉挛，从而出现里急后重、腹痛、腹泻甚至黏液血便等症状，多在腔内放疗后数日或数周后发生。治疗以抗炎和对症处理为原则，必要时应暂停放疗。

（4）机械性损伤：主要发生在腔内放疗时的操作过程中，如阴道裂伤、子宫穿孔等。

2. 晚期反应

（1）生殖系变化：放射性纤维化使阴道狭窄，宫颈萎缩、宫口闭锁，后者可导致宫腔积脓。卵巢功能破坏可出现绝经期症状。

（2）盆腔纤维化：可引起循环障碍造成下肢水肿，压迫神经引起疼痛。宫旁组织纤维化可导致输尿管狭窄，并引起肾盂积水甚至肾功能障碍。

（3）迟发性直肠反应：晚期放射性直肠炎占宫颈癌放疗的 9%～15%，多发生在放疗后 6～9 个月甚至 1～2 年后。临床表现主要为里急后重、直肠内灼痛、排便障碍、大便变细、肛区坠痛等。放射损伤时肠黏膜发生溃疡，引起黏液血便，严重者可发生穿孔，形成直肠阴道瘘。为避免严重的直肠反应和损伤，行腔内治疗时应注意源容器的充分固定，避免或减少直肠壁放射受量。盆腔外照射加腔内后装治疗，降低盆腔中轴的剂量，减少阴道的照射量可降低放射性直肠炎的发生率。一旦发生迟发性直肠反应，可予以对症处理：腹痛、腹泻可用复方樟脑酊，口服次碳酸铋，以保护直肠黏膜；有便血者在口服或注射止血药的同时，可应用氢氧化铝乳剂或 0.25% 普罗卡因 200ml 保留灌肠；为防止肠壁的过度纤维化，可适当应用肾上腺皮质激素类药物。

（4）放射性膀胱炎：发生率为 3.2%～10%，多数患者发病于放疗后 2～5 年，仅少数发病于放疗后 1 年内。主要表现为尿频、尿痛及血尿。避免膀胱过量照射及注意自身的保护可减少本病的发生。治疗以抗炎及止血为原则，严重血尿者可用稀释的福尔马林（甲醛）溶液做膀胱灌注。严重者可发生膀胱挛缩，膀胱壁高度增厚，必要时应进行手术治疗。

（十四）预后

预后的影响因素包括：

1. 治疗方法　Ⅰ 期、Ⅱ A 期单纯手术与单纯放疗的治疗效果相仿；Ⅱ B 期单纯手术的效果较单纯放疗差。术前、术后放疗能降低局部复发率，提高生存率。化疗和放疗联合治疗中晚期宫颈癌能提高疗效。

2. 放射剂量和疗程　适当的剂量和疗程能提高放射治疗比，剂量不足或过高或疗程过长均可影响预后。

3. 病理类型　腺癌的放射敏感性低于鳞癌，5 年生存率较鳞癌低 20% 左右。放疗和手术的综合治疗能提高疗效。

4. 贫血　长期慢性失血或急性大出血，使患者血红蛋白下降。中重度贫血对局部控制率和生存率有明显的影响，5 年生存率较无贫血者低 30% 左右。

5. 宫颈积脓　主要由肿瘤或放射引起宫颈管阻塞，引流不畅而造成。宫腔积脓在放射疗程中持续不愈或放射治疗后出现者，应考虑肿瘤未控或复发的可能，预后不佳。

6. 盆腔感染　包括附件炎、宫旁组织炎、盆腔脓肿等。感染伴发热者预后差；发热持续时间越长，预后越差。

7. 输尿管梗阻　肿瘤向宫旁浸润压迫输尿管，继发肾盂积水。治疗后肾盂积水加重者预后不佳。

五、睾丸恶性肿瘤

（一）流行病学概述

睾丸肿瘤（tumors of the testis）相对少见，仅占男性恶性肿瘤的 1%，占男性泌尿生殖系统肿瘤的 3%～36%。睾丸生殖细胞瘤好发于青壮年，是 20～35 岁男性青壮年最常见的恶性肿瘤。各类肿瘤发病年龄不同，取决于其病理类型。例如，胚胎癌和畸胎瘤多发于 20～30 岁，精原细胞瘤多发生于 30～40 岁。总之，绝大多数睾丸生殖细胞肿瘤发生于 50 岁以前。睾丸精原细胞瘤发生于隐睾者占 15%~20%。睾丸生殖细胞瘤的病因不明，某些情况是可能的危险因素，如隐睾发生恶性肿瘤的危险性是正常的 15~45 倍，睾丸恶性肿瘤患者常有外伤病史，但外伤不一定是引起肿瘤的主要因素，但已患肿瘤的患者很可能因外伤使病情加重而出现症状。

（二）应用解剖及淋巴引流

睾丸被致密的白膜被覆，致密的白膜对睾丸肿瘤的生长有一定的限制作用，肿瘤很少穿透白膜侵及阴囊皮肤。睾丸肿瘤的第一站淋巴结转移为腹主动脉旁淋巴结，很少转移到腹股沟淋巴结。睾丸本身及副睾的淋巴引流，先沿精索上行到达腹膜后，再沿腰大肌上行于第 4 腰椎水平，跨过输尿管再分支向上，向内进入腹主动脉旁淋巴结及下腔静脉淋巴结。两侧睾丸的淋巴引流有一定的差别，右侧终止于下腔静脉外侧或前方及下腔静脉与腹主动脉之间。左侧因精索静脉发自左肾静脉，故淋巴可直接达左侧肾蒂周围淋巴结。两侧最后均可借胸导管转移至左锁骨上，少数也可转移到右锁骨上。当肿瘤侵犯到睾丸白膜和阴囊时，淋巴引流可回流至腹股沟淋巴结，故睾丸肿瘤绝对禁忌活检和穿刺，以防肿瘤播散。

（三）病理学概述

睾丸恶性肿瘤来源于睾丸生殖细胞及其支持细胞。95%的睾丸肿瘤为恶性，且绝大部分来源于生殖细胞。睾丸肿瘤分成两大类：生殖细胞瘤和非生殖细胞瘤。睾丸生殖细胞瘤包括精原细胞瘤和非精原细胞瘤，睾丸精原细胞瘤占全部生殖细胞瘤的 50%，非精原细胞瘤包括胚胎性癌、畸胎瘤、内胚窦癌、绒毛膜上皮癌。

（四）扩散途径

睾丸肿瘤因睾丸鞘膜的限制，不易发生直接蔓延。淋巴结转移是最主要的转移途径。精原细胞瘤主要沿深层淋巴转移，当肿瘤穿破鞘膜累及阴囊皮肤或腹腔淋巴通道梗阻时才沿浅层淋巴转移。其常容易引流至腹腔淋巴结，甚至上行至纵隔淋巴结和锁骨上淋巴结。晚期可出现血行转移，以肺部转移较多见。

（五）临床表现

患者早期常无症状，睾丸肿大是早期表现，常为无痛性，有时可有睾丸酸胀感。睾丸恶性肿瘤常见的症状和体征为无痛性或疼痛性肿块，质地硬，大小从几十毫米到十几厘米不等。大部分肿块伴有疼痛，部分患者同时伴有睾丸肿胀和下坠感。隐睾患者常表现为逐渐增大的腹内肿块。急性疼痛少见，如有则表示肿瘤内急性出血或睾丸蒂急性扭转。睾丸恶性肿瘤的症状和体征与睾丸的部位有关，隐睾肿瘤的肿块位于腹股沟或盆腔。盆腔隐睾肿瘤因为所处部位深，早期不容易被发现，故原发肿瘤大小常比腹股沟隐睾和阴囊睾丸肿瘤大，原发病灶也更容易侵犯邻近器官和结构，产生特有的临床症状和体征，如下肢水肿、尿频、尿急和尿痛等。有的患者可首先出现转移的症状，如腰背痛、腹内肿块及锁骨上淋巴结肿大等。

（六）诊断

除依据临床症状及体征外，必要时尚需作血清 AFP、CEA 和 β-HCG 检测、阴囊超声检查、腹腔 CT 及 MRI 检查等，对明确诊断、临床分期及制定治疗方案均有参考价值。

（七）鉴别诊断

精原细胞瘤在行睾丸切除术前，需与睾丸和附睾结核、睾丸和附睾炎、睾丸鞘膜积液、精索静脉曲张、阴囊血肿等相鉴别。

（八）临床分期

睾丸肿瘤为：Ⅰ期肿瘤局限于睾丸，无淋巴结或远处转移；Ⅱ期指膈下淋巴结转移，根据腹主动脉旁转移淋巴结大小分为ⅡA、ⅡB和ⅡC。ⅡA和ⅡB期肿瘤负荷小，而ⅡC期指腹腔大肿块；Ⅲ期合并膈上淋巴结转移，但无远处转移；Ⅳ期指有远处转移。

（九）治疗原则

睾丸肿瘤的治疗取决于其病理性质和分期，治疗可分为手术、放疗和化疗。睾丸肿瘤的发生和隐睾有一定关系，无论哪一类型首先应行病变侧高位睾丸摘除术，避免挤压睾丸以防肿瘤播散，腹膜后淋巴结清扫术的切除范围包括下腔静脉前、下腔静脉旁、腹主动脉旁、腹主动脉前、动静脉间及双侧髂总淋巴结。

睾丸精原细胞瘤的术后治疗主要取决于肿瘤的临床分期，其对放疗和化疗均高度敏感。术后放疗是Ⅰ期和ⅡA～ⅡB期标准治疗；腹腔大肿块Ⅱ期（ⅡC期）和Ⅲ～Ⅳ期则以化疗为主要治疗手段，可行化疗后肿瘤残存区行放射治疗。早期的非精原细胞癌治疗主要为手术或化疗，晚期应以化疗为主。非精原细胞性生殖细胞瘤对放疗抗拒，放疗对早期非精原细胞性生殖细胞瘤的作用极少。绒毛膜上皮癌原则上除进行睾丸切除外，不做进一步手术或放疗，一般只做化疗。畸胎癌和胚胎癌早期主张做腹膜后淋巴结清扫术，术后应配合化疗和（或）放疗。晚期应以化疗为主。至于术前放疗，多不采用，只是在腹膜后肿瘤巨大的情况下，估计经过一定剂量的照射，肿瘤会缩小而有利于手术切除，这才考虑行术前照射。

（十）放射治疗原则

术后放疗主要在下列四种情况下进行：①早期睾丸肿瘤（Ⅰ期），腹膜后没有转移淋巴结或临床和其他检查无肯定转移淋巴结者；②睾丸切除术后，腹膜后有肯定转移淋巴结者；③睾丸恶性肿瘤原发于腹膜后或因肿瘤巨大而手术切除不彻底者；④有纵隔等处淋巴转移或有血行转移等晚期患者及放疗后局部复发者可行局部姑息性放疗。

睾丸恶性肿瘤中精原细胞瘤对放疗最有效，进行术后放疗可取得很高的治愈率，且无严重的毒性反应。根据睾丸精原细胞瘤易发生淋巴转移和对放射有高度敏感性的特点，故多主张术后常规作后腹腔淋巴区放疗。对Ⅰ、ⅡA期患者只须进行膈下照射。对ⅡB期以上患者可选择性地作纵隔及左锁骨上区预防性照射。ⅡC期适用大野或全腹照射。

（十一）放疗适应证

（1）Ⅰ～ⅡB期睾丸精原细胞瘤患者。
（2）ⅡC～Ⅳ期精原细胞瘤患者化疗后有肿瘤残存者。
（3）肿瘤压迫重要器官者。

（4）姑息性放疗，需要减轻症状者。

（十二）放疗禁忌证

（1）恶病质、有严重心、肺功能衰竭者。

（2）马蹄肾或合并有严重肠炎，放疗可能引起严重并发症者。

（3）往已做过腹盆腔高剂量放疗者。

（十三）放射治疗技术

1. 定位与摆位技术 一般采用仰卧位真空垫固定，采用模拟机定位。

2. 常规照射技术

（1）照射范围：包括腹主动脉旁及同侧髂血管淋巴引流区。

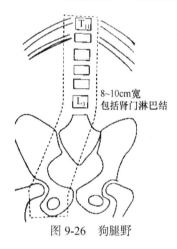

图 9-26 狗腿野

（2）放射治疗野设计：采用"狗腿野"和腹主动脉旁照射技术。

1）常规治疗野（俗称"狗腿野"）：①上界：第 10 胸椎下缘；②侧界：各距中线 4～5cm，患侧由上向下延伸到第 4 腰椎水平，健侧为第 5 腰椎下缘水平，内侧是患侧闭孔内侧缘垂线耻骨联合上 2cm 交点的连线，外侧为髋臼外缘连线，然后两侧均垂直向下；③下界：为闭孔下缘（图 9-26）。

适合于Ⅰ期及Ⅱ期 A、B 的患者。

2）纵隔野及锁骨上野：①纵隔野上界：双锁骨水平即胸骨切迹水平；②下界：第 10 胸椎水平；③侧界：包括纵隔转移病灶外缘外放 1～2cm；锁骨上野根据转移病灶的大小设计；纵隔与腹部照射应间隔 2～3 周。

3）腹部大野或全腹照射：适合用于ⅡC 期患者，可根据淋巴结大小而设计。

3. 三维放疗治疗技术 精原细胞瘤照射范围较大，照射剂量较低，一般行普通放疗即可。

4. 临床放射治疗剂量

（1）Ⅰ期精原细胞瘤：常规分割，1.5～1.8Gy/次，预防性照射剂量为（20～26）Gy/（3～4）周。

（2）Ⅱ期精原细胞瘤：常规分割，剂量达（30～35）Gy/（4～5）周后缩野照射总量至 40Gy。

（3）ⅡC 期精原细胞瘤：常规分割照射 20Gy 后，缩野照射总量至（35～40）Gy/（4～5）周。

（4）纵隔淋巴结转移：常规分割照射，剂量为（35～40）Gy/（4～5）周。

（5）锁骨上淋巴结转移：常规分割照射，剂量为 40Gy/4 周。

（6）睾丸胚胎癌和畸胎癌需达（45～50）Gy/（4～5）周，如有转移时，则缩野增至（50～60）Gy/（5～6）周。

5. 注意事项

（1）治疗前做精子检查，50%的睾丸精原细胞瘤患者在发病时，就有一定程度的精子生成障碍，仍有生育愿望的患者可在治疗前冷冻保存精子。

（2）放疗中注意保护对侧睾丸，尽量减少对侧睾丸的受照射剂量。

（3）腹主动脉旁和髂总、髂内外淋巴结照射时，应采用一个照射野，尽量少分野。

（4）一般不做纵隔预防性照射。

（5）阴囊复发罕见，通常不做阴囊照射。

（6）治疗并发症包括中度或重度消化不良，白细胞下降等，重度并发症极少见。

（十四）放疗相关不良反应及相应处理

胃肠道反应较为普遍，主要为恶心、呕吐、胃纳差和大便次数增多。白细胞及血小板下降也较常见，故照射速度宜慢，并给予支持疗法和对症处理。睾丸精厚细胞瘤经放疗后尚无明确后遗症发生。但非精原细胞瘤的生殖细胞肿瘤如照射剂量偏高，不及时缩野和保护脏器，则有可能发生下肢水肿、放射性肠炎、放射性肾炎，治疗时应谨慎。

（十五）放疗疗效及预后

1. 临床分期 病期越早预后越好，一旦出现转移则生存率明显下降。5 年生存率为 95%～100%，Ⅱ期为 50%～90%，Ⅲ期为 0～56%。

2. 病理类型 就疗效来说，单纯精原细胞瘤最好，胚胎癌和畸胎癌较差，绒毛膜上皮癌更差。

3. 治疗方法 合理的综合治疗[手术+放疗和（或）化疗]优于单一治疗。单纯手术治疗效果较差，配合放疗或化疗可明显提高生存率和降低复发率及远处转移率。如对精原细胞瘤行睾丸切除后，不做腹膜后淋巴区照射的 5 年生存率仅为 50%左右，进行术后放疗者可达 80%～100%。

第五节　神经系统肿瘤

神经系统肿瘤包括神经系统实质细胞来源的原发性颅内肿瘤，以及位于颅内，但非脑实质细胞由来的原发性颅内肿瘤和继发性转移性肿瘤。原发性肿瘤发生于脑组织、脑膜、脑神经、垂体、血管及残余胚胎组织等；继发性肿瘤指身体其他部位的恶性肿瘤转移或侵入颅内形成的肿瘤。原发性中枢神经系统肿瘤发生率为（5～10）/10 万，其中脑胶质细胞瘤占 40%，脑膜瘤占 15%，听神经瘤（神经鞘瘤）约占 8%。恶性星形胶质瘤约占脑胶质细胞瘤的 50%。儿童常见颅内肿瘤为胶质瘤和髓母细胞瘤。本节选取临床较为常见的脑胶质细胞瘤、脑膜瘤、垂体腺瘤、松果体区肿瘤和脑转移瘤做如下介绍。

一、脑胶质细胞瘤

（一）流行病学概述

脑胶质细胞瘤是由于大脑和脊髓胶质细胞癌变所产生的、最常见的原发性颅脑肿瘤。年发病率为（3～8）/10 万。脑胶质细胞瘤确切病因尚不清楚，目前认为是由先天的遗传高危因素和环境的致癌因素相互作用所导致的。一些已知的遗传疾病，如神经纤维瘤病（Ⅰ

型）及结核性硬化疾病等为脑胶质瘤的遗传易感因素。一些环境的致癌因素也可能与脑胶质细胞瘤的发生相关。有研究表明，电磁辐射可能与胶质瘤的产生相关。脑胶质细胞瘤是最常见、手术难以切除、容易复发的肿瘤，其中星形细胞瘤是颅内胶质瘤中发病率最高的肿瘤，其治疗原则是手术加术后放射治疗。

（二）病理学概述

根据其肿瘤细胞形态学与正常脑胶质细胞的相似程度（并不一定是其真正的细胞起源），可分为星型细胞瘤、少枝细胞瘤、混合胶质瘤、室管膜瘤。根据肿瘤细胞在病理学上的恶性程度，可分为低级别胶质瘤（WHO 1～2级）与高级别胶质瘤（WHO 3～4级），前者为分化良好的胶质瘤，虽然这类肿瘤在生物上并不属于良性肿瘤，但是患者的预后相对较好，后者为低分化胶质瘤，这类肿瘤为恶性肿瘤，患者预后较差，生存期很短。

（三）转移特点

由于脑内没有淋巴管结构及认为脑瘤组织侵蚀破坏血管的能力差，脑瘤细胞在颅外其他器官内繁殖适应能力差，故很少有颅外转移的，扩散唯一的解剖途径是沿着蛛网膜下腔间隙和脑室系统扩散。

（四）临床表现

脑胶质细胞瘤主要表现为进行性颅内高压症状和局灶性神经症状，也可首先表现为头晕、癫痫发作、视物改变及精神异常等。颅内高压的原因包括三方面：肿瘤本身的占位效应及脑水肿使颅内容物的体积超出了生理调节限度；肿瘤造成梗阻性脑积水；肿瘤压迫静脉窦致静脉回流受阻。脑萎缩的老年人及颅缝未闭的婴幼儿颅内高压症状出现较晚。头痛、呕吐、视神经乳头水肿并称为颅内高压三主征。

（五）治疗原则

脑胶质细胞瘤的治疗原则是以手术治疗为主、辅以放疗和化学药物治疗的综合治疗。针对患者的不同病情还需采取其他对症治疗措施，包括控制颅内高压，应用皮质类固醇、抗癫痫类药物，纠正代谢异常及支持治疗。

手术治疗分两大类：①直接手术切除；②姑息性手术，包括内减压、外减压、脑脊液分流术，其目的仅为暂时降低颅内压、缓解病情。

（六）放射治疗原则

放射治疗的治疗范围包括颅内肿瘤切除术后防止肿瘤复发或中枢神经系统内播散，以及未能全切的肿瘤，脑深部或累及重要结构，估计手术不能切除或手术可使原有症状加重的肿瘤。视神经胶质瘤确诊后单独应用放射治疗，可在较长时间内缓解症状。

（七）放疗适应证

术后放疗组织学Ⅰ～Ⅱ级胶质细胞瘤术后有病灶残存者。
全脑放疗多发胶质母细胞瘤、多形性胶质母细胞瘤、脑胶质瘤病。

单纯放疗有手术禁忌或拒绝手术者，可行单纯放疗。直径较小的星形细胞瘤可行 X 刀或 γ 刀治疗，其效果与手术治疗相近。

（八）放疗禁忌证

严重心、肺、肝、肾功能不全者；恶液质者；手术切口未愈或伴有颅内感染者；严重脑水肿，颅内高压未得到控制者；术后颅内有活动性出血者。

（九）放射治疗技术

1. 定位和摆位技术　患者取仰卧或俯卧位并使其体位固定；根据手术记录、术中放置的银夹标记及 CT、MRI 图像所见，参照脑重要结构在头皮上的投影或在模拟机下标出有意义的参照点采用普通模拟定位或 CT 模拟定位。

2. 常规照射技术

（1）照射范围：低度恶性星形细胞瘤（相当于 WHO Ⅰ、Ⅱ级），照射范围一般在瘤体边缘外放 1～2cm；中度恶性星形细胞瘤（相当于 WHO Ⅱ、Ⅲ级），靶区一般在瘤体边缘外放 2～3cm；高度恶性星形细胞瘤（相当于 WHO Ⅳ级，即胶质母细胞瘤），照射范围一般在瘤体边缘外放 3～4cm。

（2）常规放射治疗野设计技术：采用左右两野对穿照射、一侧野＋前野或后野楔形板照射、多野等中心照射、全脑照射等技术。

1）左右对穿野：患者取仰卧位，以模拟机架水平状态透视下左右耳孔相互重叠为准，面罩固定。根据肿瘤在 CT 或 MRI 片上的具体位置预定照射范围，并根据其与头颅骨性标志的坐标关系，在透视下找出射野的坐标位置，再按照预定的照射野范围射野，左右对穿野适用于病变广泛、累及两侧大脑的患者。

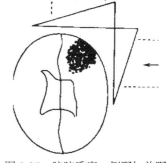

图 9-27　脑胶质瘤一侧野加前野

2）一侧野+前野：患者取仰卧位，垫倾斜头枕，倾角以眉弓与外耳孔连线垂直于治疗床面为准，然后根据影像检查所示肿瘤与头颅骨性标记关系定位（图 9-27）。

3）一侧野+后野：患者取俯卧位，下颌内收，使眉弓与外耳孔连线垂直于治疗床面为准，设野同一侧野+前野。

4）多野等中心照射技术：定位时根据 CT 或 MRI 图像显示的肿瘤边界与银夹的各轴向距离，确定各轴向射野的大小尺寸，再把肿瘤中心或银夹标记对准等中心位置，即可行左、右、前、后等方向射野，并可行"准适形"多野等中心照射。此法多用于颅脑中线部位的肿瘤（图 9-28）。

图 9-28　多野等中心照射技术

5）全脑照射野：采用两侧平行相对野水平照射，射野包含整个头颅。上界颅顶，下界第 4 颈椎下缘。

3. 三维放射治疗技术

（1）三维适形放疗：和调强放射治疗与常规放疗相比，可使 30%～50% 的正常脑组织避免受到照射，从而提高治疗增益比。因此，临床首选三维适形放射治疗和调强放射治疗。GTV：能证明的大肿瘤；CTV：GTV+2.5～3cm；PTV：CTV+0.3～0.5cm。

（2）立体定向放射外科：X 刀或 γ 刀是治疗手术不能切除、术后放疗后病变残存和复发胶质瘤的一种有效手段，长期生存优于单纯常规放疗。

4. 放射治疗处方剂量

（1）Ⅰ～Ⅱ级星形细胞瘤术后有病灶残留者，可局部常规分割照射，剂量为（50～56）Gy /（5～6）周。

（2）Ⅲ～Ⅳ级星形细胞瘤全脑常规分割照射，剂量为（36～40）Gy /（4～5）周，缩野后将剂量总剂量追加至（60～70）Gy /（6～7）周。

（3）高度恶性颅脑肿瘤局部常规分割照射 50Gy 后，缩野后将治疗总剂量追加至 56～60Gy。也可采用立体定向分次放射治疗的技术追加剂量。

（4）多发病灶全脑常规分割照射 40～45Gy 后缩野，肿瘤区域照射至 60～64Gy。

（5）三维适形和调强放射治疗：95% 的等剂量线涵盖 PTV，PTV1 剂量 D_T50Gy，1.8～2Gy / 次，一周 5 次；PTV2 剂量 D_T10Gy，1.8～2Gy / 次，一周 5 次。总剂量 60Gy，6 周完成。在肿瘤邻近脑干、垂体、视交叉等重要结构时，重要器官受量：脑干（若超量体积小于 1ml）、视交叉限量低于 54Gy（常规分割）；垂体限量低于 50Gy。

（6）局部病灶用 SRT 技术治疗或加量，以 80% 的等剂量曲线包绕靶区边缘，总剂量达 55～70Gy 为宜。

5. 注意事项

（1）预防并及时治疗早期急性和早期迟发型颅脑放射性反应，尽量减少放射性脑损伤。

（2）注意监测白细胞与血小板的变化，如有下降趋势应及时采取治疗措施。

（3）因脑水肿导致明显颅内压增高时，须用糖皮质激素类药物和脱水利尿剂。

（4）一旦出现颅内出血及脑疝时，应立即停止放射治疗并采取对症治疗措施。

（5）后期有可能出现脑组织不同程度的放射性损伤及神经和精神症状出现。

（十）预后

经过综合治疗后，对于低级别胶质瘤（WHO 1～2 级）患者而言，中位生存期在 8～10 年；对于间变胶质瘤（WHO 3 级）患者而言，中位生存期在 3～4 年；对于胶质母细胞瘤（WHO 4 级）患者而言，中位生存期在 14.6～17 个月。值得注意的是，对于胶质母细胞瘤患者而言，新出现的放疗与替莫唑胺化疗方案，可以使将近 10% 患者存活至 5 年以上；而在替莫唑胺出现之前，单独使用放疗，仅有不足 1% 的患者可以存在 5 年。

二、脑　膜　瘤

（一）概述

脑膜瘤（Meningiomas）是起源于脑膜及脑膜间隙的衍生物的肿瘤，大多数为良性，约占颅内肿瘤的 19%，女性：男性为 2：1，发病高峰年龄在 45 岁，儿童少见。许多无症状脑膜瘤多为偶然发现。多发脑膜瘤偶尔可见，50%位于矢状窦旁，另大脑凸面，大脑镰旁者多见，其次为蝶骨嵴、鞍结节、嗅沟、小脑脑桥角与小脑幕等部位，生长在脑室内者很少，也可见于硬膜外。脑膜瘤的发生可能与一定的内环境改变和基因变异有关，并非单一因素造成，可能与颅脑外伤，放射性照射、病毒感染及合并双侧听神经瘤等因素有关。

（二）临床表现

因肿瘤呈膨胀性生长，患者往往以头疼和癫痫为首发症状。根据肿瘤位置不同，还可以出现视力、视野、嗅觉或听觉障碍及肢体运动障碍等。在老年人，尤以癫痫发作为首发症状多见。颅内压增高症状多不明显，尤其在高龄患者，许多患者仅有轻微头痛，甚至经CT 扫描偶然发现为脑膜瘤。因肿瘤生长缓慢，所以肿瘤往往长得很大，而临床症状还不严重。临近颅骨的脑膜瘤常可造成骨质的变化。

（三）放射治疗原则

脑膜瘤大多可以手术全切，以往认为脑膜瘤对放射抗拒，现证实放疗是有效的。放疗可改善临床症状和体征，降低术后复发率，提高生存率，对肿瘤不全切除及复发性脑膜瘤不宜再手术者，或不愿手术者可行根治性放疗，照射野针对肿瘤局部，适当扩大 2～4cm，位于脑表面的尽量用切线照射。

（四）放疗适应证

1. 术后放疗　恶性脑膜瘤术后或脑膜瘤术后肿瘤有残存者。
2. 单纯放疗　因各种原因失去手术机会或术后复发不宜再手术者。
3. 立体定向放疗　①颅底脑膜瘤；②直径＜5cm 者；③患者不能耐受手术者；④术后和根治性放疗后病变残存或复发的恶性脑膜瘤作为挽救性治疗者。

（五）放疗禁忌证

同脑胶质细胞瘤放疗禁忌证。

（六）放射治疗技术

1. 常规照射技术
（1）照射范围：良性脑膜瘤常规外照射的靶区边缘应在 CT 或 MRI 影像所显示的肿瘤边缘处适当外扩 1cm，恶性脑膜瘤则需要外扩 2～3cm。
（2）放射治疗野设计技术
1）对位于颅脑一侧的病变可采用两楔形野夹角照射。
2）对位于颅脑中线部位的病变（如蝶鞍旁和蝶骨）可采用旋转照射，避免采用两侧对穿照射，尽可能地保护一侧正常的颅脑重要结构。
（3）治疗摆位要求患者取仰卧位或俯卧位并使其体位固定；通常采用 CT 模拟定位或普通模拟机定位。
2. 立体定向放射治疗　具体参照第六章第一节。

3. 放射治疗处方剂量

（1）常规分割照射：良性脑膜瘤为 1.8Gy/次，5 次/周，靶区剂量为 50～56Gy；恶性脑膜瘤为 1.8Gy/次，5 次/周，靶区剂量为（56～60）Gy/（6～7）周。

（2）立体定向放射治疗：采用单次照射，剂量为 15～20Gy；分次照射剂量为 5～10Gy/次，2～3 次/周，总剂量可达 60～70Gy。

4. 注意事项　具体同"脑胶质细胞瘤"注意事项。

三、垂 体 腺 瘤

（一）概述

垂体瘤占中枢神经系统肿瘤的 10%～15%。1/3 的垂体瘤无分泌激素功能，2/3 的垂体瘤具有分泌激素的功能。垂体瘤不能根据病理特征区分良恶性，侵及局部骨质和软组织的垂体瘤经常是良性，而细胞的多形性经常与临床恶性表现不一致，因而垂体瘤有良性、侵袭性和垂体癌之分。90% 以上的垂体瘤为良性垂体瘤。垂体瘤按组织学分为分泌性腺瘤和非分泌性腺瘤，前者包括泌乳素（PRL）腺瘤、生长激素（GH）腺瘤、促肾上腺皮质激素（ACTH）腺瘤、促甲状腺激素（TSH）腺瘤、促性腺激素（GNH）腺瘤。

（二）临床表现

垂体腺瘤的主要临床表现为：①分泌某种过多的激素，表现相应的功能亢进；②肿瘤浸润、破坏、压迫垂体，使其激素分泌障碍，表现为功能低下；③肿瘤压迫视神经表现为视野损失、视力下降或失明等。

（三）治疗原则

垂体瘤治疗的目的是在不导致垂体功能不足和不损伤周围正常结构的前提下：①去除和破坏肿瘤；②控制分泌功能；③恢复失去的功能。其治疗原则是手术切除加术后放射治疗，几乎所有的垂体瘤都需术后放疗，通过术后放疗可将垂体瘤单纯手术的局部复发率明显降低，必要时可行立体定向放射治疗，对没有压迫症状的较小垂体瘤可行单纯放射治疗。

（四）放疗适应证

1. 术后放疗　①侵袭性非功能性垂体腺瘤或术后有肿瘤组织残存者；②内分泌功能活跃的垂体腺瘤，术后内分泌水平持续升高者。

2. 单纯放疗　仅适用于患者不能耐受手术或患者拒绝接受手术，或术后复发者。

3. 立体定向放射治疗　①垂体微腺瘤有症状者，放射外科要求肿瘤边缘距视交叉至少有 5mm 的距离；②蝶窦内有肿瘤组织残留或复发者；③拒绝或禁忌开颅者。

（五）放疗禁忌证

①严重心、肺、肝、肾功能不全者；②患者一般情况差、恶病质者；③手术切口未愈合或伴有颅内感染者；④视力、视野受损严重，未实施视神经减压术者；⑤女性，有生育

要求者；⑥瘤体有囊变者。

（六）放射治疗技术

1. 定位及摆位技术　患者取仰卧或俯卧位，面罩固定头部。仰卧位定位：头颅矢状面应与床面垂直；侧卧位或俯卧位定位：头颅矢状面应与床面平行；额前野定位时应特别注意保护眼球。通常采用 CT 模拟定位或普通模拟定位，也可按照解剖标志定位。

2. 常规照射技术

（1）照射范围：常规外照射的靶区应在 CT 和 MRI 影像所显示的肿瘤边缘适当外扩。

（2）放射治疗设野技术：小肿瘤采取前野加两侧野的三野照射技术；大肿瘤采用两侧对穿照射技术。体表标记定位：以外眦或眉弓下缘与外耳孔连线中后 1/3 交点垂直向上 2cm 为设野中心（图 9-29）。

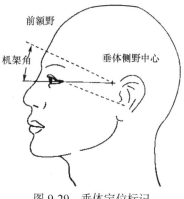

图 9-29　垂体定位标记

1）前野加两侧野的三野等中心照射野：患者仰卧于治疗床上，枕一个专用垫枕（图 9-30），把灯光野中心放在体中线与眉弓水平线偏上一些的交叉点上，对好源皮距，一般照射野为（4cm×4cm）～（5cm×5cm）。通过透视调整中心位置，使照射野避开眼眶，把大机架转到＋90°或–90°，适当升床，通过透视把照射野的中心放在垂体窝上，适当转动小机头和纵向移床使射野满意，记录小机头角度和肿瘤深度（100cm–源皮距），再转动大机架 180°到对侧，定位方法同对侧。转动大机架及小机头回到 0°位，通过透视再看照射野是否避开眼眶，如果设计满意，可在患者皮肤上标出照射野的中心，看源皮距计算出升床高度（升床高度 =100cm–现源皮距）。

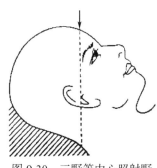

图 9-30　三野等中心照射野

2）两颞侧对穿照射野：取俯卧头侧位或侧卧位，保持头颅矢状面与治疗床面平行，透视下见两侧下颌骨升支后缘、两侧岩骨嵴或两侧前床突都互相重合。以蝶鞍垂体窝为中心，标出 4cm×4cm 或 6cm×6cm 的照射范围，少数较大的肿瘤则需要较大的照射野，即在 X 射线透视下确定蝶鞍中心在体表的投影位置。

3. 三维放射治疗技术

（1）三维适形或调强照射技术：对于较大的肿瘤，可采用多个固定野，每野使用整体适形挡块的技术照射，有条件者还可采用调强照射技术。

（2）立体定向放射技术：X 刀技术多采取无创面膜固定，MRI 定位，应用非共面多弧旋转分次照射技术；γ 刀技术采取微创头环固定，MRI 定位，头盔准直器单次照射技术。

4. 放射治疗处方剂量

（1）常规放疗：1.8～2.0Gy/次，1 次/天，5 天/周，总剂量（45～55）Gy/（5～6）周。

（2）三维适形或调强照射技术：95%剂量线定为参考线，1.8Gy/次，总剂量 45～50.4Gy/5 周。

（3）立体定向放射技术：X 刀治疗以 80%～90% 的剂量线作为参考线，4～8Gy/次，2～3 次/周，总剂量 45～50Gy；γ 刀治疗以 80%～90% 的剂量线作为参考线，单次照射时肿瘤边缘剂量为 16～25Gy。

5. 注意事项

（1）放射治疗后可能会出现垂体功能不足。

（2）定位的关键是患者头颅位置必须准确，应用面罩固定头部。仰卧位定位时，头颅矢状面应与治疗床面垂直；侧卧位定位时，头颅矢状面应与治疗床面平行。额前野定位时应特别注意保护眼球。

（3）为确保视觉器官不受放射性损伤，故应将其与靶区的距离保持在 >5mm 以上，且单次照射的剂量不得超过 8～10Gy，分次照射时可减少视神经的损伤程度。

（4）预防并及时治疗早期急性和早期迟发性颅脑放射性反应，尽量减少放射性脑损伤。

（5）其余同"脑胶质细胞瘤"的注意事项。

（七）放疗相关不良反应及相应处理

脑垂体腺瘤放疗并发症较少见，但辐射剂量过大或多程放疗，有引起脑垂体及视神经损伤的可能，垂体功能损伤的主要表现为某种激素或多种激素的分泌不足，治疗主要是长期小剂量药物替代疗法。成人 GH 缺乏，无症状，可不予治疗，儿童 GH 缺乏，可用人 GH 治疗，每日每公斤体重 0.2～0.6 国际单位，分次肌内注射，若有垂体其他内分泌激素的缺乏，可同时应用甲状腺素、肾上腺皮质激素等。放疗过程中少数患者可出现头痛及视神经症状加重，可能为瘤体液化或出血所致，明确诊断后应立即手术处理。

四、松果体区肿瘤

（一）概述

发生在第三脑室后部松果体区的肿瘤统称为松果体区肿瘤（pineal tumors），又称为"第三脑室后部"的肿瘤，这里的肿瘤主要来源于松果体腺、三脑室后部、中脑四叠体、小脑上蚓部、下丘脑后部、胼胝体后部和小脑幕切迹后缘等多种组织，该区肿瘤占颅内肿瘤的 0.4%～2%。松果体区肿瘤主要包括生殖细胞源性肿瘤和松果体细胞源性肿瘤，前者包括生殖细胞瘤、畸胎瘤、胚胎细胞癌、绒毛膜癌等，后者包括松果体细胞瘤和松果体母细胞瘤，其中最常见的是生殖细胞瘤与畸胎瘤。生殖细胞源性肿瘤占松果体区肿瘤的 50% 以上，多发生于青少年，肿瘤呈现浸润性生长，可沿脑脊液播散，多表现为高度恶性；松果体区实质细胞肿瘤包括松果体细胞瘤和松果体母细胞瘤等，其中松果体细胞瘤多见于成人，儿童多为松果体母细胞瘤。生殖细胞瘤和松果体母细胞瘤对放射线敏感，但具有较强的侵袭性，常发生脑室壁和脑膜的种植性转移，脊髓腔也可转移（占 10%～15%）。

（二）临床表现

当松果体区肿瘤增大压迫中脑导水管，导致第三脑室及四叠体变形，造成脑积水与颅内压增高。患者表现为恶心、呕吐、头痛、视盘水肿、视力下降和视野缩小、记忆力减退等。脑积水或肿瘤挤压小脑可产生步态不稳。婴幼儿可有头围增大、癫痫等。

（三）治疗原则

治疗前应尽量明确肿瘤性质，不同肿瘤治疗方法不同，如生殖细胞瘤通过放疗可治愈，恶性生殖细胞瘤则需手术切除+放疗+化疗，合并脑积水和颅内压增高者，应酌情在治疗肿瘤时辅以脱水，必要时行脑脊液分流术等治疗。

（四）放疗适应证

肿瘤部分切除者；无法取得组织学或细胞学诊断，临床症状和体征及影像学证实可行放疗者。

（五）放疗禁忌证

同"脑胶质细胞瘤"放疗禁忌证。

（六）放射治疗原则

松果体区的生殖细胞瘤一般采用全脑、全脊髓照射。松果体区生殖细胞瘤对放疗、化疗有高度敏感性，近年来研究发现全脑、全脊髓照射加局部加量或局灶放疗与化疗综合治疗等均取得了非常好的效果，全脑全脊髓照射30～35Gy，局部追加照射15～20Gy。只限于局部生长的肿瘤，对放射线中等敏感或不敏感的类型则采用局部野照射，剂量为55～60Gy。对于病理诊断不明确的松果体瘤，可先采用局部野照射20Gy后观察其敏感性，做CT复查，如肿瘤有明显消退的为生殖细胞瘤或松果体母细胞瘤，即扩大到全脑全脊髓照射，若不消退则局部加量达55～60Gy。

（七）放射治疗技术

1. 定位和摆位技术 患者俯卧于特制的床垫上，额头和下颌尖枕于头架上，调节头架的角度使颈髓呈水平位置，面罩固定。双肩自然下垂，两臂置于体侧，于模拟机下定位（图9-31）。

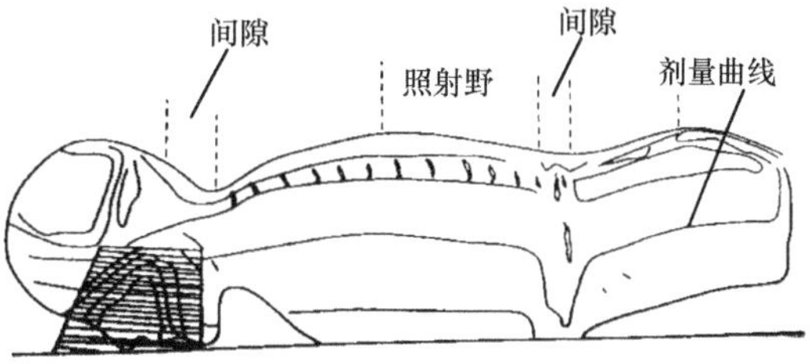

2. 常规照射技术

图9-31 全脑全脊髓照射体位

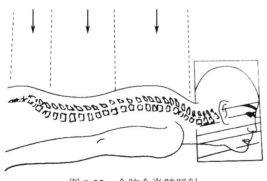
图9-32 全脑全脊髓照射

（1）照射范围：术后行CT或MRI扫描，明确肿瘤残存部位及大小，以便确定靶区。未做手术者，要依据放疗前近期CT或MRI所显示的肿瘤范围确定靶区。局部照射时，肿瘤边缘外扩1.5～2cm。松果体区生殖细胞瘤，需行全中枢神经系统照射。

（2）放射治疗野设计技术（图9-32）

1）全脑照射野：前、上、后界均以头皮为界；下界为颅底，应包括筛板的下缘，从眶上缘向后，在外眦后1cm处向下沿外眦与外耳孔连线到枕骨大孔的下缘，再垂直到第4～6颈椎下缘。

2）全脊髓照射野：上界与全脑照射野相接，一般在第5～6颈椎水平；下界在第3骶椎下缘；两侧在椎弓根的外缘1cm。在第3腰椎水平由于脊髓分为马尾，故从第3腰椎水平以下宽度大约需要8cm。

（3）治疗摆位要求

1）仰卧位：患者仰卧于治疗床的头枕上，并摆正头部，双肩放松，左右肩部高度一致，肩部与背部尽量平贴于治疗床上，双臂自然放松，贴近于身体两侧。全身整体需躺正，体中线与治疗床纵轴中线重合，如有激光定位仪，应使体中线与激光纵轴重合。为了保持患者每次照射时体位重复性好，故每次摆位时要保证患者处于同一体位，面膜与各个部位如鼻尖、耳郭、额、颧骨完全贴近。

2）俯卧位：俯卧位的要求基本同仰卧位，俯卧位时要求患者额部着床作为支撑点便于呼吸。最好采用固定装置，使额部有支撑，并且不影响呼吸，患者易于固定且舒适，以保证摆位的重复性。

3. 三维适形放射治疗技术　靶区为：①GTV：肿瘤瘤床和残存病灶；②CTV：GTV外放2cm；③PTV根据不同单位使用的机器和摆位误差确定，通常为5～7mm。

4. 放射治疗处方剂量

（1）照射全脑时，照射至D_t 25Gy/（4～5）周，缩野照射原发灶，使总剂量达（50～55）Gy/（6～8）周。

（2）脊髓野全长给予（25～30）Gy/（4～5）周。

5. 注意事项

（1）全脑及上段颈髓两侧野水平对穿照射，其余脊髓采用垂直照射或交角照射，其长度可根据患者实际脊髓长度而定，分为2～3个照射野。

（2）相邻两野之间需要留有适当空隙，间隙的位置应定期做上下移动，一般接野处，每周需要移动一次，每次1cm，以避免照射剂量在此处的重叠或降低。

（3）全脑照射野需分别测量脑部和颈部两侧宽度，避免上段颈髓剂量过高。

（4）治疗初期剂量不宜过高，以免引起急性放射性脑脊髓病。

五、脑 转 移 瘤

（一）概述

脑转移瘤是指身体其他部位的恶性肿瘤细胞经过血液、淋巴或直接侵入颅内的一组肿瘤，其发生率约占全部颅内肿瘤的1/3。脑转移瘤的预后较差，未治疗的中位生存期仅有1个月，进行综合治疗后尽管有所改善，但疗效仍不佳。

（二）解剖学概述

脑位于颅腔内，分为大脑、间脑、中脑、脑桥、延髓和小脑。延髓向下经过枕骨大孔与脊髓相连。大脑和小脑包括灰质和白质及基底神经核等结构。脑表面覆盖三层被膜，由内向外依次为软脑膜、蛛网膜和硬脑膜，对脑有支持和保护作用。脑的血供来自颈内动脉和椎动脉。脑脊液充满脑室系统、蛛网膜下腔，对于中枢神经系统有保护、运输代谢产物及调节颅内压的作用，同时也是肿瘤脑转移的途径之一。

（三）病理学概述

恶性肿瘤患者中约 1/3 的比例在其自然病程中可发生颅内转移，颅外肿瘤主要是通过静脉系统发生，其中最容易发生脑转移的原发肿瘤为肺癌（主要为小细胞肺癌和肺腺癌），约占脑转移肿瘤的 2/3，其次为乳腺癌、皮肤黑色素瘤、肾癌和胃肠道肿瘤等，而前列腺癌、皮肤癌、泌尿生殖系（肾癌除外）和内分泌肿瘤等不易发生脑转移。脑转移瘤多发生于大脑实质，其次是脑膜、颅顶和颅底，小脑和脑室转移较少见。超过 2/3 脑转移瘤为多发性，不足 1/3 的病变为单发性。脑转移瘤多位于灰质与白质的交界处，多数表现为球形、边界较清晰的实性占位，肿瘤中心可发生出血、坏死等变化，其镜下表现主要取决于原发肿瘤。

（四）临床表现

70%以上的脑转移患者有神经系统方面的症状和体征。头痛为最常见症状，多发生在清晨，一般提示肿瘤为多发或位于后枕部。其次为定位功能差和精神异常。体征为半身瘫痪或活动受限（约为 70%），其次是感觉异常和视神经乳头水肿。由于肿瘤可能出血，故5%～10%的患者可能出现急性脑卒中表现。

（五）诊断

多数脑转移瘤是在脑转移症状出现后进行相关检查发现的，诊断主要依靠影像学检查。MRI 检查优于 CT。增强 MRI 使小的转移灶易被发现，促进了脑转移瘤的诊断。

（六）治疗原则

脑转移患者可选择进行激素治疗、手术、放疗及 X 刀（或 γ 刀）等治疗，依病情结合全身化疗。治疗仍以放疗为主，无论是单发病灶还是多发病灶，均应行放疗。总的来说是姑息性治疗，其目的是减轻肿瘤所致的症状，提高生存质量和延长生存期。

（1）除无颅高压症状者外，均应适当地给予激素和甘露醇脱水治疗。

（2）对脑转移患者，除患者一般情况非常差外，需应用激素治疗加全脑放疗。全脑放疗为脑转移患者的常规治疗方式。

（3）对于全脑放疗后局部病变未控的患者，可采用全脑放疗后加 X 刀（或 γ 刀）局部补量。

（七）放射治疗技术

1. 定位与摆位技术　通常取仰卧位，平架，头垫合适角度的头枕，面罩固定，采用模拟定位或 CT 模拟定位。

2. 常规照射技术

（1）照射范围：射野包含整个头颅。

（2）放射治疗野设计技术：采用等中心两侧野对穿照射技术，上界为头顶；下界为第4 颈椎下缘；拍摄定位片，在定位片上将面颅部分勾画出照射野，制作挡铅。勾画标记：

沿眉弓上缘下拐至外眦水平，由外眦水平至外耳孔连线。然后直角转弯，沿椎体前缘向下，直达第 4 颈椎下缘。前后界为腾空。

3. 立体定向放射治疗外科　对于单发或较大的肿瘤（3～4cm）或对照射不敏感的肿瘤，可先采用分次立体定向放射治疗外科治疗。转移瘤小于 2cm，数目不超过 4 个的，无颅内压增高或轻度增高症状者，60 岁以上或伴有糖尿病、高血压、脑栓塞而做全脑放疗将进一步损伤脑血管的患者，可采用 X 刀治疗。

4. 全脑放疗与放射外科综合治疗　先全脑放疗，后放射外科，此法常规使用，适用于多个病灶，病变进展快，对放疗敏感或单个较大病灶。先全脑放疗控制病灶进展，抑制新病灶的出现，缩小已有病灶后再采用放射外科推量治疗，更安全有效。

先放射外科，后全脑放疗适用于孤立或直径小于 2～2.5cm 的病灶或病灶数量不超过 4 个，无颅内压增高症状，CT 或 MRI 无明显水肿者。

5. 临床放射治疗剂量

（1）全脑放疗：采用 D_T 30Gy/10 次/2 周或 40Gy/15 次/3 周的分割方式。对于局灶性病变，全脑照射后可考虑局部缩野继续加量放疗至 D_T 55～60Gy，也可考虑用 X 刀进行局部加量；对于多发转移瘤，而且因转移数多不适宜用 X 刀或 γ 刀进行补量照射者，可适当增加至 50Gy/25 次以内。

（2）分次立体定向外科治疗：根据不同部位可选择不同方案，D_T 3～4Gy/次，10～15 次，每周一至周五治疗；D_T 6Gy/次，6～8 次，每周 5 次或 8Gy/次，5～6 次，每周一、三、五治疗。对于恶性黑色素瘤脑转移，如部位安全，病灶直径小于 3cm，分割剂量 8～10 Gy，总剂量 D_T（45～50）Gy/（4～5）次，隔日一次或每周两次。

（3）立体定向外科治疗：X 刀治疗剂量为单次 20Gy 或 12Gy/次，隔日一次，共 3 次或 15Gy/次，间隔 1～2 次，治疗 2 次；多病灶可选择每次治疗 2 个为宜，轮流治疗不同病灶。

6. 注意事项　全脑放疗后可能出现脱发，治疗早期可有短期的头痛、恶心等神经系统症状加重。在生存 1 年以上的患者可能出现 10%左右的晚期并发症，特别在分割剂量大于 3Gy 者。

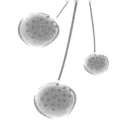

参 考 文 献

崔念基，卢泰祥，邓小武. 2005. 实用临床放射肿瘤学. 广州：中山大学出版社

顾本广. 2003. 医用加速器. 北京：科学出版社

韩俊庆，王力军. 2013. 放射治疗技术. 第2版. 北京：人民卫生出版社

胡逸民，杨定宇. 1999. 肿瘤放射治疗技术. 北京：北京医科大学中国协和医科大学联合出版社

黄泉荣. 2006. 放射治疗技术. 北京：高等教育出版社

潘屏南，李树祥，林意群. 2001. 现代大型医用设备：原理、结构和临床应用. 北京:中国医药科技出版社

王瑞芝. 2002. 放射治疗技术. 北京：人民卫生出版社

[美] K.N.普拉萨德著. 李春海，程伊洪译. 1984. 人体放射生物学. 北京：原子能出版社

[英]邓肯，尼亚斯著. 刘树铮译. 1982. 临床放射生物学. 上海：上海科学技术出版社

附录　放射治疗技师操作基本规范（草案）

2008 年 11 月由中华医学会放射肿瘤学会主办复旦大学肿瘤医院承办的首届全国放射治疗技师大会在上海召开。在这次会议上制定了《放射治疗技师操作基本规范（草案）》，现摘录如下：

一、放疗患者治疗单的接受

当拿到治疗单时要"三查五对"：

（1）查机器类型、射线性质。

（2）查治疗单内容是否清楚、是否有主管医生签名。

（3）查患者体表照射野是否清楚，特殊患者请主管医生来共同摆位。

（4）对姓名、对性别、对诊断及医嘱、对累积剂量、对患者的联系电话及地址。

确认上述各项正确的情况下实施技术员双签名制度。（摆位签名、抄单签名）

二、进入治疗室前与患者的谈话

治疗前与患者的谈话主要是交待注意事项：

（1）放疗期间保证照射野的清晰，保持皮肤干燥。

（2）不能随意擦洗红色线条和红色十字中心。

（3）照射时不要紧张、不能移动。

（4）在治疗中如有不适请随时示意。

（5）治疗结束不能自己下治疗床。

三、数据的输入

按医嘱正确地输入该次治疗所需的全部数据及指令，核对所用技术文件是否准确。

四、进入治疗室

（1）同中心摆位，需要两位技术员共同摆位，进机房时一人在前一人在后，确保患者安全进入治疗室。

（2）检查治疗机机架归零，光栏归零，床体归零。

（3）放置固定装置，按照医嘱使患者处于治疗体位。

（4）充分暴露照射野，清除照射野区异物，确定照射野及同中心标记清晰。

（5）两位技术员共同确认辅助装置使用是否正确。

（6）若非共面照射时，应做到先转机架再转床。

（7）成角照射：

SSD 照射必须先打机架角度，在升降床面对源皮距。

SAD 照射则先调整源皮距再打机架角度。

检查机头托盘上是否有铅块或其他附件，防止掉下砸伤患者或机器。应在机头正方向看视机架刻度盘，防止因视线倾斜而发生的角度误差。机架角超过 90°时，必须观察射线是否被床的钢性支架所挡。若有此情况及时调整患者位置，或翻动钢型支架。

（8）旋转治疗：

治疗床尽量放在零位。

必须做一次全程模拟旋转。

（9）摆位结束，让陪护人员出门，技术员走在最后一位。确保治疗室中非治疗者全部出门，才能关闭治疗室电动门，进行开机准备。

五、控制室

（1）复核已输入治疗机的内容。包括姓名、性别、野号、射线的性质、能量、剂量、MU、所调用的放射技术文件等，确保准确无误后才能开机。

（2）开始治疗。通过监视器全程观察患者在治疗中的变化，患者如有不适应及时终止治疗，先将患者安全移出治疗室，及时与主管医生取得联系。记录有关参数，汇报给技术组长和主管医生。

（3）如机器发生故障而治疗中断应及时告之患者，确保患者安全离开治疗室。记录下有关参数，汇报给技术组长和维修人员及主管医生。

六、治疗结束

（1）机器归零。

（2）床尽量放低位。

（3）让患者下床穿好衣服，必要时可搀扶患者。

（4）离开治疗室，技术员应走在最后。

七、放疗中出现任何疑问应及时告之主管医生。

乳腺癌照射野的标准操作规范

一、内切野的照射

1. 平放乳腺切线托架。

2. 按乳腺切线托架表依次：架高位置、头帽的选择及位置、左（右）上手臂长度位置、上手臂的旋转度位置、上手臂倾斜度位置、腕关节的位置及腕托的位置、臂托的位置。核对托架左右数据保证托架与床的长轴一致。

（1）治疗机机架、光栏、床体归零。

（2）放置乳腺切线托架。

（3）吩咐患者脱去上衣，充分暴露照射野，让患者放松，坐正后躺在乳腺切线托架上。

（4）关闭照明灯，打开射野灯。

（5）患者仰卧于乳腺切线托架上，让患者的矢状线（红线）与激光线保持一致。

（6）技术员托患者的上手臂至规定位置。

（7）操纵手控器让治疗床升高至医嘱位置。

（8）微调患者体位，让垂直源皮距至医嘱位置。

（9）微调患者体位，使激光十字与患者左右侧激光点重合。

（10）操纵手控器，打机架角至医嘱位置（内切野）。核对照射投影。

（11）观察灯光野十字与治疗野十字一致，打开MLC或放置半野。

（12）放置填充物、楔型滤片。注意填充物的厚度，楔型滤片的方向。放置正确与否需两位技术员共同确认。

（13）打开照明灯，放好手控器。

（14）让随行人员出门，技术员走在最后一位。

二、外切野的照射

进入治疗室移去填充物、楔型滤片。

操纵手控器使机架角归零,重新核对左右激光点与 SSD,如果有偏差超过 2mm 则微调治疗床使各项指标与前相同。

在符合治疗要求的情况下,操纵手控器,打机架角至医嘱位置(外切野)。核对照射投影。

同一中的(11)～(14)操作。

三、乳内野的照射

在同一治疗体位下,操纵手控器使机架角归零。

关闭照明灯,打开模拟灯,使灯光野十字线与照射野十字线相同。

升降治疗床至医嘱所需源皮距。

同一中的(13)～(14)操作

四、锁骨上野的照射

同一中的(1)～(2),注意照射锁骨上野需打机架角、挡铅,还有应注意锁骨上野有全野和半野之分。

胸部肿瘤摆位规范

(1)患者换拖鞋进入治疗室,嘱其将上衣全部脱下,把医生画的照射野全部暴露出,将治疗床降至最低位,向患者简单解释照射中注意事项,照胸部肿瘤平静呼吸很重要,治疗时尽量不要咳嗽,机房内装有监控器和对讲机,有不适可呼叫技术员或扬手招呼。

(2)摆位前检查激光灯、机架、准直器角度、床体是否归零位。

(3)将患者所需的填充物或楔形板等物质准备好,便于使用或避免遗漏。

(4)根据医嘱安置和固定好患者体位,应用头枕或真空气垫注意核对型号与姓名。注意真空气垫有无漏气、变形,发现漏气及时与医生联系重做。

(5)摆位时先对定位线,当两侧定位线摆准后,再升床调整治疗线。最后对源皮距。

(6)胸部肿瘤一般都有给角照射,在给角照射时,一开始转速可快,但到所需角度时应放慢速度,以确保角度准确。当角度>90°时,应注意观察是否有照射野被床的钢型支架所挡,若有被挡需要移动患者使金属架移出照射野或变换床面。有的加速器如 Elekta 床面下金属架可翻转,照射完该角度后应及时将金属架翻过来,以免照下一个角度时射线再次被挡。

SSD 照射摆位一定要先给准确角度再对源皮距。

SAD 照射必须先对好距离再给机架角度。

转床照射摆位,一定要先打好角度再转床。

(7)有的肺部肿瘤患者放疗时需要吸氧气,打角度时要将氧气瓶安置妥当,注意安全。鼻咽癌摆位规范。

头颈部肿瘤邻近有很多重要器官,所以对摆位的要求比胸腹部的肿瘤应更加严格,技师应更加重视。

建议采用同中心头颈同一体位热塑膜固定。依病种及患者体形不同选取合适的治疗体位,定位及治疗时患者最好脱去外衣,只穿一件较薄的衣服。头发较长的患者应将头发剪短后再做热塑膜固定。

体位的摆放：摆放好固定架和固定枕头，患者取仰卧位。调整患者体位使头的仰度与定位时一致，正中矢状线与正中激光线重合，两侧外耳孔都处于水平激光线上。

戴固定面罩：先使面罩的凹凸轮廓与患者体表轮廓相吻合，然后再锁紧固定梢。

调整治疗床或固定架位置，使激光十字线与面罩上的摆位标记点吻合。

设置射野参数，复核治疗条件。拍射野验证片或 EPID 验证或开机治疗。

注意各射野的衔接，避免重叠和遗漏。

腹部放疗摆位规范

一、常规照射治疗

（1）认真阅读医嘱，照射面积要以宽×长（$Y×X$）为格式书写原则。

（2）给角源皮距照射时，要先给角度后对距离。

（3）按等效边长计算出机器单位（MU）。

（4）个立式挡铅时，要注意上窄下宽（梯形）不能颠倒。

（5）垂直照射个立挡铅切记不可转机架。

（6）患者俯卧时，要注意左右铅块分清楚，不要与仰卧相混。

二、适行调强治疗

（1）正确使用体位固定装置，身体两侧定位"+"字线的竖线要对准固定平板（或真空垫）上的标记。

（2）有托架时，一定要考虑机架角度过大可能与床面有冲突。

（3）要校对体模的两侧固定装置（如双 B 或双 C）。

（4）治疗前要确定激光灯的精确度，有偏差要核准。

（5）治疗中不要思想松懈，要密切注意患者的情况。

全中枢神经系统肿瘤放疗摆位常规

（1）俯卧位，身上要垫宽 50cm、长 180cm 的泡沫板（或真空垫）。

（2）头垫船型枕，注意额与颏部不要颠倒。

（3）拍验证片，要采用双曝光技术。

（4）头部水平照射时，注意照射野不要超出铅块。

（5）电子线照射脊髓时，要注意避免剂量重叠。

（6）儿童治疗前，服用镇静剂，要掌握好时间，避免治疗中位移。